《中国中草药志》编写委员会

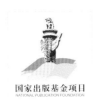

国家出版基金项目
NATIONAL PUBLICATION FOUNDATION

中国中草药志 1

叶华谷 李楚源 叶文才 曾飞燕 主编

化学工业出版社

·北京·

内容简介

本书以图文结合的形式，收录我国野生及栽培的药物共 419 种，主要从药物资源的利用角度，介绍了每种药物的科名、中文名、中药拉丁名、别名、动植物拉丁名、基原、形态特征、生长环境、地理分布、采集加工、药材性状、性味归经、功能主治、用法用量等，有些种类还有附方和附注。为了安全起见，在一些有毒植物的性味功能后面标明"有大毒""有小毒""有毒"等字样，提醒读者慎用。

本书可供药物研究、教育、资源开发利用、植物分类及科普等领域人员参考使用。

图书在版编目（CIP）数据

中国中草药志. 1/ 叶华谷等主编. —北京：化学工业出版社，2022.3

ISBN 978-7-122-40411-4

Ⅰ.①中… Ⅱ.①叶… Ⅲ.①中药志 Ⅳ.① R281.4

中国版本图书馆 CIP 数据核字（2021）第 251566 号

责任编辑：李　丽　刘　军
文字编辑：赵爱萍
责任校对：王　静
装帧设计：关　飞

出版发行：化学工业出版社
　　　　　（北京市东城区青年湖南街 13 号　邮政编码 100011）
印　　装：中煤（北京）印务有限公司
787mm×1092mm　1/16　印张 37½　字数 932 千字
2022 年 9 月北京第 1 版第 1 次印刷

购书咨询：010-64518888　　　　售后服务：010-64518899
网　　址：http://www.cip.com.cn
凡购买本书，如有缺损质量问题，本社销售中心负责调换。

定　　价：298.00 元　　　　　　　　版权所有　违者必究

本书编写人员名单

主编

叶华谷　李楚源　叶文才　曾飞燕

副主编

刘芳芳　刘源源　林什全　王发国　叶育石　李健容

编写人员（以姓名汉语拼音为序）

白国华	蔡京津	蔡明慧	陈海山	陈洪源	陈玉笋
段士民	范春林	范小静	付　琳	付绍智	谷海燕
管开云	黄晓芳	黄　娅	黄志海	贾　晗	康　宁
李策宏	李成文	李楚源	李海涛	李健容	李如良
李仕裕	李书渊	李小杰	李泽贤	廖文波	廖宇杰
林什全	刘芳芳	刘　梅	刘晓峰	刘源源	卢　野
鲁　松	马　羚	聂丽云	秦新生	全　健	申明亮
孙尚传	唐秀娟	王德勤	王发国	王果平	王　俊
王喜勇	魏雪莹	夏　静	肖　波	徐　蕾	杨　毅
叶华谷	叶文才	叶育石	叶　赟	易思荣	尹林克
余碧莲	余小玲	曾飞燕	张凤秋	张慧晔	张秋颖
张树鹏	张晓琦	朱吉彬	朱　强	邹　滨	

序

中医药学以整体观念为指导，追求人与自然和谐共生，倡导养生保健、个体化诊疗，中医药在防治常见病、多发病、慢性病及重大疾病中的疗效和作用日益得到国际社会的认可和接受。例如，青蒿素的发现及后续药物的研制成功，挽救了全球数百万人的生命，屠呦呦研究员也因为发现青蒿素，获得了诺贝尔生理学或医学奖，表明中医药为人类健康作出卓越贡献。

很高兴参与到中国科学院华南植物园、广州医药集团有限公司、暨南大学等专家团队中，与化学工业出版社、德国施普林格·自然集团合作出版发行《中国中草药志（1～5）》中英文版。该著作力求以全球视野来系统介绍近 2200 种中国中草药的形态特征、药理药性、功能主治、用法用量、生境分布等，同时结合当代科研成果，希望能为中草药资源保护和科学利用提供参考。希望通过该著作的出版能让世界更好地认识和了解中医药，更好地共同为全世界人民的健康努力。

中医学、西医学两种医学体系不同，但目的是共同的，就是维护健康、解除病痛。我对利用现代科学研究手段（分子生物学等）分析中草药的有效成分及作用机制非常感兴趣，希望越来越多的科研机构和企业努力促进中医药传统思维与现代科技融合发展，用更为科学的手段展现中医药的疗效。

为此，愿向读者推荐该系列著作，乐之为序。

中国工程院院士，天津中医药大学教授

2022 年 1 月

前言

中医药学包含着中华民族几千年的健康养生理念及其实践经验，是中华文明的一个瑰宝，凝聚着中国人民和中华民族的博大智慧。中华民族使用中草药防病治病历史悠久，中药资源是中药产业和中医药事业发展的重要物质基础，也是我们国家的战略性资源，数千年来为中华民族健康繁衍生息作出重要贡献。中医药的传承与发展有赖于丰富的中药资源的支撑。

随着健康观念和医学模式的转变，中医药在防治常见病、多发病、慢性病及重大疾病中的疗效和作用日益得到国际社会的认可和接受，中医药已传播到180余个国家和地区。屠呦呦研究员因发现青蒿素获得2015年诺贝尔生理学或医学奖，充分表明中医中药为人类健康作出卓越贡献。历史上，中医药为抗击疫病作出过重要贡献；如今，中医药又为新冠肺炎疫情防控作出突出贡献。在此次抗击疫情中，中医中药参与的广度和深度都是空前的，取得的效果也是显著的。近年来，我国在中草药资源筛选与挖掘、鉴定、栽培繁育、抗病毒的药理、炮制和临床应用、新药研发等方面获得了很好的进展，取得了丰硕的成果。

为了更好地传承和发展中医药文化，主要作者们历尽艰辛，跋山涉水，足迹遍布大江南北，在原植物生境拍摄了大量的高清原色图片，生动地反映了植物不同生长期的原貌，并为近千种常用中药材拍摄了高清晰度的药材图片，科学地呈现了药材的显著鉴别特征，并查阅大量文献，系统介绍近2200种中国中草药的别名、基原、形态特征、生境、分布、采集加工、药材性状、性味归经、功能主治、用法用量、注意、附方和附注等，厘清近似种及易混淆种的区别要点。

本套书全面收集了中国中草药资源，包括藻类、菌类、蕨类、种子植物、树脂类、动物类到矿物类，以图文并茂的形式展现中国主要的中草药资源，通俗易懂、科普性强。本套书力求以全球视野来描述中草药的生境分布和历史沿革，同时结合当代科研成果，可为中草药资源保护和科学利用提供参考。英文版已与国际著名科技图书出版集团——德国施普林格·自然集团（Springer Nature）签订了合作出版协议，并入选2019年度"丝路书香工程"，具有重要的学术价值和国际影响力。

本套书以深入浅出、形象生动的方式阐述我国常用中草药资源，有助于弘扬中医药文化，促进形成符合"治未病"理念的健康工作方式和生活方式，坚定树立中医药是中华优秀传统文化瑰宝这一文化自信。同时，书中科普的特色中草药植物资源，可教育带动各地民众、企业在当地种植中草药，为实施乡村振兴战略、脱贫攻坚、乡村绿色发展规划作出贡献，并可产生良好的社会效益和经济效益。

编者

2022年1月

凡例

1. 本套书共五卷，共收录近 2200 味常见中草药。按生物进化顺序，从低等到高等的顺序排列，分别为藻类、菌类、苔藓、蕨类、裸子植物、被子植物、树脂类、动物、矿物共 9 大类。同一类的则按生物进化顺序排列，被子植物按哈钦松系统排列，属、种按字母顺序排列。

2. 本套书以中草药的正名或习用名为辞目，按顺序列有：正名（中文名和拉丁学名及拉丁中药名）、别名、基原、形态特征、生境、分布、采集加工、药材性状、性味归经（有些不太常用中药未列归经）、功能主治、用法用量、注意、附注、附方 14 个条目，资料不全的条目从略，通用药材有药材性状描述，有些中草药没有药材性状描述。

3. 本套书中的物种拉丁名主要以《中国植物志》（中文版）和《中华人民共和国药典》为标准，各物种学名没有紧跟分类学上新名称的变化而变化。

4. 本套书物种拉丁名的属名、种名用斜体；药材拉丁名用大写正体；别名放在中括号中，属名、种名用斜体排版，以示区别。

5. 本套书中绝大多数中草药为单一来源，但也有部分药材为多来源，对多来源的种类在图片中标注明种类名称，单一来源的则不标注。

6. 药材性状条目下，对于多来源的药材品种按来源分别叙述，但也有少量区别不明显的未分别叙述。

7. 凡有毒性的中草药，均在性味归经条目内注明。非毒性的药材则不再标注。

8. 用法先列内服法，后列外用法，除另有规定外，用法系指水煎服。剂量以克为单位，如无特别说明，书中用量均为成人 1 日量，应用时需要灵活掌握，但对有毒性的药物用量则须慎重。

9. 本套书附有中文名索引和拉丁名索引。

10. 本套书附方仅供读者参考，需要时须咨询中医师，在中医辨证论治后使用。

目录

3　裸子植物门 / 089

4　被子植物门 / 113

.

1

藻类及菌类植物

1.1 海带科

1.1.1 昆布

LAMINARIAE THALLUS

【别名】海带

【基原】来源于褐藻类海带科 Laminariaceae 海带属 *Laminaria* 海带 *Laminaria japonica* Aresch. 的干燥叶状体入药。

【形态特征】形态特征同药材。

【生境】生于低潮线下 2~3m 深的岩石上或人工培植。

【分布】我国沿海海域均产，野生或栽培。

【采集加工】夏、秋二季采收，晒干。

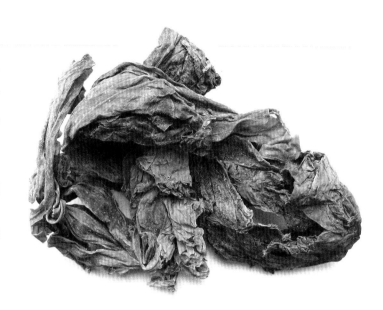

【药材性状】本品常卷缩折叠成不规则团块或缠扎成把，绿褐色或褐黑色，常覆有白色盐霜；水浸后变柔软，展开呈扁平带状，长 50~150cm，有时达 200cm，宽 5~25cm，中部较厚，边缘薄而波状，柄部扁柱形。气腥，味咸。以叶状体肥厚、色绿褐者为佳。

【性味归经】味咸，性寒。归肝、胃、肾经。

【功能主治】软坚散结，消痰。治甲状腺肿大，慢性支气管炎，淋巴结结核，瘰疬，睾丸肿痛，痰饮水肿。

【用法用量】6~15g，水煎服。

【附方】治慢性气管炎：海带根 500g、生姜 45g、红糖适量，加水炼制成 450ml 的浓液糖浆。每次 15ml，每天 3 次，饭后温开水送服，10 天一疗程。

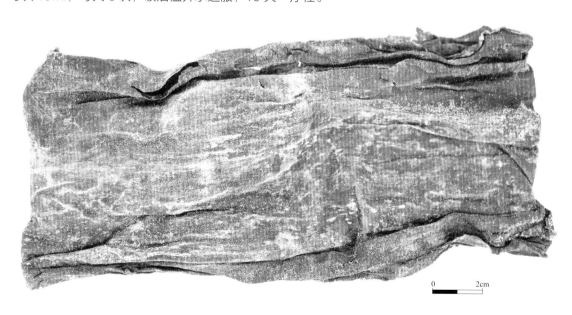

1.2 马尾藻科

1.2.1 海藻

SARGASSUM

【别名】玉海藻、小叶海藻

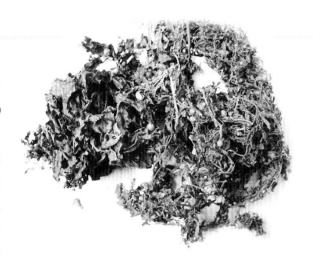

【基原】来源于褐藻类马尾藻科 Sargassaceae 马尾藻属 *Sargassum* 羊栖菜 *Sargassum fusiforme*（Harv.）Setch. 的全株入药。

【形态特征】海藻的藻体黄褐色，肥厚多汁，通常不超过 40cm。固着器圆柱状，长短不一；主干圆柱状，直立。幼苗基部有 2 或 3 片初生叶。次生枝不能伸长。叶形和大小均有较大变异，常匙形或线形，匙形叶边缘有粗锯齿或波状缺刻，齿或缺刻上有许多微小的毛窝。气囊球形、纺锤形或梨形，囊柄长短不一。枝、叶和气囊不一定同时存在于同一藻体上。生殖托丛生于小枝或叶腋间，圆柱形或长椭圆形，雌雄异株，雌托长 2~4mm，雄托长 4~10mm。

【生境】生于低潮线海水激荡处的岩石上。

【分布】我国分布很广，北起辽东半岛，南至广东雷州半岛均产。日本和朝鲜也有分布。

【采集加工】夏、秋二季采收，捞取藻体，除去杂质，洗净，晒干。

【药材性状】本品常卷曲皱缩成团块状，全长 40~60cm，常折断成 15~40cm 的小段。主干直径约 3mm，棕黑色，分枝互生，无刺状突起。叶条形或狭匙形，顶端稍膨大，中空。气囊腋生，纺锤形或球形，囊柄较长；质较硬。固着器根状。以色黑褐、白霜少者为佳。

【性味归经】味苦、咸，性寒。归肝、胃、肾经。

【功能主治】消痰，软坚散结，利水消肿。用于甲状腺肿大，颈淋巴结结核，腹部肿块，睾丸肿痛。

【用法用量】6~9g，水煎服。

【注意】不宜与甘草同用。

【附方】① 地方性甲状腺肿大：海藻、昆布各等量，研粉，水泛为丸。每次服 3g，每日 2 次。40 日为 1 个疗程，2 个疗程中间停药 20 日。

② 单纯性甲状腺肿大：a. 肉海藻、昆布、浙贝母、青皮各 9g，半夏 6g，海浮石 3g，水煎服。b. 肉海藻、昆布各等量，研粉，每次服 9g，每日 1 次。

③ 颈淋巴结结核（未溃破）：海藻、土贝母、香附、夏枯草各 9g，水煎服。

【附注】海藻的原植物比较复杂，《中华人民共和国药典》所载除本种外，尚有马尾藻科海蒿子 *Sargassum pallidum*（Turn.）C. Ag.，后者又称大叶海藻。此外铁钉菜 *Ishige okamurai* Yendo、鼠尾藻 *Sargassum thunbergii*（Mert.）O. Kuntze、亨氏马尾藻 *Sargassum henslowianum* C. Ag.、闽粤马尾藻 *Sargassum vachellianum* Grev. 和半叶马尾藻 *Sargassum hemiphyllum*（Turn.）C. Ag. 等在部分地区也都作海藻入药。

1.3 石莼科

1.3.1 广昆布

ULVAE THALLUS

【别名】青昆布、绿昆布、海白菜

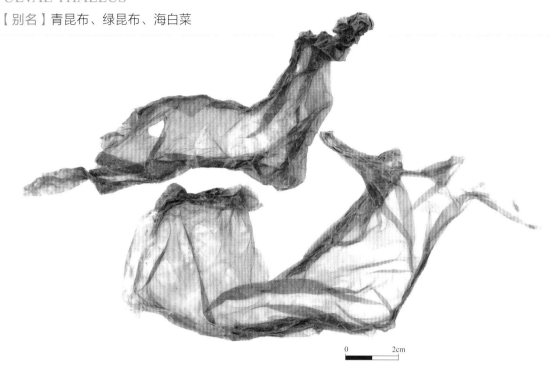

0　　　2cm

【基原】来源于褐藻类石莼科 Ulvaceae 石莼属 Ulva 石莼 Ulva lactuca L. 和孔石莼 Ulva pertusa Kjellm. 的干燥叶状体入药。前者称青昆布，后者称绿昆布。

【形态特征】形态特征同药材。

【生境】常生长于中潮带和低潮带的岩石上和石沼中。

【分布】华东和华南沿海。

【采集加工】常夏季采收，用淡水冲洗洁净，晒干。

【药材性状】A. 青昆布的叶状体较大而稍厚，呈圆形或披针形，长达 40cm。表面平滑，初呈深绿色，存放日久转变为黄绿色，投入水中展开略慢，水浸不易溶化。气腥，味微咸。

B. 绿昆布叶状体卷缩成不规则的松散团块状，全体呈淡绿色或黄绿色，表面常被白色盐霜，松软，易破碎。投入水中展开较快，呈不规则的膜状薄片，半透明，大小不一，多已破碎不完整，表面可见多数大小不一的孔，有时可见盘状的固着器。浸水时间稍长可全部溶化。气微腥，味微咸。

均以叶状体大而厚、青绿色、无破碎者为佳。

【性味归经】味咸、甘，性平。归肝、胃、肾经。

【功能主治】软坚散结，消痰。治痰火结核，瘰疬，睾丸肿痛，痰饮水肿。

【用法用量】5~15g，水煎服。

1.4 灰包科

1.4.1 马勃

CALVATIA

【别名】牛屎菇、杯形秃马勃

【基原】来源于灰包科 Lycoperdaceae 马勃属 Calvatia 紫色马勃 Calvatia lilacina（Mont. et Berk.）L. loyd 的子实体入药。

【形态特征】子实体呈杯状陀螺形，直径5~12cm或过之，不孕基部发达，平滑或基部有皱褶。包被双层，外包被生丛卷毛，初为淡黄白色或赭色，最后变为茶褐色或红褐色，很薄，易剥落，有时龟裂；内包被淡灰褐色，薄而脆，破裂并成片脱落。产孢组织初为灰色，密实，后变紫色，丛卷毛状至粉状。孢丝长，易断裂，疏分枝。孢子球形，直径 4.5~5.5μm，具小刺，灰黄色或酱红色。

【生境】腐生于竹林、树林、荒郊湿地上。

【分布】几遍全国。日本、朝鲜、东南亚余部也有分布。

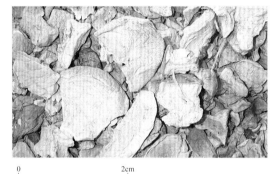

【采集加工】夏、秋季子实体刚成熟时及时采收，除去泥沙，晒干。

【药材性状】本品常呈杯状陀螺形，大小不一，直径 5~12cm或过之，上端大，下端小。外面紫褐色或黑褐色；质轻而疏松，柔软似海绵，有弹性；外皮薄，易破裂，用手撕之，内有紫褐色棉絮状的丝状物，触之孢子即呈粉尘状飞扬，手捻有细腻感。气微酸而呛鼻，味淡。以个大、皮薄、疏松有弹性者为佳。

【性味归经】味辛，性平。归肺经。

【功能主治】清肺利咽，解毒消肿。用于咽喉肿痛，咳嗽，音哑，各种疮毒，鼻衄，外伤出血。

【用法用量】1.5~3g，水煎服。外用适量，敷患处。

【附注】作马勃入药的真菌有多种，除本种外，脱皮马勃 Lasiosphaera fenzlii Reich.、豆包菌 Pisolithus tinctorius（Pers.）Coker et Couch 和大马勃 Calvatia gigantea（Batsch ex Pers.）Lloyd 等都是比较常见的。它们的性味、功能也都和紫色马勃相同。

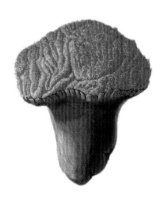

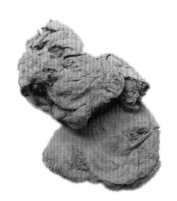

1.5 麦角菌科

1.5.1 冬虫夏草

CORDYCEPS

【别名】冬虫草、虫草

【基原】来源于真菌类麦角菌科
Clavicipitaceae 蝉花属 Cordyceps 冬
虫草菌 Cordyceps sinensis（Berk.）
Sacc. 寄生在蝙蝠蛾科昆虫幼虫上的子
座及幼虫尸体的复合体入药。

【形态特征】形态特征同药材。

【生境】生于海拔 4000~5000m
以上的高寒山区的草原、河谷或草丛中。

【分布】主产四川和青海两地，云
南、西藏、甘肃、贵州、山西和湖北等
地亦产。

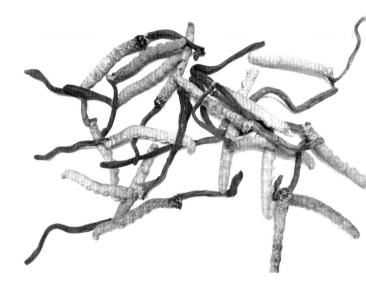

【采集加工】夏初子座出土、孢子未萌发时连同虫体一起采收，晒至六七成干时，除去纤维状
附着物及泥沙等杂质，晒干或低温焙干。

【药材性状】本品由虫体及从虫体头部长出的子座相连而成。虫体似三眠老蚕，长 3~5cm，
直径 3~8mm，表面黄色或黄棕色，粗糙，通体有 20~30 环节，近头部几环较细；头部较小；足
8 对，中部 4 对较明显；质松脆，易断，断面略平坦，密实，白色。子座从虫的头部长出，基部

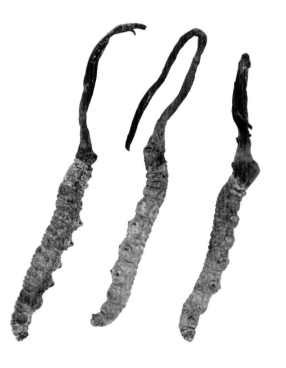

常包裹虫头，全形棒状，长 4~7cm，直径约 3mm，
微弯曲，灰绿色或黑褐色；质柔韧，不易折断，断面
灰白色或常中空。气香、微腥，味甘，略似草菇气
味。以虫体丰满、色黄、断面密实而白、子座短而粗
壮、气香者为佳。

【性味归经】味甘，性平。归肺、肾经。

【功能主治】补肺益肾，止血化痰。治久咳虚喘，
劳嗽咯血，自汗盗汗，阳痿遗精，腰膝酸痛。

【用法用量】5~10g，水煎服。

【注意】久服宜慎。

【附注】唇形科植物地蚕 Stachys geobombycis
C. Y. Wu 的块茎形似冬虫夏草的虫体，故有些地区
曾以此类块茎混充冬虫夏草或其代用品。地蚕和冬虫
夏草的来源、性状、性味和功用均截然不同，故不能
混淆。

1.5.2 蝉花

CORDYCIPIS SOBOLIFERAE FRUCTIFICATIO

【别名】金蝉花

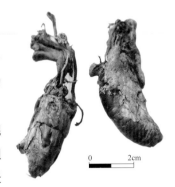

【基原】来源于真菌类麦角菌科 Clavicipitaceae 蝉花属 *Cordyceps* 蝉花 *Cordyceps sobolifera*（Hill.）Berk et Br. 寄生于蝉蛹上形成的子座和蝉蛹尸体的复合体入药。

【形态特征】蝉花的子座单生或 2~3 个成丛地从蝉蛹前端伸出，棍棒状或鹿角状，高 2.5~6cm，中空。茎肉桂色，干后深肉桂色，粗 0.15~0.4cm，往往有不孕小枝。头部棒状，肉桂色至茶褐色，长 0.7~2.8cm，粗 0.2~0.7cm。子囊壳呈长圆形，埋生于子座内，孔口稍凸，（500~620）μm×（220~260）μm。子囊圆柱形（200~740）μm×（5.6~7）μm，内含 8 枚线状、多隔、透明的子囊孢子。孢子易断为（8~16）μm×（1~1.5）μm 的小段。

【生境】生于蝉蛹上。

【分布】江苏、浙江、福建、广东、四川和云南等地。

【采集加工】春季子座从虫体抽出时采集，洗净，于烈日下晒干，未干时不宜堆压，否则易发霉变质。

【药材性状】虫体似蝉，表面土黄色，大部分体表覆有灰白色菌丝。子座 2~3 个自虫体头部伸出，灰黑色或灰白色，长条形或分枝卷曲，长 2~5cm 或稍过之。体较轻，质柔韧，断面中部充满粉白色、松软的菌丝。气味似草菇。以个大、完整、肉白、子座分枝卷曲、气香者为佳。

【性味归经】味咸、甘，性寒。归肺、肝经。

【功能主治】明目退翳，定惊镇痉。治惊痫，小儿夜啼，麻疹未透。

【用法用量】3~10g，水煎服。

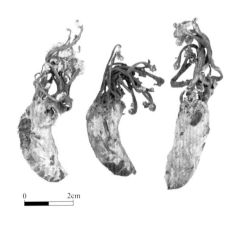

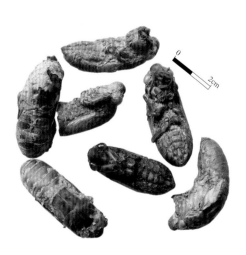

1.6 多孔菌科

1.6.1 灵芝

GANODERMA

【别名】灵芝草、菌灵芝

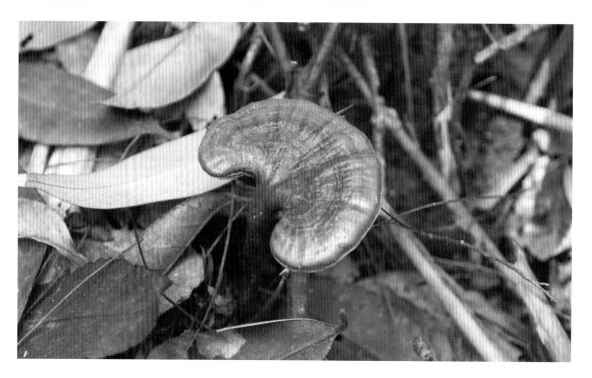

【基原】来源于真菌类多孔菌科 Polyporaceae 灵芝属 *Ganoderma* 灵芝 *Ganoderma lucidum* (Leyss. ex Fr.) Karst. 和紫芝 *Ganoderma sinense* Zhao, Xu et Zhang 的子实体入药。

【形态特征】A. 灵芝：菌柄侧生，长达 19cm，直径达 4cm，紫褐色，中空，质坚硬。菌盖木栓质，半圆形或肾形，很少管圆形，大小差异较大，大的直径达 20cm，厚达 2cm，皮壳初为黄色，后渐变红褐色，光亮，有环状棱和放射状皱纹，边缘薄或平截，常稍内卷；菌肉厚达 1cm，近白色至淡褐色；菌管每平方米 4~5 个，长达 10mm，管口初为白色，后变褐色。孢子卵圆形，褐色。一端截平，(8.5~11.5) μm×(5~7) μm，外孢壁光滑，内孢壁粗糙，中央含一个大油滴。

【生境】生于栎等阔叶树的树桩上，亦有人工培植。

【分布】四川、贵州、云南、广东、广西、台湾、海南、湖南、江西、福建、湖北、安徽、浙江、江苏、山东、山西、河南和河北等地。

【形态特征】B. 紫芝：菌柄侧生，紫黑色到近黑色，长达 15cm，直径约 2cm，菌盖木栓质，半圆形或肾形，直径达 20cm，皮壳紫黑色至近黑色，光亮，有环状和辐射状棱纹；菌肉锈褐色；菌管

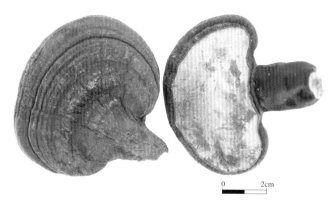

多而密，每平方米约 5 个；孢子卵形，或顶端平截，双层壁，外壁无色，平滑，内壁有明显小刺，淡褐色，（9.5~13.8）μm×（6.9×8.1）μm。

【生境】生于腐木或腐木桩上，亦有人工培植。

【分布】广东、广西、台湾、海南、湖南、江西、福建和浙江等地。

【采集加工】全年采收，除去杂质，剪除附有朽木、泥沙和培养基质的下端菌柄，阴干。

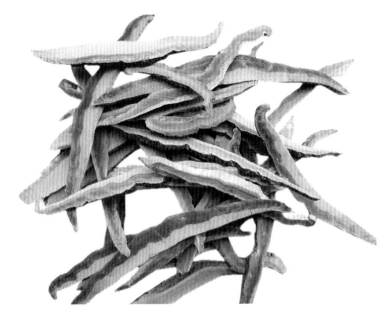

【药材性状】菌盖肾形或半圆形，大小差异较大，一般直径 6~18cm，间有达 25cm，厚 1.5~2.5cm。上表面红褐色或紫黑色，密布针状小孔。质坚硬，不易折断，折断面红褐色。菌柄常偏生于一侧，圆柱形，常弯曲，长 5~10cm，直径 1~2.5cm，赤褐色或紫黑色。气无，味苦。以菌块大、肉厚、完整、表面有漆样光泽者为佳。

【性味归经】味甘，性平。归心、肺、肝、肾经。

【功能主治】滋补强壮，宁心安神，镇咳定喘。治神经衰弱，失眠，冠心病心绞痛，高脂血症，急性传染性肝炎，老年慢性支气管炎，虚劳咳嗽，小儿支气管哮喘，消化不良。

【用法用量】5~15g，水煎服。

【附方】① 治神经衰弱：灵芝酊，每日 3 次，每次 10ml。

② 治高血压病：灵芝酊，每日 3 次，每次 10ml。

③ 降低胆固醇血症：灵芝酊，每次 3 次，每次 10ml。

④ 治肝炎：灵芝菌丝煎剂，每次 10ml，每日 3 次内服。

⑤ 治风湿性关节炎：灵芝酊，每次 10ml，每日 3 次内服。

⑥ 治过敏性哮喘：灵芝液，每日 3 次，每次 20ml。

⑦ 治慢性气管炎：a. 灵芝液，每日 3 次，每次 20ml；灵芝菌丝培养液，每日 2 次，每次 50ml。b. 灵芝合剂，每日 2 次，每次 15~25ml。

⑧ 治硅沉着病（矽肺）：灵芝酊，每日 3 次，每次 10ml。

⑨ 治鼻炎：灵芝 500g，切碎，小火煎 2 次，每次 3~4 小时，合并煎液，浓缩后用多层纱布过滤，加蒸馏水至 500ml，滴鼻，每次 2~6 滴，每日 2~4 次。

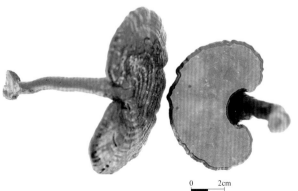

0   2cm

1.6.2 雷丸

OMPHALIA

【基原】来源于真菌类多孔菌科 Polyporaceae 雷丸菌属 *Omphalia* 雷丸菌 *Omphalia lapidescens* Schroet. [*Mylitta lapidescens* Hor.; *Polyporus mylittae* Cooke et Mass.] 的菌核体入药。

【形态特征】雷丸菌为寄生真菌。菌核体干燥后坚硬，为不规则团块状，常略呈球形或卵形，直径 0.8~3.5cm，很少达 5cm，外面褐色、黑褐色或黑色，近平滑或有细密的皱纹，里面白色或灰白色，略带黏性，切成薄片呈半透明状。春季由菌核体发出的新子实体寿命很短，常不易见到。

【生境】常寄生于竹根上或老竹兜下面。

【分布】河南、甘肃、江苏、浙江、安徽、江西、福建、湖北、湖南、四川、贵州、云南、广东和广西等地。

【采集加工】秋季采挖。挖取后，洗净，晒干。

【药材性状】本品为球形或不规则的团块，大小不等，直径 1~3cm。表面黑褐色或棕褐色，有略隆起的网状细纹。质坚实而重，不易破裂。打破后断面不平坦，粉状或颗粒状，白色或浅灰黄色，常具大理石样花纹。嚼之有颗粒样感，微带黏性，久嚼无渣。无臭，味淡。以个大、质坚实、外皮黑褐色、断面近白色、具大理石样花纹者为佳。

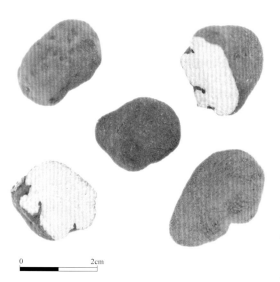

0   2cm

【性味归经】味微苦，性寒。归胃、大肠经。

【功能主治】杀虫，消积。治虫积腹痛，小儿疳积。

【用法用量】15~21g。不宜入煎剂，虫积患者宜研粉空腹吞服。

【附方】① 治胆道蛔虫症：雷丸 3g（研粉），使君子、槟榔各 9g，乌梅 3 个。后三味药水煎 2 次，分 2 次冲雷丸粉服，每日 1 剂。

② 治脑囊虫病：雷丸 90g，干漆 30g，制成丸剂，每次服 4.5g，每日 2~3 次，黄酒为引。4~6 个月为一疗程。

③ 治钩虫、蛔虫病：雷丸 2 份，榧子 2 份。将雷丸研成粉，榧子去壳，水煎、浓缩，加入雷丸粉，干燥后研成粉或制成丸剂。每晚服 30~40g，共服 2 晚。

1.6.3 猪苓

POLYPORUS

【基原】来源于真菌类多孔菌科 Polyporaceae 多孔菌属 *Polyporus* 猪苓 *Polyporus umbellatus* (Pers.) Fries 的干燥菌核入药。

【形态特征】形态特征同药材。

【生境】常寄生于桦、柞、槭、枫等树木的根上。

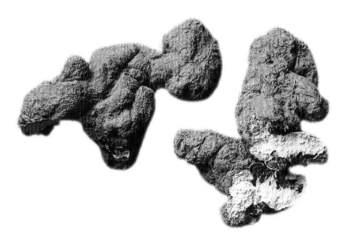

【分布】吉林、甘肃、陕西、河南、山西、浙江、云南、四川和贵州等地。产量以云南最大，质量以浙江为佳。

【采集加工】春、秋季采挖菌核，除去泥沙，晒干。

【药材性状】本品为条形、块状或圆球状，外观常略似猪粪，有时分枝，长5~25cm，直径 2~6cm，表面有皱纹或有瘤状凸起，黑色或棕黑色。体轻，质硬，浮水，断面密实，黄白色。气微，味淡。以个大、丰满、色黑而光滑、断面色白、无黑心或空心者为佳。

【性味归经】味甘、淡，性平。归肾、膀胱经。

【功能主治】利水渗湿。治小便不利，水肿，泄泻，淋浊，滞下。

【用法用量】5~15g，水煎服。

【附注】本品对恶性肿瘤患者改善症状、增进食欲有一定作用。

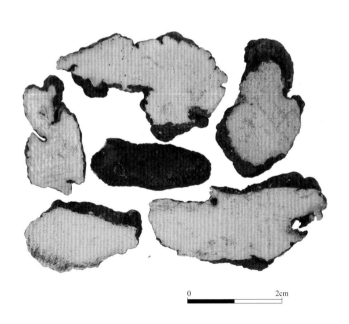

0   2cm

1.6.4 茯苓

PORIA

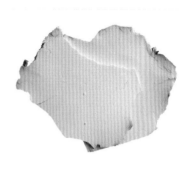

【基原】来源于真菌类多孔菌科 Polyporaceae 茯苓菌属 Poria 茯苓 Poria cocos（Schw.）Wolf. 的菌核体入药。

【形态特征】茯苓为寄生真菌。由无数菌丝组成的菌核常呈球形、卵圆形或椭圆形，有时形状不规则，大小不一，常 10~30cm，有时更大，表面灰棕色或黑褐色，有瘤状突起或大而钝的皱缩纹，里面粉白或带粉红。子实体无柄，生于菌核表面，厚 0.3~1cm，初白色，后变浅褐色，孔常多角形或形状不规则，长 2~3mm，直径 0.5~2mm，孔壁薄，孔缘齿状。孢子长圆形至近圆柱形，有一歪斜的尖头。

【生境】寄生于松树根上，深入地下 20~30cm，现主要为栽培。

【分布】华北、华东、西南和华南各地。

【采集加工】野生茯苓常在 7 月全翌年 3 月采挖。人工栽培茯苓，一般是春种的在九月后采收，秋种的在翌年 2~3 月间采挖。挖出后，除去泥土，堆放在不通风处，用稻草围盖，进行发汗，取出置阴凉处摊开，待表面干燥后，再行发汗。如此反复数次，使水分大部分散失，表面现皱纹，然后阴干者，称"茯苓个"。取鲜茯苓去皮后切成方形或长方形块，阴干，称"茯苓块"；中有松根者，称"茯神"。

【药材性状】茯苓个：本品为近圆球状或扁球状不规则块状体，大小不一。外皮薄而粗糙，棕褐色或黑褐色，有明显隆起的皱纹。质坚而重，不易破碎。断面不平坦，外层多淡棕色，内部白

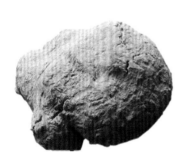

色，少数淡红色，微呈颗粒状，间有裂隙，有的中间有松根穿插。无臭，味淡，嚼之粘牙。

茯苓块：呈片状、方块状或碎块，大小不一。全白者，商品称"白茯苓"，淡红色者，商品称"赤苓块"。

茯苓皮：为削下的茯苓外皮，形状大小不一。外面棕褐色至黑褐色，有皱纹，里面白色或淡棕色。质较松软，略具弹性。

【性味归经】味甘、淡，性平。归心、肺、脾、肾经。

【功能主治】利水渗湿，健脾宁心。治水肿腹胀，痰饮眩悸，脾虚食少，便溏腹泻，心神不定，惊悸失眠。

【用法用量】5~15g，水煎服。

【附方】① 治脾虚湿盛、小便不利：茯苓、猪苓、泽泻、白术各 12g，桂枝 6g。水煎服。

② 治脾虚食少脘闷：茯苓 15g，白术、党参各 9g，枳实、陈皮、生姜各 6g。水煎服。

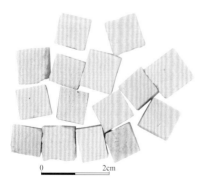

0   2cm

1.7 银耳科

1.7.1 银耳

TREMELLA

【别名】白木耳、雪耳

【基原】来源于真菌类银耳科 Tremellaceae 银耳菌属 *Tremella* 银耳 *Tremella fuciformis* Berk. 的子实体入药。

【形态特征】银耳整体由菌丝体和子实体组成。菌丝体极细，灰白色，能在木材等基质上蔓延生长，吸收和运送养分，其结实性菌丝在适宜条件下产生子实体。子实体即为食用或药用部分，鲜子实体除耳基为黄色外全体纯白或为半透明体，由 3~10 余个波状皱曲的瓣片组成，状如鸡冠花，大小不一，直径通常 1~8cm，干时强烈收缩，为鲜耳的 1/40~1/8，且质硬而脆。银耳瓣片大体可分为 3 层，即上下两层为子实层，中间为疏松中层，子实层宽约 145μm，由担子和侧丝组成，疏松中层 3~3.5mm，由胶质化菌丝构成。孢子在瓣片表面呈白色粉末状，借风力传播。

【生境】腐生于栎树、槭树、椴树或其他阔叶树的朽干上。

【分布】浙江、福建、广东、海南、广西、湖南、湖北、云南、四川。

【采集加工】4~9 月间采收，5~8 月为盛产期。采时用竹刀将银耳刮下，除去杂质，晒干或烘干。

【药材性状】本品由多数皱缩的薄片组成。野生品呈不规则的片块或小团块状，片较大而厚。人工培植品大多为扁圆形块或鸡冠花状团块，底部中心有棕黑色斑块，片较小而薄。表面白色或黄白色，半透明。质柔韧而爽脆，水泡后发胀，透明，味淡。以片大身厚、完整不碎、色黄白、有光泽者为佳。

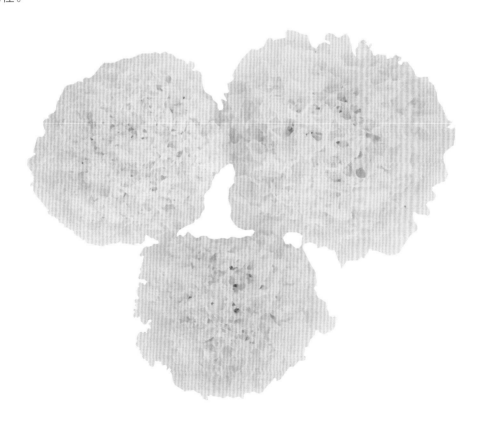

【性味归经】味甘、淡，性平。归肺、胃、肾经。

【功能主治】滋阴润肺，生津养胃，益气和血，补脑强心。用于肺热咳嗽，咳痰带血，肺痿，虚热口渴，胃肠燥热，便秘下血，咯血，衄血，崩漏。

【用法用量】3~6g，水煎服。

【注意】风寒及痰湿所致咳嗽者忌用。

2

蕨类植物门

2.1 松叶蕨科

2.1.1 松叶蕨

PSILOTUM

【别名】龙须草、松叶兰、石刷把、石龙须、铁扫帚

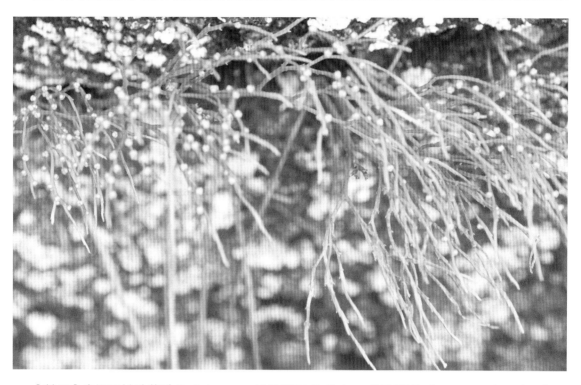

【基原】来源于松叶蕨科 Psilotaceae 松叶蕨属 *Psilotum* 松叶蕨 *Psilotum nudum*（L.）P. Beauv. 的全草入药。

【形态特征】草本，附生树干上或岩缝中。根茎横行，圆柱形，褐色，仅具假根，二叉分枝。高 15~51cm。地上茎直立，无毛或鳞片，绿色，下部不分枝，上部多回二叉分枝；枝三棱形，绿色，密生白色气孔。叶为小型叶，散生，二型；不育叶鳞片状三角形，无脉，长 2~3mm，宽

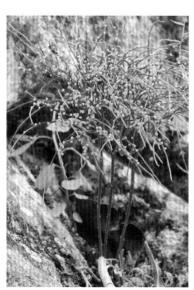

1.5~2.5mm，顶端尖，草质；孢子叶二叉形，长 2~3mm，宽约 2.5mm。孢子囊单生在孢子叶腋，球形，2 瓣纵裂，常 3 个融合为三角形的聚囊，直径 3~4mm，黄褐色。孢子肾形，极面观长圆形，赤道面观肾形。

【生境】生于潮湿的林中树干上或岩石上。

【分布】广东、香港、澳门、海南、广西、福建、云南、四川、江苏、贵州、浙江、台湾。马来西亚也有分布。

【采集加工】夏、秋采收全草晒干。

【性味归经】味甘、辛，性微温。归心、肝、胃经。

【功能主治】祛风湿，利关节，活血通经。治跌打损伤，风湿麻木及骨痛，坐骨神经痛，闭经。

【用法用量】9~15g，水煎或浸酒服。

2.2 石杉科

2.2.1 千层塔

HUPERZIAE HERBA

【别名】虱婆草、虱子草、蛇足石杉、宝塔草

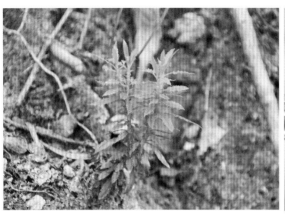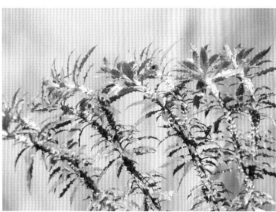

【基原】来源于石杉科 Huperziaceae 石杉属 Huperzia 石杉 Huperzia serrata（Thunb.）Trev. [Lycopodium serratum Thunb.] 的全草入药。

【形态特征】多年生草本，高 10~30cm，中部直径 1.5~3.5mm，枝连叶宽 1.5~4.0cm，2~4 回二叉分枝，枝上部常有芽孢。叶螺旋状排列，疏生，平伸，狭椭圆形，向基部明显变狭，通直，长 1~3cm，宽 1~8mm，基部楔形，下延有柄，顶端急尖或渐尖，边缘平直不皱曲，有粗大或略小而不整齐的尖齿，两面光滑，有光泽，中脉突出明显，薄革质。孢子叶与不育叶同形；孢子囊生于孢子叶的叶腋，两端露出，肾形，黄色。

【生境】生于海拔 400~1400m 的林下潮湿处。

【分布】广东、香港、海南、广西、湖南、贵州、江西、福建、浙江。印度、日本也有分布。

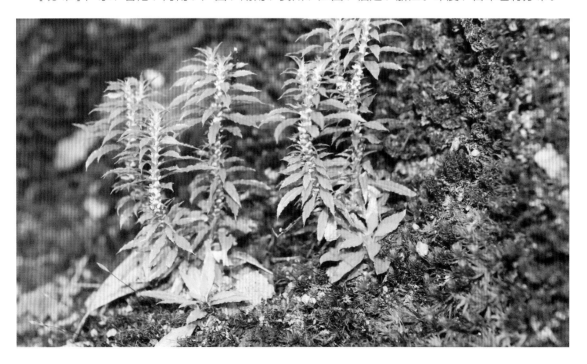

【采集加工】夏、秋采收全草晒干。

【性味归经】味苦、微甘，性平。有小毒。归肺、大肠、肝、肾经。

【功能主治】散瘀消肿，解毒，止痛。治跌打损伤，瘀血肿痛，内伤吐血。外用治痈疖肿毒，毒蛇咬伤，烧、烫伤。

【用法用量】3~9g，水煎服。外用鲜品适量，捣烂敷患处。

【注意】孕妇禁服。

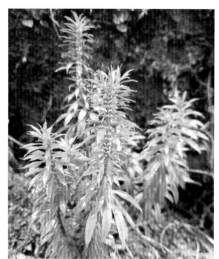

2.2.2 华南马尾杉

PHLEGMARIURI FORDII HERBA

【基原】来源于石杉科 Huperziaceae 马尾杉属 *Phlegmariurus* 华南马尾杉 *Phlegmariurus fordii*（Baker）Ching 的全草入药。

【形态特征】多年生草本，中型附生蕨类。茎簇生，成熟枝下垂，2 至多回二叉分枝，长 20~70cm，主茎直径约 6mm，枝连叶宽 2.6~3.2cm。叶螺旋状排列。营养叶强度上斜或略上斜，椭圆状披针形，长约 1.4cm，宽 3~4mm，基部楔形，下延，成熟叶片的柄不明显，有光泽，顶端尖锐，中脉明显，革质，全缘。孢子囊穗比不育部分略细瘦，非圆柱形，顶生。孢子叶椭圆状披针形，排列稀疏，长 7~10mm，宽约 1.3mm，基部楔形，顶端尖锐，中脉明显，全缘。孢子囊生在孢子叶腋，肾形，2 瓣开裂，黄色。

【生境】生于海拔 200~1300m 的疏林中树干上或石上。

【分布】香港、广东、广西、云南、贵州、江西、福建、台湾、浙江。日本、越南也有分布。

【采集加工】夏、秋采收全草晒干。

【性味归经】味苦，性凉。归肺、肝经。

【功能主治】祛风通络，消肿止痛，清热解毒。治关节疼痛，四肢麻木，跌打损伤，咳嗽，热淋，毒蛇咬伤。

【用法用量】3~9g，水煎服。外用鲜品捣烂敷患处。

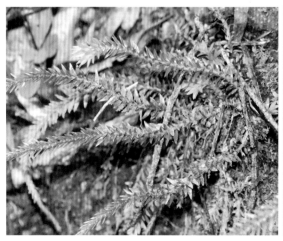
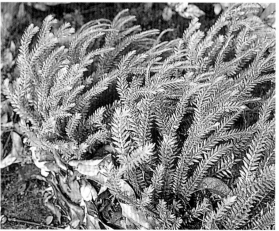

2.3 石松科

2.3.1 藤石松

LYCOPODIASTRI CASUARINOIDIS HERBA

【别名】伸筋草、石子藤、灯笼草、老虎须、青筋藤、吊壁伸筋

【基原】来源于石松科 Lycopodiaceae 藤石松属 *Lycopodiastrum* 藤石松 *Lycopodiastrum casuarinoides*（Spring）Holub ex Dixit [*Lycopodium casuarinoides* Spring] 的全草入药。

【形态特征】藤本，茎攀援达数米，圆柱形，直径约 2mm，具疏叶；叶螺旋状排列，贴生，卵状披针形至钻形，长 1.5~3.0mm，宽约 0.5mm，基部突出，弧形，无柄，顶端渐尖，具 1 膜质，长 2~5mm 的长芒或芒脱落。不育枝柔软，黄绿色，圆柱状，枝连叶宽约 4mm，多回不等位二叉分枝；叶螺旋状排列，但叶基扭曲使小枝呈扁平状，密生，上斜，钻状，上弯，长 2~3mm，宽约 0.5mm，基部下延，无柄，顶端渐尖，具长芒，边缘全缘，背部弧形，腹部有凹槽，无光泽，中脉不明显，草质。能育枝柔软，红棕色，小枝扁平，多回二叉分枝；叶螺旋状排列，稀疏，贴生，鳞片状，长约 0.8mm，宽约 0.3mm，基部下延，无柄，顶端渐尖，具芒，边缘全缘；苞片形同主茎，仅略小；孢子叶阔卵形，覆瓦状排列，长 2~3mm，宽约 1.5mm，顶端急尖，具膜质长芒，边缘具不规则钝齿，厚膜质。

【生境】生于海拔 300~1200m 的山顶疏林或灌丛中。

【分布】香港、海南、广东、广西、湖南、贵州、云南、四川、江西、福建、台湾。亚洲余部及其他热带及亚热带地区有分布。

【采集加工】夏、秋采收全草晒干。

【性味归经】味微甘，性温。归肝、肾经。

【功能主治】舒筋活血，祛风湿。治风湿关节痛，跌打损伤，月经不调。

【用法用量】15~60g，水煎或泡酒服。

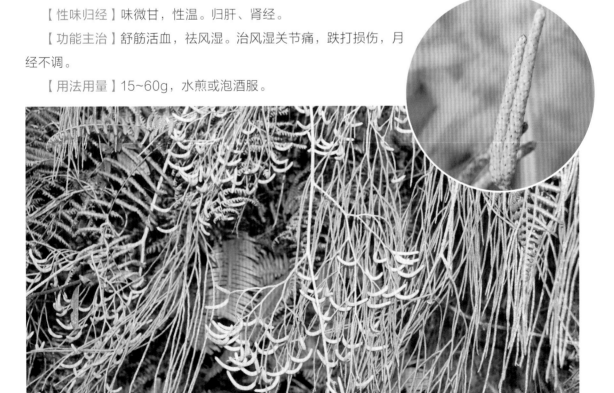

2.3.2　伸筋草

LYCOPODII HERBA
【别名】石松、曲干草、大金鸡草

【基原】来源于石松科 Lycopodiaceae 石松属 *Lycopodium* 石松 *Lycopodium japonicum* Thunb. ex Murray [*L. clavatum* L.] 的茎、叶入药。

【形态特征】多年生草本。匍匐茎地上生，细长横走，2~3 回分叉，绿色，被稀疏的叶；侧枝直立，高达 40cm，多回二叉分枝，稀疏，压扁状，幼枝圆柱状，枝连叶直径 5~10mm。叶螺旋状排列，密集，上斜，披针形或线状披针形，长 4~8mm，宽 0.3~0.6mm，基部楔形，下延，无柄，顶端渐尖，具透明发丝，边缘全缘，草质，中脉不明显。孢子囊穗 4~8 个集生于长达 30cm 的总柄，总柄上苞片螺旋状稀疏着生，薄草质，形状如叶片；孢子囊穗不等位着生（即小柄不等长），直立，圆柱形，长 2~8cm，直径 5~6mm，具 1~5cm 的长小柄；孢子叶阔卵形，长 2.5~3.0mm，宽约 2mm，顶端急尖，具芒状长尖头，边缘膜质，啮蚀状，纸质；孢子囊生于孢子叶腋，略外露，圆肾形，黄色。

【生境】生于疏林下或灌木丛的酸性土壤上。

【分布】我国东北、内蒙古、河南和长江以南各地。日本、不丹、印度、缅甸、尼泊尔、越南及南亚其他诸国有分布。

【采集加工】夏、秋二季茎叶茂盛时采收，除去杂质，晒干。

【药材性状】本品的匍匐茎呈长圆柱状，长达 2m，直径 1~3mm，有黄白色的细根；直立茎二叉分枝。叶密生茎上，螺旋状排列，皱缩弯曲，线形或针形，长 3~5mm，黄绿色至淡黄棕色，顶端芒尖，全缘，易碎。质柔软，断面皮部浅黄色，木部类白色。气微，味淡。

【性味归经】味辛、微苦，性温。归肝、脾、肾经。

【功能主治】祛风利湿，舒筋活络。治风湿筋骨疼痛，扭伤肿痛，目赤肿痛，急性肝炎。

【用法用量】5~15g，水煎服。

【附方】治风湿疼痛：①伸筋草、牛膝、防己、威灵仙各 12g，桑枝 30g，水煎服。②伸筋草、老鹳草各 15g，牛膝 9g，水煎服。

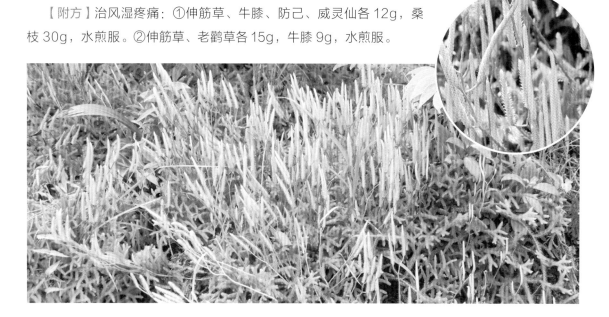

2.3.3　灯笼石松

PALHINHAEAE CERNUAE HERBA

【别名】铺地蜈蚣

【基原】来源于石松科 Lycopodiaceae 灯笼草属 *Palhinhaea* 灯笼石松 *Palhinhaea cernua*（L.）Vasc et Franco[*Lycopodium cernuum* L.] 的全草入药。

【形态特征】草本，主茎直立，高达 60cm，圆柱形，中部直径 1.5~2.5mm，光滑无毛，多回不等位二叉分枝。主茎上的叶螺旋状排列，稀疏，钻形至线形，长约 4mm，宽约 0.3mm，通直或略内弯，基部圆形，下延，无柄，顶端渐尖，边缘全缘，中脉不明显，纸质。侧枝上斜，多回不等位二叉分枝，被毛或光滑无毛；侧枝及小枝上的叶螺旋状排列，密集，略上弯，钻形至线形，长 3~5mm，宽约 0.4mm，基部下延，无柄，顶端渐尖，边缘全缘，表面有纵沟，光滑，中脉不明显，纸质。孢子囊穗单生于小枝顶端，短圆柱形，成熟时通常下垂，长 3~10mm，直径 2.0~2.5mm，淡黄色，无柄；孢子叶卵状菱形，覆瓦状排列，长约 0.6mm，宽约 0.8mm，顶端急尖，尾状，边缘膜质，具不规则锯齿；孢子囊生于孢子叶腋，内藏，圆肾形，黄色。

【生境】生于海拔 1300m 以下的阳光充足、潮湿的酸性土壤上。

【分布】海南、广东、广西、云南、四川、湖南、江西、福建。热带及亚热带地区有分布。

【采集加工】夏、秋采收，全草切段晒干。

【性味归经】味苦、辛，性温。

【功能主治】祛风解毒，收敛止血。治关节炎，盗汗，夜盲，烧、烫伤，老鼠疮，急性肝炎，目赤肿痛。

【用法用量】6~15g，水煎服。外用煎水洗或研末调敷。

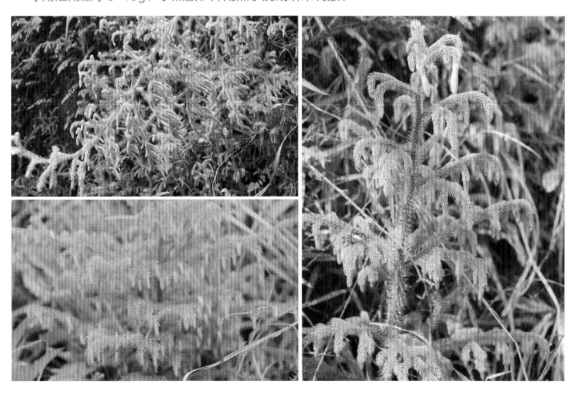

2.4 卷柏科

2.4.1 石上柏

SELAGINELLAE DOEDERLEINII HERBA

【别名】地侧柏、棱罗草、地棱罗、多德卷柏

【基原】蕨类卷柏科 Selaginellaceae 卷柏属 *Selaginella* 深绿卷柏 *Selaginella doederleinii* Hieron. 的干燥全草。

【形态特征】深绿卷柏为草本，高达 40cm，主茎下部稍匍匐或倾斜，上部直立，常在分枝处生不定根。单叶小，二型，四行排列于一平面上；侧生叶大而阔，近平展，在茎上近连接，但在小枝上呈覆瓦状，长圆形，长 4~5mm，宽约 2mm，两侧不等，上半边披针形，基部圆形而覆盖小枝，边缘有缘毛状锯齿；生于中间的 2 叶较小，贴生于茎、枝上，尖端向前方，互相毗连，卵叶或卵状长圆形，长 2~3mm，渐尖或芒尖，边缘具缘毛状锯齿。孢子囊穗双生枝顶，四棱形；孢子囊 2 型，单生于能育叶内，能育叶圆形至卵状三角形，顶端短尖。

【生境】生于海拔 100~950m 的山谷林下潮湿处。

【分布】香港、海南、广东、广西、云南、湖南、江西、浙江、贵州、四川、福建、台湾。越南、日本也有分布。

【采集加工】夏、秋采收全草晒干。

【药材性状】本品常卷曲缠结，灰绿色或黄绿色，稍柔软。茎细小，长达 40cm，直径 2mm左右，有棱，多分枝，分枝处常生土黄色的细长不定根。叶四列，侧叶细小，长约 5mm，宽2mm，半矩圆状披针形，微具齿牙，在茎和分枝上呈覆瓦状。孢子囊穗于枝顶双生，4 棱形，孢子叶圆形至卵状三角形，有龙骨。气微、味甘淡。以叶多、色灰绿者为佳。

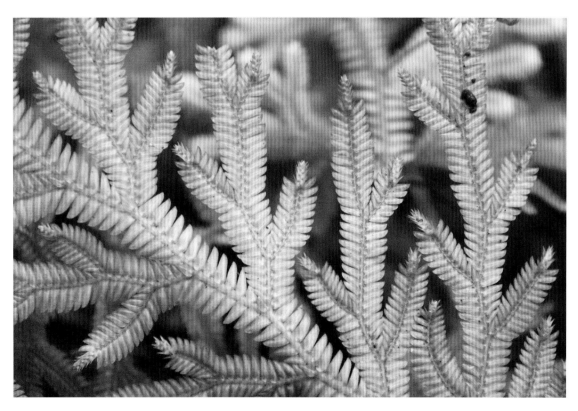

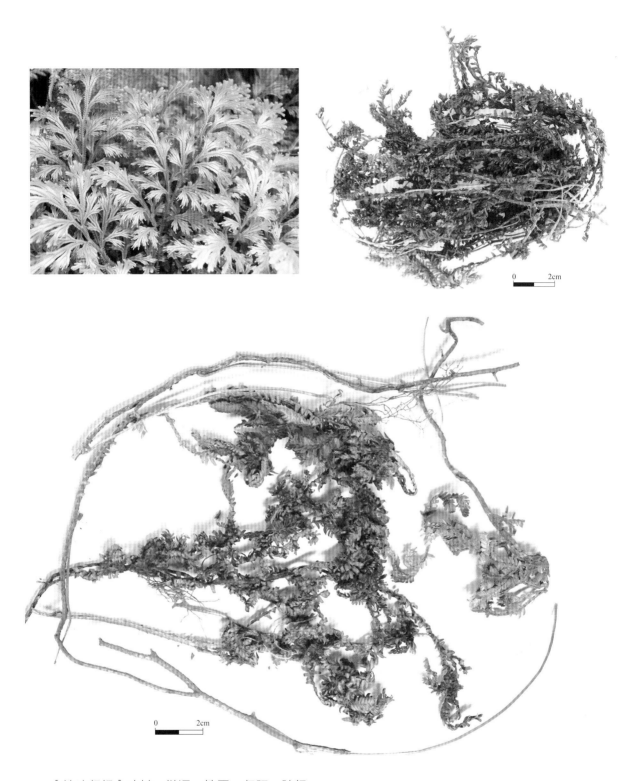

【性味归经】味甘、微涩，性平。归肝、肺经。

【功能主治】清热解毒，抗癌，止血。治癌症，肺炎，肝炎，急性扁桃体炎，眼结膜炎，乳腺炎。

【用法用量】9~30g，或鲜品15~60g，水煎服。

【附方】① 治绒毛膜上皮癌、肺癌、咽喉癌、消化道癌症：石上柏片（主治癌片），成人口服每次7片，每日3次。

② 治肺炎、急性扁桃体炎、眼结膜炎：石上柏30g，加猪瘦肉30g，水煎服。

2.4.2 卷柏

SELAGINELLAE HERBA

【别名】一把抓、老虎爪、生长草、还魂草、九死还魂草

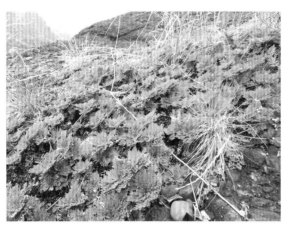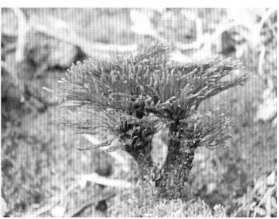

【基原】来源于卷柏科 Selaginellaceae 卷柏属 *Selaginella* 卷柏 *Selaginella tamariscina*（P. Beauv.）Spring 和垫状卷柏 *Selaginella pulvinata*（Hook. et Grev.）Maxim. 的全草入药。

【形态特征】A. 卷柏：呈垫状。根托只生于茎的基部，长 0.5~3cm，根多分叉，密被毛。主茎自中部开始羽状分枝或不等二叉分枝，不呈"之"字形，无关节，不分枝的主茎高 10~30cm，茎卵圆柱状，不具沟槽，光滑，维管束 1 条；侧枝 2~5 对，2~3 回羽状分枝，小枝稀疏，规则，分枝无毛，背腹压扁，末回分枝连叶宽 1.4~3.3mm。叶全部交互排列，二形，叶质厚，表面光滑，边缘不为全缘，具白边，主茎上的叶较小枝上的略大，覆瓦状排列，绿色或棕色，边缘有细齿；分枝上的腋叶对称，卵形、卵状三角形或椭圆形，长 0.8~2.6mm，宽 0.4~1.3mm，边缘有细齿，黑褐色；中叶不对称，小枝上的椭圆形，长 1.5~2.5mm，宽 0.3~0.9mm，覆瓦状排列，

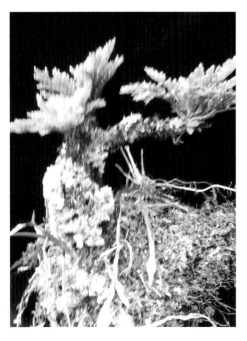

背部不呈龙骨状，顶端具芒，外展或与轴平行，基部平截，边缘有细齿，不外卷，不内卷。侧叶不对称，顶端具芒，基部上侧扩大，加宽，覆盖小枝，基部上侧边缘不为全缘，呈撕裂状或具细齿，下侧边近全缘，基部有细齿或具睫毛，反卷。

【生境】生于山地潮湿的岩石上。

【分布】辽宁、河北、山东、甘肃、安徽、四川、江西、江苏、浙江、福建、台湾、广东、香港等地。日本、印度、菲律宾、朝鲜、俄罗斯也有分布。

【形态特征】B. 垫状卷柏：垫状草本。根托只生于茎的基部，长 2~4cm，密被毛，和茎及分枝密集形成树状主干，高数厘米。主茎自近基部羽状分枝，主茎下部直径 1mm，不具沟槽，光滑，维管束 1 条；侧枝 4~7 对，2~3 回羽状分枝，小枝排列紧密，主茎上

相邻分枝相距约 1cm，分枝无毛，背腹压扁，主茎在分枝部分中部连叶宽 2.2~2.4mm，末回分枝连叶宽 1.2~1.6mm。叶全部交互排列，二形，叶质厚，表面光滑，不具白边，主茎上的叶略大于分枝上的叶，相互重叠，绿色或棕色，斜升，边缘撕裂状；分枝上的腋叶对称，卵圆形到三角形，长 2.5mm，宽约 1mm，边缘撕裂状并具睫毛；小枝上的叶斜卵形或三角形，长 2.8~3.1mm，宽 0.9~1.2mm，覆瓦状排列，背部不呈龙骨状，顶端具芒，边缘撕裂状；侧叶不对称，

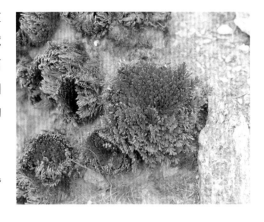

小枝上的叶长圆形，略斜升，长 2.9~3.2mm，宽 1.4~1.5mm，顶端具芒，边缘全缘，基部上侧扩大，覆盖小枝，基部上侧边缘呈撕裂状，下侧不呈耳状，边缘呈撕裂状，下侧边缘内卷。

【生境】生于山地潮湿的石上。

【分布】全国各地。蒙古、俄罗斯西伯利亚、朝鲜半岛、日本、印度北部、越南、泰国等地也有分布。

【采集加工】全年均可采收，除去须根和泥沙，全草晒干。

【药材性状】A. 卷柏：本品卷缩似拳状，长 3~10cm。枝丛生，扁而有分枝，绿色或棕黄色，向内卷曲，枝上密被鳞片状小叶，叶顶端具芒。中叶（腹叶）两行，卵状长圆形，斜向上排列，叶绿色，膜质，有不整齐的细锯齿；背叶（侧叶）背面的膜质边缘常棕黑色。基部残留棕色至棕褐色须根，散生或聚生成短杆状。质脆，易折断。气微，味淡。

B. 垫状卷柏：须根散生，中叶（复叶）两行，卵状披针形，直向上排列，叶片左右两侧不相等，内缘较平直，外缘常因内折而加厚，呈全缘状。

【性味归经】味辛，性平。归肝、心经。

【功能主治】活血通经，炒炭止血。治闭经，子宫出血，便血，脱肛。

【用法用量】6~15g，水煎服。

【注意】孕妇慎用。

【附方】①治便血、痔出血、子宫出血：卷柏炭、地榆炭、侧柏炭、荆芥炭、槐花各 9g，研粉，每服 4.5g，开水送服。每日 2~3 次。

②治宫缩无力、产后流血：卷柏 15g，开水浸泡后去渣 1 次服。

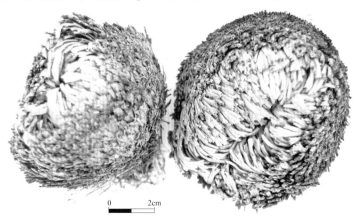

2.4.3 翠云草

SELAGINELLAE UNCINATAE HERBA

【别名】剑柏、蓝地柏、伸脚草、绿绒草、地柏叶

　　【基原】来源于卷柏科 Selaginellaceae 卷柏属 Selaginella 翠云草 Selaginella uncinata（Desv.）Spring 的全草入药。

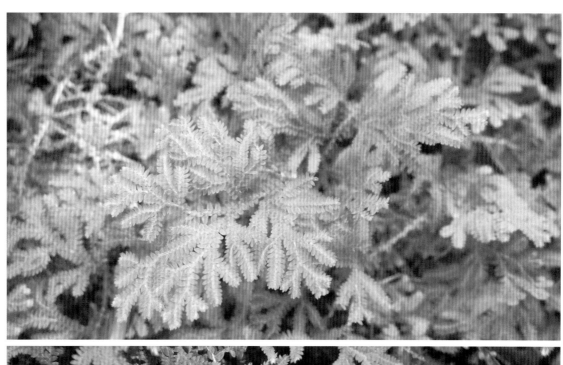

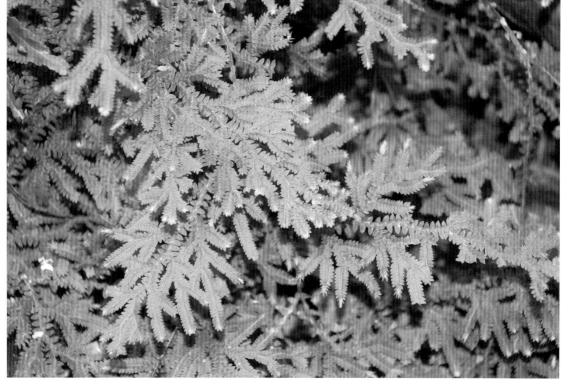

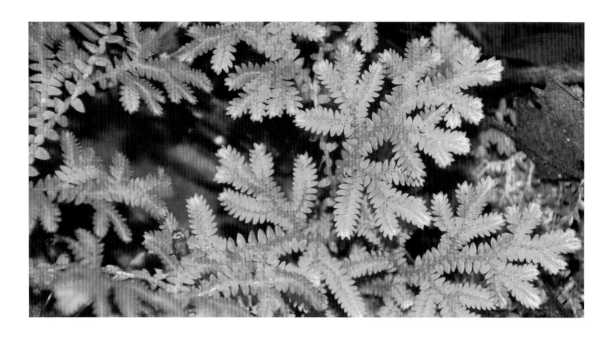

【形态特征】多年生草本，茎匍匐，长达 50cm，禾秆色，有棱，节上生不定根；分枝略斜升，小枝互生，多回分叉。主茎上的叶较大，互生，卵形或卵状椭圆形，顶端短尖，基部近心形；分枝上的叶二型，排成一平面，侧叶长圆形，顶端短尖，基部圆形，中叶卵形或长卵形，顶端长渐尖，基部圆楔形或近心形，全缘，有透明白边；叶薄纸质，叶面碧绿色或碧蓝色，叶背淡绿色，无毛。孢子囊穗四棱形，长 6~12mm，孢子叶卵状三角形或卵状披针形，有龙骨状突起，顶端长渐尖，全缘；孢囊卵形；孢子二型。

【生境】生于海拔 300~800m 的山地林下潮湿处或阴湿的石灰岩上。

【分布】香港、广东、海南、广西、云南、湖南、江西、福建、浙江、贵州、四川、台湾。欧美有栽培。

【采集加工】全年可采，全草晒干备用。

【性味归经】味甘、淡，性凉。归肺、肝、大肠经。

【功能主治】清热利湿，止血，止咳。治急性黄疸型传染性肝炎，胆囊炎，肠炎，痢疾，肾炎水肿，泌尿系感染，风湿关节痛，肺结核咯血；外用治疖肿，烧、烫伤，外伤出血，跌打损伤。

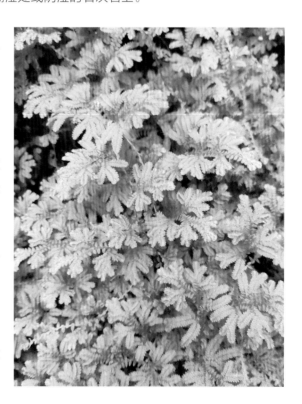

【用法用量】15~30g，水煎服。外用鲜全草捣烂敷，或全草晒干研粉外敷患处。

【附方】①治烧、烫伤：翠云草晒干研粉，加油桐花（或叶），捣烂敷患处。

②治急、慢性肾炎：翠云草 30g，加水适量煎至 300ml，每服 150ml，每日 2 次。

2.5 木贼科

2.5.1 节节草

EQUISETI RAMOSISSIMI HERBA

【别名】笔头草、锉草、木贼草、土黄麻、接管草、磨石草、虾蟆竹

【基原】来源于木贼科 Equisetaceae 木贼属 *Equisetum* 节节草 *Equisetum ramosissimum* Desf. 的全草入药。

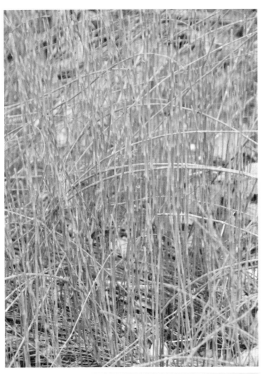

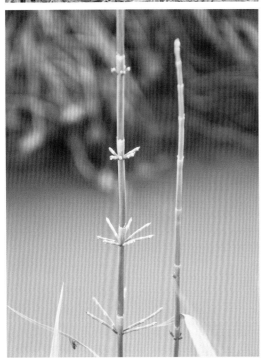

【形态特征】多年生草本。根茎直立，横走或斜升，黑棕色，节和根疏生黄棕色长毛或光滑无毛。地上枝多年生；枝一型，高 20~60cm，中部直径 1~3mm，节间长 2~6cm，绿色，主枝多在下部分枝，常形成簇生状；幼枝的轮生分枝明显或不明显。主枝有脊 5~14 条，脊的背部弧形，有一行小瘤或有浅色小横纹；鞘筒狭长，达 1cm，下部灰绿色，上部灰棕色；鞘齿 5~12 枚，三角形，灰白色，黑棕色或淡棕色，边缘（有时上部）为膜质，基部扁平或弧形，早落或宿存，齿上气孔带明显或不明显。侧枝较硬，圆柱状，有脊 5~8 条，脊上平滑或有一行小瘤或有浅色小横纹；鞘齿 5~8 个，披针形，革质但边缘膜质，上部棕色，宿存。孢子囊穗短棒状或椭圆形，长 0.5~2.5cm，直径 0.4~0.7cm，顶端有小尖突，无柄。

【生境】生于海拔 100~700m 山谷河边或山涧旁的卵石缝隙中或湿地上。

【分布】广布于全国各地。东半球温带至亚热带。

【采集加工】夏、秋采收全草晒干。

【性味归经】味甘、微苦，性平。归心、肝、胃、膀胱经。

【功能主治】清热，利尿，明目退翳，祛痰止咳。治目赤肿痛，角膜云翳，肝炎，咳嗽，支气管炎，泌尿系感染。

【用法用量】9~30g，水煎服。

【附方】①治慢性肝炎：节节草、络石藤、川楝子各 9g，栀子根、香茶菜各 12g。水煎服。

②治慢性气管炎：节节草 48g，加水 700ml，浸泡半小时，煎沸 5~8min，1 日分 2~3 次服。10 天为一个疗程。

2.6 观音座莲科

2.6.1 福建观音座莲

ANGIOPTERIS FOKIENSIS RHIZOMA

【别名】江南莲座蕨、马蹄蕨、牛蹄蕨、地莲花

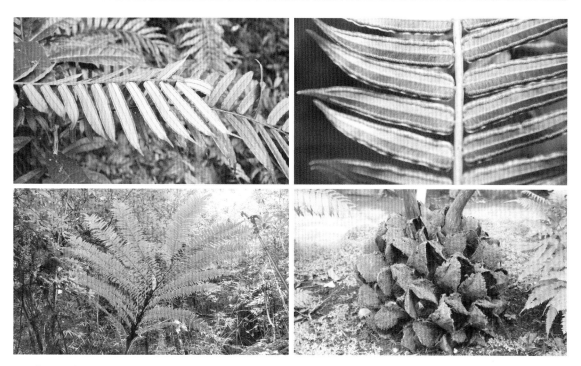

【基原】来源于观音座莲科 Angiopteridaceae 观音座莲属 *Angiopteris* 福建观音座莲 *Angiopteris fokiensis* Hieron. 的根状茎入药。

【形态特征】大草本，高达 2m。根状茎块状，直立，下面簇生有圆柱状的粗根。叶柄粗壮，干后褐色，长约 50cm，粗 1~2.5cm。叶片宽广，宽卵形，长与阔各 60cm 以上；羽片 5~7 对，互生，长 50~60cm，宽 14~18cm，狭长圆形，基部不变狭，羽柄长 2~4cm，奇数羽状；小羽片 35~40 对，对生或互生，平展，上部的稍斜向上，具短柄，相距 1.5~2.8cm，长 7~9cm，宽 1~1.7cm，披针形，渐尖头，基部近截形或几圆形，顶部向上微弯，下部小羽片较短，近基部的小羽片长仅 3cm 或过之，顶生小羽片分离，有柄，和下面的同形，叶缘全部具有规则的浅三角形锯齿。叶脉开展，下面明显，相距不到 1mm，一般分叉，无倒行假脉。叶为草质，上面绿色，下面淡绿色，两面光滑。叶轴光滑，腹部具纵沟，羽轴基部粗约 3.5mm，顶部粗约 1mm，向顶端具狭翅，宽不到 1mm。孢子囊群棕色，长圆形，长约 1mm，距叶缘 0.5~1mm，彼此接近，由 8~10 个孢子囊组成。

【生境】生于海拔 200~900m 的山谷溪边林中阴湿处。

【分布】香港、广东、广西、湖南、湖北、贵州、四川、江西、福建。日本南部也有分布。

【采集加工】全年可采挖，将根状茎切片晒干。

【性味归经】味淡，性凉。归肝经。

【功能主治】祛瘀止血，解毒。治跌打损伤，功能性子宫出血。外用治蛇咬伤，疔疮，创伤出血。

【用法用量】9~15g，水煎服或 3g 研末吞服或磨酒服。外用适量，鲜根茎捣烂敷或干根茎磨粉调汁涂患处。

2.7 紫萁科

2.7.1 紫萁贯众

OSMUNDAE JAPONICAE RHIZOMA

【别名】贯众

【基原】来源于紫萁科 Osmundaceae 紫萁属 *Osmunda* 紫萁 *Osmunda japonica* Thunb. 的根状茎入药。

【形态特征】地生草本，植株高达 80cm 或更高。根状茎短粗，或成短树干状而稍弯。叶簇生，直立，柄长 20~30cm，禾秆色，幼时被密茸毛，不久脱落；叶片为三角广卵形，长 30~50cm，宽 25~40cm，顶部一回羽状，其下为二回羽状；羽片 3~5 对，对生，长圆形，长 15~25cm，基部宽 8~11cm，基部一对稍大，有柄（柄长 1~1.5cm），斜向上，奇数羽状；小羽片 5~9 对，对生或近对生，无柄，分离，长 4~7cm，宽 1.5~1.8cm，长圆形或长圆披针形，顶端稍钝或急尖，向基部稍宽，圆形，或近截形，相距 1.5~2cm，向上部稍小，顶生的同形，有柄，基部往往有 1~2 片的合生圆裂片，或阔披针形的短裂片，边缘有均匀的细锯齿。叶脉两面明显，自中肋斜向上，二回分歧，小脉平行，达于锯齿。叶为纸质，成长后光滑无毛，干后为棕绿色。孢子叶（能育叶）同营养叶常稍高，羽片和小羽片均短缩，小羽片变成线形，长 1.5~2cm，沿中肋两侧背面密生孢子囊。

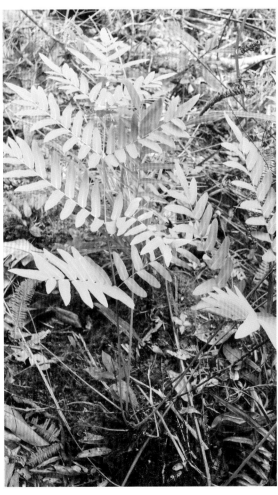 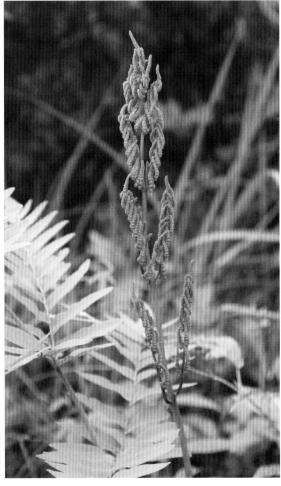

【生境】生于海拔 300~1100m 的林下或溪边的酸性土壤上。

【分布】我国秦岭以南各地。越南、印度、日本、朝鲜也有分布。

【采集加工】夏、秋采收，将根茎切片晒干。

【性味归经】味苦、微寒，有小毒。归肺、胃、肝经。

【功能主治】清热解毒，止血，杀虫。预防麻疹，流行性乙型脑炎；治流行性感冒，痢疾，子宫出血，钩虫病，蛔虫病，蛲虫病。

【用法用量】6~15g，水煎服。

【注意】孕妇慎用。

【附方】治流行性感冒：贯众 30g，板蓝根 9g，水煎服。

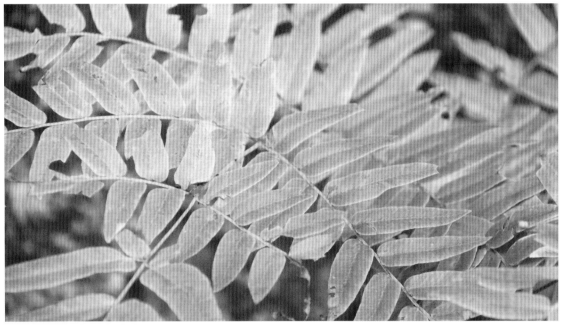

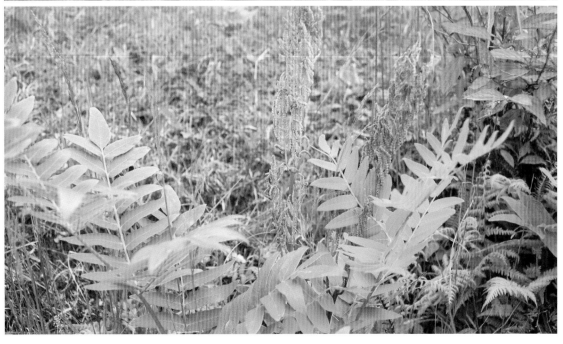

2.7.2 华南紫萁

OSMUNDAE VACHELLII RHIZOMA

【别名】贯众、牛利草

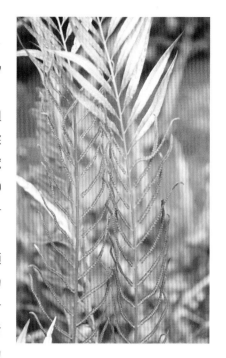

【基原】来源于紫萁科 Osmundaceae 紫萁属 Osmunda 华南紫萁 Osmunda vachellii Hook. 的根状茎入药。

【形态特征】地生草本，植株高达 1m。根状茎直立，粗肥，成圆柱状的主轴。叶簇生于顶部；柄长 20~40cm，棕禾秆色，略有光泽，坚硬；叶片长圆形，长 40~90cm，宽 20~30cm，一型，但羽片为二型，一回羽状；羽片 15~20 对，近对生，斜向上，相距 2cm，有短柄，以关节着生于叶轴上，长 15~20cm，宽 1~1.5cm，披针形或线状披针形，向两端渐变狭，长渐尖头，基部为狭楔形，下部的较长，向顶部稍短，顶生小羽片有柄，边缘遍体为全缘，或向顶端略为浅波状；叶脉粗健，两面明显，二回分歧，小脉平行，达于叶边，叶边稍向下卷；叶为厚纸质，两面光滑，略有光泽，干后绿色或黄绿色。下部数对（多达 8 对，通常 3~4 对）羽片为能育，生孢子囊，羽片紧缩为线形，宽仅 4mm，中肋两侧密生圆形的分开的孢子囊穗，深棕色。

【生境】生于海拔 100~900m 山地、山谷、山坡的酸性土壤上。

【分布】海南、广东、广西、湖南、江西、福建、贵州、云南。越南、缅甸、印度也有分布。

【采集加工】夏、秋采收，将根茎切片晒干。

【性味归经】味苦、微涩，性凉。归肺、肝、膀胱经。

【功能主治】清热解毒，止血，杀虫。预防麻疹，流行性乙型脑炎；治流行性感冒，痢疾，子宫出血，钩虫病，蛔虫病，蛲虫病。

【用法用量】6~15g，水煎服。

【注意】孕妇慎用。

【附方】治流行性感冒：贯众 30g，板蓝根 9g，水煎服。

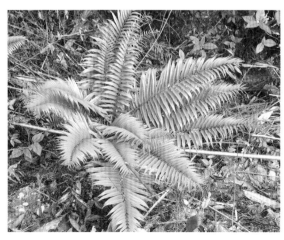

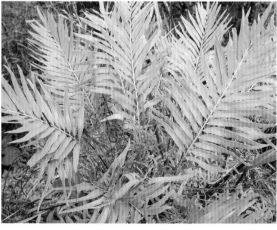

2.8 里白科

2.8.1 芒萁

DICRANOPTERIS PEDATAE HERBA

【基原】来源于里白科 Gleicheniaceae 芒萁属 *Dicranopteris* 芒萁 *Dicranopteris pedata* (Houtt.) Nakaike [*D. dichotoma* Bernh.] 的全草、根状茎或茎心入药。

【形态特征】草本，高 50~120cm。根状茎横走，密被暗锈色长毛。叶远生，柄长 24~56cm，棕禾秆色，光滑，基部以上无毛；叶轴一至二（三）回二叉分枝，一回羽轴长约 9cm，被暗锈色毛，渐变光滑，有时顶芽萌发，生出的一回羽轴，长 6.5~17.5cm，二回羽轴长 3~5cm；腋芽小，卵形，密被锈黄色毛；芽苞长 5~7mm，卵形，边缘具不规则裂片或粗牙齿，偶为全缘；各回分叉处两侧均各有一对托叶状的羽片，平展，宽披针形，等大或不等，生于一回分叉处的长 9.5~16.5cm，宽 3.5~5.2cm，生于二回分叉处的较小，长 4.4~11.5cm，宽 1.6~3.6cm；末回羽片长 16~23.5cm，宽 4~5.5cm，披针形或宽披针形，向顶端变狭，尾状，基部上侧变狭，篦齿状深裂几达羽轴；裂片平展，35~50 对，线状披针形，长 1.5~2.9cm，宽 3~4mm，顶钝，常微凹；侧脉两面隆起，明显，斜展，每组有 3~4（5）条并行小脉，直达叶缘。叶为纸质，上面黄绿色或绿色，沿羽轴被锈色毛，后变无毛，下面灰白色，沿中脉及侧脉疏被锈色毛。

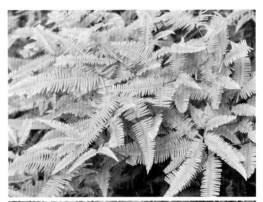

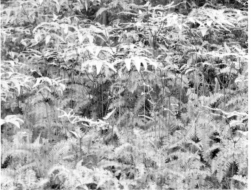

【生境】生于强酸性土壤的山坡或山脚，是酸性土壤的指示植物。

【分布】海南、广东、广西、云南、四川、贵州、湖南、湖北、江西、福建、台湾、浙江。日本、印度、越南也有分布。

【采集加工】全年可采收，将全草、根状茎或茎心晒干。

【性味归经】味苦、涩，性平。归肝、膀胱经。

【功能主治】清热利尿，散瘀止血。治鼻衄，肺热咯血，尿道炎，膀胱炎，小便不利，水肿，月经过多，血崩，白带。外用治创伤出血，跌打损伤，烧、烫伤，骨折，蜈蚣咬伤。

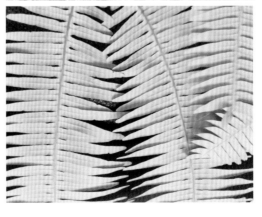

【用法用量】根状茎或茎心 15~30g，全草 30~60g，水煎服。外用全草（根状茎或茎心）捣烂敷，或晒干研粉敷患处。

2.9 海金沙科

2.9.1 海金沙

LYGODII SPORA

【别名】金沙藤、左转藤、蛤蟆藤、罗网藤、铁线藤

【基原】来源于海金沙科 Lygodiaceae 海金沙属 *Lygodium* 海金沙 *Lygodium japonicum*（Thunb.）Sw. 的孢子入药。

【形态特征】攀援植物。长达 4m，叶二型，三回羽状；羽片多数，对生于叶轴的短枝上，枝端有 1 个被黄色柔毛的休眠芽，羽柄长约 1.5cm；不育羽片三角形，长与宽各为 10~12cm；小羽片 2~4 对，互生，卵圆形，长 4~8cm，宽 3~6cm；二回小羽片 2~3 对，互生，卵状三角形，掌状分裂；末回小羽片有短柄或无柄，不以关节着生，通常掌状 3 裂，中央裂片短而阔，长约 3cm，宽 6~8mm，顶端钝，基部近心形，边缘有不规则的浅锯齿；中脉明显，侧脉纤细，一至二回二叉分枝，直达锯齿；叶纸质，中脉及侧脉上略被短毛；叶柄和叶轴上两侧有狭边并被灰色毛；能育羽片卵状三角形，长与宽各为 10~20cm；末回小羽片或裂片边缘疏生流苏状的孢子囊穗，长 2~4mm，宽 1~1.5mm，暗褐色。

【生境】生于山谷、灌丛、路旁、村边。

【分布】广东、海南、广西、云南、四川、贵州、湖南、湖北、江西、福建、安徽、陕西、甘肃。日本、菲律宾、马来西亚、印度、澳大利亚也有分布。

【采集加工】立秋前后打下孢子（即海金沙）晒干备用。

【药材性状】本品呈粉末状，棕黄色至淡棕黄色。体轻，手捻之有溜滑感，置手中易由指缝滑落。撒于火焰上可燃烧且发出闪光，并发出轻微爆鸣声，烧尽后几不见灰烬。撒于冷水中则浮于水

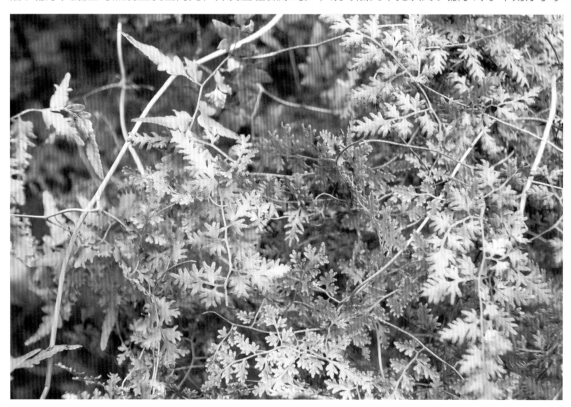

面，加热则逐渐下沉。气微，味淡，嚼之有如细沙粒。以颗粒细小溜滑、金黄色、撒于火焰上燃烧净尽、撒于水中不下沉者为佳。

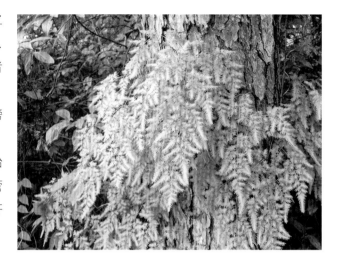

【性味归经】味甘、咸，性寒。归膀胱、小肠经。

【功能主治】利尿通淋，清热解毒。治泌尿系结石，感染，肾炎，感冒，气管炎，腮腺炎，流行性乙型脑炎，痢疾，肝炎，乳腺炎。

【用法用量】6~9g，水煎服。

【附方】① 治泌尿系结石：海金沙（孢子）15g，冬葵子、王不留行、牛膝、泽泻、陈皮、石韦各9g，枳壳6g，车前子（种子）12g。每日1剂，水煎，2次分服。

② 治流行性腮腺炎：海金沙藤30g，水煎服，每日1次。另用木鳖子碾粉，浓茶汁调成糊涂患处，保持湿润。

③ 治流行性乙型脑炎：海金沙藤、忍冬藤、菊花、生石膏各30g，瓜子金、钩藤（或钩）各15g。先煎生石膏，后入菊花、钩藤，浓缩至60ml。轻、中型病例日服1剂，重型则日服2剂。首剂足量，退热后减半。维持3~5天。有持续高热者加重楼嚼服，每日9~15g。并酌情配合西药治疗。

④ 治上呼吸道感染、扁桃体炎、肺炎、支气管炎：海金沙藤27g，大青叶（马鞭草科）15g。加水500ml，煎至60ml，每次服20ml，每日3次，小儿酌减。

【附注】海金沙的藤茎亦入药，称海金沙藤。其性味和功能与海金沙基本相同，但清热作用较强，通淋功用稍弱。

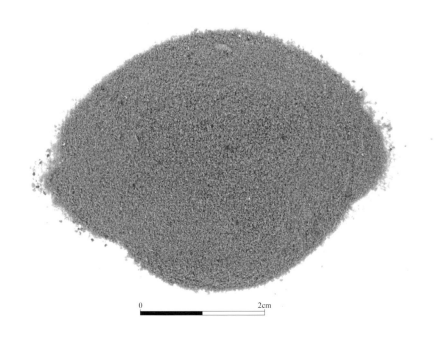

0   2cm

2.9.2 小叶海金沙

LYGODII SCANDENTIS SPORA

【基原】来源于海金沙科 Lygodiaceae 海金沙属 *Lygodium* 小叶海金沙 *Lygodium scandens* (L.) Sw. [*L. microphyllum* R. Br.] 的孢子入药。

【形态特征】地生藤状草本，叶轴长达 5~7m。叶轴纤细如铜丝，二回羽状；羽片多数，相距 7~9cm，羽片对生于叶轴的距上，距长 2~4mm，顶端密生红棕色毛。不育羽片生于叶轴下部，长圆形，长 7~8cm，宽 4~7cm，柄长 1~1.2cm，奇数羽状，或顶生小羽片有时两叉，小羽片 4 对，互生，有 2~4mm 长的小柄，柄端有关节，各片相距约 8mm，卵状三角形、阔披针形或长圆形，顶端钝，基部较阔，心脏形，近平截或圆形。边缘有矮钝齿，或锯齿不甚明显。叶脉清晰，三出，小脉 2~3 回二叉分歧，斜向上，直达锯齿。叶薄草质，干后暗黄绿色，两面光滑。能育羽片长圆形，长 8~10cm，宽 4~6cm，通常奇数羽状，小羽片的柄长 2~4mm，柄端有关节，9~11 片，互生，各片相距 7~10mm，三角形或卵状三角形，钝头，长 1.5~3cm，宽 1.5~2cm。孢子囊穗排

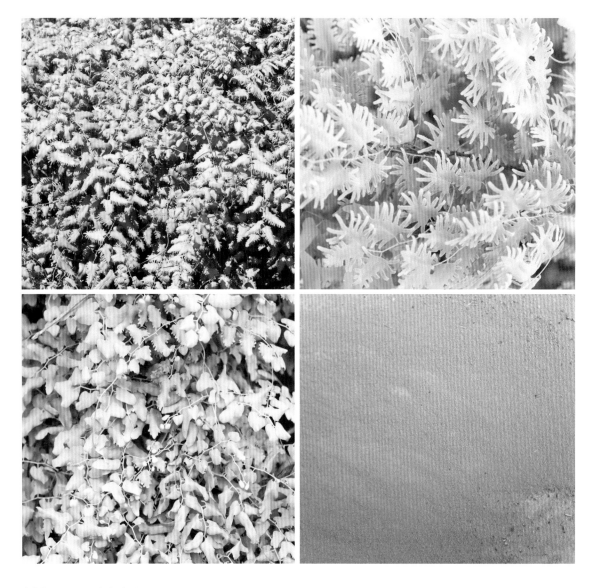

列于叶缘，到达顶端，5~8 对，线形，一般长 3~5mm，最长的达 8~10mm，黄褐色，光滑。

【生境】生于低海拔山地山谷、疏林、灌丛、路旁。

【分布】广东、香港、澳门、海南、广西、云南、湖南、江西、福建、台湾。印度、缅甸、马来西亚、菲律宾也有分布。

【采集加工】立秋前后打下孢子（即海金沙）晒干。

【药材性状】本品呈粉末状，棕黄色至淡棕黄色。体轻，手捻之有溜滑感，置手中易由指缝滑落。撒于火焰上可燃烧且发出闪光，并发出轻微爆鸣声，烧尽后几不见灰烬。撒于冷水中则浮于水面，加热则逐渐下沉。气微，味淡，嚼之有如细沙粒。以颗粒细小溜滑、金黄色、撒于火焰上燃烧净尽、撒于水中不下沉者为佳。

【性味归经】味甘，性寒。归膀胱、小肠经。

【功能主治】止血通淋，舒筋活络。治砂淋，痢疾，骨折，风湿麻木，外伤出血。

【用法用量】孢子 6~9g，水煎服。

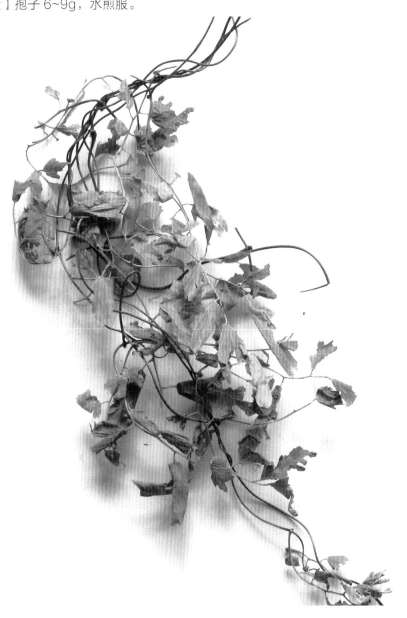

2.10 蚌壳蕨科

2.10.1 狗脊

CIBOTII RHIZOMA

【别名】黄狗头、金毛狮子、猴毛头

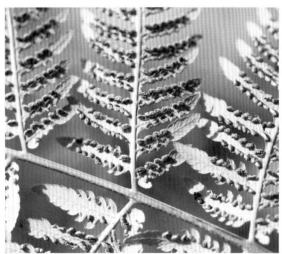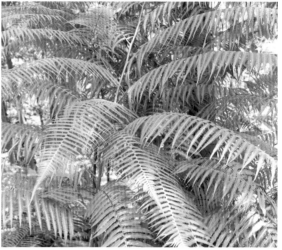

【基原】来源于蚌壳蕨科 Dicksoniaceae 金毛狗属 *Cibotium* 金毛狗 *Cibotium barometz*（L.）J. Sm. 的根茎入药。

【形态特征】大草本，根状茎横卧，粗大，顶端生出一丛大叶，柄长达 120cm，粗 2~3cm，棕褐色，基部被有一大丛垫状的金黄色茸毛，长逾 10cm，有光泽，上部光滑；叶片大，长达 180cm，宽约相等，广卵状三角形，三回羽状分裂；下部羽片为长圆形，长达 80cm，宽 20~30cm，有柄（长 3~4cm），互生，远离；一回小羽片长约 15cm，宽 2.5cm，互生，开展，接近，有小柄（长 2~3mm），线状披针形，长渐尖，基部圆截形，羽状深裂几达小羽轴；末回裂片线形略呈镰刀形，长 1~1.4cm，宽 3mm，尖头，开展，上部的向上斜出，边缘有浅锯齿，向顶端较尖，中脉两面凸出，侧脉两面隆起，斜出，单一，但在不育羽片上分为二叉。叶几为革质或厚纸质，干后上面褐色，有光泽，下面为灰白或灰蓝色，两面光滑，或小羽轴上下两面略有短褐毛疏生；孢子囊群在每一末回能育裂片 1~5 对，生于下部的小脉顶端，囊群盖坚硬，棕褐色，横长圆形，两瓣状，内瓣较外瓣小，成熟时张开如蚌壳，露出孢子囊群。

【生境】生于海拔 100~1200m 的山谷溪边林下。

【分布】广东、海南、广西、云南、贵州、四川、湖南、湖北、江西、福建、台湾、浙江。印度、缅甸、泰国、马来西亚也有分布。

【采集加工】秋、冬二季采挖，除去叶柄、须根及金黄色茸毛，晒干即狗脊条；趁鲜时斩片，晒干即生狗脊片；鲜时用沸水烫煮过，刨成薄片，晒干即熟狗脊片。茸毛晒干。

【药材性状】狗脊条为不规则长条形，长 10~30cm，直径 2~10cm。表面黄棕色至深棕色，上面有数个至十余个边缘凸起、中部凹陷的叶柄脱落后残迹，凹陷处可见金黄色茸毛。质坚硬，不易折断。生狗脊片切开面浅棕黄色，稍粗糙或较平滑，宽 3~5cm，厚 0.2~0.5cm，边缘不整齐，偶有金黄色茸毛残留，距边缘 0.1~0.5cm 处有一环棕黄色凸起的木质部，髓部宽大。熟狗脊片切面较光滑，深棕红色，质坚硬。气无（熟狗脊片微香），味微涩。狗脊条以条粗而长、无或少黄毛、质坚实者为佳。狗脊片以大而薄、无毛茸、色红棕者为佳。

【性味归经】味苦、甘，性温。归肝、肾经。

【功能主治】补肝肾，强筋骨，壮腰膝，祛风湿。根状茎：治腰肌劳损，腰腿疼痛，风湿关节痛，半身不遂，遗尿，老人尿频。

【用法用量】3~9g，水煎服。

【附方】治腰腿酸痛、半身不遂：狗脊15g，牛膝、海风藤、木瓜各12g，桑枝、续断、杜仲、秦艽各9g，桂枝6g，水煎服。

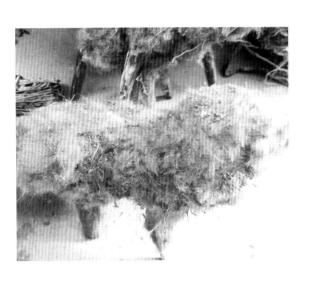
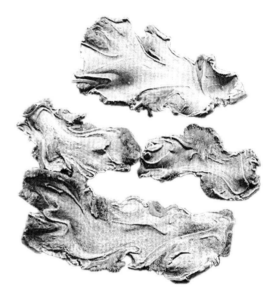

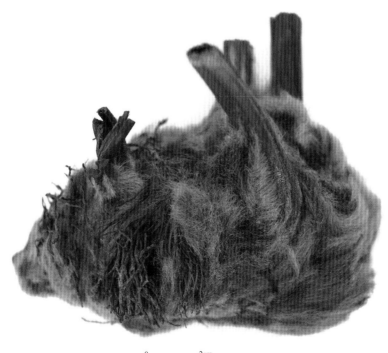

2.11 桫椤科

2.11.1 飞天蟧蟧

ALSOPHILAE SPINULOSAE CAULIS

【别名】桫椤、刺桫椤、树蕨、龙骨风、人头蕨

【基原】来源于桫椤科 Cyatheaceae 桫椤属 Alsophila 桫椤 Alsophila spinulosa（Wall. ex Hook.）R. M. Tryon [Cyathea spinulosa Wall.] 的树干入药。

【形态特征】高大树蕨，主干直立，高达 1~5m，顶部密被棕褐色、线状披针形鳞片。叶簇生于主干顶部；叶柄粗壮，通常下部棕色，上部禾秆色，基部密被鳞片，向上有小刺或刺状疣突；叶片长达 3m，三回羽状深裂；羽片多数，互生，有柄，长圆形，长 30~50cm；叶脉羽状，分离，侧脉二叉，叶纸质或坚纸质；羽轴和小羽轴上面被棕褐色、卷曲的节状毛。孢子囊群圆球形，着生于侧脉分叉外突起的囊群托上；囊群盖球形，膜质，幼时全部包被囊群。

【生境】生于低海拔山谷疏林中。

【分布】广东、香港、台湾、福建、广西、贵州、云南、四川。日本、越南、柬埔寨、泰国、缅甸、印度也有分布。

【采集加工】全年可采，树干切片晒干备用，茎内液汁鲜用。

【药材性状】商品多为斜切片，形状不规则，通常近圆形或椭圆形，直径 6~12cm，厚 0.5~1cm，外表面棕色。切片外缘可见大的叶柄残基，其直径可达 1~2cm，切片边缘维管束排成皱纹状，形成波状弯曲的硬脊和纵沟，中央部分灰棕色，皱缩，散布棕红色小点；质坚硬。气微，味微苦涩。以片大、厚薄均匀、棕红色者为佳。

【性味归经】味微苦，性平。归肾、胃、肺经。

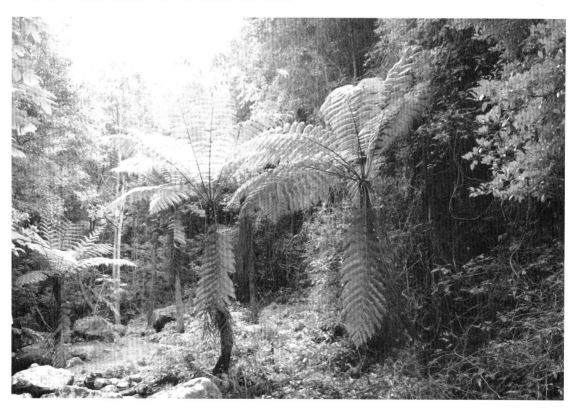

【功能主治】祛风利湿，活血祛瘀，清热止咳。治风湿关节痛，跌打损伤，慢性支气管炎，肺热咳嗽，肾炎水肿，预防流行性感冒；茎内液汁搽患处。

【用法用量】15~30g，水煎服。

【附方】治慢性气管炎：飞桃冲剂每次3g，每日2次，20天为1个疗程。

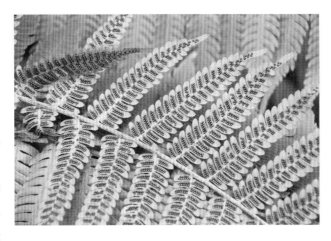

飞桃冲剂：取飞天蟛蜞30g，五指毛桃45g，胡颓子叶15g，山白芷9g，鱼腥草24g，加水煮沸4h，过滤浓缩成浸膏状，加乙醇使含醇量达80%，静置过滤，滤液回收乙醇并浓缩成浸膏状，加淀粉制成颗粒，用60℃烘干，过筛，分装，每包6g。

【附注】广东南部部分地区将本品作贯众入药，称大贯众。但是，本品的性味和功能与贯众有较大的区别，不能混用。

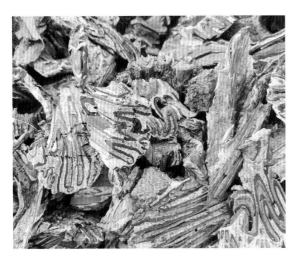

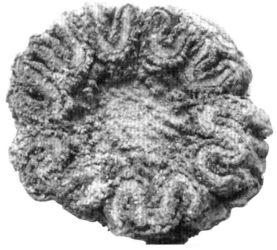

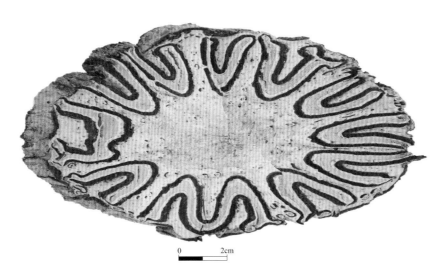

0   2cm

2.12 鳞始蕨科

2.12.1 大金花草

SPHENOMERIS CHINENSIS FOLIUM

【别名】乌韭

【基原】来源于蕨类鳞始蕨科 Lindsaeaceae 乌蕨属 *Sphenomeris* 乌蕨 *Sphenomeris chinensis*（L.）Maxon [*Stenoloma chusanum*（L.）Ching] 的干燥叶入药。

【形态特征】多年生草本，高 40~60cm；根状茎横走，短而粗壮，密被褐色钻状鳞片。叶近生，叶片披针形至卵形，长 10~50cm，宽通常 4~20cm，三或四回羽状分裂；羽片 15~20 对，互生，密接，生于叶轴下部的有短柄，卵状披针形，长 5~12cm；一回小羽片 10~15 对，连接，

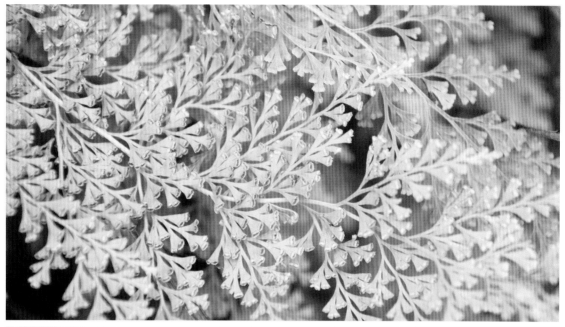

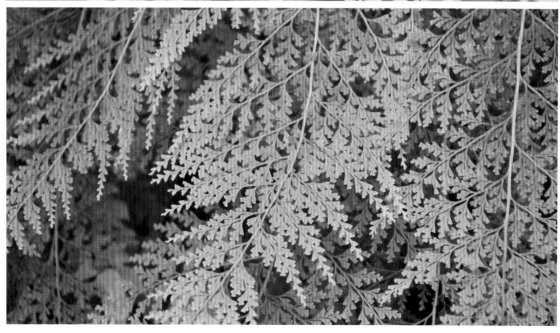

有短柄，披针形至近菱形，长 1.5~3cm，一回羽状或二回羽状；末回小羽片倒披针形，顶端截平状，全缘或有牙齿，宽 1~4mm，基部楔形，下延，脉明显，二叉状分枝。孢子囊群边缘着生，每小裂片上 1 或 2 个，顶生于 1 或 2 条小脉上；囊群盖以基部附着，向叶缘开口，半杯形，灰棕色，近全缘或稍啮蚀状。

【生境】生于海拔 200~1600m 的山谷路旁或灌丛中的阴湿地。

【分布】广东、云南、贵州、四川、湖北、湖南、广西、福建、台湾、浙江南部及安徽南部。广布于亚洲热带至马达加斯加。

【采集加工】夏、秋季采收，除去根茎及根，晒干。

【药材性状】本品叶柄细长，近圆柱形，上面具纵沟；叶片革质，卵状披针形，绿棕色或棕褐色，略有光泽，三至四回羽状分裂，末回裂片倒披针形，顶端截平，具不明显的小齿，有的下表面顶部生有 1~2 枚圆形孢子囊群，囊群盖半杯状，向外开裂。无臭，味淡。以带绿色者为佳。

【性味归经】味微苦，性寒。归肺、脾经。

【功能主治】清热解毒，利湿。治感冒发热，咳嗽，扁桃体炎，腮腺炎，肠炎，痢疾，肝炎，食物中毒，农药中毒。外用治烧、烫伤，皮肤湿疹。

【用法用量】15~30g，水煎服。解食物中毒，用鲜叶绞汁服。外用适量，鲜草煎水洗患处。

【附方】① 治肠炎：乌蕨制成 50% 煎剂，每服 10~20ml，每日 3 次。

② 治肝炎：乌蕨、虎刺、扇叶铁线蕨各 30g，水煎服。

③ 治食物中毒、农药中毒：乌蕨 30g，水煎服；可捣烂取汁，开水冲服。

④ 治烫伤：乌蕨炒焦，研细末，食油调搽。

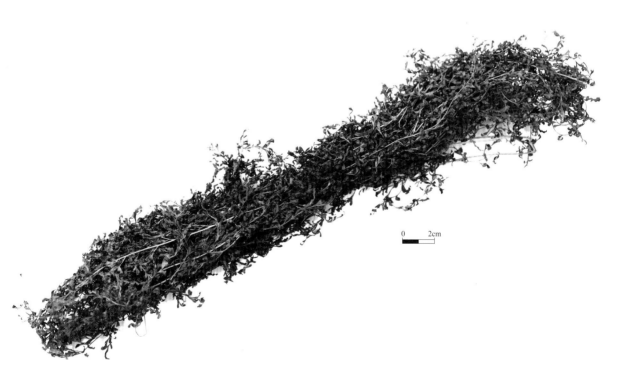

2.13 蕨科

2.13.1 蕨

PTERIDII AQUILINI HERBA

【别名】蕨萁、蕨菜、如意菜、蕨粑、龙头菜

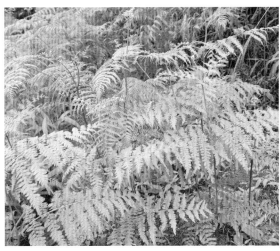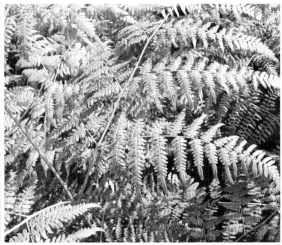

【基原】来源于蕨科 Pteridiaceae 蕨属 *Pteridium* 蕨 *Pteridium aquilinum*（L.）Kuhn var. *latiusculum*（Desv.）Underw. ex Heller 的全草入药。

【形态特征】植株高可达 1.3m。根状茎长而横走，密被锈黄色柔毛，以后逐渐脱落。叶远生；柄长 20~80cm，褐棕色或棕禾秆色，略有光泽，光滑，上面有 1 条浅纵沟；叶片阔三角形或长圆三角形，长 30~60cm，宽 20~45cm，顶端渐尖，基部圆楔形，三回羽状；羽片 4~6 对，对生或近对生，基部一对最大（向上几对略变小），三角形，长 15~25cm，宽 14~18cm，柄长 3~5cm，二回羽状；小羽片约 10 对，互生，斜展，披针形，长 6~10cm，宽 1.5~2.5cm，顶端尾状渐尖，基部近平截，具短柄，一回羽状；裂片 10~15 对，平展，彼此接近，长圆形，长约 14mm，宽约 5mm，钝头或近圆头，基部不与小羽轴合生，分离，全缘；中部以上的羽片逐渐变为一回羽状，长圆披针形，基部较宽，对称，顶端尾状，小羽片与下部羽片的裂片同形，部分小羽片的下部具 1~3 对浅裂片或边缘具波状圆齿。叶脉稠密，仅下面明显。

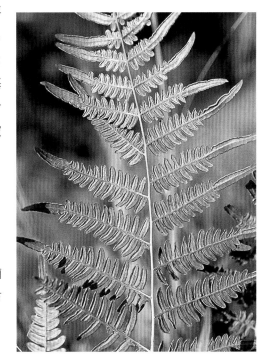

【生境】常生于山地向阳的草坡上。

【分布】全国各地。广布世界热带和温带。

【采集加工】夏、秋采收，将全草晒干。

【性味归经】味甘，性寒。归肺、肝、脾经。

【功能主治】清热利湿，消肿，安神。治发热，痢疾，湿热黄疸，高血压病，头昏失眠，风湿性关节炎，白带，痔疮，脱肛。

【用法用量】9~30g，水煎服。

2.14 凤尾蕨科

2.14.1 剑叶凤尾蕨

PTERIS ENSIFORMIS HERBA

【别名】小凤尾草、三叉草

【基原】来源于凤尾蕨科 Pteridaceae 凤尾蕨属 *Pteris* 剑叶凤尾蕨 *Pteris ensiformis* Burm. f. 的全草入药。

【形态特征】多年生草本，高 30~50cm。根状茎细长，斜升或横卧，粗 4~5mm，被黑褐色鳞片。叶密生，二型；柄长 10~30cm，粗 1.5~2mm，与叶轴同为禾秆色，稍光泽，光滑；叶片长圆状卵形，长 10~25cm，不育叶远比能育叶短，宽 5~15cm，羽状，羽片 3~6 对，对生，稍斜向上，上部的无柄，下部的有短柄；不育叶的下部羽片相距 1.5~2cm，三角形，尖头，长 2.5~4cm，宽 1.5~2.5cm，常为羽状，小羽片 2~3 对，对生，密接，无柄，斜展，长圆状倒卵形至阔披针形，顶端钝圆，基部下侧下延下部全缘，上部及顶端有尖齿；能育叶的羽片疏离，下部的相距 5~7cm，通常为 2~3 叉，中央的分叉最长，顶生羽片基部不下延，下部两对羽片有时为羽状，小羽片 2~3 对，向上，狭线形，顶端渐尖，基部下侧下延，顶端不育的叶缘有密尖齿，余均全缘，主脉禾秆色，下面隆起；侧脉密接，通常分叉；叶干后草质，灰绿色至褐绿色，无毛。

【生境】生于海拔 1000m 以下的林下、灌丛中。

【分布】浙江、江西、福建、台湾、广东、香港、广西、贵州、四川、云南。日本、越南、老挝、柬埔寨、缅甸、印度、斯里兰卡、马来西亚、波利尼西亚、斐济及澳大利亚也有分布。

【采集加工】夏、秋采收，将全草晒干。

【性味归经】味甘、苦、微辛，性凉。归肝、大肠、膀胱经。

【功能主治】清热解毒，利尿。治湿热型黄疸性肝炎，痢疾，乳腺炎，小便不利。

【用法用量】15~30g，水煎服。

【附方】治痢疾：剑叶凤尾蕨、刺黄柏、刺杨梅各 15g，水煎服。

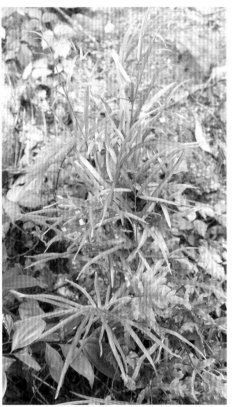

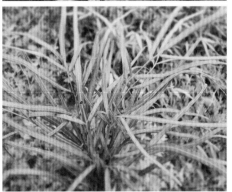

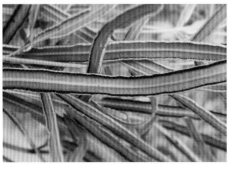

2.14.2 凤尾蕨

PTERIS MULTIFIDAE HERBA

【别名】井口边草、鸡脚草、金鸡尾、井边凤尾、凤尾草

【基原】来源于凤尾蕨科 Pteridaceae 凤尾蕨属 Pteris 凤尾蕨 Pteris multifida Poir. 的全草入药。

【形态特征】多年生草本，高 30~45cm。根状茎短而直立，粗 1~1.5cm，顶端被黑褐色鳞片。叶多数，密而簇生，明显二型；不育叶片卵状长圆形，长 20~40cm，宽 15~20cm，一回羽状，羽片常 3 对，对生，斜向上，无柄，线状披针形，长 8~15cm，宽 6~10mm，顶端渐尖，叶缘有不整齐的尖锯齿并有软骨质的边，下部 1~2 对常分叉，有时近羽状，顶生三叉羽片及上部羽片的基部显著下延，在叶轴两侧形成宽 3~5mm 的狭翅；叶柄长 15~25cm，粗 1.5~2mm，禾秆色或暗褐色且有禾秆色的边，稍有光泽，光滑；能育叶有较长的柄，羽片 4~6 对，狭线形，长 10~15cm，宽 4~7mm，仅不育部分具锯齿，余均全缘，基部一对有时近羽状，有长约 1cm 的柄，余均无柄，下部 2~3 对常 2~3 叉，上部几对的基部常下延，在叶轴两侧形成宽 3~4mm 的翅；主脉两面均隆起，禾秆色，侧脉明显，稀疏，单一或分叉；叶干后草质，暗绿色，遍体无毛；叶轴禾秆色，稍有光泽。

【生境】生于阴湿的墙壁、井边、石灰岩缝隙或灌丛下。

【分布】广东、广西、福建、河北、山东、河南、陕西、四川、贵州、浙江、江苏、安徽、江西、湖南、湖北。越南、菲律宾、日本也有分布。

【采集加工】夏、秋采收，将全草晒干。

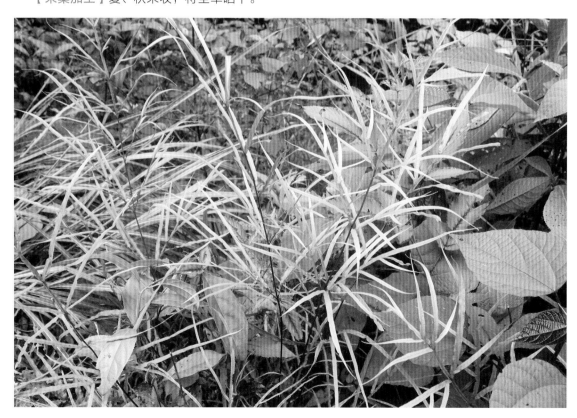

【药材性状】本品全长25~70cm。根状茎粗而短，稍扭曲，有棕褐色钻形鳞片及弯曲的细根。叶丛生根状茎上，二型，灰绿色或草绿色，叶柄细而有棱，长10~30cm，光亮，黄绿色或暗棕绿色；能育叶叶片为一回羽状复叶，下部羽片常2~3深裂，羽片及小羽片均为长条形，全缘，叶轴有狭翅；不育叶羽片较宽，边缘均有细锯齿。孢子囊群着生能育叶边缘，棕色。气微，味淡或稍涩。以色绿、叶多者为佳。

【性味归经】味淡，性凉。归肝、大肠、小肠、胃经。

【功能主治】清热利湿，解毒止痢，凉血止血。治痢疾，胃肠炎，肝炎，泌尿系感染，感冒发热，咽喉肿痛，白带，崩漏，农药中毒。外用治外伤出血，烧、烫伤。

【用法用量】15~30g，水煎服。外用适量，鲜全草捣烂敷患处。

【附方】① 治细菌性痢疾：凤尾草、铁苋菜、地锦草各30g，水煎服。

② 治胃肠炎：鲜凤尾草3500g，水煎，去渣，浓缩成1000ml，每服10ml，每日3次。

③ 治急性黄疸性肝炎：凤尾草、酢浆草、连钱草各30g，水煎服。

④ 治农药1059、1605等中毒：凤尾草、金银花各120g，甘草60g。水煎，1次灌服2大碗。

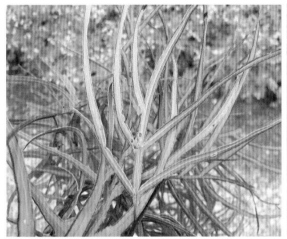
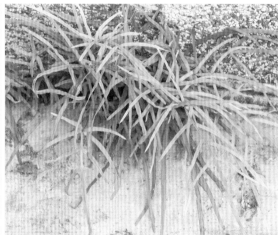

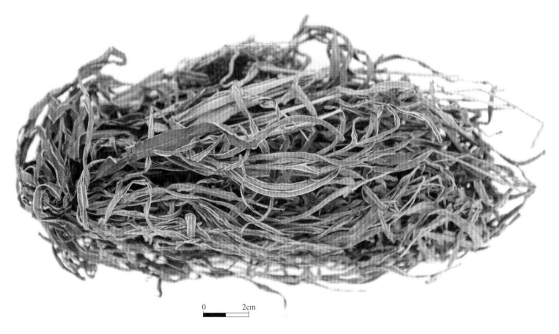

0   2cm

2.14.3　半边旗

PTERIS SEMIPINNATAE HERBA

【别名】半边蕨、单片锯、半边牙、半边梳、半边风药

　　【基原】来源于凤尾蕨科 Pteridaceae 凤尾蕨属 Pteris 半边旗 Pteris semipinnata L. 的全草入药。

　　【形态特征】植株高 35~80cm，根状茎长而横走，粗 1~1.5cm，顶端及叶柄基部被黑褐色鳞片。叶簇生，近一型；叶柄长 15~55cm，粗 1.5~3mm，连同叶轴均为栗红色，有光泽，光滑；叶片长圆披针形，长 15~40cm，宽 6~15cm，二回半边深羽裂；顶生羽片阔披针形至长三角形，长 10~18cm，基部宽 3~10cm，顶端尾状，篦齿状深羽裂几达叶轴，裂片 6~12 对，对生，开展，间隔宽 3~5cm，向上渐短，宽 6~10mm，顶端短渐尖，基部下侧呈倒三角形的阔翅沿叶轴下延达下一对裂片；侧生羽片 4~7 对，对生或近对生，开展，下部的有短柄，向上无柄，半三角形而略呈镰刀状，顶端长尾尖，基部偏斜，两侧极不对称，上侧仅有一条阔翅，宽 3~6mm，下侧为篦齿状深羽裂几达羽轴，裂片 3~6 片或较多，镰刀状披针形，基部一片最长，向上的逐渐变短，顶端短尖或钝，基部下侧下延，不育裂片的叶缘有尖锯齿，能育裂片仅顶端有一尖刺或具 2~3 个尖锯齿。羽轴下面隆起，下部栗色。侧脉明显，斜上，二叉或二回二叉。

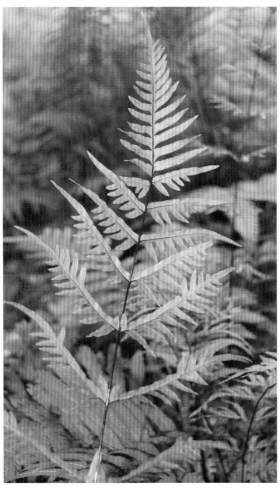
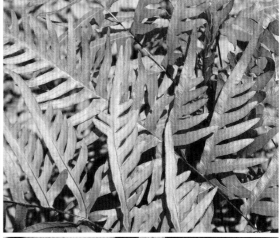
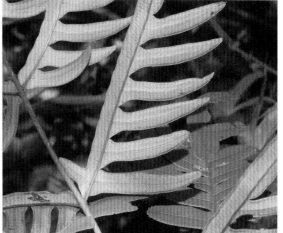

【生境】生于海拔 850m 以下的疏林下、溪边或岩石旁酸性土壤上。

【分布】台湾、福建、江西、广东、广西、湖南、贵州、四川、云南。日本、菲律宾、越南、老挝、缅甸、马来西亚、斯里兰卡及印度也有分布。

【采集加工】全年可采，全草晒干备用。

【药材性状】本品根状茎横走，密被黑褐色鳞片，长 3~5cm，直径 0.6~1cm，下生稀疏黑褐色须根。叶疏生，叶柄粗壮而直立，长 20~50cm，直径 2~3mm，紫褐色至黑色，光亮，具 4 棱；叶一型，革质，青绿色至淡紫绿色，叶片卵状披针形，长 15~40cm，宽 6~15cm，二回羽状分裂；顶生羽片篦齿状深裂，侧生羽片有短柄，半边的羽状分裂，即上半边不发育。孢子囊群线形，连续排列于叶缘两边。气无，味淡。以叶片青绿色、带根状茎者为佳。

【性味归经】味苦、辛，性凉。归肺、肝经。

【功能主治】清热解毒，消肿止血。治细菌性痢疾，急性肠炎，黄疸性肝炎，结膜炎。外用治跌打肿痛，外伤出血，疮疡疔肿，湿疹，毒蛇咬伤。

【用法用量】15~60g，水煎服。外用适量鲜品捣烂外敷，或水煎洗患处。

【附方】① 治肠炎、痢疾：半边旗 30g，水煎服。或半边旗 30g，丁香蓼、狼把草各 15g，水煎服。

② 治急性细菌性痢疾：半边旗 60g，鲜鱼腥草、鲜凤尾草各 30g，水煎服。

③ 治肝炎：半边旗 60g，水煎服。

④ 治目赤肿痛：半边旗根茎（去鳞毛，切碎）30g，加白糖煎汁，每天早晚各服一次。

⑤ 治吐血：鲜半边旗适量，捣烂，用米泔水冲取汁饮。

⑥ 治外伤出血：半边旗鲜叶加白糖适量，捣烂敷患处。

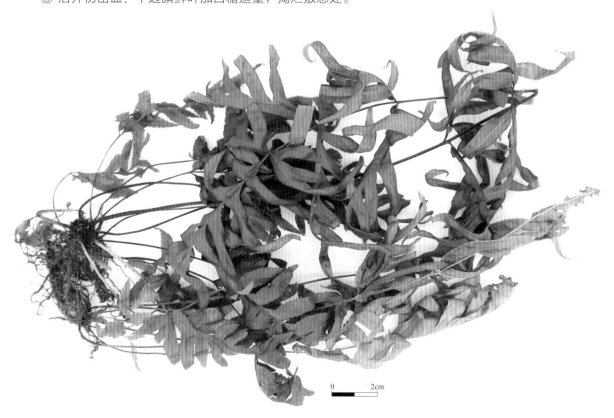

0   2cm

2.14.4　蜈蚣草

PTERIS VITTATAE HERBA

【别名】蜈蚣蕨、长叶甘草蕨、舒筋草、牛肋巴

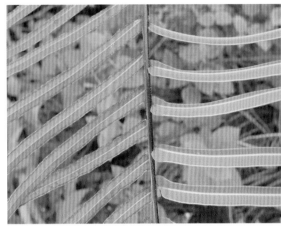
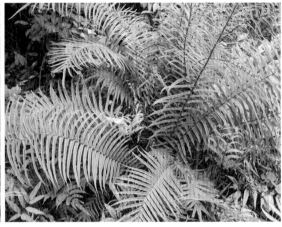

【基原】来源于凤尾蕨科 Pteridaceae 凤尾蕨属 *Pteris* 蜈蚣草 *Pteris vittata* L. 根状茎或全草入药。

【形态特征】草本，高达 100cm。根状茎直立，短而粗壮，粗 2~2.5cm，木质，密被蓬松的黄褐色鳞片。叶簇生；柄坚硬，长 10~30cm 或更长，基部粗 3~4mm，深禾秆色至浅褐色，幼时密被与根状茎上同样的鳞片，以后渐变稀疏；叶片倒披针状长圆形，长 20~90cm，宽 5~25cm，一回羽状；顶生羽片与侧生羽片同形，侧生羽片多达 40 对，互生或有时近对生，下部羽片较疏离，相距 3~4cm，斜展，无柄，不与叶轴合生，向下羽片逐渐缩短，基部羽片仅为耳形，中部羽片最长，狭线形，长 6~15cm，宽 5~10mm，顶端渐尖，基部扩大并为浅心形，其两侧稍呈耳形，上侧耳片较大并常覆盖叶轴，各羽片间的间隔宽 1~1.5cm，不育的叶缘有微细而均匀的密锯齿，不为软骨质；主脉下面隆起并为浅禾秆色，侧脉纤细，密接，斜展，单一或分叉；叶干后薄革质，暗绿色，无光泽，无毛；叶轴禾秆色，疏被鳞片。在成熟的植株上除下部缩短的羽片不育外，几乎全部羽片均能育。

【生境】生于钙质土石灰岩的地方，或生于用石灰砌成的墙壁砖缝上和石灰窑附近。

【分布】广东、广西、香港、海南、陕西、甘肃、湖南、河北、河南、江西、浙江、福建、台湾等地。全球热带和亚热带地区广布。

【采集加工】夏、秋采收，洗净，或鲜用切段晒干。

【性味归经】味淡，性平。归肝、大肠、膀胱经。

【功能主治】祛风活血，解毒杀虫。预防流行性感冒，治痢疾、风湿疼痛、跌打损伤。外用治蜈蚣咬伤、疥疮。

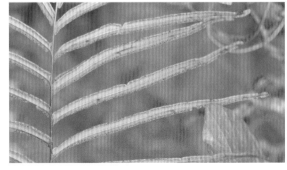

【用法用量】根状茎 6~12g，水煎服。外用全草捣烂敷或煎水洗患处。

2.15　铁线蕨科

2.15.1　猪鬃草

ADIANTI CAPILLUS-VENERIS HERBA

【别名】铁丝草、猪毛七

【基原】来源于蕨类铁线蕨科 Adiantaceae 铁线蕨属 *Adiantum* 铁线蕨 *Adiantum capillus-veneris* L. 的全草入药。

【形态特征】为陆生草本；根状茎横走，被棕色、全缘、狭窄的鳞片。叶近生，叶柄细瘦，长 10~15cm，黑紫色，光滑无毛；叶片三角状长圆形，长 20~40cm，宽 12~20cm，极少基部为二回羽状，羽片互生，小羽片长约 2cm，宽约 1.2cm，基部楔形，外侧斜圆形，边缘浅裂至深裂，裂片有微小圆齿，无毛，脉扇状分离。孢子囊群圆形或长圆形，稍弯曲，近叶缘生。

【生境】常生于流水溪旁石灰岩或钙质土壤或石灰岩洞底和滴水岩壁上。

【分布】台湾、福建、广东、香港、广西、湖南、湖北、江西、贵州、云南、四川、甘肃、陕西、山西、河南、河北、北京。世界其他温带地区也有分布。

【采集加工】夏、秋采收，将全草切段晒干。

【药材性状】本品全长 15~40cm。根茎横生，密被棕色、全缘、狭披针形鳞片，疏生纤细须根。叶近生，通常呈一至二回羽状复叶，叶柄长 9~15cm，棕黑色，稍有光泽；小羽片互生，微皱缩，展平后呈斜扇形或斜方形，长 1~2cm，宽小于长，顶端 3~5 浅裂，裂片边缘有细齿，基部宽楔形，灰绿色或棕黄色；孢子囊群圆形或长圆形，着生小羽片上部边缘。气微，味淡。以叶柄黑、叶片多而色绿者为佳。

【性味归经】味淡，性凉。归肝、肾经。

【功能主治】清热解毒，利尿消肿。治感冒发热，咳嗽咯血，肝炎，肠炎，痢疾，尿路感染，急性肾炎，乳腺炎。外用治疔疮，烧、烫伤。

【用法用量】15~30g，水煎服。外用适量，捣烂敷患处。

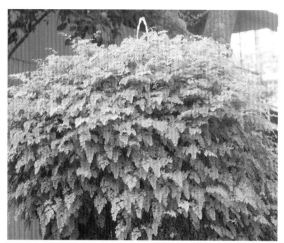
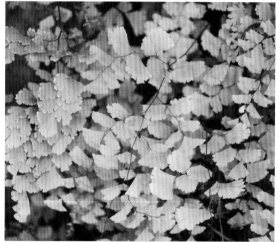
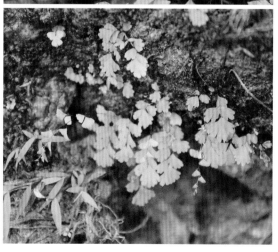

2.15.2 扇叶铁线蕨

ADIANTI FLABELLULATI HERBA

【别名】乌脚枪、过坛龙、铁鲁箕

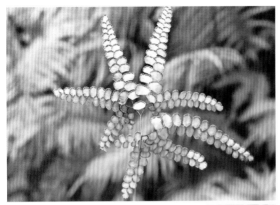

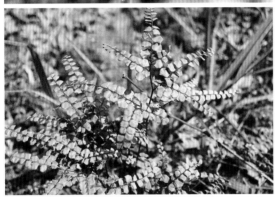

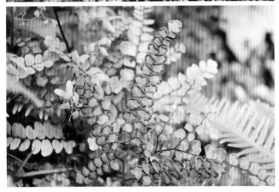

【基原】来源于铁线蕨科 Adiantaceae 铁线蕨属 Adiantum 扇叶铁线蕨 Adiantum flabellulatum L. 的全草入药。

【形态特征】多年生草本，高达 45cm。根状茎短而直立，密被棕色、有光泽的钻状披针形鳞片。叶簇生；柄长 10~30cm，紫黑色，有光泽，基部被有和根状茎上同样的鳞片，向上光滑；叶片扇形，长 10~25cm，二至三回不对称的二叉分枝，通常中央的羽片较长，两侧的与中央羽片同形而略短，长可达 5cm，中央羽片线状披针形，长 6~15cm，宽 1.5~2cm，奇数一回羽状；小羽片 8~15 对，互生，平展，具短柄，相距 5~12mm，彼此接近或稍疏离，中部以下的小羽片大小几相等，长 6~15mm，宽 5~10mm，能育的为对开式的半圆形，不育的为斜方形，内缘及下缘直而全缘，基部为阔楔形或扇状楔形，外缘和上缘近圆形或圆截形，能育部分具浅缺刻，裂片全缘，不育部分具细锯齿，顶部小羽片与下部的同形而略小，顶生，小羽片倒卵形或扇形，与其下的小羽片同大或稍大；叶脉多回二歧分叉，直达边缘，两面均明显；叶干后近革质，绿色或常为褐色，两面均无毛。孢子囊群每羽片 2~5 枚。

【生境】生于旷野，阳光较充足的酸性红壤上。

【分布】台湾、福建、江西、浙江、广东、海南、广西、湖南、贵州、云南、四川。日本、越南、缅甸、印度、斯里兰卡、马来群岛也有分布。

【采集加工】夏、秋采收，将全草晒干。

【性味归经】味微苦，性凉。归肝、肠、膀胱经。

【功能主治】清热利湿，解毒，祛瘀消肿。治感冒发热，肝炎，痢疾，肠炎，泌尿系结石，跌打肿痛，骨折。外用治疗疮，烧、烫伤，蛇咬伤。

【用法用量】30~60g，水煎服。外用适量，捣烂或研粉敷患处。

【附方】① 治急性黄疸型传染性肝炎：乌脚枪 30~60g， 红糖 100g，水煎服。

② 治黄疸性或无黄疸性肝炎：乌脚枪 15g，小檗（全株）、紫金牛各 30g，水煎服。

2.16 水蕨科

2.16.1 水蕨

CERATOPTERIS THALICTROIDES HERBA

【别名】水松草

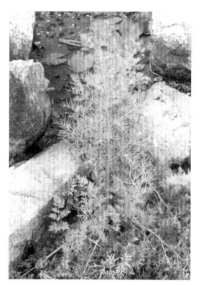

【基原】来源于水蕨科 Parkeriaceae 水蕨属 *Ceratopteris* 水蕨 *Ceratopteris thalictroides*（L.）Brongn. 的全草入药。

【形态特征】植株高可达 70cm。根状茎短而直立。叶簇生，二型。不育叶的柄长 3~40cm；叶片直立或幼时漂浮，有时略短于能育叶，狭长圆形，长 6~30cm，宽 3~15cm，二至四回羽状深裂，裂片 5~8 对，互生，下部 1~2 对羽片较大；小裂片 2~5 对，有短柄，两侧有狭翅，下延于羽轴，深裂；末回裂片线形或线状披针形，长达 2cm，宽达 6mm，急尖头或圆钝头，基部均沿末回羽轴下延成阔翅，全缘，彼此疏离；第二对羽片距基部一对 3~5cm，向上各对羽片均与基部羽片同形而逐渐变小。能育叶片长圆形或卵状三角形，长 15~40cm，宽 10~22cm，顶端渐尖，基部圆楔形或圆截形，二回或三回羽状深裂；羽片 3~8 对，互生，斜展，具柄，下部 1~2 对羽片最大，长达 14cm，宽达 6cm，卵形或长三角形，柄长达 2cm；第二对羽片距第一对 1.5~6cm，向上各对羽片均逐渐变小，一至二回分裂；裂片狭线形，渐尖头，角果状，长达 1.5~4cm，宽不超过 2mm，边缘强度反卷达于主脉，好像假囊群盖。孢子囊沿能育叶的裂片主脉两侧的网眼着生。

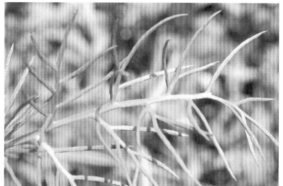

【生境】生于池沼、水田、水沟等淤泥中。

【分布】广东、香港、澳门、台湾、福建、江西、浙江、山东、江苏、安徽、湖北、四川、广西、云南。亚洲、非洲、欧洲其他热带和温带地区也有分布。

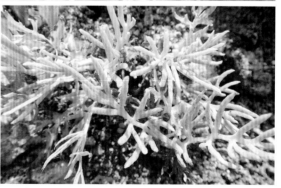

【采集加工】夏、秋采收，将全草晒干。

【性味归经】味甘、淡，性凉。归脾、胃、大肠经。

【功能主治】散瘀拔毒，镇咳化痰，止痢，止血。治胎毒，痰积，跌打，咳嗽，痢疾，淋浊。

【用法用量】15~30g，水煎服。外用治外伤出血。

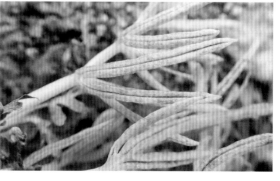

2.17 蹄盖蕨科

2.17.1 单叶双盖蕨

DIPLAZII SUBSINUATI HERBA

【基原】来源于蹄盖蕨科 Athyriaceae 双盖蕨属 *Diplazium* 单叶双盖蕨 *Diplazium subsinuatum*（Wall. ex Hook. et Grev.）Tagawa[*Triblemma lancea*（Thunb.）Ching] 的全草入药。

【形态特征】植株高达 40cm，根状茎细长，横走，被黑色或褐色披针形鳞片；叶远生。能育叶长达 40cm；叶柄长 8~15cm，淡灰色，基部被褐色鳞片；叶片披针形或线状披针形，长 10~25cm，宽 2~3cm，两端渐狭，边缘全缘或稍呈波状；中脉两面均明显，小脉斜展，每组 3~4 条，通直，平行，直达叶边。叶干后纸质或近革质。孢子囊群线形，通常多分布于叶片上半部，沿小脉斜展，在每组小脉上通常有 1 条，生于基部上出小脉，距主脉较远，单生或偶有双生；囊群盖成熟时膜质，浅褐色。孢子赤道面观圆肾形，周壁薄而透明，表面具不规则的粗刺状或棒状突起，突起顶部具稀少而小的尖刺。

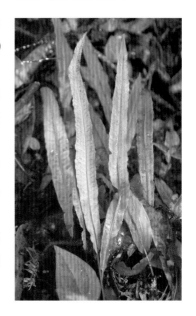

【生境】生于水边或密林下的酸性岩石上。

【分布】华东南部、华南至西南各地。日本、印度、尼泊尔、越南也有分布。

【采集加工】夏、秋采收，将全草晒干。

【性味归经】味苦、涩，性微寒。归肝、肾经。

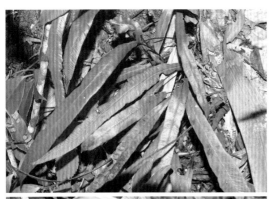

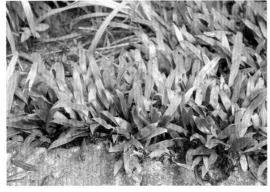

【功能主治】消炎解毒，健脾利尿。治高热，尿路感染，烧、烫伤，蛇伤，目赤肿痛，血尿，咯血，小儿疳积。

【用法用量】15~30g，水煎服。

【附方】① 治肺结核咯血、肺热痰中带血：单叶双盖蕨 30g，水煎服。

② 治热淋、尿血：单叶双盖蕨 30g，水煎服。

③ 治吐血：单叶双盖蕨 9g，杉树尖 15g，灰白毛莓根 6g，水煎服。

④ 治毒蛇咬伤：单叶双盖蕨 30g，地瓜酒适量，水煎服。另取适量捣烂敷。

⑤ 治小儿疳积：单叶双盖蕨 30g，煮鸡蛋吃。

⑥ 治目赤肿痛：鲜单叶双盖蕨 30g，水煎，加糖少许，早晚空腹服。忌食酸辣。

⑦ 治白喉：单叶双盖蕨 15g，水煎服。

2.18　金星蕨科

2.18.1　华南毛蕨

CYCLOSORI PARASITICI HERBA

【别名】金星蕨

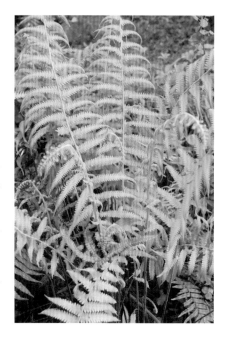

【基原】来源于金星蕨科 Thelypteridaceae 毛蕨属 Cyclosorus 华南毛蕨 Cyclosorus parasiticus（L.）Farwell. 全草入药。

【形态特征】多年生草本，高达 70cm。根状茎横走，粗约 4mm。叶近生；叶柄长达 40cm，粗约 2mm，深禾秆色，基部以上偶有一二柔毛；叶片长 35cm，长圆披针形，顶端羽裂，尾状渐尖头，基部不变狭，二回羽裂；羽片 12~16 对，无柄，顶部略向上弯弓或斜展，中部以下的对生，相距 2~3cm，向上的互生，彼此接近，相距约 1.5cm，中部羽片长 10~11cm，中部宽 1.2~1.4cm，披针形，顶端长渐尖，基部平截，略不对称，羽裂达 1/2 或稍深；裂片 20~25 对，斜展，彼此接近，基部上侧一片特长，6~7mm，其余的长 4~5mm，长圆形，钝头或急尖头，全缘。叶脉两面可见，侧脉斜上，单一，每裂片 6~8 对，基部一对出自主脉基部以上，其顶端交接成一钝三角形网眼，并自交接点伸出一条外行小脉直达缺刻，第二对侧脉均伸达缺刻以上的叶边。孢子囊群圆形，生侧脉中部以上，每裂片 4~6 对；囊群盖小，膜质，棕色，上面密生柔毛，宿存。

【生境】生于海拔 1500m 以下的山谷林下、溪边、路旁阴湿处。

【分布】浙江、福建、台湾、湖南、江西、重庆、广东、广西、香港、海南。尼泊尔、印度、缅甸、泰国、越南、斯里兰卡、印度尼西亚、菲律宾、日本、朝鲜也有分布。

【采集加工】夏、秋采收，将全草晒干。

【性味归经】味辛、微苦，性平。归肺、肝、大肠经。

【功能主治】清热除湿。治风湿痹痛，感冒，痢疾。

【用法用量】9~15g，水煎服。

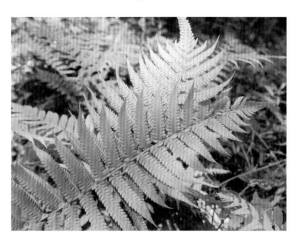

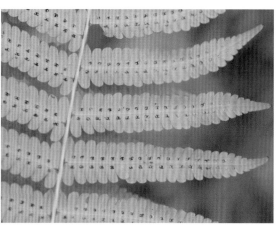

2.18.2　三羽新月蕨

PRONEPHRII TRIPHYLLI HERBA

【别名】三枝标、蛇退步

【基原】来源于金星蕨科 Thelypteridaceae 新月蕨属 Pronephrium 三羽新月蕨 Pronephrium triphyllum（Sw.）Holtt. [Abacopteris triphylla（Sw.）Ching] 的全草入药。

【形态特征】草本，高 20~50cm。根状茎细长横走，粗 2~3mm，黑褐色，密被灰白色钩状短毛及棕色带毛的披针形鳞片。叶疏生，一型或近二型；叶柄长 10~40cm，粗 1~1.5mm；叶长 12~20cm，下部宽 7~11cm，卵状三角形，长尾头，基部圆形，三出，侧生羽片一对，斜上，对生，长 5~9cm，中部宽 1.5~2.5cm，长圆披针形，短渐尖头，基部圆形或圆楔形，柄长 1~2mm，全缘；顶生羽片较大，长 15~18cm，中部宽 3~3.5cm，披针形，渐尖头，基部圆形或圆楔形，柄长 6~12mm，边缘全缘或呈浅波状；叶脉下面较明显，侧脉斜展，并行，小脉在羽片中部通常 8~9 对，斜展或近平展，侧脉间基部有一个由小脉顶端相连形成的三角形网眼，其交结点延伸外行小脉和其余侧脉联结成近方形网眼。能育叶略高出于不育叶，有较长的柄，羽片较狭。孢子囊群生于小脉上，初为圆形，后变长形并成双汇合，无盖；孢子囊体上有 2 根钩状毛。

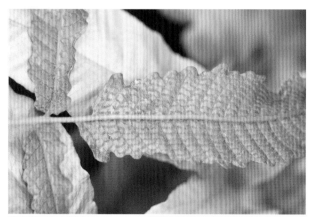

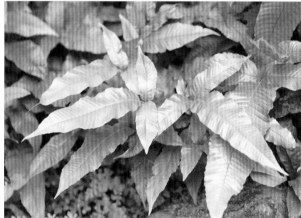

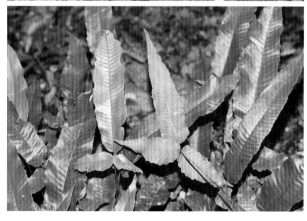

【生境】生于山谷溪边林下。

【分布】台湾、福建、广东、香港、广西、云南。印度、缅甸、泰国、越南、马来西亚、印度尼西亚、日本、韩国及澳大利亚也有分布。

【采集加工】夏、秋采收，将全草晒干。

【性味归经】味微甘、辛，性平。归心、脾经。

【功能主治】消肿散瘀，清热化痰。治跌打损伤，湿疹，皮炎，蛇咬伤，痈疖，急、慢性支气管炎。

【用法用量】干品 9~15g，鲜用 30~60g，水煎服。外用适量，捣烂敷患处。

2.19 铁角蕨科

2.19.1 长叶铁角蕨

ASPLENII PROLONGATI HERBA

【别名】定草根、长生铁角蕨、水柏枝

【基原】来源于铁角蕨科 Aspleniaceae 铁角蕨属 *Asplenium* 长叶铁角蕨 *Asplenium prolongatum* Hook. 的全草入药。

【形态特征】草本，高 20~40cm。根状茎短而直立，顶端密被鳞片。叶簇生；叶柄长 8~18cm，粗 1.5~2mm，淡绿色，上面有纵沟，干后压扁，幼时与叶片通体疏被褐色的纤维状小鳞片，以后陆续脱落而渐变光滑；叶片线状披针形，长 10~25cm，宽 3~4.5cm，尾头，二回羽状；羽片 20~24 对，相距 1~1.4cm，下部的对生，向上互生，斜向上，近无柄，彼此密接，下部羽片通常不缩短，中部的长 1.3~2.2cm，宽 0.8~1.2cm，狭椭圆形，圆头，基部不对称，上侧截形，紧靠叶轴，下侧斜切，羽状；小羽片互生，上先出，上侧有 2~5 片，下侧 0~3 片，斜向上，疏离，狭线形，略向上弯，长 4~10mm，宽 1~1.5mm，钝头，基部与羽轴合生并以阔翅相连，全缘，上侧基部 1~2 片常再二至三裂，基部下侧一片偶为二裂；裂片与小羽片同形而较短；叶脉明显，略隆起，每小羽片或裂片有小脉 1 条，顶端有明显的水囊，不达叶边。孢子囊群狭线形，长 2.5~5mm。

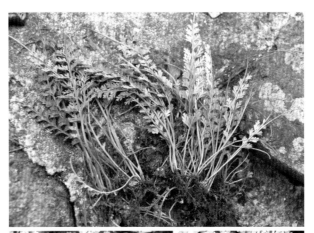

【生境】生于海拔 150~1500m 的山地林下阴湿处石上或树上。

【分布】长江以南各地。日本、韩国南部、斐济群岛也有分布。

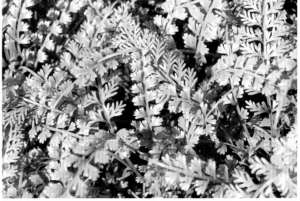

【采集加工】夏、秋采收，将全草晒干。

【性味归经】味辛、甘，性平。归肝、肾经。

【功能主治】清热除湿，活血化瘀，止咳化痰，利尿通乳。治风湿疼痛，肠炎，痢疾，尿路感染，咳嗽痰多，跌打损伤，吐血，崩漏，乳汁不通。外用治骨折，外伤出血。

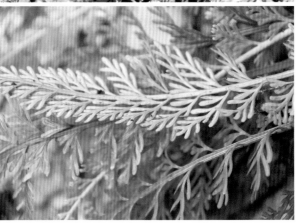

【用法用量】9~30g，水煎或泡酒服。外用适量鲜草捣烂敷，或全草晒干研粉敷患处。

2.19.2 巢蕨

NEOTTOPTERIS NIDAE HERBA

【别名】山苏花、台湾山苏花

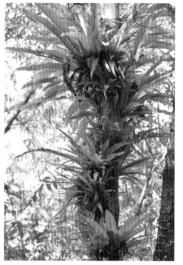

【基原】来源于铁角蕨科 Aspleniaceae 巢蕨属 Neottopteris 巢蕨 Neottopteris nidus（L.）J. Sm. 的全草入药。

【形态特征】多年生草本，高 1~1.2m。根状茎直立，粗短，木质，粗 2~3cm，深棕色，顶端密被鳞片；鳞片蓬松，线形，长 1~1.7cm，顶端纤维状并卷曲，边缘有几条卷曲的长纤毛，膜质，深棕色，有光泽。叶簇生；柄长约 5cm，粗 5~7mm，浅禾秆色，木质，干后下面为半圆形隆起，上面有阔纵沟，表面平滑而不皱缩，两侧无翅，基部密被线形棕色鳞片，向上光滑；叶片阔披针形，长 90~120cm，渐尖头或尖头，中部最宽处为 9~15cm，向下逐渐变狭长而下延，叶边全缘并有软骨质的狭边，干后反卷。主脉下面几全部隆起为半圆形，上面下部有阔纵沟，向上部稍隆起，表面平滑不皱缩光滑，暗禾秆色；小脉两面均稍隆起，斜展，分叉或单一，平行，相距约 1mm。叶厚纸质或薄革质，干后灰绿色，两面均无毛。孢子囊群线形，长 3~5cm，生于小脉的上侧，自小脉基部外行约达 1/2，彼此接近，叶片下部通常不育；囊群盖线形，浅棕色，厚膜质，全缘，宿存。

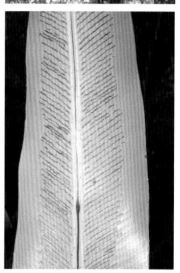

【生境】生于海拔 100~600m 山地林下阴湿处石上或树上。

【分布】台湾、广东、香港、海南、广西、贵州、云南、西藏。斯里兰卡、印度、缅甸、柬埔寨、泰国、越南、马来西亚、菲律宾、印度尼西亚、日本琉球群岛、大洋洲、西印度群岛及东非也有分布。

【采集加工】夏、秋季采收，将全草晒干。

【性味归经】味苦，性温。归肝、肾经。

【功能主治】强壮筋骨，活血祛瘀。治跌打损伤，骨折，血瘀，头痛，血淋，阳痿，淋病。

【用法用量】3~9g。外用鲜品捣烂敷患处。

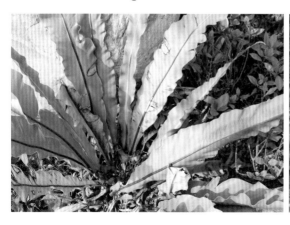

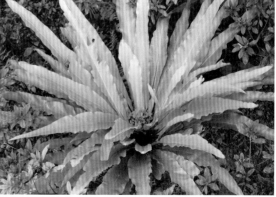

2.20 乌毛蕨科

2.20.1 贯众

BLECHNI ORIENTALIS RHIZOMA

【别名】管仲

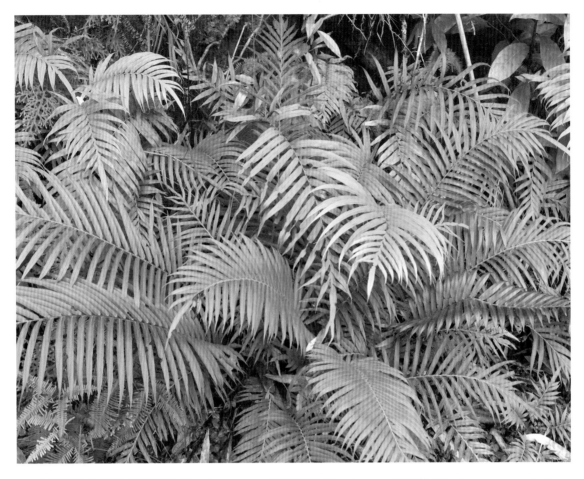

【基原】来源于乌毛蕨科 Blechnaceae 乌毛蕨属 *Blechnum* 乌毛蕨 *Blechnum orientale* L. 根状茎入药。

多年生草本。株高 1~2m。根状茎直立，粗大，木质，密被线形、暗褐色、有光泽的鳞片。叶簇生，叶柄坚硬，长达 40cm，基部密被鳞片；叶片一回羽状，轮廓为卵状披针形，长达 1m，叶轴粗壮，禾秆色，无毛；羽片很多，互生，无柄，近革质，狭线形，长 16~22cm，顶端尾状渐尖，边全缘或微叶波状；叶脉多而密，平行伸出，甚纤细，单一或分叉，但彼此分离而不连接。孢子囊群线形，连续而不间断，位于羽轴两侧，囊群盖线形，坚硬，向羽轴张开；孢子囊有柄，环带通常有 20 个增厚的细胞；孢子两面型，肾形或近球形。

【生境】生于海拔 800m 以下酸性土壤的山坡灌丛及较阴湿处。

【分布】广东、广西、海南、台湾、福建、西藏、四川、云南、贵州、湖南、江西、浙江等地。印度、斯里兰卡、东南亚余部、日本、波利尼西亚也有分布。

【采集加工】全年可采。挖取根状茎，削去叶柄及须根，洗净，晒干，或趁鲜时切成块或片，晒干。

【药材性状】本品为棒状圆柱形，微弯曲，长 15~30cm，直径 5~8cm。表面布满中空的叶柄残基，其间密生棕褐色鳞毛及棕黑色须根。叶柄残基扁圆形，坚硬，空洞直径 1cm 左右。质坚硬，难折断。斩成块片者切面不平坦，外层见叶柄残基、鳞毛和残留须根，中间灰黄棕色，略带粉质。气微，味微涩。以条块均匀、叶柄和须根少、质坚者为佳。

【性味归经】味微苦，性凉；有小毒。归肝、胃经。

【功能主治】清热解毒，止血，杀虫。治风热感冒，流感，乙型脑炎，疟腮，血痢，伤寒，斑疹，肠风便血，血崩，带下，产后血气胀痛，驱蛔虫和蛲虫，热毒疮疡。

【用法用量】5~10g。驱虫、清热毒用生品；止血用制炭品。

【附方】流行性感冒：贯众 10g，板蓝根 9g，水煎服。

【附注】1. 贯众的来源极复杂，全国有近 30 种蕨类植物的根状茎作贯众入药。东北地区多用绵马鳞毛蕨 *Dryopteris crassirhizoma* Nakai，华北和西北地区多用峨眉蕨 *Lunathyrium acrostichoides*（Sw.）Ching；华东和西南地区多用紫萁 *Osmunda japonica* Thunb.；中南和华南地区则习用乌毛蕨；广东部分地区尚有用苏铁蕨 *Brainea insignis*（Hook.）J. Smith 和桫椤 *Cyathea spinulosa*（Wall. ex Ilook.）。

2. 乌毛蕨的根状茎还可作饮水消毒剂。

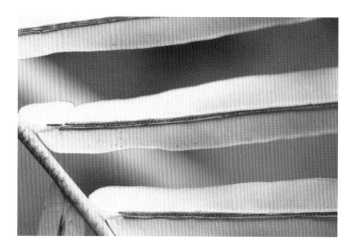

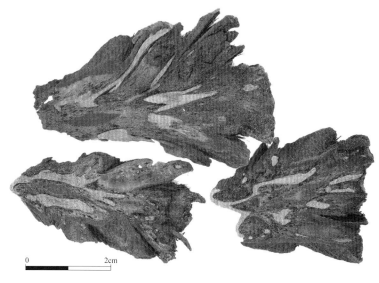

2.20.2 苏铁蕨

BRAINEAE INSIGNIS CORTEX

【别名】贯众

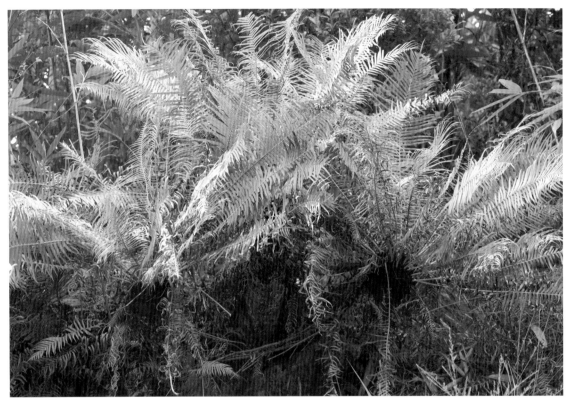

【基原】来源于乌毛蕨科 Blechnaceae 苏铁蕨属 Brainea 苏铁蕨 Brainea insignis（Hook.）J. Sm. 的茎干入药。

【形态特征】植株高达 1.5m。主轴粗 10~15cm，单一或有时分叉，黑褐色，顶部与叶柄基部均密被鳞片；鳞片线形，长达 3cm，顶端钻状渐尖，边缘略具缘毛，红棕色或褐棕色，有光泽，膜质。叶簇生于主轴的顶部，略呈二形；叶柄长 10~30cm，棕禾秆色，坚硬，光滑或下部略显粗糙；叶片椭圆披针形，长 50~100cm，一回羽状；羽片 30~50 对，对生或互生，线状披针形至狭披针形，顶端长渐尖，基部为不对称的心脏形，近无柄，边缘有细密的锯齿，偶有少数不整齐的裂片，干后软骨质的边缘向内反卷，下部羽片略缩短，彼此相距 2~5cm，平展或向下反折，羽片基部略覆盖叶轴，向上的羽片密接或略疏离，斜展，中部羽片最长，达 15cm，宽 7~11mm，羽片基部紧靠叶轴；能育叶与不育叶同形，仅羽片较短较狭，彼此较疏离，边

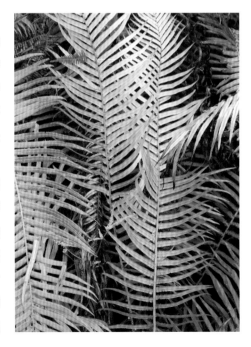

缘有时呈不规则的浅裂。叶脉两面均明显，沿主脉两侧各有 1 行三角形或多角形网眼，网眼外的小脉分离，单一或一至二回分叉。孢子囊群沿主脉两侧的小脉着生，成熟时逐渐满布于主脉两侧，最终满布于能育羽片的下面。

【生境】生于海拔 100~1000m 的山坡向阳处。

【分布】广东、广西、海南、香港、福建、云南。印度至菲律宾也有分布。

【采集加工】夏、秋采收，将茎干切片晒干。

【性味归经】味微苦，性凉，有小毒。归肝、胃经。

【功能主治】清热解毒，止血。预防麻疹、流行性乙型脑炎，治流行性感冒、痢疾、子宫出血、钩虫病、蛔虫病。

【用法用量】6~15g，水煎服。

【注意】孕妇慎用。

【附方】治流行性感冒：贯众 30g，板蓝根 9g，水煎服。

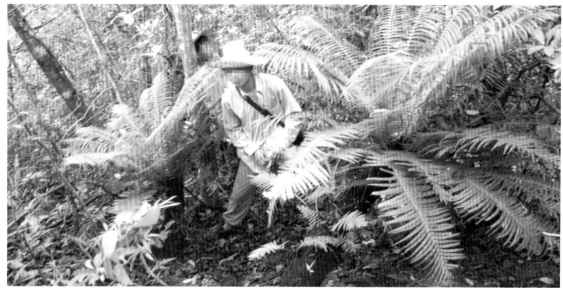

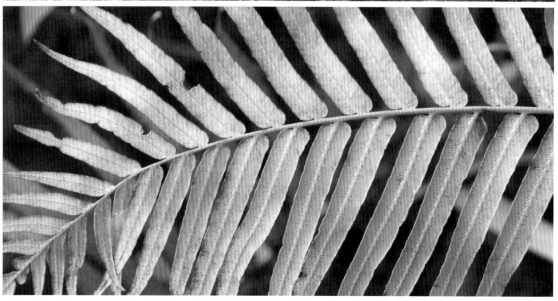

2.20.3　狗脊蕨

WOODWARDIAE JAPONICAE RHIZOMA

【别名】贯众

【基原】来源于乌毛蕨科 Blechnaceae 狗脊属 Woodwardia 狗脊 Woodwardia japonica（L. f.）Sm. 的根状茎入药。

【形态特征】多年生草本。高达 120cm。根状茎粗壮，横卧；鳞片披针形或线状披针形。叶近生；柄长 15~70cm，叶柄基部往往宿存于根状茎上；叶片长卵形，长 25~80cm，下部宽 18~40cm，顶端渐尖，二回羽裂；顶生羽片卵状披针形，大于其下的侧生羽片，其基部一对裂片往往伸长，侧生羽片 7~16 对，下部的对生或近对生，向上的近对生或为互生，无柄或近无柄，基部一对略缩短，下部羽片较长，相距 3~7cm，线状披针形，长 12~25cm，宽 2~3.5（5）cm，顶端长渐尖，基部圆楔形或圆截形，上侧常与叶轴平行，羽状半裂；裂片 11~16 对，互生或近对生，基部一对缩小，下侧一片为圆形、卵形或耳形，长 5~10mm，圆头，上侧一片亦较小，向上数对裂片较大；叶脉明显，羽轴及主脉均为浅棕色，两面均隆起，在羽轴及主脉两侧各有 1 行狭长网眼，其余小脉分离，单一或分叉，直达叶边。孢子囊群线形，挺直，着生于主脉两侧的狭长网眼上，也有时生于羽轴两侧的狭长网眼上，不连续，呈单行排列。

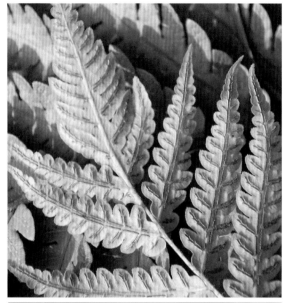
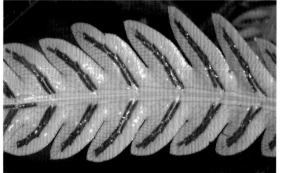
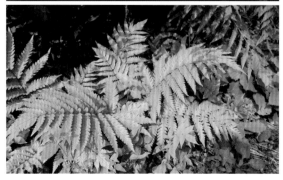

【生境】生于疏林下酸性土壤中。

【分布】长江以南各地。朝鲜、日本也有分布。

【采集加工】夏、秋季采收，将根状茎切片晒干。

【性味归经】味微苦，性凉，有小毒。

【功能主治】清热解毒，止血。预防麻疹、流行性乙型脑炎，治流行性感冒、痢疾、子宫出血、钩虫病、蛔虫病。

【用法用量】6~15g，水煎服。

【注意】孕妇慎用。

【附方】治流行性感冒：贯众 30g，板蓝根 9g，水煎服。

2.21 鳞毛蕨科

2.21.1 镰羽贯众

CYRTOMII BALANSII RHIZOMA

【别名】小羽贯众

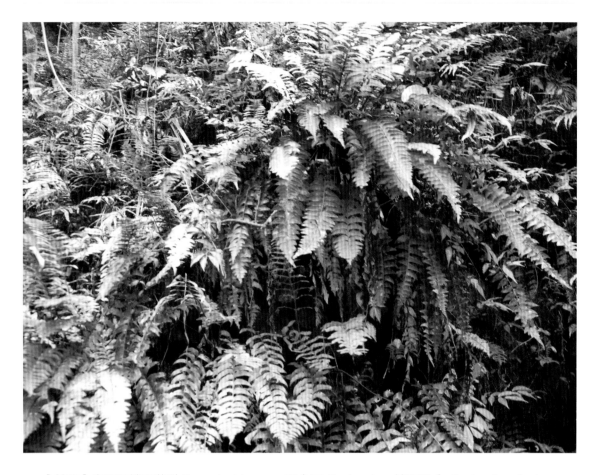

【基原】来源于鳞毛蕨科 Dryopteridaceae 贯众属 *Cyrtomium* 镰羽贯众 *Cyrtomium balansae*（Christ）C. Chr. 的根状茎入药。

【形态特征】多年生草本，高 25~60cm。根茎直立，密被披针形棕色鳞片。叶簇生，叶柄长 12~35cm，基部直径 2~4mm，禾秆色，腹面有浅纵沟，有狭卵形及披针形棕色鳞片，鳞片边缘有小齿，上部秃净；叶片披针形或宽披针形，长 16~42cm，宽 6~15cm，顶端渐尖，基部略狭，一回羽状；羽片 12~18 对，互生，略斜向上，柄极短，镰状披针形，下部的长 3.5~9cm，宽 1.2~2cm，顶端渐尖或近尾状，基部偏斜，上侧截形并有尖的耳状凸，下侧楔形，边缘有前倾的钝齿或罕为尖齿；羽状脉，小脉联结成 2 行网眼，叶面不明显，背面微凸起；叶为纸质，叶面光滑，背面疏生披针形棕色小鳞片或秃净；叶轴腹面有浅纵沟，疏生披针形及线形卷曲的棕色鳞片，羽柄着生处常有鳞片。孢子囊位于中脉两侧各成 2 行；囊群盖圆形，盾状，边缘全缘。

【生境】生于海拔 200~1600m 的山谷林下、溪边湿地。

【分布】长江以南各地（云南除外）。越南、日本也有分布。

【采集加工】夏、秋采收，将根状茎切片晒干。

【性味归经】味微苦，性寒。归肺、大肠经。

【功能主治】清热解毒、驱虫。治流感，驱肠寄生虫。

【用法用量】15~30g，水煎服。

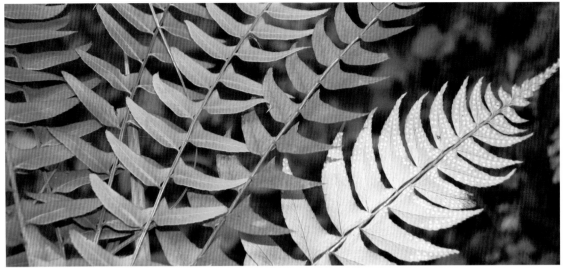

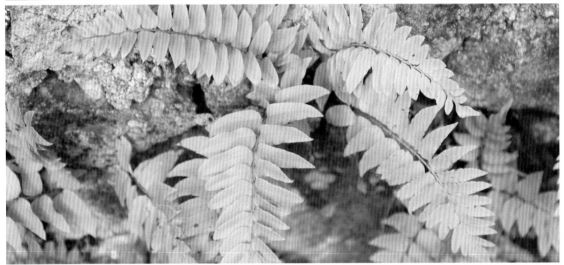

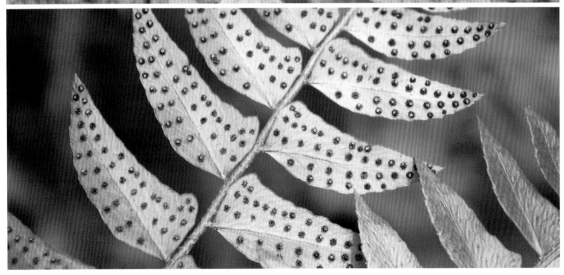

2.21.2 小贯众

CYRTOMII FORTUNEI RHIZOMA

【别名】小金鸡尾、鸡公头、乳痛草

【基原】来源于鳞毛蕨科 Dryopteridaceae 贯众属 Cyrtomium 贯众 Cyrtomium fortunei J. Sm. 的根状茎入药。

【形态特征】多年生草本，植株高 25~50cm。根茎直立，密被棕色鳞片。叶簇生，叶柄长 12~26cm，基部直径 2~3mm，禾秆色，腹面有浅纵沟，密生卵形及披针形、棕色有时中间为深棕色的鳞片，鳞片边缘有齿，有时向上部秃净；叶片长圆状披针形，长 20~42cm，宽 8~14cm，顶端钝，基部不变狭或略变狭，奇数一回羽状；侧生羽片 7~16 对，互生，近平伸，柄极短，披针形，多少上弯成镰状，中部的长 5~8cm，宽 1.2~2cm，顶端渐尖，少数成尾状，基部偏斜，上侧近截形，有时略有钝的耳状凸，下侧楔形，边缘全缘，有时有前倾的小齿；具羽状脉，小脉联结成 2~3 行网眼，叶面不明显，背面微凸起；顶生羽片狭卵形，下部有时有 1 或 2 个浅裂片，长 3~6cm，宽 1.5~3cm。叶为纸质，两面光滑；叶轴腹面有浅纵沟，疏生披针形及线形棕色鳞片。孢子囊群遍布羽片背面；囊群盖圆形，盾状，全缘。

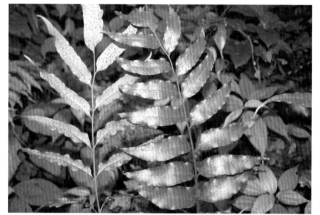

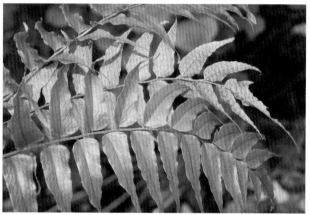

【生境】生于海拔 400~1500m 的石灰岩缝、路旁或墙缝。

【分布】长江以南各地。越南、朝鲜、日本也有分布。

【采集加工】夏、秋季采收，将根状茎切片，晒干。

【性味归经】味苦，性微寒，有小毒。归肝、胃经。

【功能主治】清热平肝，解毒杀虫，止血。防治麻疹，流感，流行性脑脊髓膜炎。主治头晕目眩，高血压，痢疾，尿血，便血，崩漏，白带，钩虫病。

【用法用量】9~30g，水煎服。

【注意】孕妇忌服。

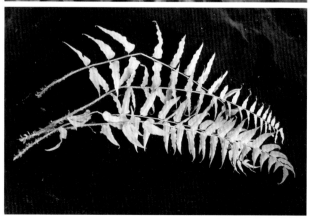

2.22 肾蕨科

2.22.1 肾蕨

NEPHROLEPIS AURICULATAE RHIZOMA

【别名】圆羊齿、天鹅抱蛋、篦子草

【基原】来源于肾蕨科Nephrolepidaceae肾蕨属*Nephrolepis*肾蕨*Nephrolepis auriculata*（L.）Trimen [*N. cordifolia*（L.）C.Presl] 的根状茎及叶入药。

【形态特征】附生或土生植物。根状茎直立，被蓬松的淡棕色狭长钻形鳞片，下部有粗铁丝状的葡萄茎向四方横展，长可达30cm，不分枝，疏被鳞片，有纤细的褐棕色须根；葡萄茎上生有近圆形的块茎，直径1~1.5cm，密被与根状茎同样的鳞片。叶簇生，柄长6~11cm，暗褐色，略有光泽，上面有浅沟，下面圆形，密被淡棕色线状鳞片；叶片长30~70cm，宽3~5cm，狭披针形，顶端短尖，叶轴两侧被长的纤维状鳞片；羽片45~120对，互生，常密集而呈覆瓦状排列，披针形，中部的一般长2cm左右，宽6~7mm，向基部的渐短，常变成卵状三角形，长不及1cm，顶端钝圆，基部心脏形，常不对称，下侧为圆形，上侧为三角状耳形，几无柄，以关节着生于叶轴，叶缘有疏浅的钝锯齿。侧脉纤细；叶坚草质，干后棕绿色，两面光滑无鳞毛。孢子囊群成一行位于中脉两侧，肾形，长1.5mm，宽不到1mm，生于每组上侧的小脉顶端，位于从叶边向中脉1/3处；囊群盖肾形，褐棕色，边缘淡棕色，无毛。

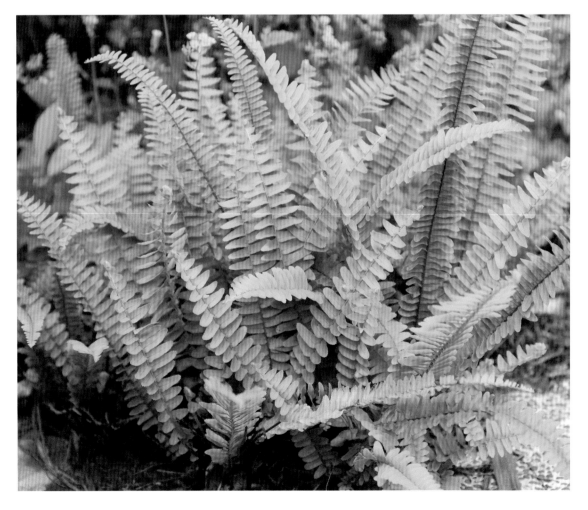

【生境】生于山地林中石上或树干上。

【分布】云南、贵州、广西、广东、湖南、福建、浙江、台湾等地。

【采集加工】夏、秋采收，将根状茎及叶晒干。

【性味归经】味甘、淡、微涩，性凉。归肝、肾、胃、小肠经。

【功能主治】清热解毒，润肺止咳，软坚消积。治感冒发热，肺热咳嗽，肺结核咯血，痢疾，急性肠炎，小儿疳积，消化不良，泌尿系感染，腹泻。外用治乳腺炎，淋巴结炎。

【用法用量】15~30g（根状茎或全草），水煎服。外用适量，鲜根状茎或全草捣烂敷患处，茎叶治蜈蚣咬伤。

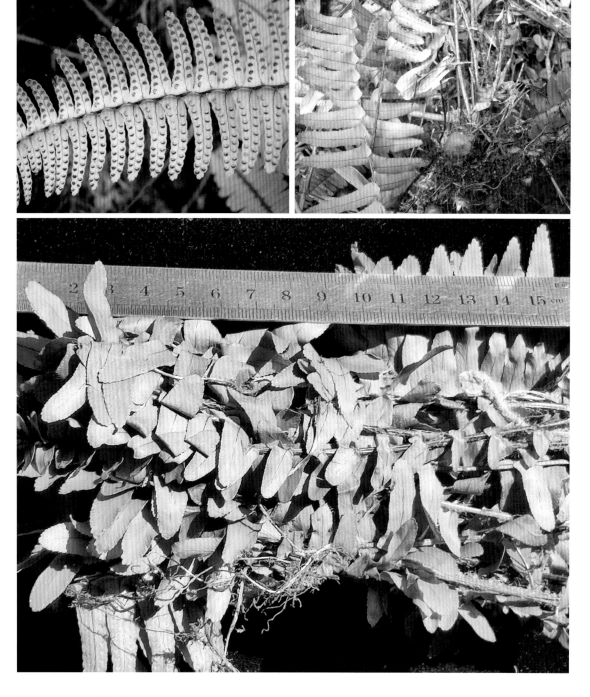

2.23 骨碎补科

2.23.1 阴石蕨

HUMATAE REPENTIS RHIZOMA

【别名】红毛蛇、平卧阴石蕨

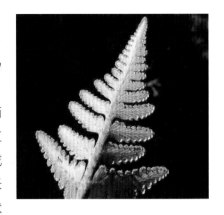

【基原】来源于骨碎补科 Davalliaceae 阴石蕨属 *Humata* 阴石蕨 *Humata repens*（L. f.）Diels 的根状茎入药。

【形态特征】多年附生草本，高 10~20cm。根状茎长而横走，密被鳞片；鳞片披针形，长约 5mm，宽 1mm，红棕色，伏生，盾状着生。叶远生；柄长 5~12cm，棕色或棕禾秆色，疏被鳞片，老时近光滑；叶片三角状卵形，长 5~10cm，基部宽 3~5cm，上部伸长，顶端渐尖，二回羽状深裂；羽片 6~10 对，无柄，以狭翅相连，基部一对最大，长 2~4cm，宽 1~2cm，近三角形或三角状披针形，钝头，基部楔形，两侧不对称，下延，略向上弯弓，上部常为钝齿牙状，下部深裂，裂片 3~5 对，基部下侧一片最长，1~1.5cm，椭圆形，圆钝头，略斜向下，全缘或浅裂；从第二对羽片向上渐缩短，椭圆披针形，斜展或斜向上，边缘浅裂或具不明显的疏缺裂；叶脉下面粗而明显，褐棕色或深棕色，羽状；叶革质，干后褐色，两面均光滑或下面沿叶轴偶有少数棕色鳞片。孢子囊群沿叶缘着生，通常仅于羽片上部有 3~5 对；囊群盖半圆形，棕色，全缘，质厚，基部着生。

【生境】生于海拔 500~1300m 的山地林中石上或树干上。

【分布】台湾、福建、广东、香港、广西、贵州、四川、云南。日本、印度、斯里兰卡、东南亚余部、澳大利亚、马达加斯加也有分布。

【采集加工】夏、秋采收，将根状茎切段晒干。

【性味归经】味甘、淡，性平。

【功能主治】活血散瘀，清热利湿。治风湿痹痛，腰肌劳损，白带，吐血，便血，尿路感染，肺脓疡。外用治跌打损伤，痈疮肿毒。

【用法用量】30~60g，水煎服。外用鲜品适量捣烂外敷。

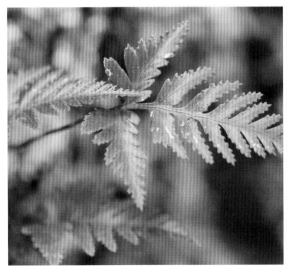

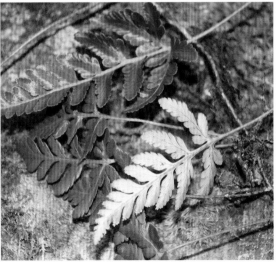

2.23.2　圆盖阴石蕨

HUMATAE TYERMANNI RHIZOMA

【别名】白毛蛇、百胖头、石祈蛇、上树蛇、白毛伸筋、石蚕

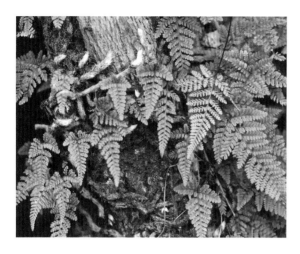

【基原】来源于骨碎补科 Davalliaceae 阴石蕨属 Humata 圆盖阴石蕨 Humata tyermanni Moore 的根状茎入药。

【形态特征】多年附生草本，高达 20cm。根状茎长而横走，密被蓬松的鳞片。叶远生；柄长 6~8cm，棕色或深禾秆色；叶片长三角状卵形，长宽几相等，10~15cm，顶端渐尖，基部心脏形，三至四回羽状深裂；羽片约 10 对，有短柄，近互生，斜向上，彼此密接，基部一对最大，长 5.5~7.5cm，宽 3~5cm，长三角形，三回深羽裂；一回小羽片 6~8 对，上侧的常较短，基部一片与叶轴平行，基部下侧一片最大，长 2.5~4cm，宽 1.2~1.5cm，椭圆状披针形或三角状卵形，急尖头，基部阔楔形，有极短柄，二回羽裂；二回小羽片 5~7 对，长 5~8mm，宽约 3mm，椭圆形，短尖头，深羽裂或波状浅裂；裂片近三角形，全缘；羽轴下侧自第二片一回小羽片起向上明显缩小，椭圆形，长达 2.5cm，钝头，基部不对称，上侧截形并紧靠羽轴，下侧楔形，羽状深裂，裂片近三角形，顶端钝；第二对羽片向上较小，椭圆披针形，一回羽状，小羽片仅上缘有 2~3 片小裂片，下缘多为全缘。孢子囊群生于小脉顶端；囊群盖近圆形，基部着生。

【生境】附生于村边或林中老树的枝干上和岩石上。

【分布】华东、华南、西南各地。越南、老挝也有分布。

【采集加工】全年可采。采下根状茎，除去茎叶，洗净，晒干。

【性味归经】味微甘、苦，性平。归肺、肝、脾、肾经。

【功能主治】祛风除湿，止血，利尿。治风湿性关节炎，慢性腰腿痛，腰肌劳损，跌打损伤，骨折，黄疸性肝炎，吐血，便血，血尿。外用治疮疖。

【用法用量】15~30g，水煎服。外用适量，鲜根状茎捣烂敷患处。

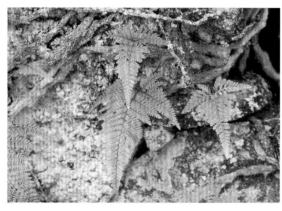
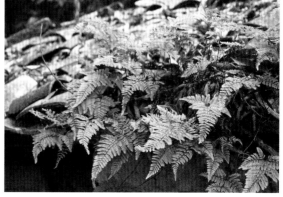

2.24 水龙骨科

2.24.1 线蕨

COLYSIS ELLIPTICAE RHIZOMA

【基原】来源于水龙骨科 Polypodiaceae 线蕨属 *Colysis* 线蕨 *Colysis elliptica*（Thunb.）Ching 的根状茎入药。

【形态特征】多年生草本，高 30~60cm。根状茎长而横走，密生鳞片，有时有极纤细的环形维管束鞘，根密生；鳞片褐棕色、卵状披针形，顶端渐尖，基部圆形，边缘有疏锯齿。叶远生，近二型；不育叶长 10~30cm，叶柄禾秆色，基部密生鳞片，向上光滑；叶片长圆状卵形或卵状披针形，顶端圆钝，一回羽裂深达叶轴；羽片或裂片 4~10 对，对生或近对生，下部的分离，狭长披针形或线形，顶端长渐尖，基部狭楔形而下延，在叶轴两侧形成狭翅，翅宽 3~6mm，全缘或稍呈不明显浅波状；能育

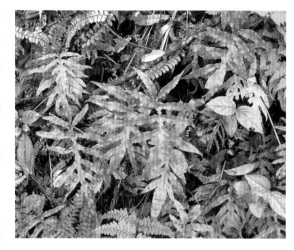

叶和不育叶近同形，但较狭，主脉明显，侧脉及小脉均不明显；叶近革质，干后褐棕色，无毛。孢子囊群线形，斜展，于每对侧脉之间各排成 1 行。

【生境】生于海拔 100~1500m 的山谷溪边林中石上。

【分布】江苏、浙江、台湾、福建、江西、湖南、云南、广东、香港、广西、海南。日本、越南也有分布。

【采集加工】夏、秋采收，将根状茎切段晒干。

【性味归经】味微苦，性凉。归肺、肝、膀胱经。

【功能主治】清热利湿，活血止痛。治跌打损伤，尿路感染，肺结核。

【用法用量】9~15g，水煎服。

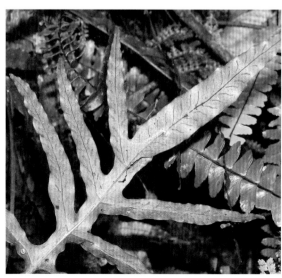

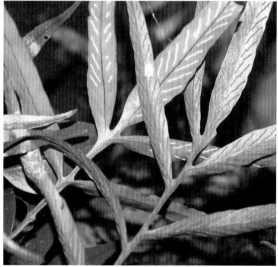

2.24.2 抱树莲

DRYMOGLOSSI PILOSELLOIDIS HERBA

【别名】瓜子菜、飞莲草、抱石莲

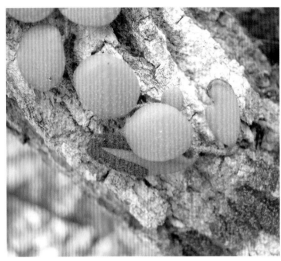
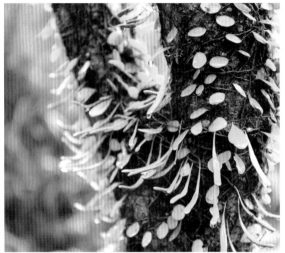

【基原】来源于水龙骨科 Polypodiaceae 抱树莲属 *Drymoglossum* 抱树莲 *Drymoglossum piloselloides*（L.）C. Presl 的全草入药。

【形态特征】多年生小草本，根状茎细长横走，粗约 1mm，密被鳞片；鳞片卵圆形，中部深棕色，边缘淡棕色并具有长睫毛，盾状着生。叶远生或略近生，二型，相距 1~2cm；无柄或能育叶具短柄。不育叶近圆形，直径 1~2cm，或为椭圆形，长 5~6cm，宽 1.3~2cm，顶端阔圆形，基部渐狭，下延，厚，肉质，平滑，棕色，多皱纹，疏被纹，疏被伏贴的星状毛；能育叶线形或长舌状，长 3~12cm，宽 5~8mm，顶端阔圆形，有时分叉，基部渐狭，长下延，质地和毛被同不育叶。主脉仅下部可见，小脉不显。孢子囊群线形，贴近叶缘成带状分布，连续，偶有断开，上至叶的顶端均有分布，近基部不育。

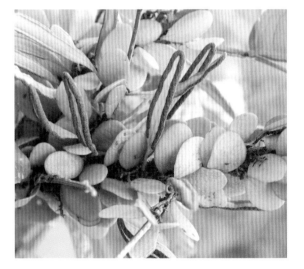

【生境】附生于疏阴的树干上。

【分布】广东、海南、云南。印度、中南半岛余部也有分布。

【采集加工】夏、秋季采收，将全草晒干。

【性味归经】味甘、淡，性微凉。归肝、肺经。

【功能主治】消炎解毒，止血消肿。治黄疸，肺结核咳嗽咯血，血崩，乳癌，腮腺炎，淋巴结结核，跌打损伤。

【用法用量】15~30g，水煎服。外用鲜草适量捣烂敷伤处。

2.24.3 伏石蕨

LEMMAPHYLLI MICROPHYLLI HERBA

【别名】飞龙鳞、石瓜子、猫龙草、瓜子莲

【基原】来源于水龙骨科 Polypodiaceae 伏石蕨属 *Lemmaphyllum* 伏石蕨 *Lemmaphyllum microphyllum* C. Presl 全草入药。

【形态特征】匍匐附生小草本。根状茎细长横走，淡绿色，疏生鳞片；鳞片粗筛孔，顶端钻状，下部略近圆形，两侧不规则分叉。叶远生，二型；不育叶近无柄，或仅有 2~4mm 的短柄，近圆形或卵圆形，基部圆形或阔楔形，长 1.6~2.5cm，宽 1.2~1.5cm，全缘；能育叶柄长 3~8mm，缩狭成舌状或狭披针形，长 3.5~6.0cm，宽约 4mm，干后边缘反卷；叶脉网状，内藏小脉单一。孢子囊群线形，位于主脉与叶边之间，幼时被隔丝覆盖。

【生境】生于海拔 100~1500m 的山谷林下石上或树上。

【分布】台湾、浙江、福建、广东、香港、江西、安徽、江苏、湖北、广西、云南。越南、朝鲜、日本也有分布。

【采集加工】夏、秋采收，将全草晒干。

【性味归经】味甘、微苦，性寒。归肺、胃、心经。

【功能主治】清热解毒，凉血止血，润肺止咳。治肺热咳嗽，肺脓肿，肺结核咯血，咽喉肿痛，腮腺炎，痢疾，淋巴结结核，衄血，尿血，便血，崩漏。外用治疗疮肿毒，皮肤湿痒，中耳炎。

【用法用量】15~30g，水煎服。外用适量，捣烂敷或煎水洗患处或绞汁滴耳。

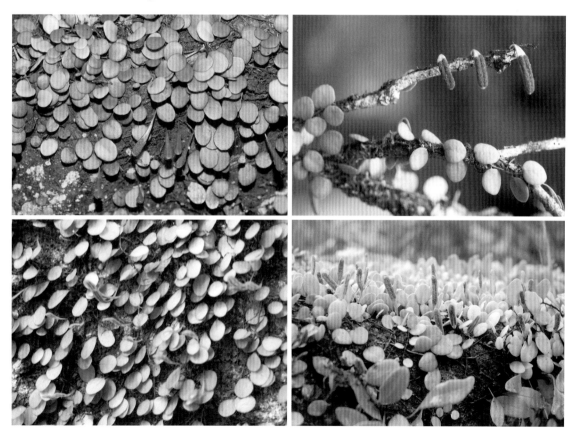

2.24.4 瓦韦

LEPISORI THUNBERGIANI HERBA

【别名】七星剑

【基原】来源于水龙骨科 Polypodiaceae 瓦韦属 *Lepisorus* 瓦韦 *Lepisorus thunbergianus*（Kaulf.）Ching 的全草入药。

【形态特征】多年生小草本，植株高 8~20cm。根状茎横走，密被披针形鳞片；鳞片褐棕色，大部分不透明，仅叶边 1~2 行网眼透明，具锯齿。叶柄长 1~3cm，禾秆色；叶片线状披针形，或狭披针形，中部最宽 0.5~1.3cm，渐尖头，基部渐变狭并下延，干后黄绿色至淡黄绿色，或淡绿色至褐色，纸质。主脉上下均隆起，小脉不见。孢子囊群圆形或椭圆形，彼此相距较近，成熟后扩展几密接，幼时被圆形褐棕色的隔丝覆盖。

【生境】生于山谷溪边林下石上。

【分布】广东、香港、广西、湖南、贵州、四川、江西、浙江、安徽、福建、台湾。朝鲜、日本、菲律宾也有分布。

【采集加工】夏、秋季采收，将全草晒干。

【性味归经】味苦，性寒。归肺、小肠经。

【功能主治】清热利尿，凉血，解毒，消肿。治小便淋痛、崩漏、痢疾、结膜炎、口腔炎、肺热咳嗽、咯血、蛇伤、肝炎等。

【用法用量】9~15g，水煎服。

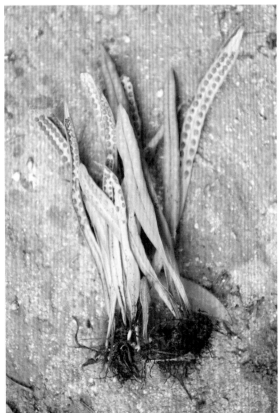
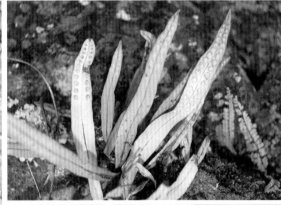
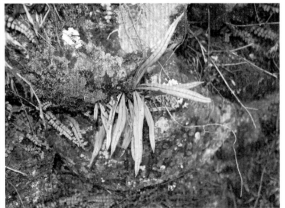

2.24.5　江南星蕨

MICROSORII FORTUNEI HERBA

【别名】大叶骨牌草、七星剑、一包针

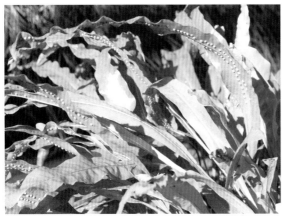
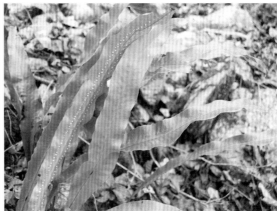

【基原】来源于水龙骨科 Polypodiaceae 星蕨属 *Microsorium* 江南星蕨 *Microsorium fortunei*（T. Moore）Ching 全草入药。

【形态特征】多年生附生草本，高 30~100cm。根状茎长而横走，顶部被鳞片；鳞片棕褐色，卵状三角形，顶端锐尖，基部圆形，有疏齿，筛孔较密，盾状着生，易脱落。叶远生，相距 1.5cm；叶柄长 5~20cm，禾秆色，上面有浅沟，基部疏被鳞片，向上近光滑；叶片线状披针形至披针形，长 25~60cm，宽 1.5~7cm，顶端长渐尖，基部渐狭，下延于叶柄并形成狭翅，全缘，有软骨质的边；中脉两面明显隆起，侧脉不明显，小脉网状，略可见，内藏小脉分叉；叶厚纸质，背面淡绿色或灰绿色，两面无毛，幼时背面沿中脉两侧偶有极少数鳞片。孢子囊群大，圆形，沿中脉两侧排列成较整齐的一行或有时为不规则的两行，靠近中脉。孢子豆形，周壁具不规则皱褶。

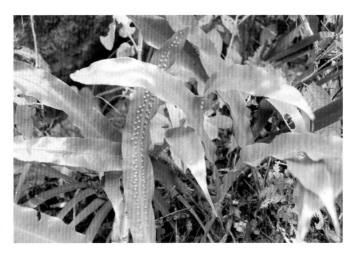

【生境】生于海拔 100~1500m 的山地山谷林下石上或树干上。

【分布】长江以南各地，北达陕西、甘肃。缅甸、不丹、越南、马来西亚也有分布。

【采集加工】夏、秋采收，将全草晒干。

【性味归经】味甘淡、微苦，性凉。归肺、脾、心、肺经。

【功能主治】清热利湿，凉血止血，消肿止痛。治黄疸，痢疾，尿路感染，淋巴结结核，白带，风湿关节痛，咯血，吐血，便血，衄血，跌打损伤，骨折，毒蛇咬伤，疔疮肿毒。

【用法用量】15~30g，水煎服。外用适量，鲜草捣烂敷患处。

2.24.6 贴生石韦

PYRROSIAE ADNASCENTIS HERBA

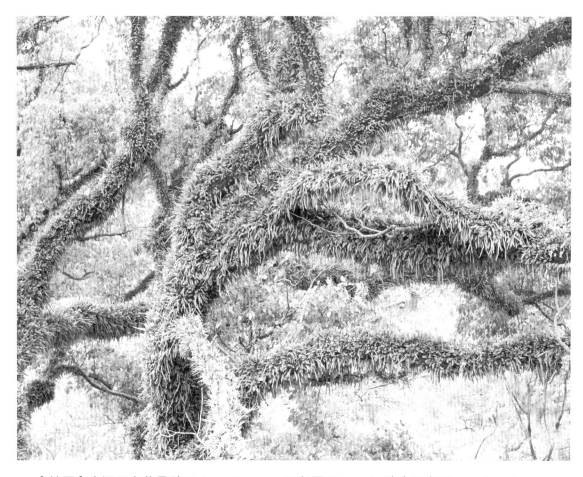

【基原】来源于水龙骨科 Polypodiaceae 石韦属 Pyrrosia 贴生石韦 Pyrrosia adnascens（Sw.）Ching 全草入药。

【形态特征】匍匐附生草本，植株高 5~12cm。根状茎细长，攀援附生于树干和岩石上，密生鳞片。鳞片披针形，长渐尖头，边缘具睫毛，淡棕色，着生处深棕色。叶远生，二型，肉质，以

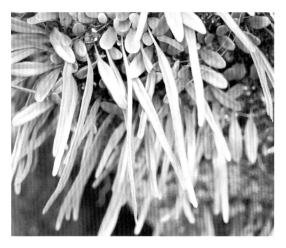

关节与根状茎相连；不育叶柄长 1~1.5cm，淡黄色，关节连接处被鳞片，向上被星状毛；叶片小，倒卵状椭圆形，或椭圆形，长 2~4cm，宽 8~10mm，叶面疏被星状毛，背面密被星状毛，干后厚革质，黄色；能育叶条状至狭披针形，长 8~15cm，宽 5~8mm，全缘；主脉下面隆起，叶面背凹陷，小脉网状，网眼内有单一内藏小脉。孢子囊群着生于内藏小脉顶端，聚生于能育叶片中部以上，成熟后扩散，无囊群盖，幼时被星状毛覆盖，淡棕色，成熟时汇合，砖红色。

【生境】生于海拔 100~800m 的树干或岩石上。

【分布】台湾、福建、广东、海南、香港、广西、云南。亚洲其他热带地区也有分布。

【采集加工】夏、秋采收，将全草晒干。

【性味归经】味甘、酸，性平。归肺、脾、胃、膀胱经。

【功能主治】清热利尿，散结解毒。治腮腺炎，瘰疬，蛇伤。

【用法用量】10~15g，水煎服。

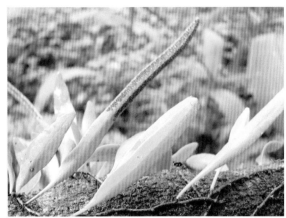
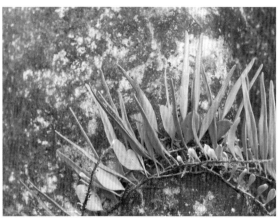

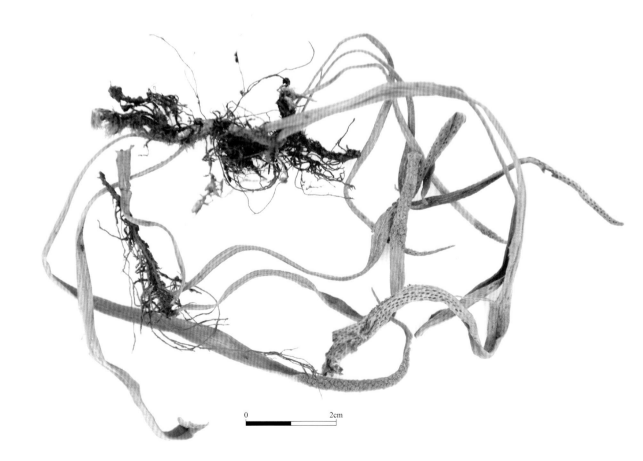

2.24.7　光石韦

PYRROSIAE CALVATAE HERBA

【别名】光叶石韦、铁牛皮、尖刀七

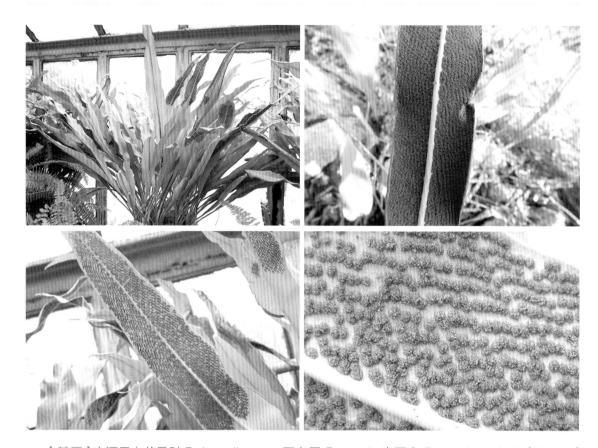

【基原】来源于水龙骨科 Polypodiaceae 石韦属 *Pyrrosia* 光石韦 *Pyrrosia calvata*（ Baker ）Ching 的全草入药。

【形态特征】附生草本，植株高 25~70cm。根状茎短粗，横卧，被狭披针形鳞片；鳞片具长尾状渐尖头，边缘具睫毛，棕色，近膜质。叶近生，一型；叶柄长 6~15cm，木质，禾秆色，基部密被鳞片和长臂状的深棕色星状毛，向上疏被星状毛。叶片狭长披针形，长 25~60cm，中部最宽达 2~5cm，向两端渐变狭，长尾状渐尖头，基部狭楔形并长下延，全缘，干后硬革质，叶面棕色，光滑，有黑色点状斑点，背面淡棕色，幼时被两层星状毛，上层的为长臂状淡棕色，下层的细长卷曲灰白色茸毛状，老时大多数脱落。主脉粗壮，下面圆形隆起，上面略下陷，侧脉通常可见，小脉时隐时现。孢子囊群近圆形，聚生于叶片上半部，成熟时扩张并略汇合，无盖，幼时略被星状毛覆盖。

【生境】生于海拔 400~1700m 的林中树干或石上。

【分布】浙江、福建、广东、广西、湖南、湖北、陕西、贵州、四川、云南。

【采集加工】夏、秋季采收，将全草晒干。

【性味归经】味甘、酸，性平。归肺、膀胱经。

【功能主治】清热止血，消肿散结。治泌尿系结石，颈淋巴结结核。外用治外伤出血，烧、烫伤。

【用法用量】9~30g，水煎服。外用适量鲜品捣烂敷患处。

2.24.8 石韦

PYRROSIAE FOLIUM

【别名】小石韦、石皮、石剑、金茶匙

【基原】来源于水龙骨科 Polypodiaceae 石韦属 Pyrrosia 石韦 Pyrrosia lingua（Thunb.）Farwell [Pyrrosia martinii（Christ）Ching]、有柄石韦 Pyrrosia petiolosa（Christ）Ching 或庐山石韦 Pyrrosia sheareri（Bak.）Ching 的叶入药。

【形态特征】A. 石韦：附生草本植物。株高 10~30cm。根状茎细长而横走，被覆很密的鳞片，鳞片狭披针形，顶端长渐尖，基部盾状，边缘不整齐，颜色较中部浅。叶远生，相距 1~2cm，叶柄深棕色，质坚硬，长 2~10cm，初被星状毛，老则脱净，基部有关节，覆鳞片；叶片革质，很厚，披针形、舌形或狭披针形，偶有长圆形或近椭圆形，长 6~20cm，顶端渐尖，基部渐狭，多少下延，边全缘而略反卷，上面疏被星状毛或近无毛，下面密被棕色星状毛；叶脉深棕色，在下面凸起，上面微压入，侧脉纤细，平行斜展，末端直达叶缘，横脉结成方形网眼，内藏单一或分叉的小脉。孢子囊群满布叶片下面的全部或上部，在侧脉间排成不整齐的 4~5 行，很密，初被星状毛，无囊群盖；孢子囊有长柄；孢子两面型，透明，常淡黄色。

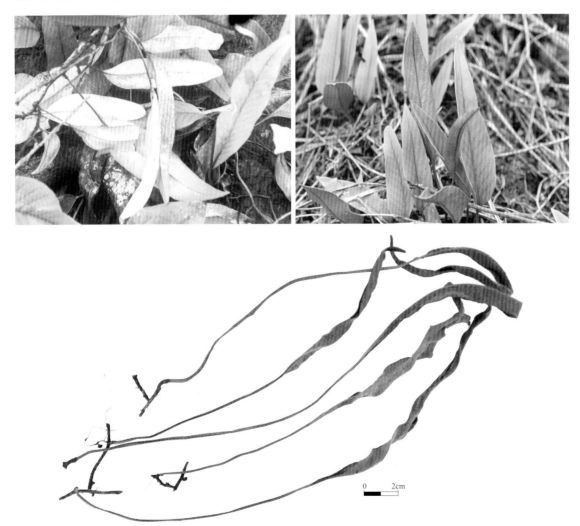

0   2cm

【生境】生于海拔 100~1500m 的石上或树干上。

【分布】广东、广西、湖南、江西、福建、浙江、江苏、台湾、云南、贵州、四川等地。印度、越南、朝鲜、日本也有分布。

【形态特征】B. 有柄石韦：多年生常绿植物。植株高 6~17cm，被星状毛。根状茎细长，横走，密被棕褐色卵状披针形鳞片，边缘有锯齿；须根多数。叶远生，二型，叶片厚革质，干后边缘多反卷，营养叶片与叶柄近等长，卵圆形至长卵形，长 3~4cm，宽 5~20mm，钝头，全缘，基部下延至叶柄，上面绿色，无毛，有排列整齐的小凹点，下面密被灰色星状毛；孢子叶短于叶柄，叶片卵状椭圆形，长 3~12cm，通常卷曲成圆筒状，下面密生深褐色的孢子囊群，无囊群盖。

【生境】生于山地裸露岩石上或岩石缝内阴湿处或树干上。

【分布】我国东北、华北、西北和长江以南各地。朝鲜、俄罗斯也有分布。

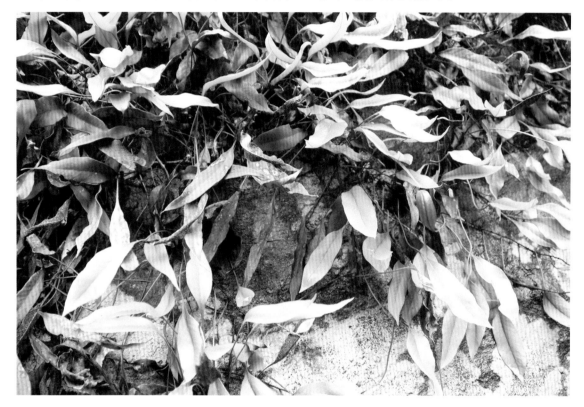

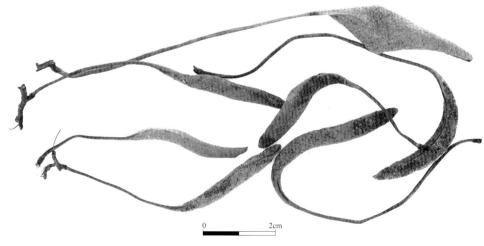

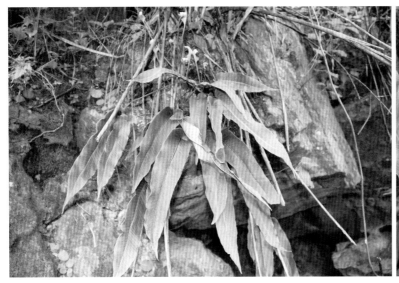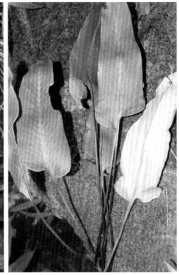

【形态特征】C. 庐山石韦：植株通常高 20~50cm。根状茎粗壮，横卧，密被线状棕色鳞片；鳞片长渐尖头，边缘具睫毛，着生处近褐色。叶近生，一型；叶柄粗壮，直径 2~4mm，长 3.5~5cm，基部密被鳞片，向上疏被星状毛，禾秆色至灰禾秆色；叶片椭圆状披针形，近基部处为最宽，向上渐狭，渐尖头，顶端钝圆，基部近圆截形或心形，长 10~30cm 或更长，宽 2.5~6cm，全缘，干后软厚革质，上面淡灰绿色或淡棕色，几光滑无毛，但布满洼点，下面棕色，被厚层星状毛。主脉粗壮，两面均隆起，侧脉可见，小脉不显。孢子囊群呈不规则的点状排列于侧脉间，布满基部以上的叶片下面，无盖，幼时被星状毛覆盖，成熟时孢子囊开裂而呈砖红色。

【生境】生于海拔 400~1300m 的山谷林下石上或树干上。

【分布】台湾、福建、浙江、江西、安徽、湖北、湖南、广东、广西、云南、贵州、四川等地。

【采集加工】全年均可采收，除净根状茎和根，扎成小把，晒干或阴干。

【药材性状】A. 石韦：叶革质，披针形、线状披针形或长圆状披针形，长 7~20cm，宽 1.5~3.5cm。顶端渐尖，基部渐狭或耳状偏斜，略下延，全缘，向内卷曲。上表面灰绿色或灰棕色，无毛或疏被星状毛，下表面被灰棕色或红棕色星状柔毛和密布红棕色圆点状孢子囊群；主脉明显，侧脉隐约可见。叶柄长 2~10cm，棕色，略呈四棱状，常稍扭曲。气微，味淡。以叶完整、色棕红者为佳。

B. 有柄石韦：叶片多卷曲呈筒状，展平后呈长圆形或卵状长圆形，长 3~8cm，宽 1~2.5cm。基部楔形，对称；叶背侧脉不明显，布满孢子囊群。叶柄长 3~9cm。

C. 庐山石韦：叶片厚革质，略皱缩，展平后呈披针形，长 10~30cm，宽 2.5~cm。基部密被鳞片。叶柄粗壮，长 3.5~5cm，直径 2~4mm。

【性味归经】味甘、苦，性微寒。归肺、膀胱经。

【功能主治】凉血止血，清肺止咳，利尿通淋。用于石淋，淋沥涩痛，崩漏，痢疾，肺热咳嗽，金疮、痈疽，肾炎，尿路感染，小便赤短，闭经。

【用法用量】6~12g，水煎服。

【附方】① 慢性支气管炎：石韦、冰糖各 12g，水煎服。重症加倍。

② 放射治疗和化学治疗引起的白细胞下降：石韦 12g，红枣 15g，甘草 3g，水煎服。

2.25 槲蕨科

2.25.1 骨碎补

DRYNARIAE RHIZOMA

【别名】猴姜、板崖姜、皮板药

　　【基原】来源于槲蕨科 Drynariaceae 槲蕨属 *Drynaria* 槲蕨 *Drynaria fortunei*（Kunze）J. Sm. [*D. roosii* Nakaike] 的根状茎入药。

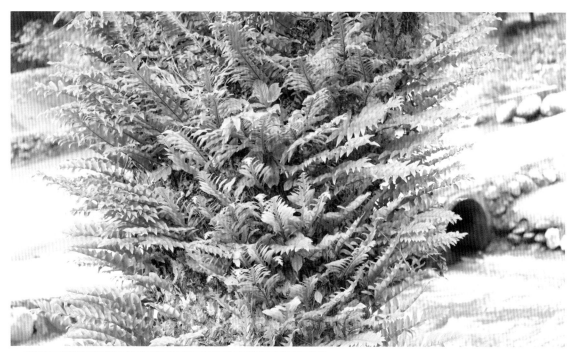

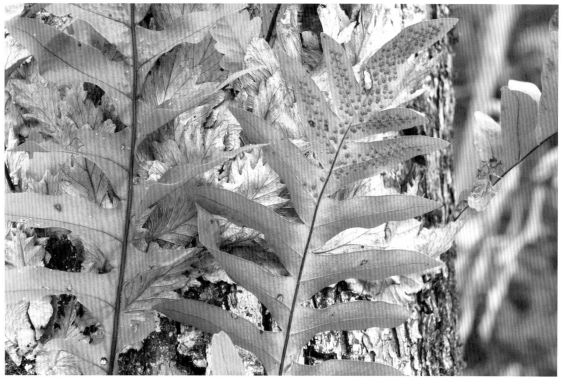

【形态特征】附生草本，匍匐石上，或附生树干上。根状茎直径 1~2cm，密被鳞片；鳞片斜升，盾状着生，长 7~12mm，宽 0.8~1.5mm，边缘有齿。叶二型，基生不育叶圆形，长 5~9cm，宽 3~7cm，基部心形，浅裂至叶片宽度的 1/3，边缘全缘，黄绿色或枯黄色，厚干膜质，下面有疏短毛。正常能育叶叶柄长 4~7cm，具明显的狭翅；叶片长 20~45cm，宽 10~15cm，深羽裂到距叶轴 2~5mm 处，裂片 7~13 对，互生，稍斜向上，披针形，长 6~10cm，宽 2~3cm，边缘有不明显的疏钝齿，顶端急尖或钝；叶脉两面均明显；叶干后纸质，仅上面中肋略有短毛。孢子囊群圆形、椭圆形，叶片下面全部分布，沿裂片中肋两侧各排列成 2~4 行，成熟时相邻 2 侧脉间有圆形孢子囊群 1 行，或幼时成 1 行长形的孢子囊群，混生有大量腺毛。

【生境】生于海拔 100~1500m 的山地林中石上或树干上。

【分布】江苏、安徽、浙江、台湾、福建、江西、湖南、湖北、四川、重庆、贵州、云南、广东、广西、海南。越南、老挝、柬埔寨、泰国、印度也有分布。

【采集加工】全年可采，除去茎叶，刮净鳞片，晒干。或鲜时刨或切成薄片，晒干。

【药材性状】本品呈长条状，平扁明显，中部常稍膨大，有分枝，常弯曲，长 4~15cm，宽 1~2cm，厚 0.2~0.5cm。表面棕色或棕褐色，密被深棕色、柔软如毛的小鳞片。两侧及上面均具边缘突起的圆形叶痕，间有叶柄残基和残存须根。体轻，质脆，易折断，断面红棕色，微呈颗粒状，纤维束呈黄色小点状，排列成环。气微，味淡、微涩。以粗大肥壮、无或少毛茸、质坚实者为佳。

【性味归经】味苦，性温。归肝、肾经。

【功能主治】补肾强骨，疗伤止痛；外用消风祛斑。治跌打损伤，骨折，瘀血作痛，风湿性关节炎，肾虚腰痛，肾虚久泻，耳鸣，牙痛。

【用法用量】4.5~15g，水煎服。

【附方】治跌打损伤：骨碎补 15g，红花、赤芍、土鳖虫各 9g。水煎服。

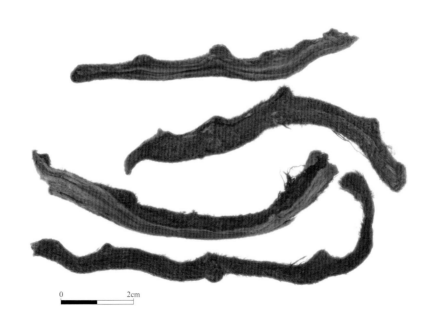

0　　　　2cm

2.25.2 崖姜蕨

PSEUDODRYNARIAE CORONANTIS RHIZOMA

【别名】马骝姜、穿石剑

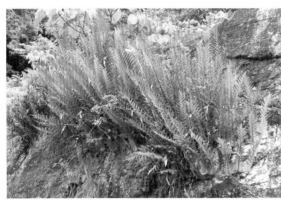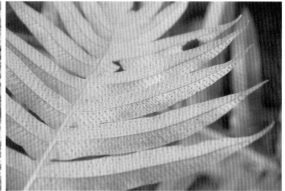

【基原】来源于槲蕨科 Drynariaceae 崖姜蕨属 *Pseudodrynaria* 崖姜蕨 *Pseudodrynaria coronans*（Wall. ex Mett.）Copeland 根状茎入药。

【形态特征】多年生附生草本，根状茎横卧，粗大，肉质；鳞片钻状长线形，深锈色，边缘有睫毛。叶一型，长圆状倒披针形，长 80~120cm，中部宽 20~30cm，顶端渐尖，向下渐变狭，至下约 1/4 处狭缩成宽 1~2cm 的翅，至基部又渐扩张成膨大的圆心脏形，宽 15~25cm，有宽缺刻或浅裂的边缘，基部以上叶片为羽状深裂，再向上几乎深裂到叶轴；裂片多数，斜展或略斜向上，被圆形的缺刻所分开，披针形，中部的裂片长达 15~22cm，宽 2~3cm，急尖头或圆头，为阔圆形的缺刻所分开；叶脉粗而很明显，侧脉斜展，隆起，通直，相距 4~5mm，向外达于加厚的边缘，横脉与侧脉直角相交，成一回网眼，再分割一次成 3 个长方形的小网眼，内有顶端成棒状的分叉小脉。孢子囊群位于小脉交叉处，叶片下半部通常不育，4~6 个生于侧脉之间，每一网眼内有 1 个孢子囊群，在主脉与叶缘间排成一长行，圆球形或长圆形，分离，但成熟后常多少汇合成一连贯的囊群线。

【生境】生于海拔 100~1200m 的山地林下石上或树干上。

【分布】台湾、福建、广东、海南、香港、广西、云南、贵州。越南、缅甸、印度、尼泊尔、马来西亚也有分布。

【采集加工】夏、秋采收，将根状茎晒干。

【性味归经】味苦、微涩，性温。归肝、肾经。

【功能主治】祛风除湿，舒筋活络。治风湿疼痛，跌打损伤，骨折，中耳炎。

【用法用量】9~15g，水煎服。外用适量，晒干研粉吹入耳内，或捣烂敷患处。

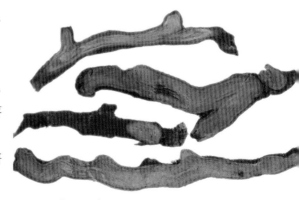

2.26 蘋科

2.26.1 蘋

MARSILEAE QUADRIFOLIAE HERBA

【别名】田字草

【基原】来源于蘋科 Marsileaceae 蘋属 Marsilea 蘋 Marsilea quadrifolia L. Sp. 的全草入药。

【形态特征】草本，植株高 5~20cm。根状茎细长横走，分枝，顶端被有淡棕色毛，茎节远离，向上发出一至数枚叶子。叶柄长 5~20cm；叶由 4 片倒三角形的小叶组成，呈十字形，长、宽各 1~2.5cm，外缘半圆形，基部楔形，全缘，幼时被毛，草质；叶脉从小叶基部向上呈放射状分叉，组成狭长网眼，伸向叶边，无内藏小脉。孢子果双生或单生于短柄上，而柄着生于叶柄基部，长椭圆形，幼时被毛，褐色，木质，坚硬。每个孢子果内含多数孢子囊，大小孢子囊同生于孢子囊托上，一个大孢子囊内只有一个大孢子，而小孢子囊内有多数小孢子。

【生境】生于水田或沟塘中。

【分布】长江以南各地，北达华北和辽宁，西到新疆。世界其他温带、热带也有分布。

【采集加工】夏、秋采收，将全草晒干。

【性味归经】味甘、滑，性寒。归肺、肝、脾、肾经。

【功能主治】清热解毒，镇静，截疟。治泌尿系感染，肾炎水肿，肝炎，神经衰弱，急性结膜炎。外用治乳腺炎，疟疾，疔疮疖肿，蛇咬伤。

【用法用量】15~30g，水煎服。外用适量鲜品捣烂敷患处。

【附方】治疟疾：鲜蘋揉搓如蚕豆大，于疟疾发作前 4~5h，塞入一侧外耳道。

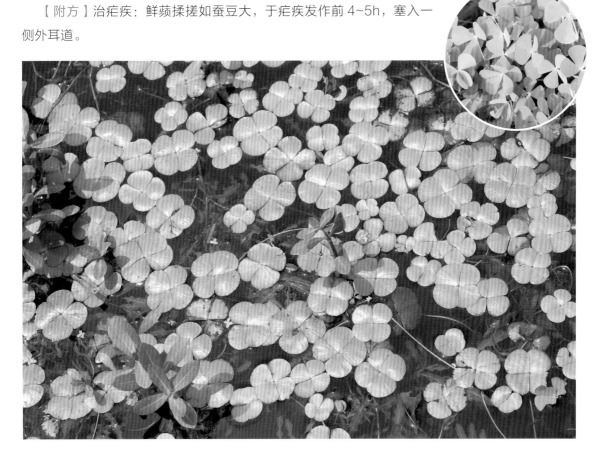

2.27 槐叶蘋科

2.27.1 槐叶蘋

SALVINIAE NATANTIS HERBA

【别名】蜈蚣漂、蜈蚣萍、大浮草、包田麻

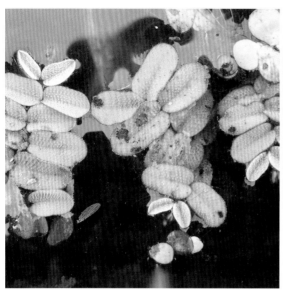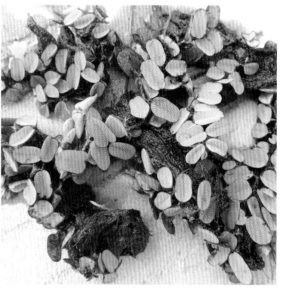

【基原】来源于槐叶蘋科 Salviniaceae 槐叶蘋属 *Salvinia* 槐叶蘋 *Salvinia natans*（L.）All. 的全草入药。

【形态特征】小型漂浮植物。茎细长而横走，被褐色节状毛。三叶轮生，上面二叶漂浮水面，形如槐叶，长圆形或椭圆形，长 0.8~1.4cm，宽 5~8mm，顶端钝圆，基部圆形或稍呈心形，全缘；叶柄长 1mm 或近无柄；叶脉斜出，在主脉两侧有小脉 15~20 对，每条小脉上面有 5~8 束白色刚毛；叶草质，叶面深绿色，背面密被棕色茸毛。下面一叶悬垂水中，细裂成线状，被细毛，形如须根，起着根的作用。孢子果 4~8 个簇生于沉水叶的基部，表面疏生成束的短毛，小孢子果表面淡黄色，大孢子果表面淡棕色。

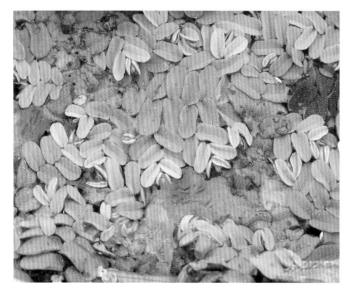

【生境】生于水田、沟塘和静水溪河内。

【分布】长江以南各地，北达华北、东北，西到新疆。日本、越南、印度及欧洲也有分布。

【采集加工】夏、秋季采收，将全草晒干。

【性味归经】味辛，性寒。归肝经。

【功能主治】清热除湿，活血止痛。治痈肿疔毒，瘀血肿痛，烧、烫伤。

【用法用量】外用鲜品捣烂敷患处，或焙干研粉调敷患处。

2.28 满江红科

2.28.1 满江红

AZOLLAE IMBRICATAE HERBA

【别名】红浮萍、紫藻、三角藻

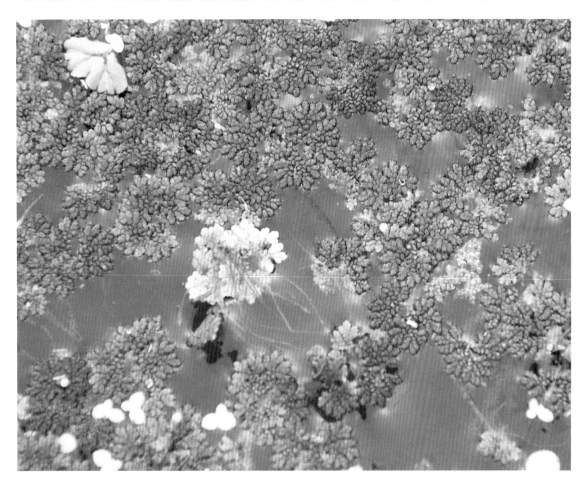

【基原】来源于满江红科 Azollaceae 满江红属 Azolla 满江红 Azolla imbricata（Roxb.）Nakai 的全草入药。

【形态特征】小型漂浮植物。植物体呈卵形或三角状，根状茎细长横走，侧枝腋生，假二歧分枝，向下生须根。叶小如芝麻，互生，无柄，覆瓦状排列成两行，叶片深裂分为背裂片和腹裂片两部分，背裂片长圆形或卵形，肉质，绿色，但在秋后常变为紫红色，边缘无色透明，上表面密被乳状瘤突，下表面中部略凹陷，基部肥厚形成共生腔；腹裂片贝壳状，无色透明，多少饰有淡紫红色，斜沉水中。孢子果双生于分枝处，大孢子果体积小，长卵形，顶部喙状，内藏一个大孢子囊，大孢子囊产一个大孢子，大孢子囊有 9 个浮膘，分上下两排附生在孢子囊体上，上部 3 个较大，下部 6 个较小；小孢子果体积较大，球形或桃形，顶端有短喙，果壁薄而透明，内含多数具长柄的小孢子囊，每个小孢子囊内有 64 个小孢子，分别埋藏在 5~8 块无色海绵状的泡胶块上，泡胶块上有丝状毛。

【生境】生于水田、沟塘和静水溪河内。

【分布】长江以南各地。朝鲜、日本也有分布。

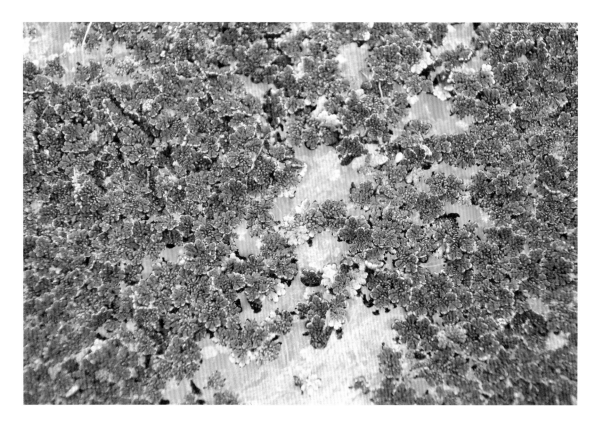

【采集加工】夏、秋采收，将全草晒干。

【性味归经】味辛、苦，性寒。归肺、膀胱经。

【功能主治】解表透疹，祛风利湿。治麻疹未透，风湿性关节痛，荨麻疹，皮肤瘙痒，水肿，小便不利。

【用法用量】3~9g，水煎服。外用适量，煎水洗患处。

3

裸子植物门

3.1 银杏科

3.1.1 白果

GINKGO SEMEN

【别名】公孙树、飞蛾叶、鸭脚子

【基原】来源于银杏科 Ginkgoaceae 银杏属 *Ginkgo* 银杏 *Ginkgo biloba* L. 的种子入药。

【形态特征】大乔木，高可达 40m；树皮灰褐色，深纵裂，粗糙；枝近轮生，斜上展或雌株枝略平展；长枝灰黄色，具细裂纹；短枝密被落叶痕，短枝端常可再长出长枝。叶扇形，淡绿色，在长枝上呈螺旋状互生，在短枝上为螺旋状簇生状，叶宽 5~8cm，上端常具波状缺刻，常具 2 裂口或无裂口，基部宽楔形；叶柄长通常 5~8cm。球花雌雄异株，着生于短枝顶端，基部具鳞片状苞叶；雄球花具多数雄蕊，呈柔荑花序状，雄蕊花药 2 枚，药室纵裂，花丝细；雌球花具长梗，梗端膨大，具 2 枚、稀 1 枚或 3~5 枚盘状珠座，每珠座着生 1 枚裸生的胚珠，通常仅 1 枚发育成种子。成熟种子卵圆形或近球形，直径 2~3cm，假种皮肉质，成熟时黄色，种皮骨质，具 2~3 条纵脊，内种皮膜质，胚乳丰富，肉质。

【生境】各地山区有栽培。

【分布】全国广为栽种，仅浙江天目山有野生。朝鲜、日本及欧洲、美洲各地庭园有栽培。

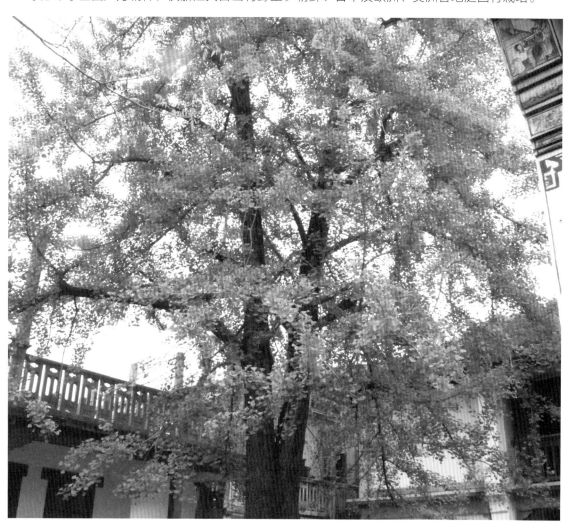

【采集加工】秋季种子成熟时采收，除去肉质假种皮，洗净，稍蒸或略煮后，烘干。

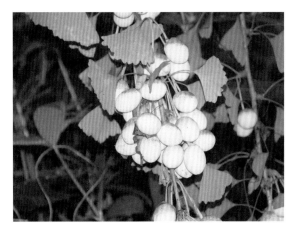

【药材性状】本品略呈阔椭圆形，稍扁，长1.5~2.5cm，厚约1cm，黄白色或淡棕黄色，平滑，上端稍尖，下端钝，边缘有2或3条棱脊。壳骨质，较硬；种仁宽卵形或卵圆形，一端留有淡棕色内种皮，横断面外层黄色，内部淡黄色或淡绿色，粉质，中间有空隙。无臭，味甘、微苦。以粒大、饱满、色白、种仁肥厚者为佳。

【性味归经】味甘、苦、涩，性平；有小毒。归肺、肾经。

【功能主治】杀虫，温肺益气，镇咳止喘，止带缩尿。治支气管哮喘，慢性气管炎，肺结核，尿频，遗精，白带；外敷主治疔疮。

【用法用量】4.5~9g，水煎服。

【附方】① 治慢性气管炎：银杏250mg，地龙、黄芩素各150mg（每片含量）。加适量淀粉，制粒，压片。每服5片，每日2次，早晚空腹服。10天为一个疗程，中间休息5天。

② 治肺结核：秋后采嫩银杏（带肉质外种皮）浸入菜油中100天，即为油浸白果，每次服1粒，每日3次，连服30~100天。

③ 治冠状动脉粥样硬化性心脏病心绞痛：a. 舒血宁片：每片含银杏叶总黄酮量约2毫克，每次舌下含服1~2片，每日3次。b. 复方银杏片：银杏叶、何首乌、钩藤各4.5g，制成片剂，为1日量。c. 舒血宁注射液：每2ml含银杏叶黄酮苷元0.3mg及聚乙二醇30%。肌内注射，每次4ml，每日1次。疗程6~10周。

④ 治血清胆固醇过高症：银杏叶提取主要成分黄酮，制成糖衣片，每片含黄酮1.14mg。每次服4片，每日3次。

⑤ 治小儿肠炎：银杏干叶3~9g，加水2碗，煎成1碗，擦洗小儿脚心、手心、心口（巨阙穴周围），严重者擦洗头顶。每日2次。

【附注】银杏叶亦入药。味甘、苦、涩，性平。归心、肺经。活血化瘀，敛肺平喘。治肺虚咳喘、高脂血症、高血压、心绞痛、脑血管痉挛等。用量9g。

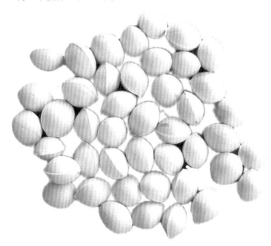

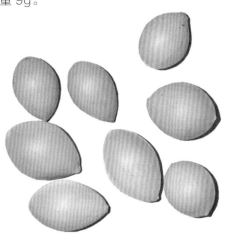

3.2 松科

3.2.1 松花粉

PINI POLLEN

【别名】松黄

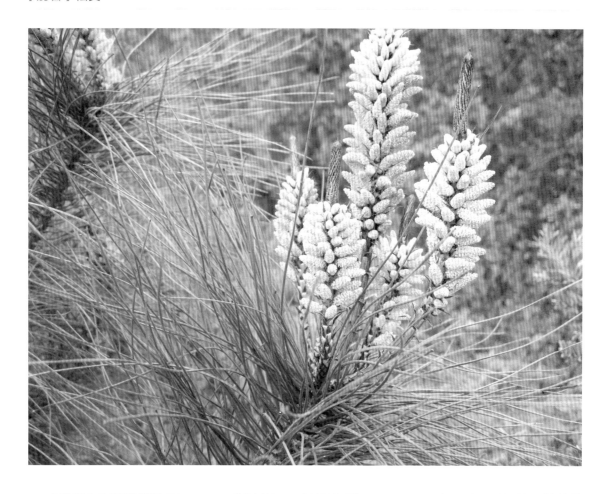

【基原】来源于松科 Pinaceae 松属 Pinus 马尾松 Pinus massoniana Lamb. 的干燥花粉入药。

【形态特征】大乔木，高可达 45m；树皮红褐色，下部灰褐色，常裂成不规则鳞片状块片；分枝平展或斜展，每年一轮，稀 2 轮。针叶通常 2 针一束，长 12~20cm，横切面半圆形，具边生树脂道，叶缘具刺毛状的细锯齿；叶鞘半膜质，灰褐或灰黑色，宿存。雄球花淡红褐色，圆柱形，聚生于新枝下部苞腋内；雄蕊多数，螺旋状着生，花药 2，药室纵裂，花粉具气囊；雌球花单生或 2~4 个聚生于新枝顶端，由多数螺旋状着生的珠鳞与苞鳞组成，珠鳞内侧具 2 枚倒生胚珠，珠鳞外侧基部具一短小的苞鳞，受粉后胚珠第二年发育成熟。球果卵圆形或长卵圆形，长 4~7cm，直径 2.5~4cm，成熟时种鳞木质，种鳞上端具盾状鳞盾，鳞盾上横脊明显，并有微凹的鳞脐；种子长卵圆形，长 4~6mm，具单侧着生种翅，种翅长 2~2.7cm，成熟时种鳞张开。花期 3~5 月。

【生境】生于山地林中。

【分布】汉江流域以南，西至四川、贵州中部和云南东南部。

【采集加工】春季花刚开时，采摘花穗，晒干，收集花粉，除去杂质。

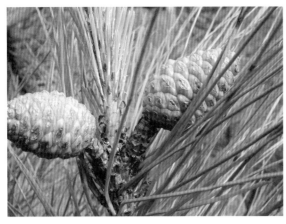

【药材性状】本品为淡黄色细粉。体轻,易飞扬,手捻有滑润感。气微,味淡。以体轻、色淡黄者为佳。

【性味归经】味甘,性温。归肝、脾经。

【功能主治】益气血,祛风燥湿,收敛。治血虚头晕,黄水疮,皮肤湿疹、糜烂,婴儿尿布性皮炎。

【用法用量】3~6g,水煎服。外用适量,撒敷患处。

【附注】①油松 *Pinus tabulaeformis* Carr. 的花粉亦可作松花粉入药,功效与本种相同。②马尾松和油松的干燥瘤状节或分枝节亦入药,称油松节。味苦,性温。归肝、肾经。功能:祛风燥湿,强筋骨。用量:5~19g。

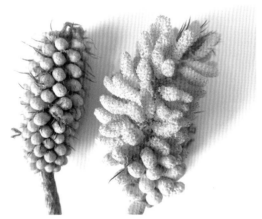
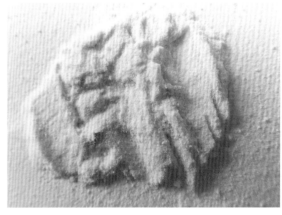

3.3 杉科

3.3.1 杉

CUNNINGHAMIAE LANCEOLATAE CONIFER

【别名】杉树

【基原】来源于杉科 Taxodiaceae 杉木属 *Cunninghamia* 杉 *Cunninghamia lanceolata*（Lamb.）Hook. 的树皮、叶、球果及种子入药。

【形态特征】乔木，高达 30m，胸径达 3m。叶在主枝上辐射伸展，侧枝之叶基部扭转成二列状，披针形或条状披针形，通常微弯、呈镰状，革质、坚硬，长 2~6cm，宽 3~5mm，边缘有细缺齿，顶端渐尖，稀微钝，叶面深绿色，有光泽，除顶端及基部外两侧有窄气孔带，微具白粉或白粉不明显，背面淡绿色，沿中脉两侧各有 1 条白粉气孔带。雄球花圆锥状，长 0.5~1.5cm，有短梗，通常 40 余个簇生枝顶；雌球花单生或 2~3（4）个集生，绿色，苞鳞横椭圆形，顶端急尖，上部边缘膜质，有不规则的细齿，长宽几相等，3.5~4mm。球果卵圆形，长 2.5~5cm，直径 3~4cm；熟时苞鳞革质，棕黄色，三角状卵形，长约 1.7cm，宽 1.5cm，顶端有坚硬的刺状尖头，背面的中肋两侧有 2 条稀疏气孔带；种鳞很小，顶端三裂，侧裂较大，裂片分离，腹面着生 3 粒种子；种子扁平，遮盖着种鳞，长卵形或长圆形，暗褐色，有光泽，两侧边缘有窄翅，长 7~8mm，宽 5mm；子叶 2 枚，发芽时出土。花期 4 月；球果 10 月下旬成熟。

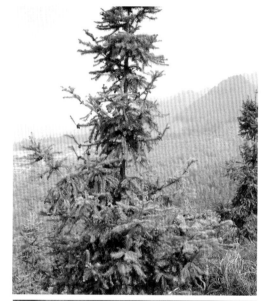

【生境】生于山地林中。

【分布】北起秦岭、河南、安徽，南至广西、云南东南部。越南也有分布。

【采集加工】树皮、叶全年可采，秋季采收种子、球果晒干。

【性味归经】味辛，性微温。

【功能主治】散瘀消肿，祛风解毒，止血生肌。治疝气痛、霍乱、痧症等。

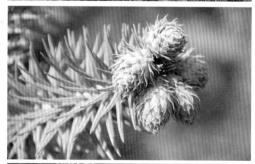

【用法用量】15~30g，水煎服。树皮煎水洗，治皮肤病，漆疮。杉节烧灰调麻油涂患处，治慢性溃疡、生肌收口。嫩叶及幼苗捣料外敷，治跌打瘀肿，烧、烫伤，外伤出血。

【附方】① 治慢性气管炎：杉塔（球果）30g，蒲公英 30g，葶苈子 15g，每日 1 剂，水煎 2 次，早晚分服。连服 15 天为 1 个疗程。

② 治烧、烫伤：杉木烧灰存性，研末，调花生油或茶油成糊状外敷，每日 1 次。

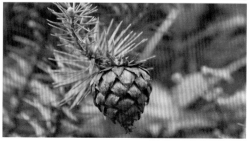

3.4 柏科

3.4.1 垂柏

CUPRESSI FUNEBRIS FRUCTUS ET RAMULUS

【别名】香扁柏、垂丝柏、黄柏、扫帚柏、柏木树

【基原】来源于柏科 Cupressaceae 柏木属 *Cupressus* 垂柏 *Cupressus funebris* Endl. 的叶、树脂和果实入药。

【形态特征】大乔木，高达 35m，胸径可达 2m；树皮淡褐灰色，裂成窄长条片；小枝细长下垂，生鳞叶的小枝扁，排成一平面，两面同形，绿色，宽约 1mm；较老的小枝圆柱形，暗褐紫色，略有光泽。鳞叶二型，长 1~1.5mm，顶端锐尖，中央之叶的背部有条状腺点，两侧的叶对折，背部有棱脊。雄球花椭圆形或卵圆形，长 2.5~3mm，雄蕊通常 6 对，药隔顶端常具短尖头，中央具纵脊，淡绿色，边缘带褐色；雌球花长 3~6mm，近球形，直径约 3.5mm。球果圆球形，直径 8~12mm，熟时暗褐色；种鳞 4 对，顶端为不规则五角形或方形，宽 5~7mm，中央有尖头或无，能育种鳞有 5~6 粒种子；种子宽倒卵状菱形或近圆形，扁，熟时淡褐色，有光泽，长约 2.5mm，边缘具窄翅；子叶 2 枚，条形，长 8~13mm，宽 1.3mm，顶端钝圆；初生叶扁平刺形，长 5~17mm，宽约 0.5mm，起初对生，后 4 叶轮生。花期 3~5 月，种子第二年 5~6 月成熟。

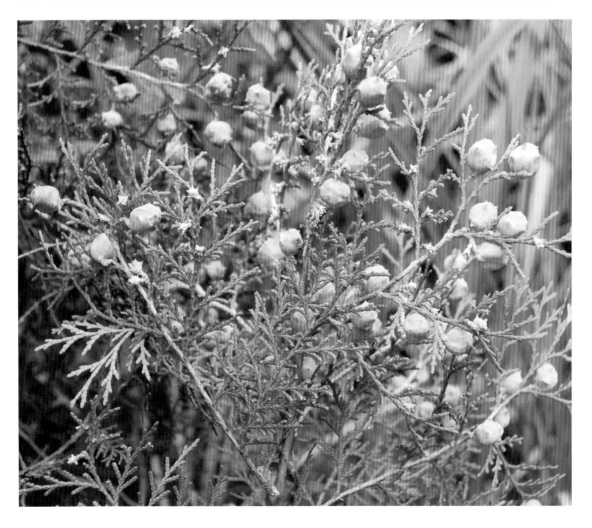

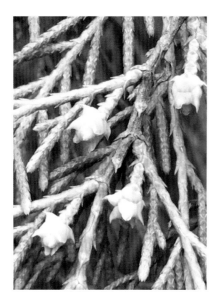

【生境】栽培。

【分布】华东、华中南部、西南和甘肃南部、陕西南部。

【采集加工】夏、秋季采收叶、树脂，秋、冬季采收果实晒干。

【性味归经】果实：味甘、辛、微苦，性平。叶：味苦、辛，性温。树脂：味淡、涩，性平。归大肠经。

【功能主治】果实：祛风清热，安神，止血。叶：止血生肌。树脂：解风热，燥湿，镇痛。果实：治发热烦躁，小儿高热，吐血。叶：外用治外伤出血，黄癣。树脂：治风热头痛，白带。外用治外伤出血。

【用法用量】果实、树脂9~15g，水煎服。叶、树脂外用适量，捣烂或研粉调麻油涂敷患处。

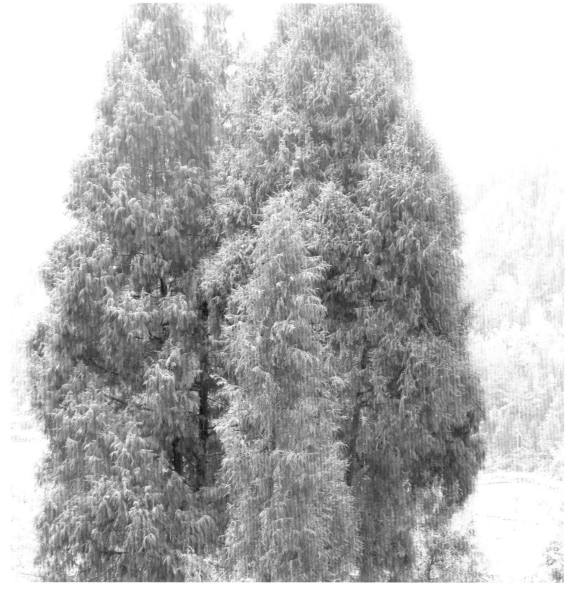

3.4.2 侧柏

THUJAE ORIENTALIS RAMUS ET FURFUR

【别名】扁柏

【基原】来源于柏科 Cupressaceae 侧柏属 *Platycladus* 侧柏 *Platycladus orientalis*（L.）Franco [*Thuja orientalis* L.] 的枝叶、果壳、种子入药。

【形态特征】乔木，高达 20m，胸径 1m；枝条向上伸展或斜展，幼树树冠卵状尖塔形，老树树冠则为阔圆形；生鳞叶的小枝细，向上直展或斜展，扁平，排成一平面。叶鳞形，长 1~3mm，顶端微钝，小枝中央的叶的露出部分呈倒卵状菱形或斜方形，背面中间有条状腺槽，两侧的叶船形，顶端微内曲，背部有钝脊，尖头的下方有腺点。雄球花黄色，卵圆形，长约 2mm；雌球花近球形，径约 2mm，蓝绿色，被白粉。球果近卵圆形，长 1.5~2.5cm，成熟前近肉质，蓝绿色，被白粉，成熟后木质，开裂，红褐色；中间两对种鳞倒卵形或椭圆形，鳞背顶端的下方有一向外弯曲的尖头，上部 1 对种鳞窄长，近柱状，顶端有向上的尖头，下部 1 对种鳞极小，长达 13mm，稀退化而不显著；种子卵圆形或近椭圆形，顶端微尖，灰褐色或紫褐色，长 6~8mm，稍有棱脊，无翅或有极窄的翅。花期 3~4 月；球果 10 月成熟。

【生境】公园及庭园有栽种。

【分布】广东、广西、贵州、云南、福建、江西、浙江、江苏、安徽、山东、湖南、湖北、四川、河南、陕西、甘肃、山西、河北、内蒙古、吉林、辽宁。朝鲜、俄罗斯也有分布。

【采集加工】夏、秋采收枝叶，秋、冬采收果壳、种子晒干。

【性味归经】嫩枝、叶、果壳：味苦、涩，性微寒。种子：味甘，性平。

【功能主治】清热凉血，止血。嫩枝、叶：治吐血，衄血，尿血，赤白带下，子宫出血，紫斑，风湿痹痛，高血压病，燥热咳嗽，丹毒疔腮。外用治烫伤，脂溢性皮炎。种子：治失眠遗精，心悸出汗，神经衰弱，便秘，咳嗽。果壳：治慢性气管炎。

【用法用量】嫩枝、叶 15~30g；种子 10~20g，水煎服。

【附方】① 治脱发：侧柏叶 120g，当归 60g，焙干共研细粉，水泛为丸，每服 9g，淡盐汤送下，每日 1 次。连服 20 天为一个疗程。必要时连服 3~4 个疗程。

② 治慢性气管炎：a. 复方侧柏片，每片重 0.5g，相当于生药 3.4g。每日服 3 次，每次 4 片，饭后服用，10 天为一个疗程，

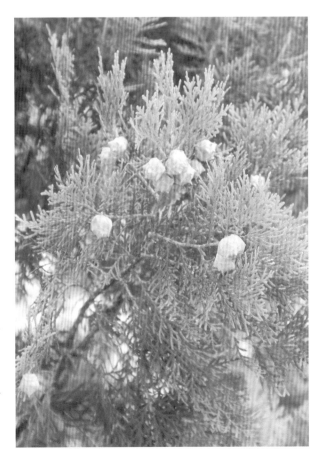

每一个疗程结束后休息 3 天。b. 鲜侧柏叶 45g，穿山龙 15g，黄芩、桔梗各 9g，苍术、黄芪各 6g，甘草 0.6g。以上为一日量，制成浸膏片，每日分 3 次服，10 天为一个疗程。

③ 治功能性子宫出血：侧柏叶 90g，水煎，分 3 次服。

④ 治便血：侧柏叶炭 30g，荷叶、生地黄、百草霜各 9g。水煎服。

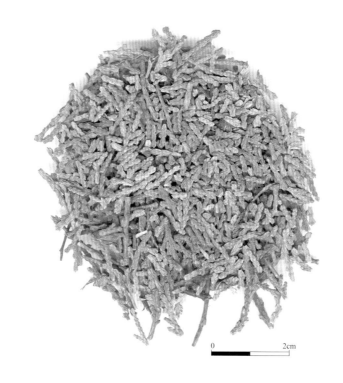

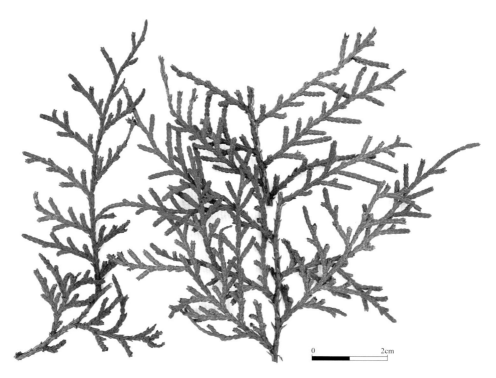

3.5 罗汉松科

3.5.1 竹柏

NAGEIAE NAGI RADIX ET CORTEX

【基原】来源于罗汉松科 Podocarpaceae 竹柏属 *Nageia* 竹柏 *Nageia nagi*（Thunb.）Kuntze [*Podocarpus nagi*（Thunb.）Zoll. et Mor. ex Zoll.] 的根、叶和树皮入药。

【形态特征】常绿乔木。高可达 15m；树皮近平滑，红褐色。叶交互对生或近对生，排成 2 列，厚革质，卵形、卵状披针形或披针状椭圆形，长 3.5~9cm，宽 1.5~2.5cm，无中脉而有多数并列细脉，顶端渐尖，基部楔形或宽楔形，上面深绿色，有光泽，下面浅绿色。雄球花穗状，常分枝，单生于叶腋，稀成对，基部有数枚苞片，花后苞片不发育成肉质种托。种子球形，直径 1.2~1.5cm，熟时假种皮紫黑色，被白粉，种托与梗相似，柄长 7~13mm，上部有苞片脱落的疤痕。花期 3~4 月；种子 10 月成熟。

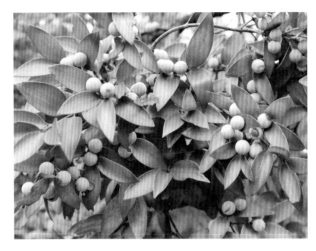

【生境】生于常绿阔叶林。

【分布】广东、广西、福建、湖南、江苏、浙江、贵州、云南、四川等地。日本也有分布。

【采集加工】夏、秋季采收叶、树皮、根晒干备用。

【性味归经】味淡、涩，性平。归肝经。

【功能主治】树皮及根祛风除湿。叶止血，接骨，消肿。叶治骨折，拔弹头。树皮及根治风湿痹痛。

【用法用量】10~15g，水煎服。外用鲜品捣烂敷患处。

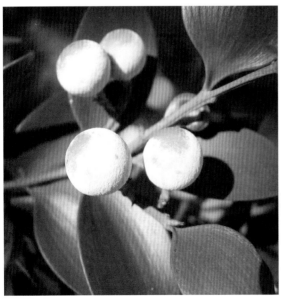
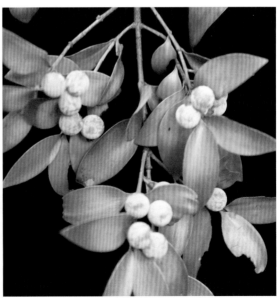

3.5.2　江南柏

PODOCARPI MACROPHYLLI RAMUS ET FOLIUM

【基原】来源于罗汉松科 Podocarpaceae 罗汉松属 *Podocarpus* 短叶罗汉松 *Podocarpus macrophyllus*（Thunb.）D. Don var. *maki* Endl. 的枝、叶入药。

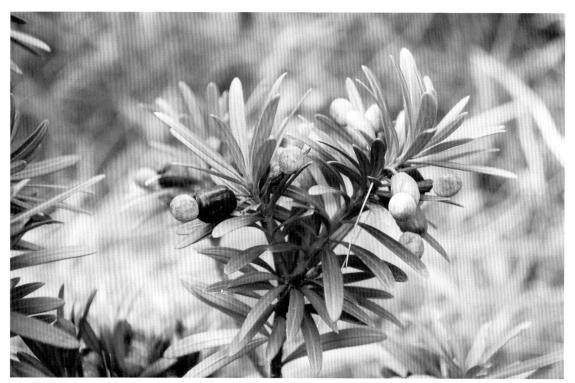

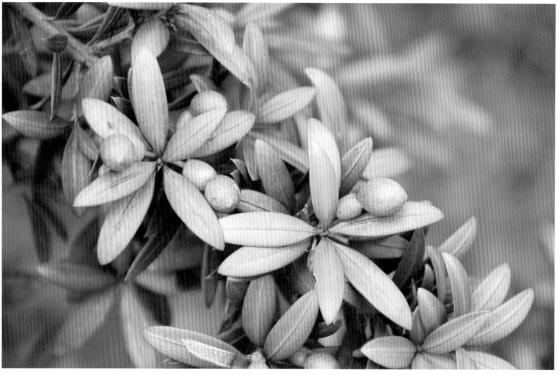

【形态特征】小乔木，高达10m；树皮灰色或灰褐色，浅纵裂，成薄片状脱落；枝开展或斜展，较密。叶螺旋状着生，条状披针形，长2.5~7cm，宽2~4mm，顶端钝，基部楔形，叶面深绿色，有光泽，中脉显著隆起，背面带白色、灰绿色或淡绿色，中脉微隆起。雄球花穗状、腋生，常3~5个簇生于极短的总梗上，长3~5cm，基部有数枚三角状苞片；雌球花单生叶腋，有梗，基部有少数苞片。种子卵圆形，径约1cm，顶端圆，熟时肉质假种皮紫黑色，有白粉，种托肉质圆柱形，红色或紫红色，柄长1~1.5cm。花期4~5月；种子8~9月成熟。

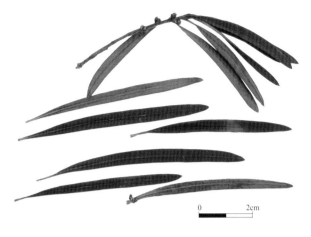

【生境】栽培。

【分布】江苏、浙江、福建、江西、湖南、湖北、陕西、四川、云南、贵州、广西、广东等地均有栽培。原产日本。

【采集加工】全年可采。剪取嫩枝、叶，晒干，或带幼枝扎成小把。

【药材性状】本品嫩枝直径0.2~0.5cm，淡黄褐色，粗糙。叶5~10片丛生，螺旋状排列；叶片线状披针形，长2.5~7cm，宽3.5~7cm，顶端圆或钝，上面灰绿色至暗褐色，下面淡黄绿色至淡棕色，两面的中脉均突起，具短柄；革质而脆，易折断。气微，味淡。以色青绿、少枝梗、无老茎者为佳。

【性味归经】味微苦、辛，性微寒。归肺、肝、大肠经。

【功能主治】止血，活血，舒筋活络。治月经过多，血虚面黄，吐血，咯血，跌打损伤。

【用法用量】9~15g，水煎服。

【附注】罗汉松 Podocarpus macrophyllus（Thunb.）D. Don 的嫩枝叶亦作江南柏入药，性味功能与本种相同或近似。

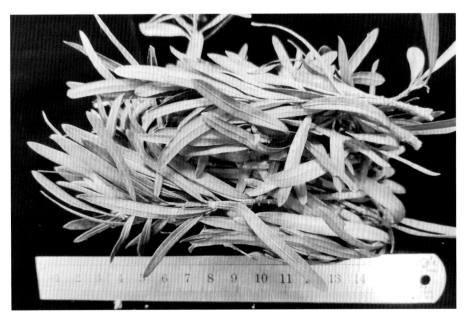

3.5.3 百日青

PODOCARPI NERIIFOLII RAMULUS ET FOLIUM
【别名】大叶罗汉松

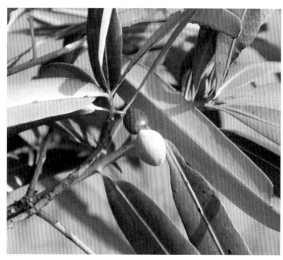 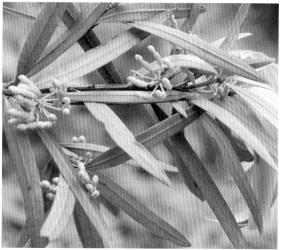

【基原】来源于罗汉松科 Podocarpaceae 罗汉松属 *Podocarpus* 百日青 *Podocarpus neriifolius* D. Don 的枝、叶入药。

【形态特征】大乔木，高达 25m，胸径约 50cm；树皮灰褐色，薄纤维质，成片状纵裂；枝条开展或斜展。叶螺旋状着生，披针形，厚革质，常微弯，长 7~15cm，宽 9~13mm，上部渐窄，顶端有渐尖的长尖头，萌生枝上的叶稍宽、有短尖头，基部渐窄，楔形，有短柄，上面中脉隆起，下面微隆起或近平。雄球花穗状，单生或 2~3 个簇生，长 2.5~5cm，总梗较短，基部有多数螺旋状排列的苞片。种子卵圆形，长 8~16mm，顶端圆或钝，熟时肉质假种皮紫红色，种托肉质橙红色，梗长 9~22mm。花期 5 月；种子 10~11 月成熟。

【生境】生于海拔 400~1200m 的山地林中。

【分布】浙江、江西、福建、台湾、湖南、贵州、四川、西藏、云南、广西、广东、香港、海南。尼泊尔、不丹、缅甸、老挝、越南、印度尼西亚也有分布。

【采集加工】全年可采枝、叶晒干。

【性味归经】味微苦、辛，性温。

【功能主治】祛风，接骨。治风湿、骨折、斑痧症等。

【用法用量】外用适量煎水洗，或用鲜品捣烂敷患处。

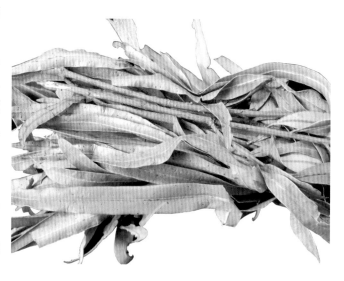

3.6 三尖杉科

3.6.1 三尖杉

CEPHALOTAXI FORTUNEI CORTEX ET SEMEN

【别名】榧子、血榧、石榧、水柏子、藏杉、山榧树

　　【基原】来源于三尖杉科 Cephalotaxaceae 三尖杉属 *Cephalotaxus* 三尖杉 *Cephalotaxus fortunei* Hook. 的枝、叶和种子入药。

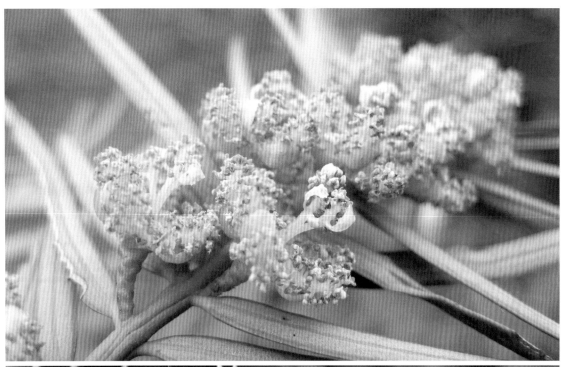

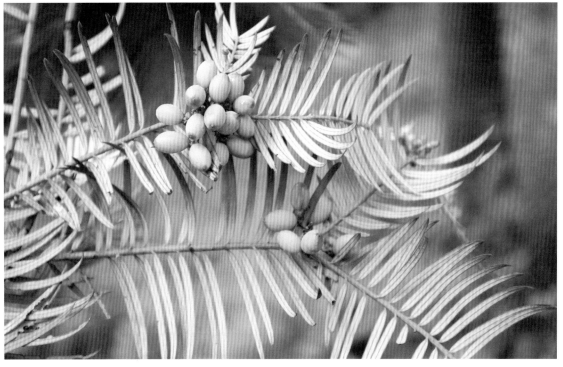

【形态特征】乔木。高达 20m，胸径达 40cm；树皮褐色或红褐色，裂成片状脱落；枝条较细长，稍下垂；树冠广圆形。叶排成两列，披针状条形，通常微弯，长 4~13cm，宽 3.5~4.5mm，上部渐窄，顶端有渐尖的长尖头，基部楔形或宽楔形，叶面深绿色，中脉隆起，背面气孔带白色，较绿色边带宽 3~5 倍，绿色中脉带明显或微明显。雄球花 8~10 聚生成头状，直径约 1cm，总花梗粗，通常长 6~8mm，基部及总花梗上部有 18~24 枚苞片，每一雄球花有 6~16 枚雄蕊，花药 3 枚，花丝短；雌球花的胚珠 3~8 枚发育成种子，总梗长 1.5~2cm。种子椭圆状卵形或近圆球形，长约 2.5cm，假种皮成熟时紫色或红紫色，顶端有小尖头；子叶 2 枚，条形，长 2.2~3.8cm，宽约 2mm，顶端钝圆或微凹，下面中脉隆起，无气孔线，上面有凹槽，内有一窄的白粉带；初生叶镰状条形，最初 5~8 片，形小，长 4~8mm，下面有白色气孔带。花期 4 月；种子 8~10 月成熟。

【生境】生于海拔 200~1000m 山地林中。

【分布】浙江、安徽、福建、江西、湖南、湖北、河南、陕西、甘肃、四川、云南、贵州、广西、广东。

【采集加工】夏、秋季采收枝、叶，秋冬季采收果实晒干。

【性味归经】种子：味甘，性平。枝、叶：味苦、涩，性寒。归肺、胃、大肠经。

【功能主治】种子：驱虫，消积。枝、叶：止咳润肺，消积，抗癌。种子：治蛔虫病，钩虫病，食积。枝叶：治恶性肿瘤。

【用法用量】种子用量：9~15g，水煎，早晚饭前后各服一次，或炒熟食。三尖杉总生物碱对淋巴肉瘤、肺癌、嗜酸淋巴肉芽肿等有较好的疗效，对胃癌、上颌窦癌、霍奇金病、子宫平滑肌肉瘤、食管癌也有一定效果。总碱用量：成人每天（2.0±0.5）mg/kg（以体重计），分两次肌注。

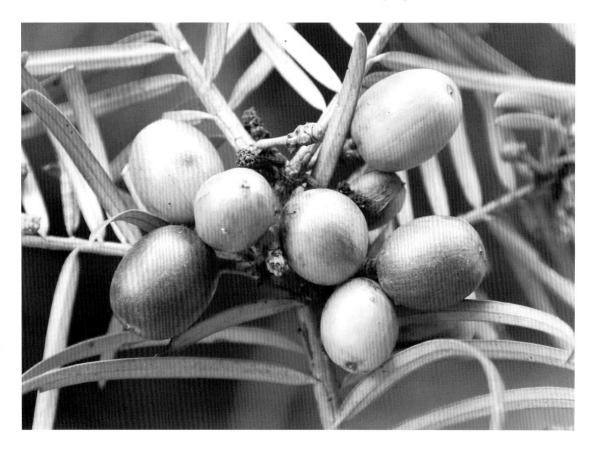

3.7 红豆杉科

3.7.1 穗花杉

AMENTOTAXI ARGOTAENIAE FOLIUM

【别名】华西穗花杉、老鼠杉

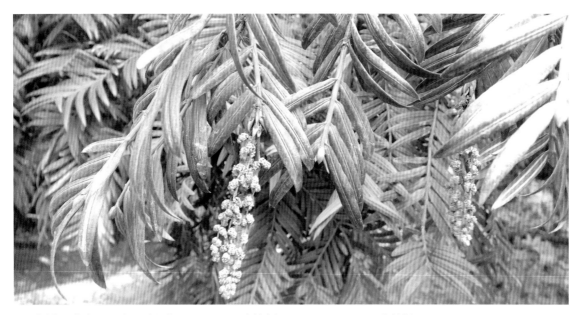

【基原】来源于红豆杉科 Taxaceae 穗花杉属 *Amentotaxus* 穗花杉 *Amentotaxus argotaenia*（Hance）Pilg. 的叶入药。

【形态特征】灌木或小乔木。高达 7m；树皮灰褐色或淡红褐色，裂成片状脱落；小枝斜展或向上伸展，圆或近方形，一年生枝绿色，二年生、三年生枝绿黄色、黄色或淡黄红色。叶基部扭转列成两列，条状披针形，直或微弯镰状，长 3~11cm，宽 6~11mm，顶端尖或钝，基部渐窄，楔形或宽楔形，有极短的叶柄，边缘微向下曲，背面白色气孔带与绿色边带等宽或较窄；萌生枝的叶较长，通常镰状，稀直伸，顶端有渐尖的长尖头，气孔带较绿色边带为窄。雄球花穗 1~3 穗，长 5~6.5cm，雄蕊有 2~5 枚花药，多数为 3 枚花药。种子椭圆形，成熟时假种皮鲜红色，长 2~2.5cm，直径约 1.3cm，顶端有小尖头露出，基部宿存苞片的背部有纵脊，梗长约 1.3cm，扁四棱形。花期 4 月；种子 10 月成熟。

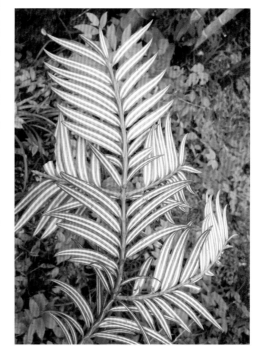

【生境】生于山谷林中湿润处。

【分布】广东、香港、江西、湖北、湖南、四川、西藏、甘肃、广西。

【采集加工】夏、秋季采收，鲜用或晒干。

【性味归经】味苦，性温。归脾、胃经。

【功能主治】收敛。治湿疹。

【用法用量】外用煎水洗患处。

3.8 麻黄科

3.8.1 麻黄

EPHEDRAE HERBA

【别名】华麻黄、木麻黄、山麻黄

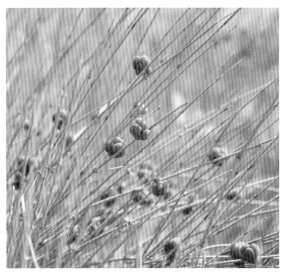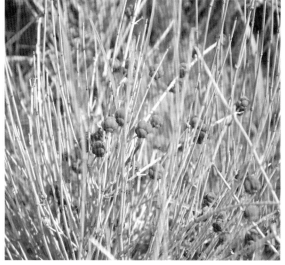

【基原】来源于麻黄科 Ephedraceae 麻黄属 *Ephedra* 草麻黄 *Ephedra sinica* Stapf、中麻黄 *Ephedra intermedia* Schrenk et C. A. Mey. 和木贼麻黄 *Ephedra equisetina* Bunge 的草质茎枝入药。

【形态特征】A. 草麻黄　矮小灌木或多年生草本状小灌木，高 20~40cm，常无直立木质茎，有木质茎时则横卧地下似根状茎；小枝圆柱状，对生或轮生，直或微曲，节间长 2.5~6cm，直径约 2mm，无明显纵槽。叶膜质，鞘状，长 3~4mm，生于节上，下部 1/3~2/3 合生，上部 2 裂，裂片锐三角形。雄球花有多数密集的雄花，或排成复穗状；苞片通常 4 对；雄花有 7~8 雄蕊，花丝合生或顶端微分离。雌球花单生枝顶，有苞片 4 对，最上 1 对合生部分占 1/2 以上；雌花 2，珠被管长 1mm 或稍长，直或顶端微弯。雌球花成熟时苞片肉质，红色，长圆状卵形或近圆形；种子通常 2 粒，包藏于红色肉质苞片内，不外露或与苞片等长。花期 5~6 月；果期 8~9 月。

【生境】生于干旱荒漠。

【分布】吉林、辽宁、内蒙古、河北、山西、河南和陕西等地。蒙古也有分布。

【形态特征】B. 中麻黄　灌木，高 20~100cm；茎直立或匍匐斜上，粗壮，基部分枝多；绿色小枝常被白粉呈灰绿色，直径 1~2mm，节间通常长 3~6cm，纵槽纹较细浅。叶 3 裂及 2 裂混见，下部约 2/3 合生成鞘状，上部裂片钝三角形或窄三角披针形。雄球花通常无梗，数个密集于节上成团状，稀 2~3 个对生或轮生于节上，具 5~7 对交叉对生或 5~7 轮（每轮 3 片）苞片，雄花有 5~8 枚雄蕊，

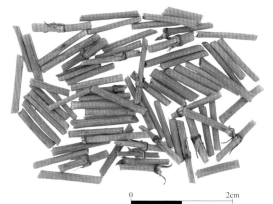

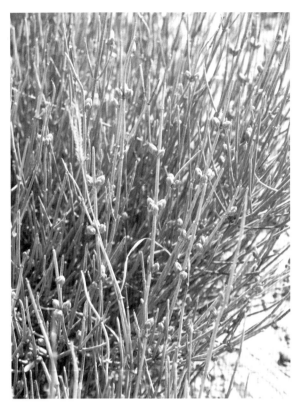

花丝全部合生，花药无梗；雌球花 2~3 成簇，对生或轮生于节上，无梗或有短梗，苞片 3~5 轮（每轮 3 片）或 3~5 对交叉对生，通常仅基部合生，边缘常有明显膜质窄边，最上一轮苞片有 2~3 雌花；雌花的珠被管长达 3mm，常成螺旋状弯曲。雌球花成熟时肉质红色，椭圆形、卵圆形或矩圆状卵圆形，长 6~10mm，直径 5~8mm；种子包于肉质红色的苞片内，不外露，3 粒或 2 粒，形状变异颇大，常呈卵圆形或长卵圆形，长 5~6mm，直径约 3mm。花期 5~6 月；果期 7~8 月。

【生境】生于海拔数百米至 2000m 的干旱荒漠、沙滩地区及干旱的山坡或草地上。

【分布】辽宁、河北、山东、内蒙古、山西、陕西、甘肃、青海及新疆等地，以西北各地最为常见。阿富汗、伊朗和俄罗斯也有分布。

【形态特征】C. 木贼麻黄 直立小灌木，高达 1m，木质茎粗长，直立，稀部分匍匐状，基部径达 1~1.5cm，中部茎枝一般径 3~4mm；小枝细，径约 1mm，节间短，长 1~3.5cm，多为 1.5~2.5cm，纵槽纹细浅不明显，常被白粉呈蓝绿色或灰绿色。叶 2 裂，长 1.5~2mm，褐色，大部合生，上部约 1/4 分离，裂片短三角形，顶端钝。雄球花单生或 3~4 个集生于节上，无梗或开花时有短梗，卵圆形或窄卵圆形，长 3~4mm，宽 2~3mm，苞片 3~4 对，基部约 1/3 合生，假花被近圆形，雄蕊 6~8，花丝全部合生，微外露，花药 2 室，稀 3 室；雌球花常 2 个对生于节上，窄卵圆形或窄菱形，苞片 3 对，菱形或卵状菱形，最上一对苞片约 2/3 合生，雌花 1~2，珠被管长达 2mm，稍弯曲。雌球花成熟时肉质红色，长卵圆形或卵圆形，长 8~10mm，径 4~5mm，具短梗；种子通常 1 粒，窄长卵圆形，长约 7mm，径 2.5~3mm，顶端窄缩成颈柱状，基部渐窄圆，具明显的点状种脐与种阜。花期 6~7 月；果期 8~9 月。

【生境】生于干旱地区的山脊、山顶及岩壁等处。

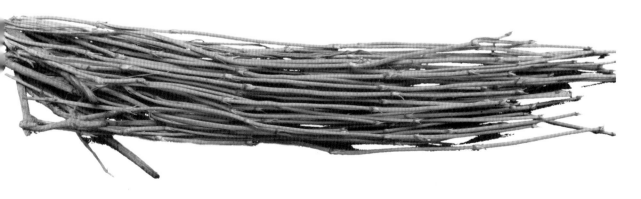

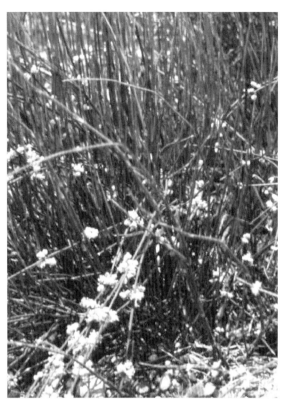

【分布】河北、山西、内蒙古、陕西西部、甘肃及新疆等地。蒙古、俄罗斯也有分布。

【采集加工】秋季割取草质茎枝，晒干。

【药材性状】A. 草麻黄：茎枝呈长圆柱形，微扁，少分枝，直径 0.1~0.2cm，表面淡绿色至黄绿色，有细直线棱，微粗糙；节明显，节间长 2.5~6cm。鳞叶膜质，2 片，长 0.3~0.4cm，下部深红色，连合成筒状，上部灰白色，裂片锐长三角形，尖端反曲。质脆，易折断，断面略呈纤维状，外圈为黄绿色，髓部红棕色。气微香，味微苦涩。以色淡绿、无木质茎及杂质者为佳。

B. 中麻黄：多分枝，直径 1.5~3mm，有粗糙感。节上膜质鳞叶长 2~3mm，裂片 3（2），顶端锐尖。断面髓部呈三角状圆形。

C. 木贼麻黄：较多分枝，直径 1~1.5mm，无粗糙感。节间长 1.5~3cm。膜质鳞叶长 1~2mm；裂片 2（3），上部为短三角形，灰白色，顶端多不反卷，基部棕红色至棕黑色。

【性味归经】味辛、微苦，性温。归肺、膀胱经。

【功能主治】发汗散寒，宣肺平喘，利水消肿。治风寒感冒，咳嗽气喘，风水浮肿，骨节疼痛，小便不利，风邪顽痹，皮肤瘙痒。

【用法用量】2~10g，水煎服。

【附注】上述 3 种植物的根和根状茎亦入药，称麻黄根。味甘、性平；归心、肺经。功能止汗，治体虚自汗和盗汗。由于它的性能与麻黄相反，不可混淆误用。

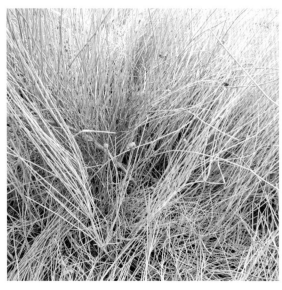

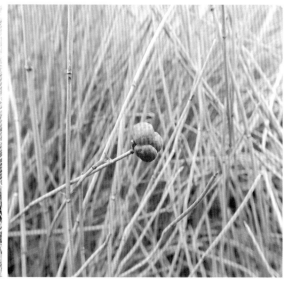

3.9 买麻藤科

3.9.1 买麻藤

GNETI LOFUENSIS RAMULUS FOLIIFER

【别名】罗浮买麻藤、倪藤

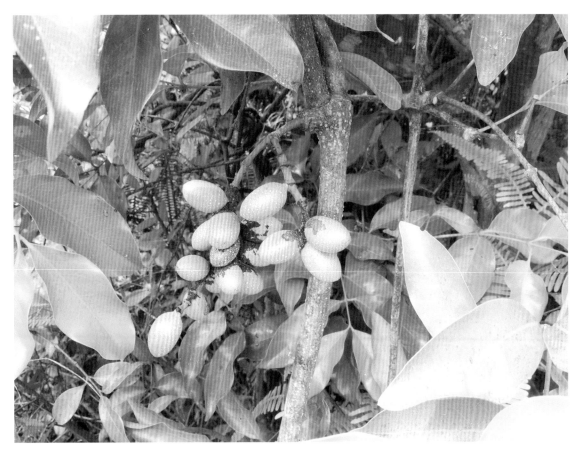

【基原】来源于买麻藤科 Gnetaceae 买麻藤属 *Gnetum* 买麻藤 *Gnetum lofuense* C. Y. Cheng [*Gnetum montanum* auct. non Markgraf.] 的带叶茎枝入药。

【形态特征】木质大藤本，长达 15m 或更长，具膨大的节部。叶对生，革质，长圆形或椭圆形，长 10~25cm，宽 4~11cm，顶端渐尖或钝而具小尖头，基部圆或宽楔形，全缘；侧脉羽状，8~13 对；叶柄长 8~15mm。花雌雄异株，稀同株；雄球花序具单歧或二歧分枝，每歧雄花穗长 2~3cm，具 13~17 轮环状总苞，每轮总苞内有雄花 25~45 朵，排成 2 层；雄蕊 2 或 1，基部为肥厚的假花被所承托，花药 1 室，花丝合生；雌球花序着生在老枝上，单歧或多歧分枝，每穗长 2~3cm，每轮总苞内含雌花 5~8 朵；假花被囊状，胚珠具 2 层珠被，内珠被上端延伸成珠被管伸出假花被外。成熟种子核果状，长圆形或卵圆形；长 1.5~2cm，外被红色假种皮；种柄长2~5mm。

【生境】生于低海拔的山地林中。

【分布】广东、香港、福建、江西、湖南、贵州、广西、云南。亚洲东南部及南部其他地区也有分布。

【采集加工】全年可采，割取带叶藤茎，趁鲜切斜片晒干。

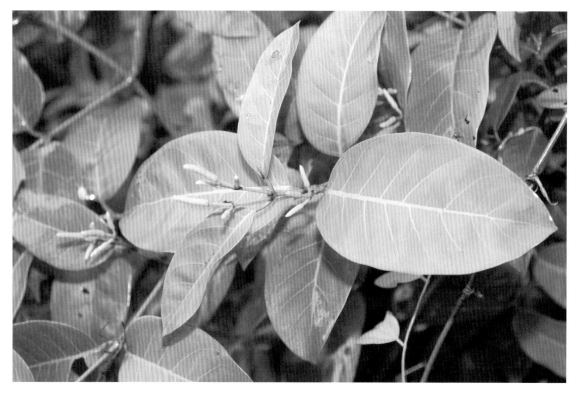

【药材性状】本品藤茎多已切成斜片，表面灰褐色或棕褐色，具纵皱纹及淡棕色点状皮孔，节膨大。质硬，难折断，横切面有一棕色环及棕色放射状纹理，并密布小针孔，中央有一圆形髓部；嫩枝黑褐色。叶对生，皱缩，全缘，革质，上面黑褐色，略有光泽，下面棕褐色，穗状花序偶见，棕色。气微，味微苦。以茎枝粗壮、叶片完整者为佳。

【性味归经】味苦、涩，性温。归肝经。

【功能主治】祛风除湿，行气健胃，活血接骨。治腰腿痛，骨折，消化不良，胃痛，跌打损伤，毒蛇咬伤，风湿关节痛。

【用法用量】6~9g，水煎服。外用适量，鲜品捣烂酒调，热敷患处。

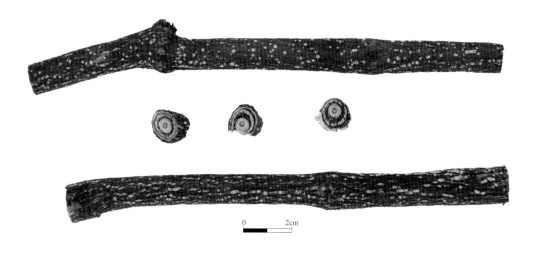

3.9.2 小叶买麻藤

CAULIS ET FOLIUM GNETI PARVIFOLII

【别名】大节藤、驳骨藤

【基原】来源于买麻藤科 Gnetaceae 买麻藤属 *Gnetum* 小叶买麻藤 *Gnetum parvifolium* (Warb.) C. Y. Cheng ex Chun 的藤茎、根、叶入药。

【形态特征】缠绕藤本。长 4~12m，常较细弱；茎枝圆形，皮土棕色或灰褐色，皮孔常较明显。叶椭圆形、窄长椭圆形或长倒卵形，革质，长 4~10cm，宽 2.5cm，顶端急尖或渐尖而钝，稀钝圆，基部宽楔形或微圆，侧脉细，一般在叶面不甚明显，在叶背隆起；叶柄较细短，长 5~8mm。雄球花序不分枝或一次分枝，分枝三出或成两对，总梗细弱，长 5~15mm，雄球花穗长 1.2~2cm，直径 2~3.5mm，具 5~10 轮环状总苞，每轮总苞内具雄花 40~70 朵，雄花基部有不显著的棕色短毛，假花被略成四棱状盾形，基部细长，花丝完全合生，稍伸出假花被，花药 2 枚，合生，仅顶端稍分离，花穗上端有不育雌花 10~12 朵，扁宽三角形；雌球花序多生于老枝上，一次三出分枝，总梗长 1.5~2cm，雌球花穗细长，每轮总苞内有雌花 5~8 朵，雌花基部有不甚明显的棕色短毛，珠被管短，顶端深裂。雌球花序成熟时长 10~15cm，轴较细，直径 2~3mm；成熟种子假种皮红色，长椭圆形或窄矩圆状倒卵圆形，长 1.5~2cm，直径约 1cm。

【生境】常见于林中，绕缠于树上。

【分布】福建、江西、湖南、广东、广西等地。

【采集加工】夏、秋季采收藤茎、根、叶晒干。

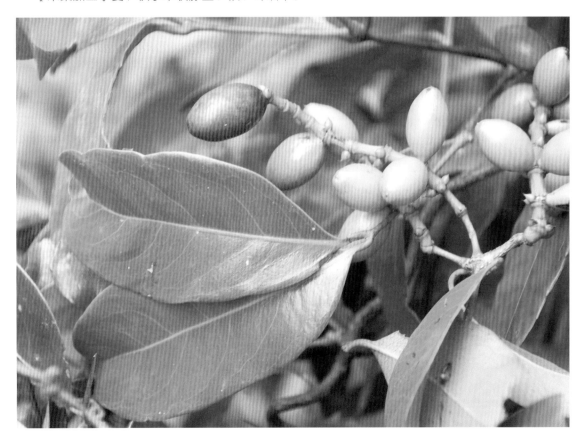

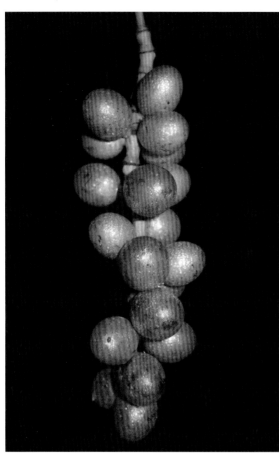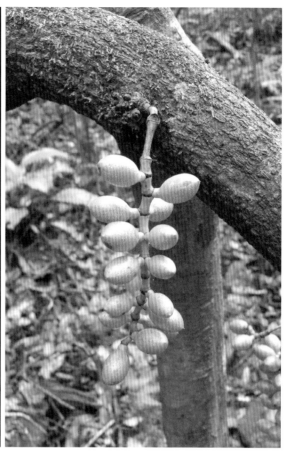

【性味归经】味苦、涩，性温。归肝经。

【功能主治】祛风活血，消肿止痛，化痰止咳。治风湿性关节炎，腰肌劳损，筋骨酸软，跌打损伤，支气管炎，溃疡病出血，毒蛇咬伤。外用治骨折。

【用法用量】15~30g，水煎服。外用适量鲜品捣烂热敷患处。

【附方】① 治慢性气管炎：a. 复方买麻藤片，每日 3 次，每次 4 片，饭后服，10 日为 1 个疗程，每疗程间隔 2~5 天；b. 小叶买麻藤 30g，盐肤木 30g，制成糖浆 30ml，为 1 日量，分 3 次服。

② 治筋骨酸软：小叶买麻藤、五加皮各 9g，千斤拔 30g，水煎服。

③ 治溃疡病出血：小叶买麻藤 60g，水煎浓缩至 40ml。每次 20ml，每日 2 次。

④ 治骨折：取鲜小叶买麻藤适量捣烂，酒炒。骨折复位后热敷包扎，固定，每天换药 1 次。

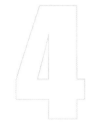

被子植物门

4.1 木兰科

4.1.1 鹅掌楸

LIRIODENDRI CHINENSIS RADIX ET CORTEX

【别名】马褂木、双飘树

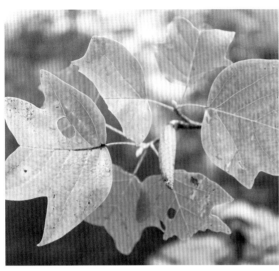
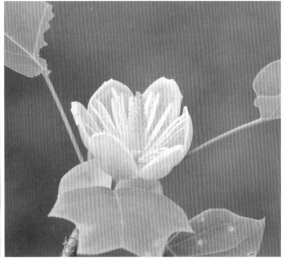

【基原】来源于木兰科 Magnoliaceae 鹅掌楸属 *Liriodendron* 鹅掌楸 *Liriodendron chinense* (Hemsl.) Sarg. 的根及树皮入药。

【形态特征】乔木，高达 40m，胸径 1m 以上，小枝灰色或灰褐色。叶马褂状，长 4~12（18）cm，近基部每边具 1 侧裂片，顶端具 2 浅裂，背面苍白色，叶柄长 4~8（16）cm。花杯状，花被片 9 片，外轮 3 片绿色，萼片状，向外弯垂，内两轮 6 片、直立，花瓣状、倒卵形，长 3~4cm，绿色，具黄色纵条纹；花药长 10~16mm，花丝长 5~6mm；花期时雌蕊群超出花被之上，心皮黄绿色。聚合果长 7~9cm，具翅的小坚果长约 6mm，顶端钝或钝尖，具种子 1~2 颗。花期 5 月；果期 9~10 月。

【生境】栽培。

【分布】陕西、安徽、浙江、江西、福建、湖北、湖南、广东、广西、四川、贵州、云南。越南也有分布。

【采集加工】夏、秋采收根、树皮晒干。

【性味归经】味辛，性温。归肺经。

【功能主治】祛风除湿，止咳。治肌肉萎缩症，风湿关节痛，风寒咳嗽。

【用法用量】15~30g，水煎服。

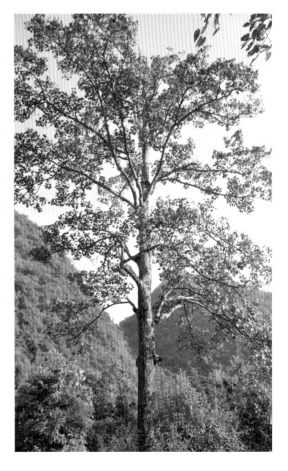

4.1.2 夜合花

MAGNOLIAE COCO CORTEX ET FLOS

【别名】夜香木兰

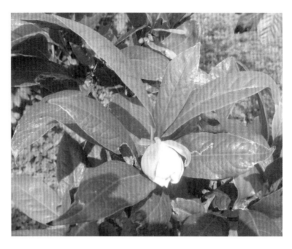

【基原】来源于木兰科 Magnoliaceae 木兰属 *Magnolia* 夜合 *Magnolia coco*（Lour.）DC. 的树皮和花入药。

【形态特征】常绿灌木或小乔木，高 2~4m，全株无毛；树皮灰色，小枝绿色，平滑，稍具角棱而有光泽。叶革质，椭圆形、狭椭圆形或倒卵状椭圆形，长 7~14（28）cm，宽 2~4.5（9）cm，顶端长渐尖，基部楔形，上面深绿色有光泽，稍起皱纹，边缘稍反卷，侧脉每边 8~10 条，网眼稀疏；叶柄长 5~10mm；托叶痕达叶柄顶端。花梗向下弯垂，具 3~4 苞片脱落痕。花圆球形，直径 3~4cm，花被片 9 片，肉质，倒卵形，腹面凹，外面的 3 片带绿色，有 5 条纵脉纹，长约 2cm，内两轮纯白色，长 3~4cm，宽约 4cm；雄蕊长 4~6mm，花药长约 3mm，药隔伸出成短尖头；花丝白色，长约 2mm；雌蕊群绿色，卵形，长 1.5~2cm；心皮约 10 枚，狭卵形，长 5~6mm，背面有 1 纵沟至花柱基部，柱头短，脱落后顶端平截。聚合果长约 3cm；蓇葖果近木质；种子卵圆形，长约 1cm。花期 5~6 月；果期 9~10 月。

【生境】喜生于气候温湿的林缘灌丛或山谷林下湿润处。

【分布】我国南部各地。亚洲东南部广泛栽种。

【采集加工】夏、秋采收树皮，春季采收花晒干。

【性味归经】味辛，性温。

【功能主治】驳骨、安五脏。治跌打，癥瘕，白带，咳嗽气喘，口渴，四肢水肿。

【用法用量】10~15g，水煎服。

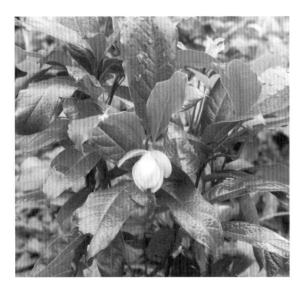

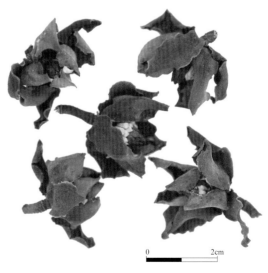

4.1.3 辛夷

MAGNOLIAE FLOS

【别名】木兰

【基原】来源于木兰科 Magnoliaceae 木兰属 *Magnolia* 玉兰 *Magnolia denudata* Desr. 的花蕾入药。

【形态特征】落叶乔木。高达 15m，树冠宽阔；冬芽密被灰黄色长绢毛。叶纸质，倒卵形或倒卵状椭圆形，长 10~18cm，宽 6~12cm，顶端宽圆、截平或稍凹，具短尖，中部以下渐狭成楔形；叶面嫩时被柔毛，后仅中脉及侧脉留有柔毛，叶背被长柔毛；侧脉 8~10 对；叶柄长 1~2.5cm，被长柔毛。花白色，芳香，先叶开放；花被片 9 片，长圆状倒卵形，长 7~10cm；雄蕊长约 1.2cm，花药长 6~7mm，侧向开裂，药隔伸出成短尖头；雌蕊群圆柱形，长 2~2.5cm。聚合果圆柱形，长 13~15cm，直径 3.5~5cm；厚木质，褐色，具白色皮孔；种子斜卵形或宽卵形。花期 2~3 月；果期 8~9 月。

【生境】生于海拔 500~1300m 的山地林中。各地不少庭园常有栽培。

【分布】全国各地均有栽培，在华东森林中有野生。

【采集加工】春季收集花蕾晒干备用。

【性味归经】味辛，性温。归肺、胃经。

【功能主治】散风寒，通肺窍。治头痛，鼻塞，急、慢性鼻窦炎，过敏性鼻炎。

【用法用量】3~10g，水煎服。

【附方】① 治鼻渊：辛夷、丝瓜蒌、黄瓜蒌各 6 个，水煎服。

② 治荨麻疹：辛夷 1 朵，鸡蛋 2 个，将花切碎与蛋混合，茶油煎食。

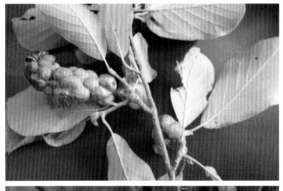
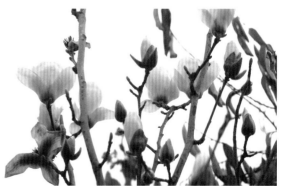
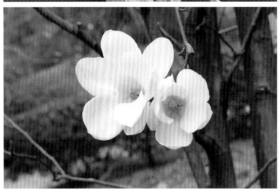
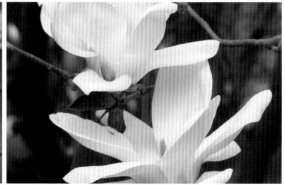

4.1.4 荷花玉兰

CORTEX ET FLOS MAGNOLIAE GRANDIFLORAE

【别名】广玉兰

【基原】来源于木兰科 Magnoliaceae 木兰属 *Magnolia* 荷花玉兰 *Magnolia grandiflora* L. 的花、叶及树皮入药。

【形态特征】常绿乔木，高达 30m；树皮淡褐色或灰色，薄鳞片状开裂；小枝粗壮，具横隔的髓心；小枝、芽、叶下面，叶柄均密被褐色或灰褐色短茸毛。叶厚革质，椭圆形，长圆状椭圆形或倒卵状椭圆形，长 10~20cm，宽 4~8cm，顶端钝或短钝尖，基部楔形，叶面深绿色，有光泽；侧脉每边 8~10 条；叶柄长 1.5~4cm，无托叶痕，具深沟。花白色，芳香，直径 15~20cm；花被片 9~12，厚肉质，倒卵形，长 6~10cm，宽 5~7cm；雄蕊长约 2cm，花丝扁平，紫色，花药内向，药隔伸出成短尖；雌蕊群椭圆体形，密被长茸毛；心皮卵形，长 1~1.5cm，花柱呈卷曲状。聚合果圆柱状长圆形或卵圆形，长 7~10cm，径 4~5cm，密被褐色或淡灰黄色

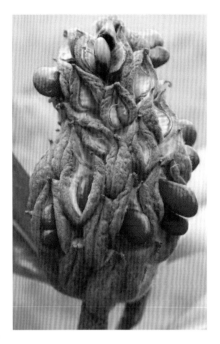

茸毛；蓇葖背裂，背面圆，顶端外侧具长喙；种子近卵圆形或卵形，长约 14mm，径约 6mm，外种皮红色，除去外种皮的种子顶端延长成短颈。花期 5~6 月；果期 9~10 月。

【生境】栽培。

【分布】我国长江以南各地均有栽培。原产美洲东南部。

【采集加工】春季采收花，夏、秋采收叶、树皮晒干。

【性味归经】味辛，性温。归肺、胃经。

【功能主治】祛风散寒，行气止痛。治外感风寒，鼻塞头痛，脘腹胀痛，呕吐腹泻，偏头痛，高血压。

【用法用量】花用量：3~10g，叶、树皮用量：6~12g，水煎服。

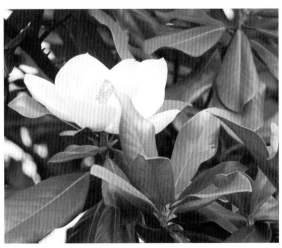

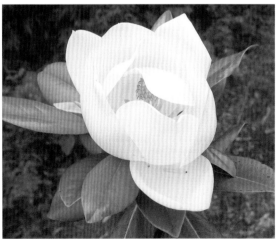

4.1.5　紫玉兰

MAGNOLIAE LILIFLORAE FLOS

【别名】木笔

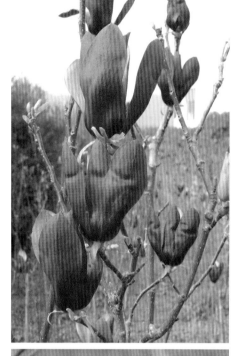

【基原】来源于木兰科 Magnoliaceae 木兰属
Magnolia 紫玉兰 *Magnolia liliflora* Desr. 的花蕾入药。

【形态特征】落叶小乔木，高达 6m，常丛生，树皮
灰褐色，小枝绿紫色或淡褐紫色。叶椭圆状倒卵形或倒卵
形，长 8~18cm，宽 3~10cm，顶端急尖或渐尖，基部
渐狭沿叶柄下延至托叶痕，上面深绿色，幼嫩时疏生短柔
毛，下面灰绿色，沿脉有短柔毛；侧脉每边 8~10 条，叶
柄长 8~20mm，托叶痕约为叶柄长之半。花蕾卵圆形，
被淡黄色绢毛；花叶同时开放，稍有香气；花被片 9~12，
外轮 3 片萼片状，紫绿色，披针形，长 2~3.5cm，常早
落，内两轮肉质，外面紫色或紫红色，内面带白色，花瓣
状，椭圆状倒卵形，长 8~10cm，宽 3~4.5cm；雄蕊紫
红色，长 8~10mm，花药长约 7mm，侧向开裂，药隔
伸出成短尖头；雌蕊群长约 1.5cm，淡紫色，无毛。聚
合果深紫褐色，变褐色，圆柱形，长 7~10cm；成熟蓇葖
近圆球形，顶端具短喙。花期 3~4 月；果期 8~9 月。

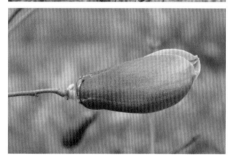

【生境】栽培。

【分布】现各地常见栽培，湖北有野生。

【采集加工】春季采收花蕾晒干。

【性味归经】味辛、苦，性温。归肺、胃经。

【功能主治】通窍，散风热，温中止痛。治风寒头痛，牙痛，鼻渊浊涕，鼻塞。

【用法用量】3~10g，水煎服。

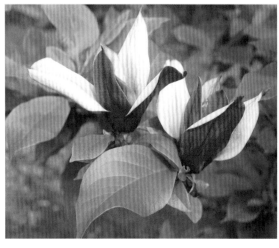

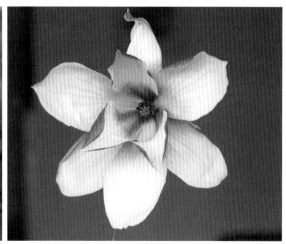

4.1.6 厚朴

MAGNOLIAE OFFICINALIS CORTEX

【别名】川朴、紫油厚朴

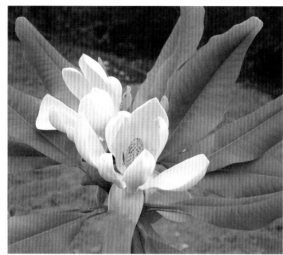
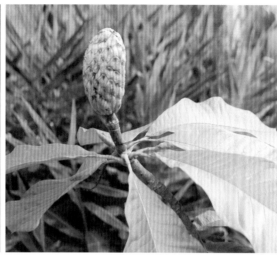

【基原】来源于木兰科 Magnoliaceae 木兰属 *Magnolia* 厚朴 *Magnolia officinalis* Rehd. & Wils. 和凹叶厚朴 *Magnolia officinalis* var. *biloba* Rehd. et Wils. 的干燥干皮、根皮和枝皮入药。

【形态特征】A. 厚朴为落叶乔木，高 5~15m，树皮紫褐色。小枝幼时有细毛，老时无毛，冬芽圆锥状，芽鳞密被黄褐色茸毛。叶互生，革质，椭圆状倒卵形，长 25~45cm，宽 10~20cm，顶端圆形，有短尖头，基部楔形，有时圆形，边全缘，上面淡黄绿色，无毛，幼时下面密生灰色毛，老时呈白粉状，侧脉上密生长毛；叶柄长 3~4cm。花单生枝顶，白色，芳香，直径 12~15cm；萼片与花瓣共 9~12 枚，肉质，几等长。蓇葖果长椭圆状卵形，长 9~12cm，成熟时木质；种子三角状倒卵形，外种皮红色。花期 5~6 月；果期 8~10 月。

【生境】生于山地林中，多数为栽培。

【分布】浙江、江西、湖南、湖北、四川、贵州、云南、广东、广西、陕西、甘肃等地。

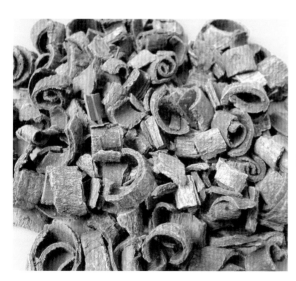
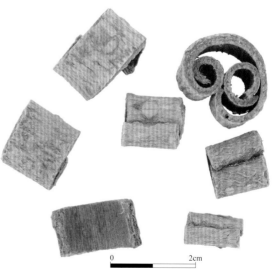

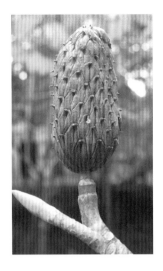

【形态特征】B. 凹叶厚朴不同于厚朴，主要是叶片顶端 2 裂。花期 5~6 月；果期 8~10 月。

【生境】生于海拔 300~1000m 的山地林中。

【分布】广东、福建、浙江、江西、安徽和湖南。

【采集加工】4~6 月采剥，树干皮先于沸水中微煮，堆至阴湿处发汗，至内表面变紫褐色或褐棕色时，蒸软，卷成筒状，晾干或微火焙干。根皮和枝皮直接阴干。

【药材性状】A. 干皮为卷筒状或双边卷筒状，长约 30cm 或过之，厚 2~7mm，称筒朴。近根部的干皮稍厚，一端展开至喇叭口状，称靴筒朴。外表面灰棕色，粗糙，有时外皮鳞片状，易剥落，有纵皱纹和椭圆形皮孔，若粗皮已刮去则显黄棕色。内表面紫棕色或紫褐色，略显平滑，皱纹很密，划之有油状物渗出。质坚硬，不易折断，断面颗粒状，外层灰棕色，内层紫色或棕色，有时可见星状小结晶。气香，味辛辣、微苦。味微苦为优质厚朴的重要性状指标之一。

B. 根皮为单筒状或不规则狭片，有时弯曲鸡肠状，称鸡肠朴，质硬，较易折断，断面多纤维。

C. 枝皮为单筒状，长 10~20cm，厚 1~2mm，质脆，易折断，断面多纤维。

【性味归经】味苦、辛，性温。归脾、胃、肺、大肠经。

【功能主治】温中理气，消积散满。治腹痛胀满，反胃呃逆，肠梗阻宿食不消，痰壅喘咳，湿满泻痢，驱蛔虫。

【用法用量】3~9g，水煎服。

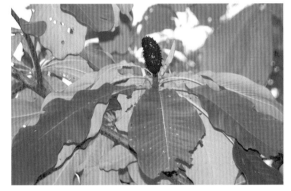

【附方】① 治腹满痛，便秘：厚朴、枳实各 9g，大黄 6g，水煎服。

② 治急性肠炎、细菌性痢疾：厚朴适量研末，每服 3g，或加适量面粉制成糊丸，每服 4.5~9g，每日 2~3 次。或制成注射液（每毫升含生药 1g），每次肌内注射 2ml，每日 2~3 次。

③ 治肠梗阻（一般性肠梗阻气胀较重者）：厚朴、赤芍各 9g，炒莱菔子 30g，芒硝、枳实、生大黄各 9~15g，桃仁 9g，水煎服。

附：厚朴花

本品为厚朴和凹叶厚朴的干燥花。商品呈狭圆锥形，长 4~7cm，基部直径 1.5~2cm，通常红棕色。花被 9~12 片，外轮 3 片长圆状倒卵形，较薄，中轮和内轮倒卵形至椭圆形，肉质。雄蕊很多，花药条形。心皮多数，螺旋状排列于圆锥形花托上。质脆，易碎。气香，味淡。以体大而完整、色棕红、气香浓者为佳。

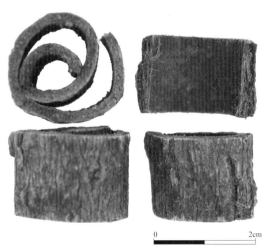

厚朴花味苦，性微温。归脾、胃经。具理气化湿之功。

4.1.7 白兰

MICHELIAE ALBAE RADIX ET FOLIUM

【别名】白玉兰

【基原】来源于木兰科 Magnoliaceae 含笑属 *Michelia* 白兰 *Michelia* × *alba* DC. 的根、叶、花入药。

【形态特征】常绿乔木，高达 17m，枝广展，呈阔伞形树冠；胸径 30cm；树皮灰色；揉枝叶有芳香；嫩枝及芽密被淡黄白色微柔毛，老时毛渐脱落。叶薄革质，长椭圆形或披针状椭圆形，长 10~27cm，宽 4~9.5cm，顶端长渐尖或尾状渐尖，基部楔形，上面无毛，下面疏生微柔毛，干时两面网脉均很明显；叶柄长 1.5~2cm，疏被微柔毛；托叶痕几达叶柄中部。花腋生，白色，极香；

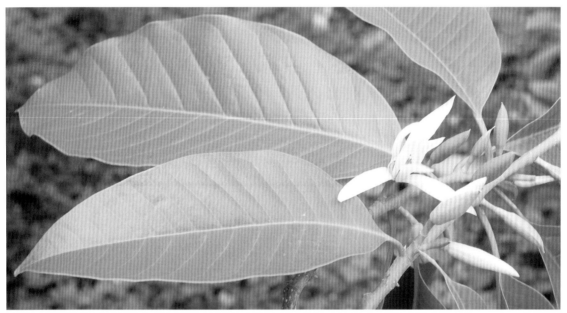

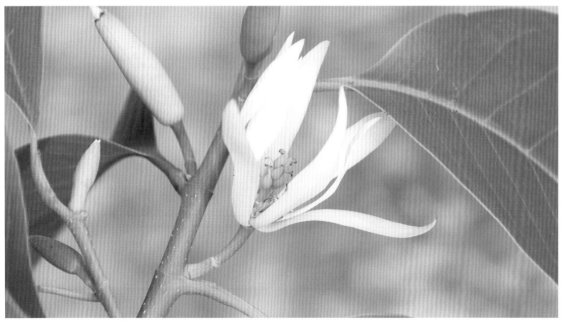

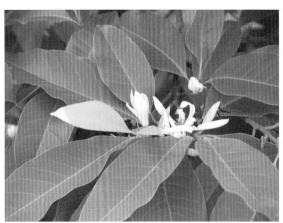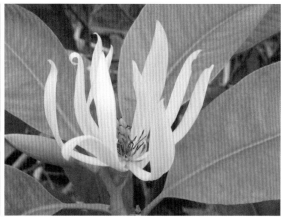

花被片 10 片，披针形，长 3~4cm，宽 3~5mm；雄蕊的药隔伸出长尖头；雌蕊群被微柔毛；心皮多数，通常部分不发育，成熟时随着花托的延伸，形成蓇葖疏生的聚合果；蓇葖熟时鲜红色。花期 4~9 月，夏季盛开，通常不结实。

【生境】喜生于温暖湿润、土壤疏松、肥沃的地方。

【分布】我国长江流域各地均有栽培。原产爪哇岛。

【采集加工】夏、秋采收根、叶，春、夏采收花晒干。

【性味归经】味苦、辛，性微温。归肺、胃经。

【功能主治】芳香化湿，利尿，止咳化痰。根：治泌尿系感染，小便不利，痈肿。叶：治支气管炎，泌尿系感染，小便不利。花：治支气管炎，百日咳，胸闷，口渴，前列腺炎，白带。

【用法用量】根、叶 15~30g，花 6~12g；叶外用适量，鲜品捣烂敷患处。

【附方】① 治急性泌尿系感染：白兰花根 30g 或叶 30g。水煎服，每日 1~2 剂。

② 治老年慢性气管炎：a. 白兰花叶蒸馏液：白兰花叶 500g，加水 1000ml，用蒸馏法收回蒸馏液 500g，将 1:1 蒸馏液再蒸馏，收回 1/4 蒸馏液，浓度为 1:4。每次服 10ml，每日 2 次。10 天为 1 个疗程。b. 白兰花叶、榕树叶各 30g，地龙 4.5g。制成丸剂，分 3 次服。10 天为 1 个疗程。服药后隔 3 天在足三里注射胶性钙 1 支，经 2~3 个疗程，停药后每周在足三里注射胶性钙 1 次，巩固疗效。

4.1.8 黄兰

MICHELIAE CHAMPACAE RADIX ET ERUCTUS

【别名】黄玉兰、黄缅桂

【基原】来源于木兰科 Magnoliaceae 含笑属 *Michelia* 黄兰 *Michelia champaca* L. 的根和果实入药。

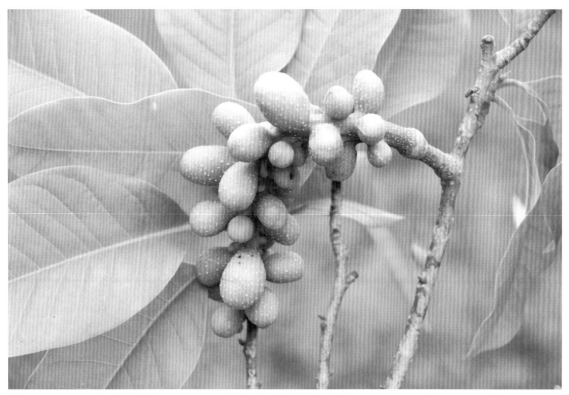

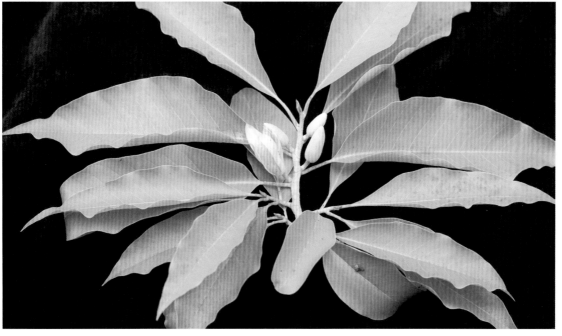

【形态特征】常绿乔木。高达 10 余米；枝斜上展，呈狭伞形树冠；芽、嫩枝、叶和叶柄均被淡黄色平伏柔毛。叶片薄革质，披针状卵形或披针状长椭圆形，长 10~25cm，宽 4~9cm，顶端长渐尖或近尾状渐尖，基部阔楔形或楔形，下面稍被微柔毛；叶柄长 2~4cm；托叶痕达叶柄中部以上。花橙黄色，极香；花被片 15~20 片，倒披针形，长 3~4cm，宽 4~5mm；雄蕊的药隔顶端伸出成长尖头；雌蕊群具毛，柄长约 3mm。聚合果长 7~12cm；倒卵状长圆形，长 1~1.5cm，有疣状凸起；种子 2~4 颗，有皱纹。花期 6~7 月；果期 9~10 月。

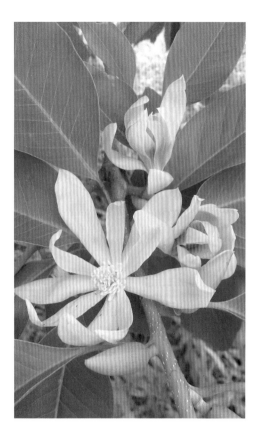

【生境】喜生于温暖、湿润的地方。

【分布】广东、云南南部和广西；长江以南各地均有栽培。

【采集加工】夏、秋季采收根，夏、秋、冬季采收果，去皮晒干，研粉。

【性味归经】味苦，性凉。根归脾、肺经。果实归胃经。

【功能主治】祛风湿，利咽喉，健胃止痛。根：治风湿痹痛，异物卡喉。果：治消化不良，胃痛。

【用法用量】根 15~60g，水煎服；或浸酒。果研粉冲开水服，每用 0.3~0.6g。

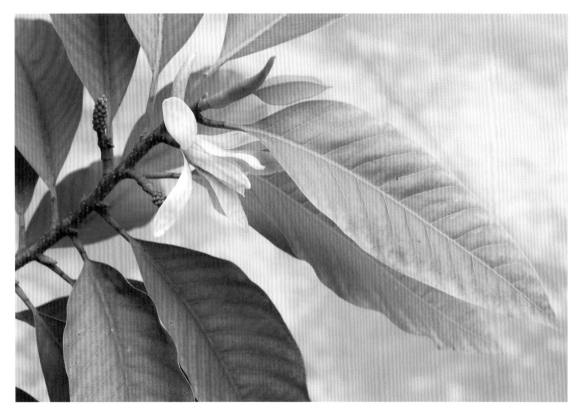

4.2 八角科

4.2.1 八角茴香

ANISI STELLATI FRUCTUS

【别名】大茴香、八角

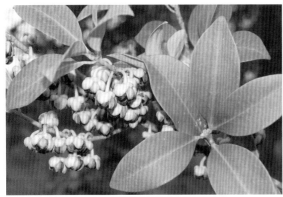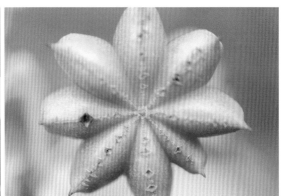

【基原】来源于八角科 Illiciaceae 八角属 *Illicium* 八角 *Illicium verum* Hook. f. 的果实入药。

【形态特征】乔木，高 10~15m；树皮深灰色；枝密集。叶不整齐互生，在顶端 3~6 片近轮生或松散簇生，革质，厚革质，倒卵状椭圆形、倒披针形或椭圆形，长 5~15cm，宽 2~5cm，顶端骤尖或短渐尖，基部渐狭或楔形；在阳光下可见密布透明油点；中脉在叶上面稍凹下；叶柄长 8~20mm。花粉红至深红色，单生叶腋或近顶生，花梗长 15~40mm；花被片 7~12 片，具不明显的半透明腺点，最大的花被片宽椭圆形到宽卵圆形，长 9~12mm，宽 8~12mm；雄蕊 11~20 枚，多为 13~14 枚，长 1.8~3.5mm，花丝长 0.5~1.6mm，药隔截形，药室稍为突起，长 1~1.5mm；心皮通常 8，有时 7 或 9，在花期长 2.5~4.5mm，子房长 1.2~2mm，花柱钻形，长度比子房长。果梗长 20~56mm，聚合果，直径 3.5~4cm，饱满平直，蓇葖多为 8 枚，呈八角形，长 14~20mm，宽 7~12mm，厚 3~6mm，顶端钝或钝尖。正糙果 3~5 月开花，9~10 月果熟，春糙果 8~10 月开花，翌年 3~4 月果熟。

【生境】野生或栽培；多生于温暖、湿润的山谷中。

【分布】广东、广西、福建、贵州、云南等地。

【采集加工】秋、冬二季果实由绿变黄时采摘，置沸水中略烫后，干燥，或直接干燥。

【药材性状】本品为聚合果，多由 8 个蓇葖放射状排列于中轴上；蓇葖长 1~2cm，宽 0.3~0.5cm，高 0.6~1cm，红棕色，有不规则皱纹，顶喙状，上侧多开裂，内表面淡棕色，平滑有光泽，质硬而脆；种子每蓇葖中 1 粒，扁卵圆形，长约 6mm，红棕色或黄棕色，

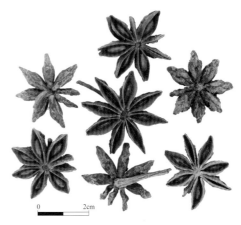

光亮，种皮硬，破开现白色胚乳。气芳香，味辛、甜。以个大、完整、色红棕、香气浓者为佳。

【性味归经】味辛，性温。归肝、脾、胃、肾经。

【功能主治】祛风镇痛，化痰止咳，健胃，止呕。治呕吐，腹胀，腹痛，疝气痛。

【用法用量】3~6g，水煎服。

4.3 五味子科

4.3.1 黑老虎

KADSURAE COCCINEAE RADIX ET CAULIS

【别名】冷饭团、臭饭团、钻地风

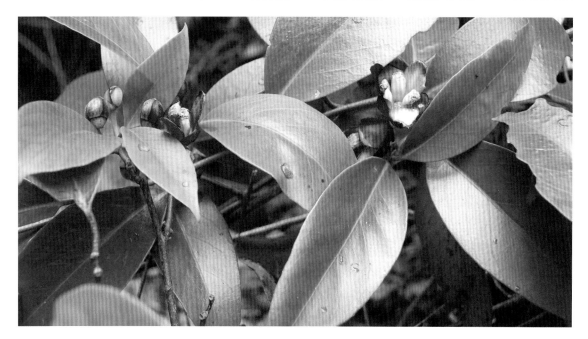

【基原】来源于五味子科 Schisandraceae 南五味子属 *Kadsura* 黑老虎 *Kadsura coccinea*（Lem.）A. C. Smith 的根、茎藤入药。

【形态特征】藤本，无毛；根粗线形，皮肉厚，木质部小，有香气，味辛辣。叶长圆形至卵状披针形，长 7~18cm，宽 3~8cm，顶端钝或急尖及短渐尖，基部阔楔形或近圆形，边全缘，稍背卷；侧脉每边 6~7 条，网脉明显；叶柄长 1~2.5cm，花单生或少有成对，腋生，雌雄异株；雄花；花被片绯红色，10~16 片，外面和里面的渐小，中间的最大，椭圆形或椭圆状倒卵形，长 12~25mm，宽 5~14mm，最里面 3 片明显增厚，肉质；雄蕊柱椭圆状或圆锥状，顶端有线状钻形的附属体，雄蕊 14~48 枚；花梗长 10~40mm；雌花：花被片与雄花的相似；心皮 50~80 枚；花梗长 5~10mm。聚合果近球形，直径 6~10mm 或更大；成熟心皮倒卵形，长 1.3~1.8cm，外果皮革质，干时不露出种子；种子心形或卵状心形，长 1~1.5cm，宽 0.8~1cm。花期 4~7 月；果期 7~11 月。

【生境】生于海拔 1500m 以下的山地林中。

【分布】江西、湖南、广东、海南、广西、贵州、云南、四川。越南也有分布。

【采集加工】全年可采。挖取根部，除去须根，切长段或切片、块，晒干。

【药材性状】本品呈圆柱形，弯曲，长达 100cm 以上，一般切成 50~80cm 长段，直径 1~4cm。表面深棕色或黑褐色，多纵皱纹和环状断裂。质坚韧，不易折断，断面皮部厚，棕色或深棕色，易剥离，嚼之有生番石榴味，渣滓很少，木部浅棕色，密布针孔状导管。气微香，味微涩。以根条均匀、皮厚、表面黑褐色、无须根者为佳。

【性味归经】味辛、微苦，性温。归肝、脾经。

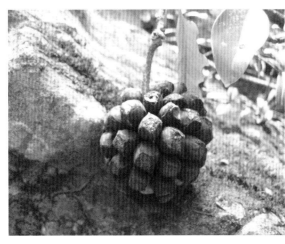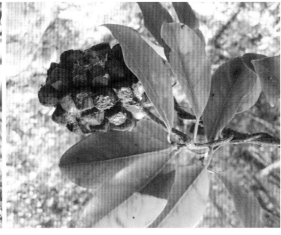

【功能主治】行气止痛，祛风活络，活血消肿。治风湿痹痛，胃十二指肠溃疡，慢性胃炎，胃痛，痛经，急性胃肠炎，风湿性关节炎，跌打肿痛，产后积瘀腹痛。

【用法用量】9~15g，水煎服；或研粉内服，1次0.9~1.5g。

【附方】① 慢性胃炎、溃疡病：a. 黑老虎、山姜各15g，野桂皮、高良姜各9g，香附6g。水煎服。并发出血者加侧柏炭15g。b. 黑老虎、救必应、海螵蛸各30g，共研为末，每次6g，每日3次。

② 风湿骨痛：黑老虎、檫树根、光叶海桐各15g，鸡血藤、豨莶草各15g。水煎服，或浸酒内服，并取少许擦患处。

③ 痛经：a. 黑老虎、南五味根各15g，凤尾草30g，乌药3g，水煎服。每日1剂。b. 黑老虎30g，山苍树根15g，水煎服。也可治产后恶露不净导致的腹痛。

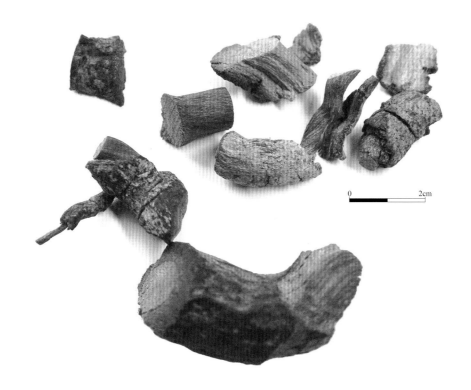

4.3.2　海风藤

RADIX KADSURAE HETEROCLITAE

【别名】异形南五味子、大风沙藤、大叶过山龙

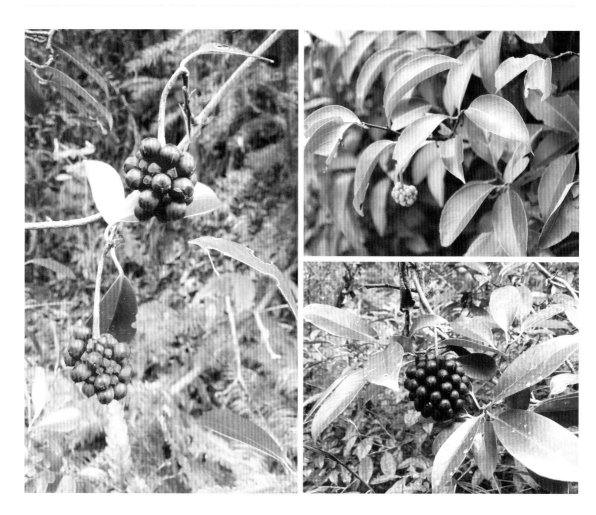

　　【基原】来源于五味子科 Schisandraceae 南五味子属 *Kadsura* 海风藤 *Kadsura heteroclita*（Roxb.）Craib 的根、茎和果实入药。

　　【形态特征】大藤本。叶卵状椭圆形至阔椭圆形，长 6~15cm，宽 3~7cm，顶端渐尖或急尖，基部阔楔形或近圆钝，全缘或上半部有小锯齿；侧脉 7~11 对，网脉明显；叶柄长 0.6~2.5cm。花单生于叶腋，雌雄异株，花被片白色或浅黄色，11~15 片，外轮和内轮的较小，中轮的最大 1 片，椭圆形至倒卵形，长 8~16mm，宽 5~12mm。雄花：花托椭圆体形，顶端伸长圆柱状，圆锥状凸出于雄蕊群外；雄蕊群椭圆体形，长 6~7mm，径约 5mm，具雄蕊 50~65 枚；雄蕊长 0.8~1.8mm；花丝与药隔连成近宽扁四方形，药隔顶端横长圆形，药室约与雄蕊等长，花丝极短；花梗长 3~20mm，具数枚小苞片。雌花：雌蕊群近球形，径 6~8mm，具雌蕊 30~55 枚，子房长圆状倒卵圆形，花柱顶端具盾状的柱头冠；花梗 3~30mm。聚合果近球形，直径 2.5~4cm；心皮倒卵圆形，长 10~22mm；干时革质而不显出种子；种子 2~3 粒，少有 4~5 粒，长圆状肾形，长 5~6mm，宽 3~5mm。花期 5~8 月；果期 8~12 月。

【生境】生于疏林或沟谷旁的林中，攀援于树上。

【分布】湖北、江西、湖南、贵州、云南、广东、广西、海南。印度、孟加拉国、缅甸、泰国、越南、斯里兰卡也有分布。

【采集加工】割取老藤茎，刮去栓皮，切片，晒干。果夏、秋季采收，晒干。

【药材性状】本品为圆柱形，常略弯曲，长50~80cm，直径2.5~4cm。栓皮柔软如海绵，多已刮去。留有刀削痕。表面浅棕色，有不规则粗纹，间有残留的灰白色栓皮。质坚实，不易折断，切断面韧皮部棕色，木质部淡棕色，密布明显的针孔状导管（用口从藤茎的一端吹烟，烟可从另一端冒出）；中央有深棕色的髓。气微香，味甘、微辛。以条均匀、去净栓皮者为佳。

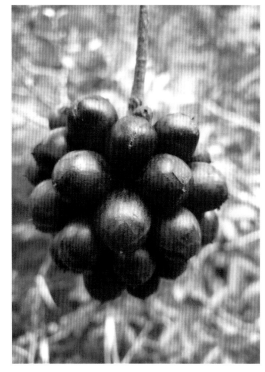

【性味归经】味辛，性微温。归肝、脾经。

【功能主治】祛风除湿，行气止痛，活血消肿。治风湿性关节炎，腰腿痛，腰肌劳损，筋脉拘挛，产后风瘫。

【用法用量】10~20g，水煎服，或水煎冲黄酒服，或浸酒服；或晒干，研粉吞服1.5~3g。

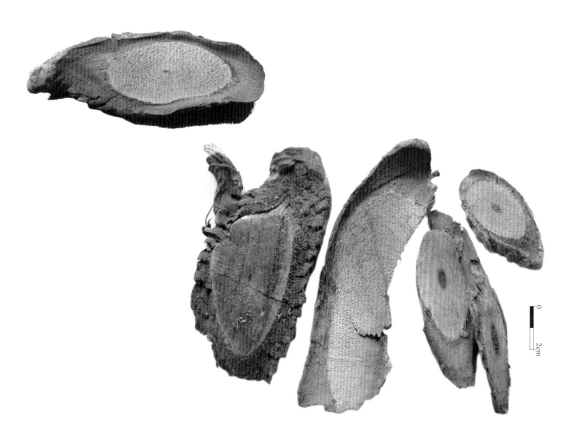

4.3.3 南五味子

KADSURAE LONGIPEDUNCULATAE RADIX

【别名】紫荆皮、紫金藤、小号风沙藤

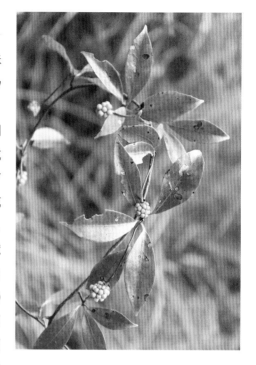

【基原】来源于五味子科 Schisandraceae 南五味子属 Kadsura 南五味子 Kadsura longipedunculata Finet et Gagnep. 的根、茎、叶、果实入药。

【形态特征】藤本，各部无毛。叶长圆状披针形、倒卵状披针形，长 5~13cm，宽 2~6cm，顶端渐尖或尖，基部狭楔形或宽楔形，边有疏齿，侧脉每边 5~7条；叶面具淡褐色透明腺点，叶柄长 0.6~2.5cm。花单生于叶腋，雌雄异株。雄花：花被片白色或淡黄色，8~17 片，中轮最大 1 片，椭圆形，长 8~13mm，宽 4~10mm；花托椭圆体形，顶端伸长圆柱状，不突出雄蕊群外；雄蕊群球形，直径 8~9mm，雄蕊 30~70枚；雄蕊长 1~2mm，药隔与花丝连成扁四方形，药隔顶端横长圆形，药室几与雄蕊等长，花丝极短；花梗长 0.7~4.5cm。雌花：花被片与雄花相似，雌蕊群椭圆体形或球形，直径约 10mm，雌蕊 40~60 枚；子房宽卵圆形，花柱具盾状心形的柱头冠，胚珠 3~5 叠生于腹缝线上；花梗长 3~13cm。聚合果球形，径 1.5~3.5cm；小浆果倒卵圆形，长 8~14mm，外果皮薄革质，干时显出种子；种子 2~3 个，稀 4~5 个。花期 6~9 月；果期 9~12 月。

【生境】生于海拔 1000m 以下的山坡、山谷林中。

【分布】江苏、安徽、浙江、江西、福建、湖北、湖南、广东、广西、四川、云南。

【采集加工】秋冬采收根、茎、叶、果晒干。

【性味归经】味甘、苦，性温。归肝、肾经。

【功能主治】活血行气，消胀，解惑毒。治月经不调，痛经，经闭腹痛，风湿性关节炎，跌打损伤，咽喉肿痛。外用治痔疮肿痛，虫蛇咬伤。

【用法用量】6~9g，水煎服。外用适量，煎汤洗，或研粉调敷患处。

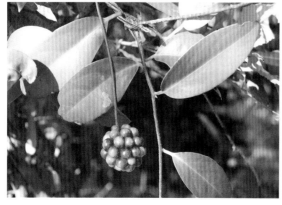

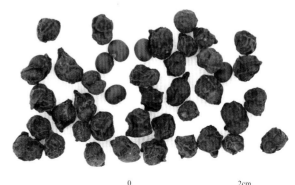

4.3.4 冷饭团

KADSURAE OBLONGIFOLIAE RADIX

【别名】冷饭藤、饭团藤

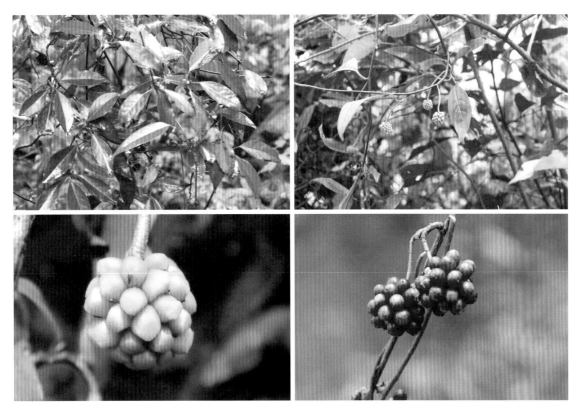

　　【基原】来源于五味子科 Schisandraceae 南五味子属 *Kadsura* 冷饭团 *Kadsura oblongifolia* Merr. 的根、茎、叶和果入药。

　　【形态特征】藤本，全株无毛。叶纸质，长圆状披针形、狭长圆形或狭椭圆形，长 5~10cm，宽 1.5~4cm，顶端圆或钝，基部宽楔形，边有不明显疏齿，侧脉每边 4~8 条；叶柄长 0.5~1.2cm。花单生于叶腋，雌雄异株。雄花：花被片黄色，12~13 片，中轮最大的 1 片，椭圆形或倒卵状长圆形，长 5~8mm，宽 3.5~5.5mm，花托椭圆体形，顶端不伸长，雄蕊群球形，直径 4~5mm，具雄蕊约 25 枚，两药室长 0.6~0.8mm，几无花丝，花梗长 1~1.5cm。雌花：花被片与雄花相似，雌蕊 35~50（60）枚；花梗纤细，长 1.5~4cm。聚合果近球形或椭圆体形，直径 1.2~2cm；小浆果椭圆体形或倒卵圆形，长约 5mm，顶端外果皮薄革质，不增厚。干时显出种子；种子 2~3，肾形或肾状椭圆形，长 4~4.5mm，宽 3~4mm，种脐稍凹入。花期 7~9 月；果期 10~11 月。

　　【生境】生于海拔 500~1200m 以下的山坡、山谷林中。

　　【分布】海南、广东、广西、福建。

　　【采集加工】秋冬季采收根、茎、叶、果晒干。

　　【性味归经】味苦，性平。归肺、胃、脾、肠、肾经。

　　【功能主治】清热解毒，活血化瘀。治风湿痛，跌打肿痛，刀伤，蛇伤。

　　【用法用量】10~15g，水煎服。

4.3.5　五味子

SCHISANDRAE CHINENSIS FRUCTUS

【别名】北五味子、辽五味子

【基原】来源于五味子科 Schisandraceae 五味子属 *Schisandra* 五味子 *Schisandra chinensis*（Turcz.）Baill. 的果实入药。

【形态特征】落叶木质藤本，长近 8m，全株无毛或近无毛；小枝灰褐色，稍有棱。叶互生，纸质或近膜质，阔椭圆形、卵形或倒卵形，长 5~10cm，宽 2~5cm，顶端短尖或渐尖，基部楔形，边缘疏生具腺小齿，上面有光泽，无毛，下面幼嫩时被短柔毛；叶柄长 1.5~4.5cm。花单性，雌雄异株，单生或簇生于叶腋；花梗细长而柔弱，比叶柄长很多；花被片 6~9 片，乳白色或粉红色，芳香；雄花有雄蕊 5 枚；雌蕊群椭圆形，心皮 17~40 枚，覆瓦状排列在花托上，在花后花托渐伸长，果熟时为穗状聚合果；浆果肉质，球形，深红色。花期 5~7 月；果期 7~10 月。

【生境】生于林中或林缘。

【分布】东北、华北以及湖北、湖南、江西、四川等地。

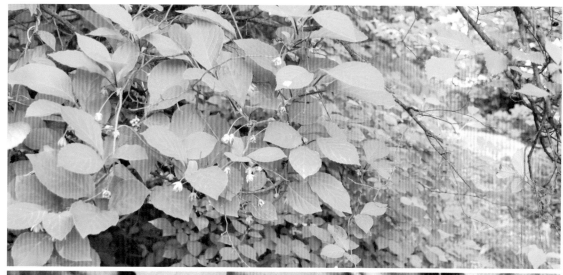

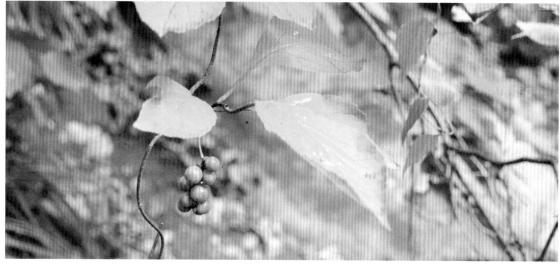

【采集加工】秋末果实完全成熟时摘下，拣除杂质，晒干。

【药材性状】本品呈不规则的球形或扁球形，直径 0.5~0.8cm；果肉为红褐色或紫红色，皱缩而柔软，有油润光泽和潮湿感，不易完全干燥；种子 1~2 枚，多为 2 枚，呈肾形，偶见外露于果肉之外，表面黄棕色，具光泽，种皮坚硬而脆。果肉气微，味酸；种子破碎后，有香气，味辛、微苦。以粒大、肉厚、显油润者为佳。

【性味归经】味酸、甘，性温。归肺、心、肾经。

【功能主治】收敛固涩，益气生津，补肾宁心。治久咳虚喘，梦遗滑精，遗尿尿频，久泻不止，自汗盗汗，津伤口渴，内热消渴，心悸失眠。

【用法用量】3~6g，水煎服。

【附方】① 治神经衰弱：a. 五味子 6g，水煎服；或五味子 30g，用 300ml 白酒浸 7 天，每次饮酒 1 酒盅。b. 五味子、山药各 6g，酸枣仁、柏子仁各 9g，龙眼肉 30g，水煎服。或五味子、女贞子各 60g，何首乌 30g，酒 250ml，上药共泡 1 周加开水 600ml。每天下午 5 时服 1 次，8 时再服 1 次，每次 1 小杯，连服数日。

② 治无黄疸型传染性肝炎：五味子烘干，研成粉（或炼蜜为丸），粉剂每次服 3g，每日 3 次。1 个月为 1 个疗程。谷丙转氨酶恢复正常后，仍宜继续服药 2~4 周，以巩固疗效。

③ 治肾虚型慢性气管炎：五味子、麻黄、当归、补骨脂、半夏各 6g，水煎服。

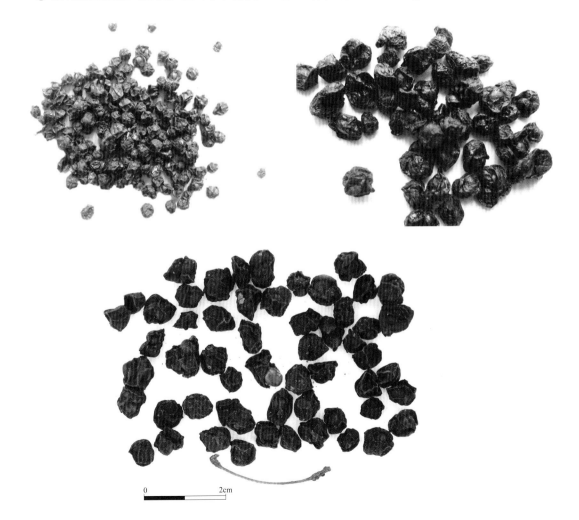

0   2cm

4.3.6 翼梗五味子

SCHISANDRAE HENRYI CAULIS ET FRUCTUS

【别名】黄皮血藤、气藤、血藤、大伸筋、西五味、药五味

【基原】来源于五味子科 Schisandraceae 五味子属 *Schisandra* 翼梗五味子 *Schisandra henryi* Clarke 的根、藤及果实入药。

【形态特征】落叶木质藤本，小枝具宽近 1~2.5mm 的翅棱，被白粉。叶宽卵形、长圆状卵形或近圆形，长 6~11cm，宽 3~8cm，顶端短渐尖或短急尖，基部阔楔形或近圆形，上部边缘具胼胝齿尖的浅锯齿或全缘，上面绿色，下面淡绿色，侧脉每边 4~6 条，侧脉和网脉在两面稍凸起；叶柄红色，长 2.5~5cm，具叶基下延的薄翅。雄花：花柄长 4~6cm，花被片黄 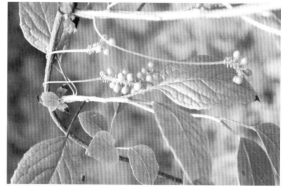 色，8~10 片，近圆形，最大一片直径 9~12mm，最外与最内的 1~2 片稍较小，雄蕊群倒卵圆形，直径约 5mm；花托圆柱形，顶端具近圆形的盾状附属物；雄蕊 30~40 枚，花药长 1~2.5mm。雌花：花梗长 7~8cm，花被片与雄花的相似；雌蕊群长圆状卵圆形，长约 7mm，雌蕊约 50 枚，子房狭椭圆形，花柱长 0.3~0.5mm。浆果红色，球形，直径 4~5mm，具长约 1mm 的果柄，顶端的花柱附属物白色，种子褐黄色，扁球形，长 3~5mm，宽 2~4mm，高 2~2.5mm，种皮淡褐色，具乳头状凸起或皱凸起，以背面极明显。花期 5~7 月；果期 8~9 月。

【生境】生于海拔 500~1500m 的山谷溪边林中。

【分布】浙江、江西、福建、河南、湖北、湖南、贵州、四川、云南、广东、广西。

【采集加工】秋冬采收根、藤、果晒干。

【性味归经】根、藤：味微辛，性微温。果：味甘、酸，性温。归肺、心、肾经。

【功能主治】根、藤：祛风除湿，活血止痛。果：敛肺止咳，止汗涩精。根、藤：治风湿骨痛，脉管炎，跌打损伤，胃痛，骨折。果：治肺虚喘咳，自汗，遗精。

【用法用量】根、藤 9~15g；果 3~6g，水煎服。

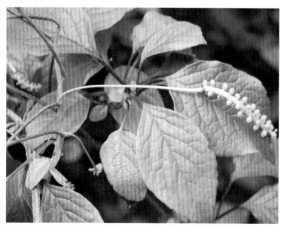

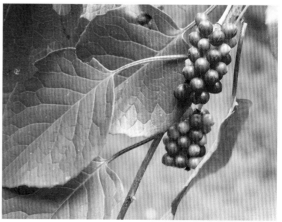

4.3.7　华中五味子

SCHISANDRAE SPHENANTHERAE FRUCTUS

【别名】五味子

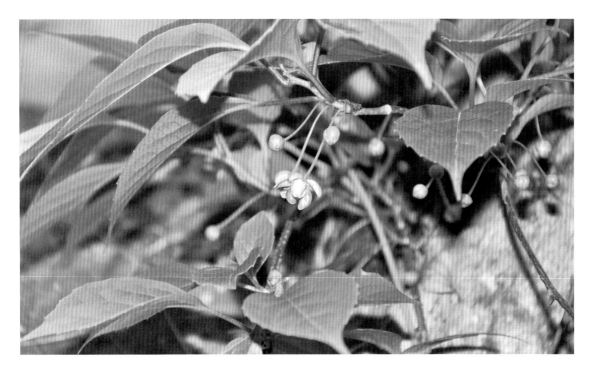

【基原】来源于五味子科 Schisandraceae 五味子属 *Schisandra* 华中五味子 *Schisandra sphenanthera* Rehd. et Wilson 的果实入药。

【形态特征】落叶木质藤本，全株无毛。叶纸质，倒卵形、宽倒卵形，有时圆形，长 5~11cm，宽 3~7cm，顶端短急尖或渐尖，基部楔形或阔楔形，干膜质边缘至叶柄成狭翅，叶面深绿色，背面淡灰绿色，有白色点，1/2~2/3 以上边缘具疏离、胼胝质齿尖的波状齿，叶面中脉，网脉密致稍凹入，侧脉每边 4~5 条；叶柄红色，长 1~3cm。花生于近基部叶腋，花梗纤细，长 2~4.5cm，基部具长 3~4mm 的膜质苞片，花被片 5~9，橙黄色，近相似，椭圆形或长圆状倒卵形，中轮的长 6~12mm，宽 4~8mm，具缘毛，背面有腺点。雄花：雄蕊群倒卵圆形，直径 4~6mm；花托圆柱形，顶端伸长，无盾状附属物；雄蕊 11~19（23）枚。雌花：雌蕊群卵球形，直径 5~5.5mm，雌蕊 30~60 枚，子房近镰刀状椭圆形，长 2~2.5mm，

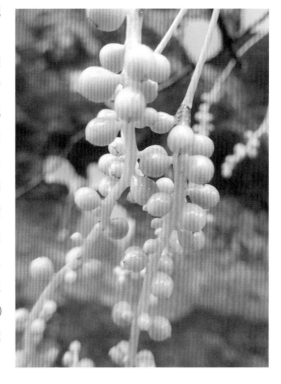

柱头冠狭窄，仅花柱长 0.1~0.2mm。聚合果果托长 6~17cm，直径约 4mm，聚合果果梗长 3~10cm，成熟时红色，长 8~12mm，宽 6~9mm，具短柄。花期 4~7 月；果期 7~9 月。

【生境】生于山谷溪边林中。

【分布】山西、陕西、甘肃、山东、江苏、安徽、浙江、江西、福建、河南、湖北、湖南、四川、贵州、云南东北部。

【采集加工】秋冬季采收果实晒干。

【性味归经】味酸，性温。归肺、心、肾经。

【功能主治】敛肺滋肾，益气生津，敛汗，宁心安神。治久咳虚喘，梦遗滑精，遗尿尿频，久泻久痢，自汗盗汗，津伤口渴，心悸失眠。

【用法用量】3~6g，水煎服。

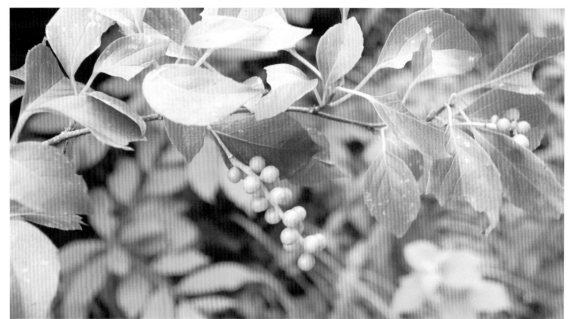

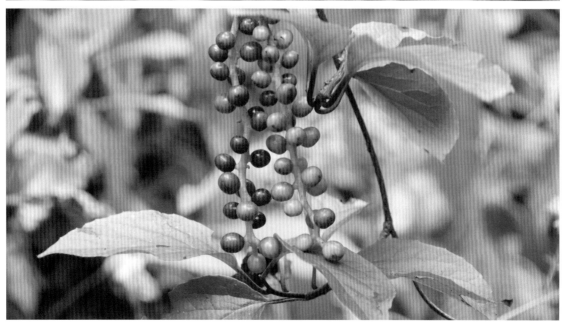

4.3.8　过山风

SCHISANDRAE VIRIDIS RADIX ET CAULIS

【别名】绿叶五味子

【基原】来源于五味子科 Schisandraceae 五味子属 Schisandra 过山风 Schisandra arisanensis subsp. viridis 的根、藤茎入药。

【形态特征】落叶木质藤本，全株无毛。叶纸质，卵状椭圆形，常最宽处在中部以下，长 4~16cm，宽 2~4（7）cm，顶端渐尖，基部钝或阔楔形，中上部边缘有胼胝质齿尖的粗锯齿或波状疏齿，叶面绿色，背面浅绿色，干时橄榄绿色，侧脉每边 3~6 条。雄花：花梗长 1.5~5cm，花被片黄绿色或绿色，6~8 片，大小相似，阔椭圆形、倒卵形或近圆形，长 5~10mm，宽 4~10mm，最内轮的较小；雄蕊群倒卵圆形或近球形，直径 4~6mm，雄蕊 10~20 枚，基部雄蕊长 1.2~2.2mm，药长 0.7~1.5mm，内侧向开裂。雌花：花梗长 4~7cm，花被片与雄花的相似，雌蕊群近球形，直径 5~6mm，心皮 15~25 枚，斜倒卵圆形或椭圆体形，长 1.8~2.5mm，柱头下延的附属体长约 0.2mm。聚合果果柄长 3.5~9.5cm，聚合果果托长 7~12cm，成熟心皮红色，排成两行，果皮具黄色腺点，顶端的花柱基部宿存，基部具短柄。种子肾形，长 3.5~4.5mm，种皮具皱纹或小瘤点。花期 4~6 月；果期 7~9 月。

【生境】生于海拔 200~1500m 的山谷溪边林中。

【分布】浙江、安徽、福建、江西、湖南、贵州、广东、广西。

【采集加工】秋冬采收根、藤茎，晒干。

【性味归经】味辛，性温。归心经。

【功能主治】祛风除湿，行气止痛。治风湿骨痛，带状疱疹，胃痛，疝气痛，月经不调。

【用法用量】15~30g，水煎服。

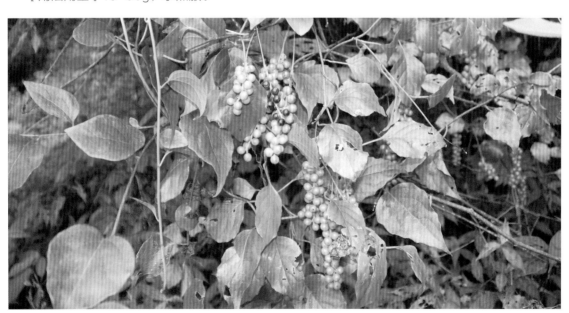

4.4 番荔枝科

4.4.1 番荔枝

ANNONAE SQUAMOSAE RADIX

【别名】唛螺陀

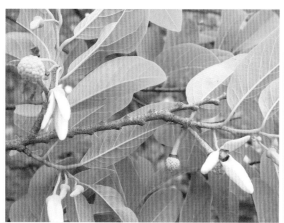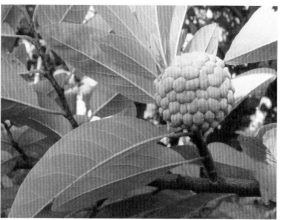

【基原】来源于番荔枝科 Annonaceae 番荔枝属 *Annona* 番荔枝 *Annona squamosa* L. 的根、叶或果实入药。

【形态特征】落叶小乔木，高 3~5m；树皮薄，灰白色，多分枝。叶薄纸质，排成两列，椭圆状披针形或长圆形，长 6~17.5cm，宽 2~7.5cm，顶端急尖或钝，基部阔楔形或圆形，叶背苍白绿色，初时被微毛，后变无毛；侧脉每边 8~15 条，上面扁平，下面凸起。花单生或 2~4 朵聚生于枝顶或与叶对生，长约 2cm，青黄色，下垂；花蕾披针形；萼片三角形，被微毛；外轮花瓣狭而厚，肉质，长圆形，顶端急尖，被微毛，镊合状排列，内轮花瓣极小，退化成鳞片状，被微毛；雄蕊长圆形，药隔宽，顶端近截形；心皮长圆形，无毛，柱头卵状披针形，每心皮有胚珠 1 颗。果实由多数圆形或椭圆形的成熟心皮相连成易于分开的聚合浆果，呈圆球状或心状圆锥形，直径 5~10cm，无毛，黄绿色，外面被白色粉霜。花期 5~6 月；果期 6~11 月。

【生境】栽培。

【分布】我国广东、广西、福建、云南等地均有引种栽培。原产热带美洲。

【采集加工】根：全年均可采，洗净，鲜用或晒干。果实：夏、秋季采收，鲜用或晒干。叶：春、夏采收，鲜用或晒干。根：全年均可采，洗净，鲜用或晒干。

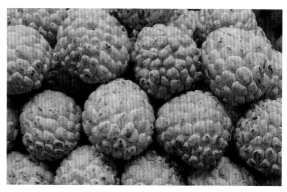

【性味归经】果实味甘，性寒。叶味苦、涩，性微寒。根味苦，性寒。归大肠、心经。

【功能主治】清热解毒，止泻。根、叶治急性赤痢。果实治恶性肿痛。

【用法用量】根用量：10~15g，水煎服。番荔枝果实的萃取物可有效对抗恶性肿痛。果实用量：10~30g，内服，煎汤；也可作水果食用；外用，适量，捣敷。叶用量：5~10g，内服，煎汤。

4.4.2 假鹰爪

DESM ORIS CHINENSIS FRUTEX

【别名】酒饼叶、鸡爪风

【基原】来源于番荔枝科 Annonaceae 假鹰爪属 Desmos 假鹰爪 Desmos chinensis Lour. 全株入药。

【形态特征】攀援灌木，有时上枝蔓延，除花外，全株无毛；枝皮粗糙，有纵条纹，有灰白色凸起的皮孔。叶薄纸质或膜质，长圆形或椭圆形，少数为阔卵形，长 4~13cm，宽 2~5cm，顶端钝或急尖，基部圆形或稍偏斜，叶面有光泽，背面粉绿色。花黄白色，单朵与叶对生或互生；花梗长 2~5.5cm，无毛；萼片卵圆形，长 3~5mm，外面被微柔毛；外轮花瓣比内轮花瓣大，长圆形或长圆状披针形，长达 9cm，宽达 2cm，顶端钝，两面被微柔毛，内轮花瓣长圆状披针形，长达 7cm，宽达 1.5cm，两面被微毛；花托凸起，顶端平坦或略凹陷；雄蕊长圆形，药隔顶端截形；心皮长圆形，长 1~1.5mm，被长柔毛，柱头近头状，向外弯，顶端 2 裂。果有柄，念珠状，长 2~5cm，内有种子 1~7 颗；种子球状，直径约 5mm。花期夏至冬季；果期 6 月至翌年春季。

【生境】生于山地、山谷、林缘或旷地上。

【分布】广东、香港、海南、广西、云南、贵州。亚洲其他热带地区也有分布。

【采集加工】秋冬采收全株晒干。

【性味归经】味辛、性微温，有小毒。归肝、脾经。

【功能主治】祛风止痛，行气健脾，镇痛。治风湿关节痛，产后风痛，产后腹痛，流血不止，痛经，胃痛，腹胀，消化不良，腹泻，肾炎水肿，跌打损伤。

【用法用量】15~30g，水煎服。外用适量，捣烂加酒调敷患处。

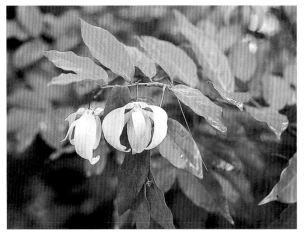
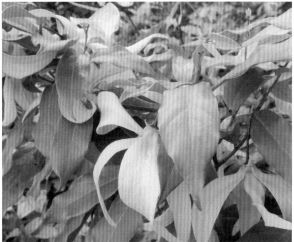
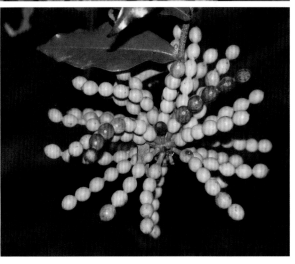

4.4.3 白叶瓜馥木

FISSISTIGMAE GLAUCESCENTIS RADIX

【别名】乌骨藤、确络风

【基原】来源于番荔枝科 Annonaceae 瓜馥木属 *Fissistigma* 白叶瓜馥木 *Fissistigma glaucescens* (Hance) Merr. [*F. obtusifolium* Merr.] 的根入药。

【形态特征】木质藤本，长达 3m；枝条无毛。叶近革质，长圆形或长圆状椭圆形，有时倒卵状长圆形，长 3~19.5cm，宽 1.2~5.5cm，顶端通常圆形，少数微凹，基部圆形或钝形，两面无毛，叶背白绿色，干后苍白色；侧脉每边 10~15 条，在叶面稍凸起，下面凸起；叶柄长约 1cm。花数朵集成聚伞式的总状花序，花序顶生，长达 6cm，被黄色茸毛；萼片阔三角形，长约 2mm；外轮花瓣阔卵圆形，长约 6mm，被黄色柔毛，内轮花瓣卵状长圆形，长约 5mm，外面被白色柔毛；药隔三角形；心皮约 15 个，被褐色柔毛，花柱圆柱状，

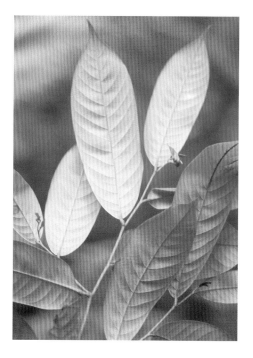

柱头顶端 2 裂，每心皮有胚珠 2 颗。果圆球状，直径约 8mm，无毛。花期 1~9 月；果期几乎全年。

【生境】生于山地灌木丛或疏林中。

【分布】广东、香港、海南、广西、福建、台湾。

【采集加工】夏、秋采收根切片晒干。

【性味归经】味微辛、涩，性温。归肝经。

【功能主治】祛风除湿，通经活血，止血。治风湿痹痛，跌打损伤，月经不调。外用治骨折，外伤出血。

【用法用量】9~18g，水煎或泡酒服。外用适量，根皮晒干研粉酒调敷患处。

【注意】孕妇忌服。

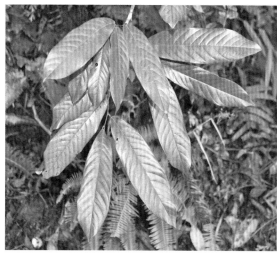

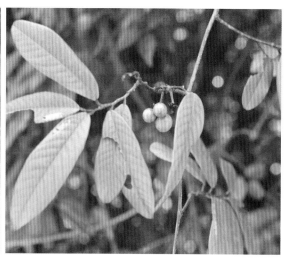

4.4.4 瓜馥木

FISSISTIGMATIS OLDHAMII RADIX ET CAULIS

【别名】钻山风、飞扬藤、古风子

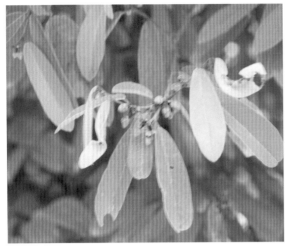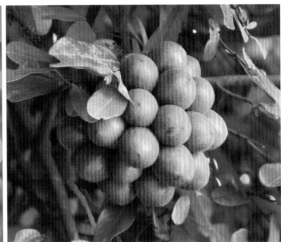

【基原】来源于番荔枝科 Annonaceae 瓜馥木属 *Fissistigma* 瓜馥木 *Fissistigma oldhamii* (Hemsl.) Merr. 的根和茎入药。

【形态特征】藤状灌木。幼枝被黄褐色柔毛。叶革质，卵圆形至倒披针形，长 5~13cm，宽 2.5~4.5cm，顶端钝或微凹，基部楔形或宽楔形，叶面除中脉外均无毛，背面稍被柔毛；侧脉每 边 12~18 条，上面平，下面凸起；叶柄长约 1cm，被短柔毛。花单生或 3 朵组成密伞花序，有 2.5cm 长的总花梗；萼片阔三角形，长约 3mm，顶端急尖；外轮花瓣长卵形，长 2.1cm，宽 1.2cm，内轮花瓣长 2cm，宽 6mm；雄蕊长圆形，长约 2mm，药隔稍偏斜三角形；心皮被长 绢毛，花柱略弯，无毛，柱头顶端 2 裂，每个心皮有胚珠约 10 颗，2 排。成熟果圆球形，直径 1.8cm，密被黄褐色茸毛；种子圆形，直径约 8mm。花期 4~9 月；果期 7 月至翌年 2 月。

【生境】生于低海拔山谷疏林或水旁灌丛中。

【分布】广东、香港、海南、广西、云南、湖南、江西、福建、台湾、浙江。越南也有分布。

【采集加工】夏、秋季采收根、藤茎晒干备用。

【性味归经】味微辛，性温。归脾、肾经。

【功能主治】祛风活血，镇痛。治坐骨神经痛，关节炎，跌打损伤。

【用法用量】鲜品 30~60g，水煎服。

【附方】① 治风湿关节痛，坐骨神经痛：瓜馥木根 15~30g，五加皮 9g，虎刺 30g，瑞香根 皮 9g，檫木 15g，水煎服。

② 治产后关节痛：瓜馥木根、野鸦椿、钩藤根各 15g，与鸡同炖服。

③ 治胃痛：鲜瓜馥木根 15g，紫薇 30g，大蓟 30g，水煎浓汁冲鸡蛋服。

④ 治腰痛：鲜瓜馥木根 60g，鲜南蛇藤 30g，鲜虎刺 30g，鲜牛膝 15g，水煎服。

⑤ 治腰扭伤：瓜馥木根 60g，刀豆根 30~60g，水煎服。

⑥ 治跌打老伤：瓜馥木根 60g，鲜龙须藤 60g，鲜柘树根 30g，水煎服。

4.4.5 多花瓜馥木

FISSISTIGMATIS POLYANTHI FRUTEX

【别名】黑风藤、通气香、黑皮跌打、拉公藤

【基原】来源于番荔枝科 Annonaceae 瓜馥木属 *Fissistigma* 多花瓜馥木 *Fissistigma polyanthum*（Hook. f. et Thoms.）Merr. 的全株或根入药。

【形态特征】攀援灌木，长达 8m。根黑色，撕裂有强烈香气。枝条灰黑色或褐色，被短柔毛，老渐无毛。叶近革质，长圆形或倒卵状长圆形，有时椭圆形，长 6~17.5cm，宽 2~7.5cm，顶端急尖或圆形，有时微凹，叶面无毛，叶背被短柔毛；侧脉每边 13~18 条，斜升，上面扁平，下面凸起；叶柄长 8~15mm，被短柔毛。花小，花蕾圆锥状，顶端急尖，常 3~7 朵集成密伞花序，花序广布于小枝上，腋生、与叶对生或腋外生，被黄色柔毛；花梗长达 1.5cm，中部以下和基部有小苞片；萼片阔三角形，被柔毛；外轮花瓣卵状长圆形，长 1.2cm，外面密被黄褐色短柔毛，内面无毛，内轮花瓣长圆形，长 9mm，顶端渐尖；药隔三角形，顶端钝；心皮长圆形，被长柔毛，柱头顶端全缘，每心皮有胚珠 4~6 颗，2 排。果圆球状，直径 1.5cm，被黄色短柔毛；种子椭圆形，扁平，红褐色；果柄柔弱，长达 2.5cm。花期几乎全年；果期 3~10 月。

【生境】常生于山谷、路旁的林下。

【分布】广东、海南、广西、云南、贵州、西藏。越南、缅甸、印度也有分布。

【采集加工】夏、秋采收全株或根晒干。

【性味归经】味甘，性温。归肝、肾经。

【功能主治】祛风除湿，强筋骨，活血，消肿止痛。治风湿性关节炎，类风湿关节炎，月经不调，跌打损伤。

【用法用量】9~15g，水煎或泡酒服。

【注意】孕妇忌服。

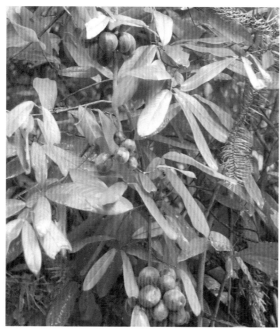
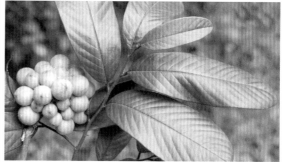
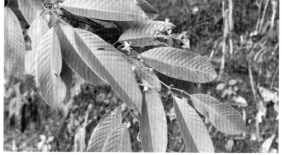

4.4.6 紫玉盘

UVARIAE MACROPHYLLAE RADIX

【别名】酒饼子、十八风藤、牛刀树、牛头罗

【基原】来源于番荔枝科 Annonaceae 紫玉盘属 *Uvaria* 紫玉盘 *Uvaria macrophylla* Roxb. [*U. microcarpa* Champ. ex Benth.] 的根入药。

【形态特征】攀援灌木，高约 2m；幼枝、幼叶、叶柄、花梗、苞片、萼片、花瓣、心皮和果均被黄色星状柔毛，老渐无毛或几无毛。叶革质，长倒卵形或长椭圆形，长 10~23cm，宽 5~11cm，顶端急尖或钝，基部近心形或圆形；侧脉每边约 13 条，在叶面凹陷。花 1~2 朵，与叶对生，暗紫红色或淡红褐色，直径 2.5~3.5cm；花梗长 2cm 以下；萼片阔卵形，长约 5mm，宽约 10mm；花瓣内外轮相似，卵圆形，长约 2cm，宽约 1.3cm，顶端圆或钝；雄蕊线形，长约 9mm，药隔卵圆形，无毛，最

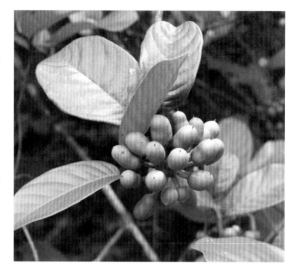

外面的雄蕊常退化为倒披针形的假雄蕊；心皮长圆形或线形，长约 5mm，柱头马蹄形，顶端 2 裂而内卷。果卵圆形或短圆柱形，长 1~2cm，直径 1cm，暗紫褐色，顶端有短尖头；种子圆球形，直径 6.5~7.5mm。花期 3~8 月；果期 7 月至翌年 3 月。

【生境】生于低海拔山地疏林或灌丛中。

【分布】广东、香港、澳门、广西、台湾。越南、老挝也有分布。

【采集加工】夏、秋采收，将根洗净晒干。

【性味归经】味苦、辛，性微温。归肝、胃经。

【功能主治】健胃行气，祛风止痛。治消化不良，腹胀腹泻，跌打损伤，腰腿疼痛。

【用法用量】15~21g，水煎服。

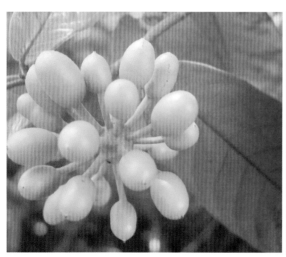

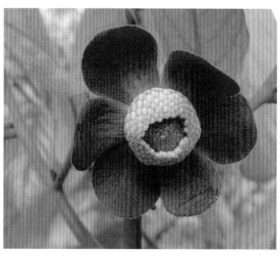

4.5 樟科

4.5.1 无根藤

CASSYTHAE FILIFORMIS HERBA

【别名】无头草、无爷藤、罗网藤

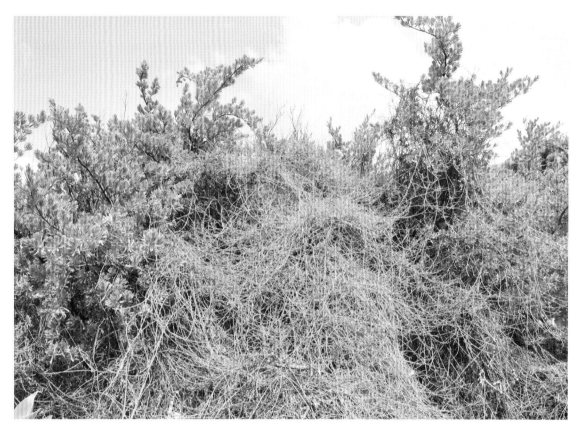

【基原】来源于樟科Lauraceae无根藤属*Cassytha*无根藤*Cassytha filiformis* L.全株入药。

【形态特征】寄生缠绕草质藤本，借盘状吸根攀附于寄主植物上。茎线形，绿色或绿褐色，稍木质，幼嫩部分被锈色短柔毛，老时毛被稀疏或变无毛。叶退化为微小的鳞片。穗状花序长2~5cm，密被锈色短柔毛；苞片和小苞片微小，宽卵圆形，长约1mm，褐色，被缘毛。花小，白色，长不及2mm，无梗；花被裂片6片，排成二轮，外轮3枚小，圆形，有缘毛，内轮3枚较大，卵形，外面有短柔毛，内面几无毛。能育雄蕊9枚，第一轮雄蕊花丝近花瓣状，其余的为线状，第一、二轮雄蕊花丝无腺体，花药2室，室内向，第三轮雄蕊花丝基部有一对无柄腺体，花药2室，室外向；退化雄蕊3枚，位于最内轮，三角形，具柄；子房卵形，几无毛，花柱短，略具棱，柱头小，头状。果小，卵形，包藏于花后增大的肉质果托内，但彼此分离，顶端有宿存的花被片。花、果期5~12月。

【生境】生于山坡、路旁或疏林中。

【分布】台湾、福建、广东、海南、广西、云南、贵州、湖南、江西、浙江。热带亚洲余部、非洲和大洋洲也有分布。

【采集加工】夏、秋采收，将全草晒干。

【性味归经】味甘、微苦，性凉；有小毒。归肝、肺、肾、膀胱经。

【功能主治】清热利湿，凉血，止血。治感冒发热，疟疾，急性黄疸性肝炎，咯血，衄血，尿血，泌尿系结石，肾炎水肿。外用治皮肤湿疹，多发性疖肿。

【用法用量】9~15g，水煎服。外用适量鲜品捣烂外敷或煎水洗。

【注意】孕妇忌服。

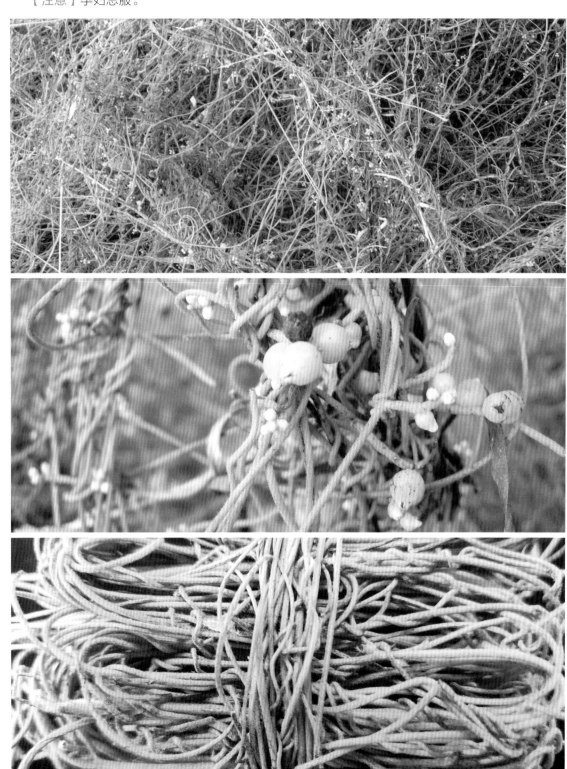

4.5.2 肉桂

CINNAMOMI CORTEX

【别名】玉桂、桂皮、桂枝、牡桂、菌桂、筒桂

【基原】来源于樟科 Lauraceae 樟属 *Cinnamomum* 肉桂 *Cinnamomum aromaticum* Nees [*C. cassia* Presl] 的树皮、嫩枝入药。

【形态特征】乔木。叶互生或近对生，长椭圆形至近披针形，长 8~16cm，宽 4~5.5（9.5）cm，顶端稍急尖，基部急尖，革质，边缘软骨质，内卷，上面绿色，有光泽，无毛，下面淡绿色，疏被黄色短茸毛，离基三出脉；叶柄粗壮，长 1.2~2cm，腹面平坦或下部略具槽，被黄色短茸毛。圆锥花序腋生或近顶生，长 8~16cm，三级分枝，分枝末端为 3 花的聚伞花序；花白色，长约 4.5mm；花梗长 3~6mm，被黄褐色短茸毛；花被内外两面密被黄褐色短茸毛，花被筒倒锥形，长约 2mm；能育雄蕊 9 枚，花丝被柔毛，第一、第二轮雄蕊长约 2.3mm，花丝扁平，长约 1.4mm，上方 1/3 处变宽大，花药卵圆状长圆形，长约 0.9mm，顶端截平，药室 4，室均内向，上 2 室小得多，第三轮雄蕊长约 2.7mm，花丝扁平，长约 1.9mm，上方 1/3 处有一对圆状肾形腺体，花药卵圆状长圆形；子房卵球形，长约 1.7mm，无毛；花柱纤细，与子房等长，柱头小，不明显。果椭圆形，长约 1cm，宽 7~8mm，成熟时黑紫色，无毛；果托浅杯状。花期 6~8 月；果期 10~12 月。

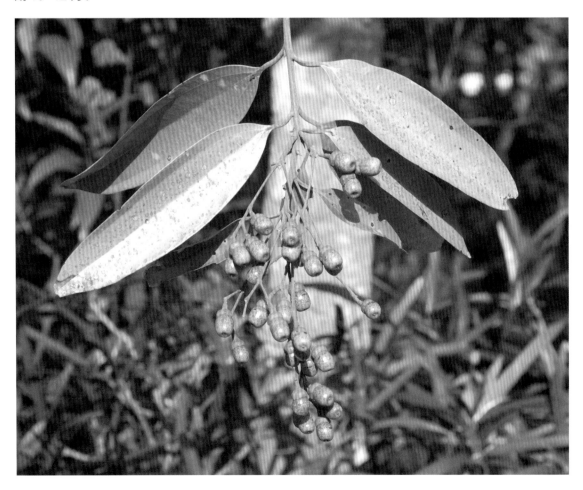

【生境】常见栽种；生于山林中。

【分布】广东、香港、海南、广西、云南、福建、台湾及亚洲热带余部广为栽培。

【采集加工】夏、秋采收树皮、嫩枝晒干、捆扎成把，或趁鲜切成薄片，晒干。

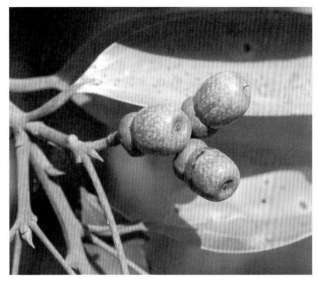

【药材性状】（1）肉桂（桂皮）：呈槽状或卷筒状，长 30~40cm，宽或直径 3~10cm，厚 2~8mm，外表面灰棕色，稍粗糙，有不规则的细皱纹和横向突起的皮孔，有的可见灰白色的斑纹；内表面红棕色，略平坦，有细纵纹，划之显油痕。质硬而脆，易折断，断面不平坦，外层棕色而较粗糙，内层红棕色而油润，两层间有 1 条黄棕色的线纹。气香浓烈，味甜、辣。

（2）桂枝：呈长圆柱形，略有四棱，长 30~75cm，直径 0.3~1cm，表面棕红色或紫红色，有叶痕、枝痕、芽痕及椭圆形皮孔，具纵棱及皱纹。质坚而脆，易折断，断面可见宽广木部，黄白色或黄棕色，髓部方形，皮部甚薄，红棕色。气芳香，味甜微辛，木部味淡。以枝嫩不带叶、直径不超过 0.8cm、无枯枝者为佳。

【性味归经】桂枝：味辛、甘，性温。归心、肺、膀胱经。肉桂：味辛、甘，性大热。归肾、脾、心、肝经。

【功能主治】温中补肾，散寒止痛。治胃腹冷痛，虚寒泄泻，肾阳不足，寒痹腰痛，肺寒喘咳。

【用法用量】1~5g，水煎服。阴虚、实热及孕妇忌服。

【附方】① 治胃腹冷痛、虚寒泄泻：肉桂 1.5~3g，研末，温开水送服。

② 治肾虚喘咳、遗尿、尿频：（桂附地黄丸）肉桂、熟附子、泽泻、牡丹皮各 3g，熟地黄 12g，山茱萸、山药、茯苓各 6g。水煎服，或制成丸剂，每日 2 次，每次 9g。

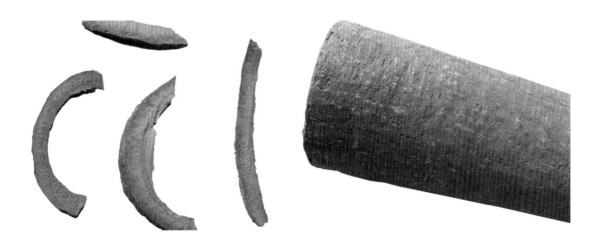

4.5.3 阴香

CINNAMOMAE BURMANNII CORTEX ET RAMULUS
【别名】山玉桂、香胶叶

【基原】来源于樟科 Lauraceae 樟属 Cinnamomum 阴香 *Cinnamomum burmannii*（Nees & T. Nees）Bl. 的树皮、根皮、叶、枝等入药。

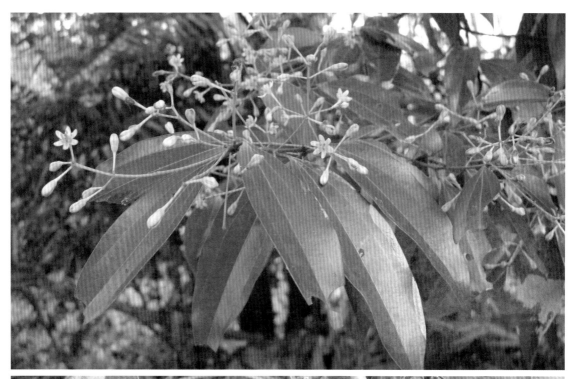

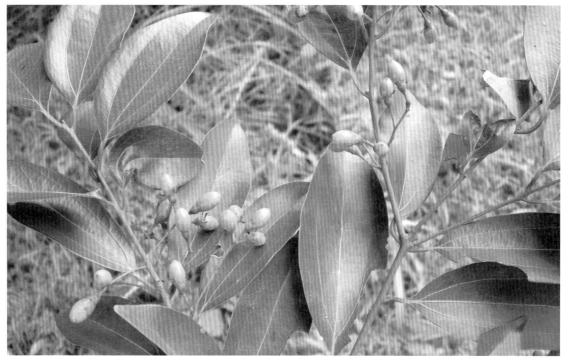

【形态特征】乔木。叶互生或近对生，稀对生，卵圆形、长圆形至披针形，长 5.5~10.5cm，宽 2~5cm，顶端短渐尖，基部宽楔形，革质，叶面绿色，光亮，背面粉绿色，两面无毛，离基三出脉，中脉及侧脉在上面明显；叶柄长 0.5~1.2cm，近无毛。圆锥花序腋生或近顶生，比叶短，长 3~6cm，少花，密被灰白微柔毛，最末分枝为 3 花的聚伞花序；花绿白色，长约 5mm；花梗纤细，长 4~6mm，被灰白微柔毛；花被内外两面密被灰白微柔毛，花被筒短小，倒锥形，长约 2mm，花被裂片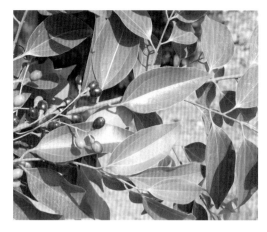
长圆状卵圆形，顶端锐尖；能育雄蕊 9 枚，花丝全长及花药背面被微柔毛，第一、第二轮雄蕊长 2.5mm，花丝稍长于花药，无腺体，花药长圆形，4 室，室内向，第三轮雄蕊长 2.7mm，花丝稍长于花药，中部有一对近无柄的圆形腺体，花药长圆形，4 室，室外向；退化雄蕊 3 枚；子房近球形。果卵球形，长约 8mm，宽 5mm；果托长 4mm，顶端宽 3mm，具齿裂，齿顶端截平。花期 3~4 月。

【生境】生于山谷林中。

【分布】广东、海南、广西、江西、福建、浙江、湖南、湖北、云南、贵州等地。

【采集加工】夏、秋采收树皮、根皮、叶、枝晒干。

【性味归经】味辛、微甘，性温。归脾、胃经。

【功能主治】祛风散寒，温中止痛。治虚寒胃痛，腹泻，风湿关节痛。外用治跌打肿痛，疮疖肿毒，外伤出血。

【用法用量】6~9g，水煎服或 1.5~3g 研粉吞服。外用适量，研粉酒调涂敷或干粉撒患处。

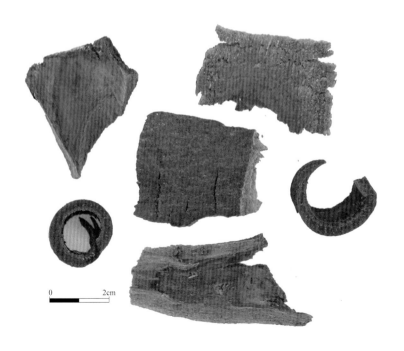

0   2cm

4.5.4 樟树

CINNAMOMAE CAMPHORAE LIGNUM

【别名】香樟、樟木、乌樟、油樟、香通、芳樟

【基原】来源于樟科 Lauraceae 樟属 Cinnamomum 樟树 Cinnamomum camphora（L.）Presl 的根、木材、树皮、叶和果实入药。

【形态特征】常绿大乔木。高可达 30m，直径可达 3m；植物体含芳香油；树皮黄褐色，有不规则的纵裂。顶芽广卵形或圆球形，略被绢状毛。叶互生，革质，卵状椭圆形，长 6~12cm，宽2.5~5.5cm，顶端急尖，基部阔楔形至近圆形，上面绿色或黄绿色，有光泽，下面灰绿色，干时带白色，离基三出脉，有时为不明显的 5 脉，中脉两面明显，上部有侧脉 1~5 对，侧脉及支脉脉

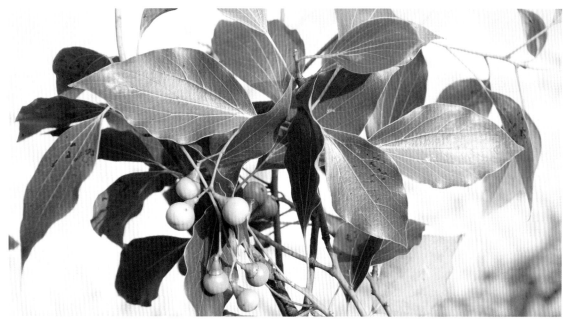

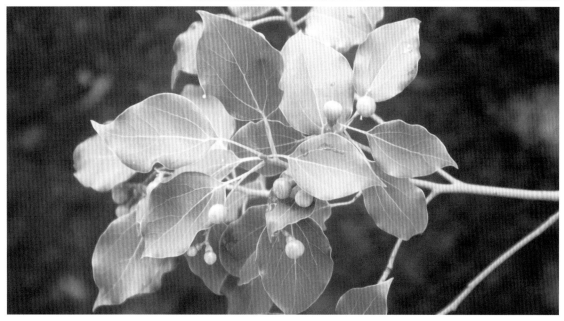

腋上面明显隆起，下面明显具腺窝，窝内常被柔毛；叶柄长 2~3cm，无毛。圆锥花序腋生，长 3.5~7cm，无毛或被灰白色至黄褐色微柔毛；花绿白或带黄色，长约 3mm；花梗长 1~2mm，无毛；子房球形，无毛。果卵球形或近球形，直径 6~8mm，紫黑色；果托杯状，长约 5mm，顶端截平，宽达 4mm，基部宽约 1mm。花期 4~5 月；果期 8~11 月。

【生境】生于山地林中。

【分布】长江以南各地。越南、朝鲜、日本也有分布。

【采集加工】夏、秋季采收根、木材、树皮、叶、果实晒干备用。

【性味归经】味辛，性温。归肝、脾经。

【功能主治】祛风散寒，理气活血，止痛止痒。根、木材：治感冒头痛，风湿骨痛，跌打损伤，克山病。树皮、叶：外用治慢性下肢溃疡，皮肤瘙痒。熏烟可驱杀蚊子。果实：治胃腹冷痛，食滞，腹胀，胃肠炎。

【用法用量】根、木材用量：15~30g，水煎服。皮、叶外用适量鲜品煎水洗患处。果实用量：9~15g，水煎服。

【附方】① 治克山病：樟木、五灵脂各 15g，缬草 9g，红花 6g。加水 1500ml，煎 1h 左右，滤出药液，加黄酒 50g 为引，每服 100ml，早晚各 1 次。

② 治慢性下肢溃疡：鲜樟树皮洗净，切碎，烤干，研粉。洗净创面，将药粉撒上，再加一些消炎粉包扎，每周换药 3 次。

③ 治腰痛（风寒湿）：樟树嫩叶、桃树嫩叶、葱各 30g，细糠 250g，白酒 50ml，将药捣烂，加入细糠拌匀炒热，加酒炒成黄色，布包敷患处。

④ 治跌打内伤：樟树根浸酒服。

⑤ 治痹证（类风湿关节炎）：樟树根、山苍子根、朱砂根、乌药各 10g，水煎，分 2 次服。

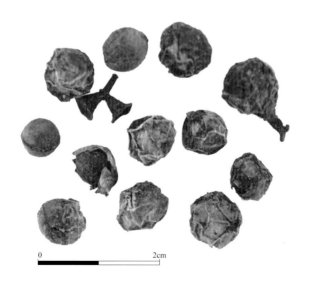

0　　　　　　　2cm

4.5.5 乌药

【别名】天台乌、台乌、矮樟、猫药、细叶樟、干打锤

【基原】来源于樟科 Lauraceae 山胡椒属 *Lindera* 乌药 *Lindera aggregata*（Sims）Kosterm.
的块根入药。

【形态特征】小乔木，高可达 5m，胸径 4cm。叶互生，卵形／椭圆形至近圆形，通常长
2.7~5cm，宽 1.5~5cm，顶端长渐尖或尾尖，基部圆形，革质或有时近革质，叶面绿色，有光
泽，背面苍白色，幼时密被棕褐色柔毛，后渐脱落，两面有小凹窝，三出脉，中脉及第一对侧脉上
面通常凹下，少有凸出，下面明显凸出；叶柄长 0.5~1cm，有褐色柔毛，后毛被渐脱落。伞形花
序腋生，无总梗，常 6~8 花序集生于一长 1~2mm 的短枝上，每花序有一苞片；花被片 6 枚，近
等长，外面被白色柔毛，内面无毛，黄色或黄绿色，偶有外乳白内紫红色；花梗长约 0.4mm，被
柔毛；雄花花被片长约 4mm，宽约 2mm；雄蕊长 3~4mm，花丝被疏柔毛，第三轮的有 2 宽
肾形具柄腺体，着生花丝基部，有时第二轮的也有腺体 1~2 枚；退化雌蕊坛状；雌花花被片长约
2.5mm，宽约 2mm；子房椭圆形，长约 1.5mm，被褐色短柔毛，柱头头状。果卵形或有时近圆
形，长 0.6~1cm，直径 4~7mm。花期 3~4 月；果期 5~11 月。

【生境】生于山谷、山坡疏林中。

【分布】浙江、江西、福建、台湾、广西、广东、香港、海南、湖南、安徽。日本也有分布。

【采集加工】全年均可采挖，除去细根，洗净，趁鲜切片，晒干，或直接晒干。

【性味归经】味辛，性温。归肺、脾、肾、膀胱经。

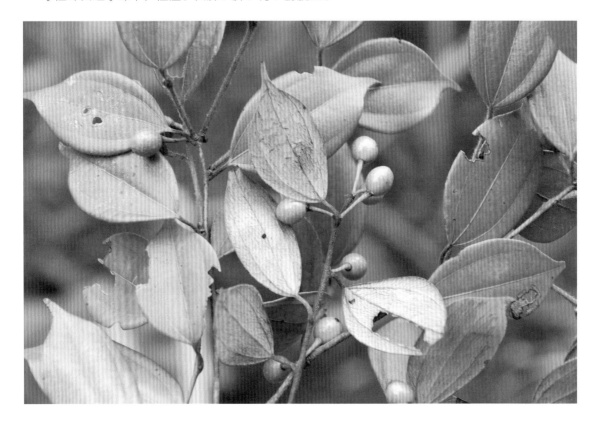

【功能主治】温肾散寒，行气止痛。治心胃气痛，吐泻腹痛，痛经，疝痛，尿频，风湿疼痛，跌打伤痛，外伤出血。

【用法用量】6~10g，水煎服。

【附方】①治胃肠炎、胃痛：乌药、青木香各等量，研末，水泛为丸。每服 3~7.5g，每日 2 次。

②治外伤出血：乌药研末，敷患处。

③治痛经：（加味乌药汤）乌药、香附、生姜各 9g，砂仁、木香（后下）各 6g，水煎服。

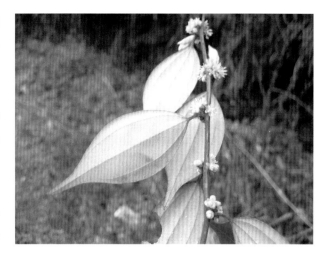

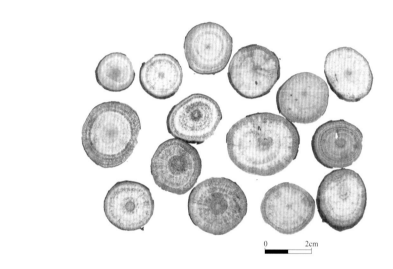

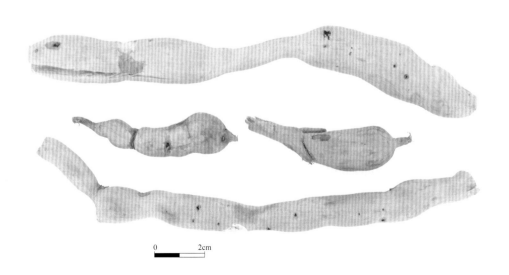

4.5.6 狭叶山胡椒

LINDERAE ANGUSTIFOLIAE RADIX

【别名】鸡婆子、香叶子树

【基原】来源于樟科 Lauraceae 山胡椒属 *Lindera* 狭叶山胡椒 *Lindera angustifolia* Cheng 的根、茎、叶入药。

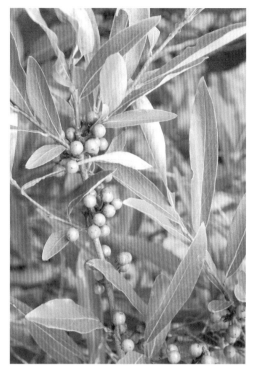

【形态特征】落叶灌木或小乔木，高 2~8m，幼枝条黄绿色，无毛。冬芽卵形，紫褐色，芽鳞具脊；外面芽鳞无毛，内面芽鳞背面被绢质柔毛，内面无毛。叶互生，椭圆状披针形，长 6~14cm，宽 1.5~3.5cm，顶端渐尖，基部楔形，近革质，叶面绿色无毛，背面苍白色，沿脉上被疏柔毛，羽状脉，侧脉每边 8~10 条。伞形花序 2~3 生于冬芽基部；雄花序有花 3~4 朵，花梗长 3~5mm，花被 6 片，能育雄蕊 9 枚；雌花序有花 2~7 朵；花梗长 3~6mm；花被 6 片；退化雄蕊 9 枚；子房卵形，无毛，花柱长 1mm，柱头头状。果球形，直径约 8mm，成熟时黑色，果托直径约 2mm；果梗长 0.5~1.5cm，被微柔毛或无毛。花期 3~4 月；果期 9~10 月。

【生境】生于山地疏林中。

【分布】山东、浙江、福建、安徽、江苏、河南、江西、湖北、湖南、广东、广西、陕西。

【采集加工】夏、秋季采收，根、茎、叶晒干。

【性味归经】味辛、微涩，性温。归心、肠经。

【功能主治】祛风解毒，舒筋活络，解毒消肿。治感冒，头痛，消化不良，胃肠炎，痢疾，风湿关节痛，麻木，跌打损伤，痈肿疮毒，荨麻疹，颈淋巴结结核。

【用法用量】9~15g，水煎服。外用适量，多用鲜叶捣烂敷患处。

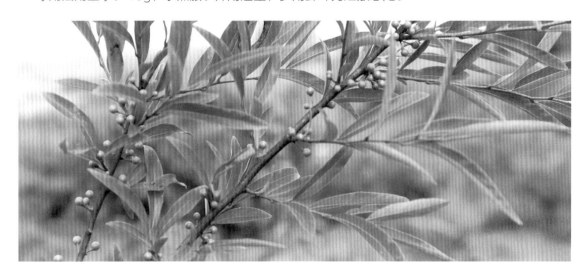

4.5.7 鼎湖钓樟

LINDERAE CHUNII RADIX

【别名】陈氏钓樟、白胶木、耙齿钩

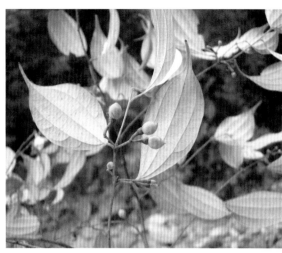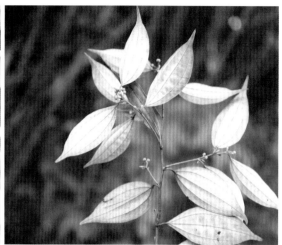

【基原】来源于樟科 Lauraceae 山胡椒属 *Lindera* 鼎湖钓樟 *Lindera chunii* Merr. 的根入药。

【形态特征】灌木或小乔木，高 6m。叶互生，椭圆形至长椭圆形，长 5~10cm，宽 1.5~4cm，顶端尾状渐尖，基部楔形或急尖，幼时两面被白色或金黄色贴伏绢毛，老时毛仅在叶脉、脉腋处残存，叶干时常为橄榄绿色；三出脉，侧脉直达顶端；叶柄长 5~10mm，初被贴伏状白色或黄色绢毛，后毛脱落。伞形花序数个生于叶腋短枝上；每伞形花序有花 4~6 朵；总花梗、花梗、花被两面及花丝被棕黄色柔毛；花被管漏斗形，长约 1mm，花被片条形，顶端渐尖，尖头钝，长 1.5mm，宽约 0.3mm，内轮较外轮略长，外面被棕褐色柔毛；雄蕊条形，被棕褐色柔毛；第二轮基部稍上方着生 2 个具柄倒卵形腺体；子房椭圆形，连同花柱被柔毛，花柱长 1mm，柱头盘状。果椭圆形，长 8~10mm，直径 6~7mm，无毛。花期 2~3 月；果期 8~9 月。

【生境】生于山谷、山坡疏林中。

【分布】广东、海南、广西。越南也有分布。

【采集加工】夏、秋采收根晒干。

【性味归经】味辛，性温。归肝、胃经。

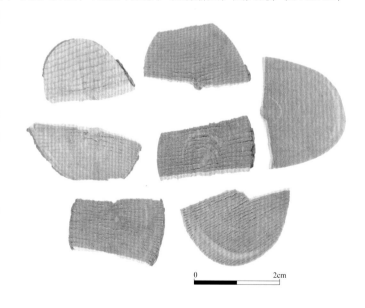

0   2cm

【功能主治】散瘀消肿，行气止痛。治跌打肿痛，风湿骨痛，胃气痛。

【用法用量】9~15g，水煎服。

4.5.8 香叶树

LINDERAE COMMUNIS CORTEX ET FOLIUM

【别名】香叶樟、大香叶、香果树

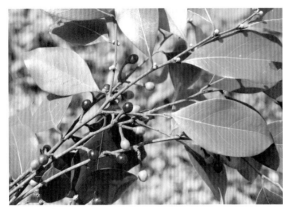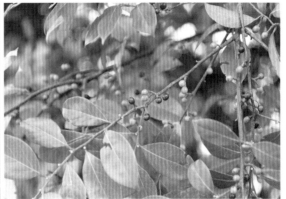

【基原】米源于樟科 Lauraceae 山胡椒属 *Lindera* 香叶树 *Lindera communis* Hemsl. 的树皮和叶入药。

【形态特征】常绿小乔木，高 3~4m。叶互生，常披针形、卵形或椭圆形，长 4~9cm，宽 1.5~3cm，顶端渐尖、急尖、骤尖或有时近尾尖，基部宽楔形或近圆形；薄革质，叶面绿色，无毛，背面灰绿或浅黄色，被黄褐色柔毛，边缘内卷；羽状脉，侧脉每边 5~7 条；叶柄长 5~8mm，被黄褐色微柔毛或近无毛。伞形花序有花 5~8 朵，单生或两个同生于叶腋，总梗极短；总苞片 4 枚，早落；雄花黄色，直径达 4mm，花梗长 2~2.5mm，略被金黄色微柔毛；花被片 6 枚，卵形，近等大，长约 3mm，宽 1.5mm，顶端圆形，外面略被金黄色微柔毛或近无毛；雄蕊 9 枚，长 2.5~3mm，花丝略被微柔毛或无毛，与花药等长，第三轮基部有 2 具角突宽肾形腺体；雌花黄色或黄白色，花梗长 2~2.5mm；花被片 6 枚，卵形，长 2mm，外面被微柔毛；退化雄蕊 9 枚，条形，长 1.5mm，第三轮有 2 个腺体；子房椭圆形，长 1.5mm，无毛，花柱长 2mm，柱头盾形，具乳突。果卵形，长约 1cm，宽 7~8mm，成熟时红色。花期 3~4 月；果期 9~10 月。

【生境】生于疏林中。

【分布】广东、香港、广西、云南、贵州、四川、湖南、湖北、江西、浙江、陕西、甘肃、福建、台湾。越南也有分布。

【采集加工】夏、秋采收树皮、叶晒干。

【性味归经】味辛、微苦，性温。归肺、肾经。

【功能主治】散瘀止痛，止血，解毒。治骨折，跌打肿痛，外伤出血，疮疖痈肿。

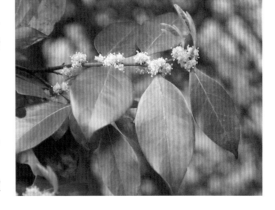

【用法用量】9~15g，水煎服。外用适量，树皮或叶捣烂，或干粉水调敷患处。

【附方】治疗疮、对口痛：鲜叶适量，未成脓时加白酒，已成脓时加白糖，同捣烂敷患处，每日换药一次。亦可同时用鲜枝叶煎汤内服。

4.5.9　山胡椒

LINDERAE GLAUCAE RADIX ET FOLIUM
【别名】牛筋条、牛筋树

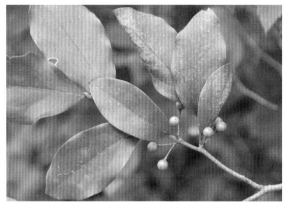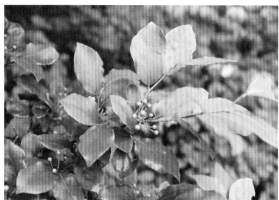

【基原】来源于樟科 Lauraceae 山胡椒属 Lindera 山胡椒 *Lindera glauca*（Sieb. et Zucc.）Blume 根、叶、果实入药。

【形态特征】落叶灌木或小乔木，高可达 8m。叶互生，宽椭圆形、椭圆形、倒卵形到狭倒卵形，长 4~9cm，宽 2~5cm，叶面深绿色，背面淡绿色，被白色柔毛，纸质，羽状脉，侧脉每侧（4）5~6 条；叶枯后不落，翌年新叶发出时落下。伞形花序腋生，总梗短或不明显，长一般不超过 3mm，每总苞有 3~8 朵花；雄花花被片黄色，椭圆形，长约 2.2mm，内、外轮几相等，外面在背脊部被柔毛；雄蕊 9 枚，近等长，花丝无毛，第三轮的基部着生 2 具角突宽肾形腺体，柄基部与花丝基部合生，有时第二轮雄蕊花丝也着生一较小腺体；退化雌蕊细小，椭圆形，长约 1mm，上有一小突尖；花梗长约 1.2cm，密被白色柔毛；雌花花被片黄色，椭圆形或倒卵形，内、外轮几相等，长约 2mm，外面在背脊部被稀疏柔毛或仅基部有少数柔毛；退化雄蕊长约 1mm，条形，第三轮的基部着生 2 个长约 0.5mm 腺体；子房椭圆形，长约 1.5mm，花柱长约 0.3mm，柱头盘状；花梗长 3~6mm，熟时黑褐色；果梗长 1~1.5cm。花期 3~4 月；果期 7~8 月。

【生境】生于山坡、林缘。

【分布】河南、陕西、甘肃、山西、江苏、安徽、浙江、江西、福建、台湾、广东、广西、湖南、湖北、贵州、四川。日本、朝鲜、越南也有分布。

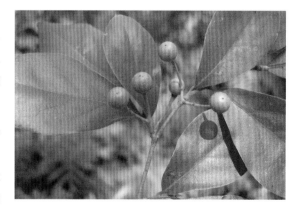

【采集加工】夏、秋季采收根、叶、果晒干。

【性味归经】味辛，性温。归肺、胃经。

【功能主治】祛风活络，解毒消肿，止血止痛。治风湿麻木，筋骨疼痛，跌打损伤，脾肿大，虚寒胃痛，肾炎水肿，风寒头痛；叶外用治外伤出血，疗疮肿毒，毒蛇咬伤，全身瘙痒。

【用法用量】15~30g，水煎或泡酒服。外用适量，鲜叶捣烂敷或研粉麻油调敷或水煎外洗。

【附方】治感冒、扁桃腺炎、咽炎、淋巴结炎：牛筋条根注射液，肌内注射，1 日 1 次。

4.5.10 山橿

LINDERAE REFLEXAE RADIX

【别名】副山苍、大叶山姜

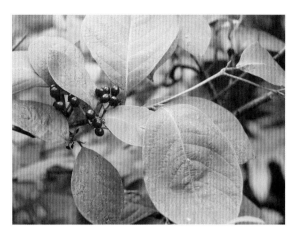

【基原】来源于樟科 Lauraceae 山胡椒属 *Lindera* 山橿 *Lindera reflexa* Hemsl. 的根入药。

【形态特征】落叶灌木或小乔木。叶互生，卵形或倒卵状椭圆形，长7~15cm，宽5~8cm，顶端渐尖，基部圆或宽楔形，有时稍心形，纸质，上面绿色，幼时在中脉上被微柔毛，不久脱落，下面带绿苍白色，被白色柔毛，后渐脱落成几无毛，羽状脉，侧脉每边6~8条；叶柄长6~17mm。伞形花序着生于叶芽两侧各一，具总梗，长约3mm，红色，密被红褐色微柔毛，果时脱落；总苞片4枚，内有花约5朵；雄花花梗长4~5mm，密被白色柔毛；花被片6枚，黄色，椭圆形，近等长，长约2mm，花丝无毛，第三轮的基部着生2个宽肾形具长柄腺体，柄基部与花丝合生；退化雌蕊细小；雌花花梗长4~5mm，密被白柔毛；花被片黄色，宽长圆形，长约2mm，外轮略小，外面在背脊部被白柔毛，内面被稀疏柔毛；退化雄蕊条形；雌蕊长约2mm，子房椭圆形，花柱与子房等长，柱头盘状。果球形，直径约7mm，熟时红色；果梗无皮孔，长约1.5cm，被疏柔毛。花期4月；果期8月。

【生境】生于海拔1000m以下的山谷、山坡或灌丛中。

【分布】广东、广西、贵州、云南、四川、湖南、湖北、江西、浙江、安徽、河南等地。

【采集加工】夏、秋采收，将根晒干。

【性味归经】味辛，性温。归肺、胃经。

【功能主治】祛风理气，止血，杀虫。治疥癣，过敏性皮炎，胃痛，刀伤出血。

【用法用量】2.4~6g，水煎服。外伤适量捣烂敷患处。

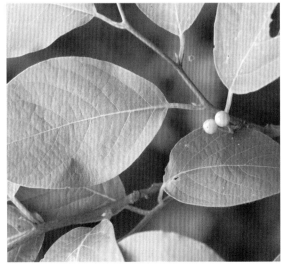

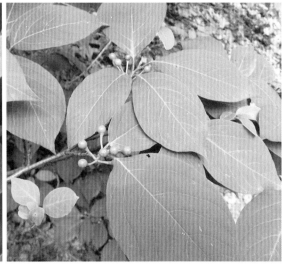

4.5.11　荜澄茄

LITSEAE FRUCTUS

【别名】木姜子、山鸡椒

【基原】来源于樟科 Lauraceae 木姜子属 *Litsea* 山苍子 *Litsea cubeba*（Lour.）Pers. 的干燥成熟果实入药。

【形态特征】落叶灌木或小乔木。高 3~8m，全株有香气。茎皮绿色，老时灰褐色，有皮孔。叶互生，纸质，披针形或长圆状披针形，长 5~13cm，宽 1.5~2.5cm，顶端渐尖，基部楔形，下面粉绿色；叶柄长达 2cm。花于春季长叶前或长叶时开放，单性异株，淡黄色，4~6 朵排成伞形花序，花序单生或簇生于叶腋，较叶短；雄花直径约 3mm；雄蕊 9 枚，排成 3 轮，第三轮基部有具柄腺体；雌花较雄花晚开，直径约 2mm。核果浆果状，球形，直径 4~6mm，成熟时黑紫色。花期 2~3 月；果期 7~8 月。

【生境】生于向阳的山坡、疏林、灌丛中。

【分布】广东、海南、广西、贵州、云南、四川、西藏、湖北、湖南、江西、福建、台湾、浙江、江苏、安徽。东南亚余部也有分布。

【采集加工】秋季果实成熟时采收，除去杂质，晒干。

【药材性状】本品近球形，直径 4~6mm，棕褐色至黑褐色，有网状皱纹，基部偶有宿萼及残存果梗；外果皮和中果皮柔软；果核硬而脆，内含种子 1 粒；子叶 2 片，肥厚，黄棕色，富油性。气芳香，味稍辣而微苦。以粒大、油性足、香气浓者为佳。

【性味归经】味辛，性温。归脾、胃、肾、膀胱经。

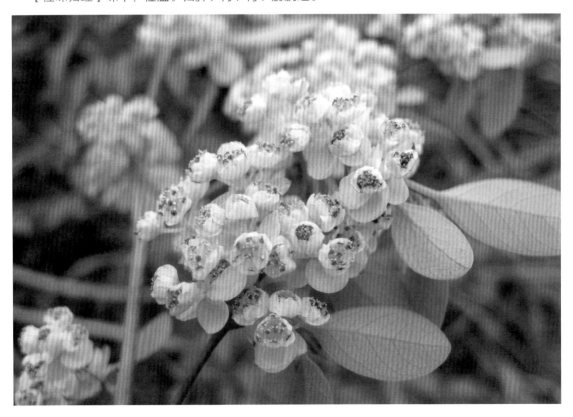

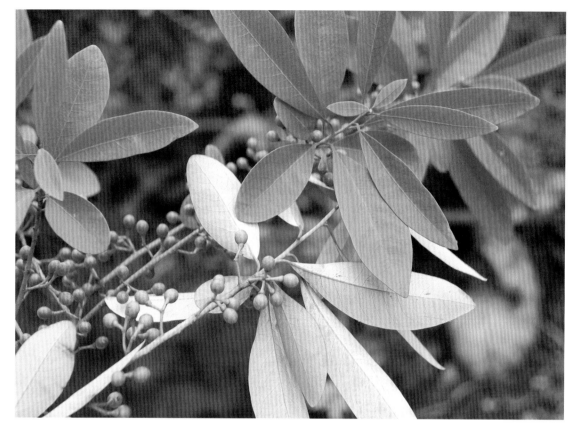

【功能主治】温中散寒，行气止痛。治感冒头痛，消化不良，胃痛。

【用法用量】1~3g，水煎服。

【附方】① 治单纯性消化不良：荜澄茄 3g，茶叶 3g，鸡矢藤 9g。水煎服，每日 1 剂，分 3~4 次服。

② 治胃痛（虚寒型）：荜澄茄、香附各 3g，樟木子 9g。水煎服。

【附注】山苍子的根入药称豆豉姜。味辛，性温。功能祛风除湿，行气止痛。又山苍子油对冠心病和心绞痛有明显疗效，但油中所含黄樟素据报道有致癌作用。

【附方】① 治风寒感冒：山苍子根 15~30g，水煎服，红糖为引。

② 山苍子根 30g，大枣 15g。水煎，分 2 次早晚饭前服。

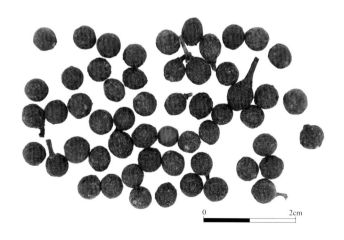

4.5.12　潺槁木姜子

LITSEAE GLUTINOSAE RADIX ET CORTEX

【别名】潺槁树、香胶木、油槁树、胶樟、青野槁

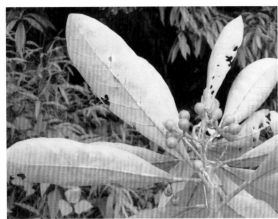 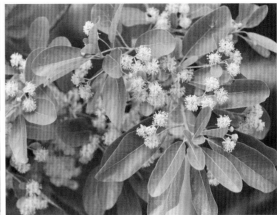

【基原】来源于樟科 Lauraceae 木姜子属 Litsea 潺槁木姜子 Litsea glutinosa（Lour.）C. B. Rob. 的根、皮、叶入药。

【形态特征】常绿小乔木或乔木，高 3~15m。小枝灰褐色，幼时有灰黄色茸毛。顶芽卵圆形，鳞片外面被灰黄色茸毛。叶互生，倒卵形、倒卵状长圆形或椭圆状披针形，长 6.5~10（26）cm，宽 5~11cm，顶端钝或圆，基部楔形，钝或近圆，革质，幼时两面均被毛，老时叶面仅中脉略被毛，背面被灰黄色茸毛或近于无毛，羽状脉，侧脉每边 8~12 条，直展，中、侧脉在叶面微凸，在背面凸起；叶柄长 1~2.6cm，被灰黄色茸毛。伞形花序生于小枝上部叶腋，单生或几个生于短枝上，短枝长达 2~4cm 或更长；每一花序梗长 1~1.5cm，均被灰黄色茸毛；苞片 4 片；每一花序有花数朵；花梗被灰黄色茸毛；花被不完全或缺；能育雄蕊通常 15 枚，或更多，花丝长，有灰色柔毛，腺体有长柄，柄被毛，退化雌蕊椭圆形，无毛；雌花中子房近于圆形，无毛，花柱粗大，柱头漏斗形；退化雄蕊被毛。果球形，直径约 7mm，果梗长 5~6mm，顶端略增大。花期 5~6 月；果期 9~10 月。

【生境】生于低海拔山地疏林中。

【分布】广东、广西、福建、云南等地。

【采集加工】夏、秋季采收根、皮、叶晒干。

【性味归经】味甘、苦、涩，性凉。

【功能主治】清湿热，消肿毒，止血，止痛。皮、叶：主要外用治腮腺炎，疮疖痈肿，乳腺炎初起，跌打损伤，外伤出血。根：治腹泻，跌打损伤，腮腺炎，糖尿病。

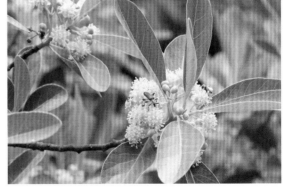

【用法用量】15~30g，水煎服。外用适量鲜皮、叶捣烂敷患处或干粉撒患处。

【附方】治外伤出血：潺槁树叶晒干研粉高压消毒后备用。伤口经消毒处理后撒上药粉。外用纱布包扎。

4.5.13 清香木姜子

LITSEAE EUOSMAE FRUCTUS

【别名】毛梅桑

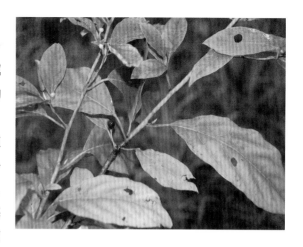

【基原】来源于樟科 Lauraceae 木姜子属 *Litsea* 清香木姜子 *Litsea euosma* W. W. Sm. 的果实入药。

【形态特征】落叶小乔木，高 10m；树皮灰绿或灰褐色。幼枝有短柔毛。顶芽圆锥形，外被黄褐色柔毛。叶互生，卵状椭圆形或长圆形，长 6.5~14cm，宽 2.2~4.5cm，顶端渐尖，基部楔形略圆，纸质，上面深绿色，无毛，下面粉绿色，被疏柔毛，沿中脉稍密，羽状脉，中脉在上面下陷，下面突起，侧脉每边 8~12 条；叶柄长 1.5cm，初时有短柔毛，后渐脱落变无毛。伞形花序腋生，常 4 个簇生于短枝上，短枝长 2mm；苞片外面无毛，有 5~6 条脉；每一花序有花 4~6 朵，先叶开放或与叶同时开放；花被裂片 6，黄绿或黄白色，椭圆形，长约 2mm，顶端圆；能育雄蕊 9，花丝有灰黄色柔毛，第 3 轮基部腺体盾状心形，无柄；退化雌蕊无。果球形，直径 5~7mm，顶端具小尖，成熟时黑色；果梗长 4mm，顶端不增粗，有稀疏短柔毛。花期 2~3 月；果期 9 月。

【生境】生于山地常绿阔叶林中。

【分布】广东、广西、湖南、云南、贵州、四川、西藏、浙江。

【采集加工】夏、秋采收果实晒干。

【性味归经】味辛、苦，性温。归脾、胃经。

【功能主治】温中行气止痛，燥湿健脾消食。治胃寒腹痛，暑湿吐泻，食滞饱胀，痛经，疟疾，疮疡肿痛。

【用法用量】3~10g，水煎服。

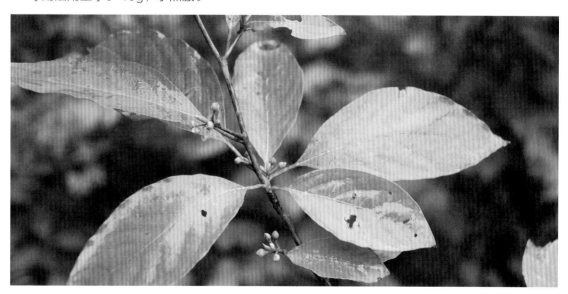

4.5.14 豺皮樟

LITSEAE ROTUNDIFOLIAE RADIX ET FOLIUM

【别名】圆叶木姜子

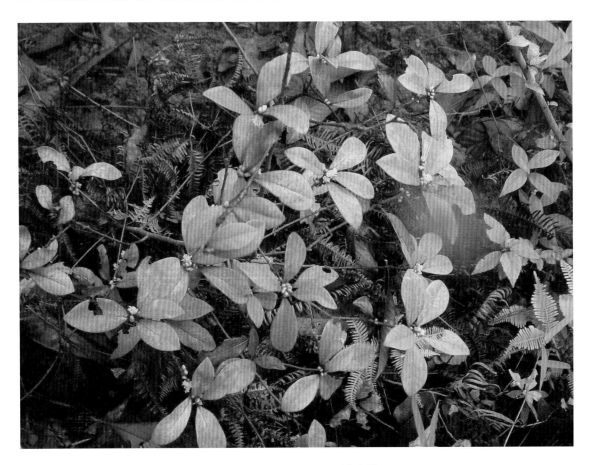

【基原】来源于樟科 Lauraceae 木姜子属 Litsea 豺皮樟 Litsea rotundifolia Hemsl. var. oblongifolia（Nees）Allen 的根和叶入药。

【形态特征】常绿灌木，高达 3m。树皮灰色或灰褐色，常有褐色斑块。小枝灰褐色；芽鳞外面被丝质黄色短柔毛。叶薄革质，互生，宽卵圆形至近圆形，长 2.2~4.5cm，宽 1.5~4cm，顶端钝圆或短渐尖，基部近圆形，背面粉绿色，无毛；羽状脉，侧脉每边通常 3~4 条，中脉、侧脉在上面凹陷，在背面凸起；叶柄粗短，长 3~5mm，初时被柔毛。后脱落无毛。聚伞花序有花 3~4 朵，通常 3 枝簇生叶腋；花被管被柔毛，花被裂片 6 枚，花丝被稀疏柔毛。果球形，直径 4~6mm，灰蓝色，几无果梗。花期 8~9 月；果期 9~11 月。

【生境】生于低海拔山地疏林中。

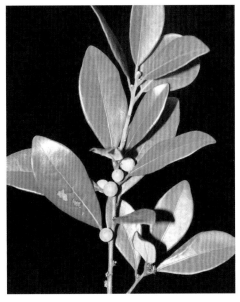

【分布】广东、香港、澳门、海南、广西、湖南、江西、福建、台湾、浙江。

【采集加工】夏、秋季采收根、叶晒干备用。

【性味归经】味辛，性温。归肝、胃、脾、肾经。

【功能主治】祛风除湿，行气止痛，活血通经。治风湿性关节炎，跌打损伤，腰腿痛，痛经，胃痛，腹泻，水肿。

【用法用量】15~30g，水煎服或浸酒分2次服。

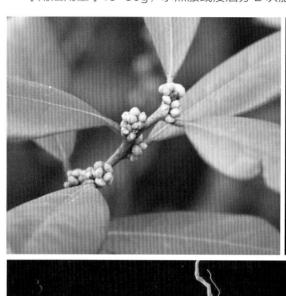
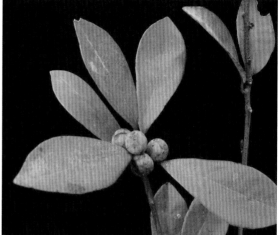
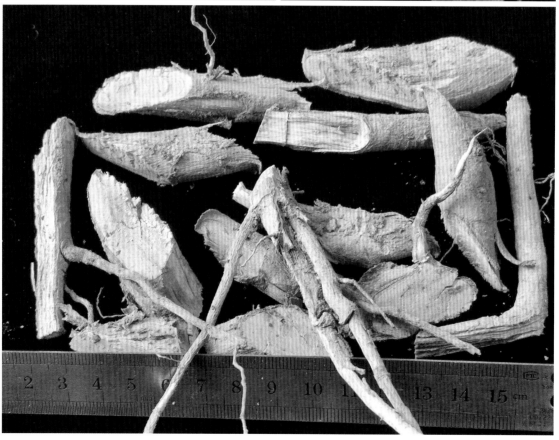

4.5.15 轮叶木姜子

LITSEAE VERTICILLATAE RADIX ET FOLIUM

【别名】榼树、榼木姜

【基原】来源于樟科 Lauraceae 木姜子属 Litsea 轮叶木姜子 Litsea verticillata Hance 的根、叶和树皮入药。

【形态特征】常绿灌木或小乔木，高 2~5m。叶 4~6 片轮生，披针形或倒披针状长椭圆形，长7~25cm，宽 2~6cm，顶端渐尖，基部急尖、钝或近圆，薄革质，叶面绿色，初时中脉有短柔毛，边缘有长柔毛，背面淡灰绿色，或黄褐绿色，有黄褐色柔毛，羽状脉，侧脉每边 12~14 条，弯曲至叶缘处联结，中脉在叶面下陷，背面凸起，侧脉在叶面微凸或略平，在背面凸起，小脉在下面显著凸起；叶柄长 2~6mm，密被黄色长柔毛。伞形花序 2~10 个集生于小枝顶部；苞片 4~7 片，外面有灰褐色丝状短柔毛；每一花序有花 5~8 朵，淡黄色，近于无梗；花被裂片 6（4）片，披针形，外面中肋有长柔毛；能育雄蕊 9 枚，花丝较长，外露，有长柔毛，第 3 轮基部的腺体盾状心形；无退化雌蕊；雌花子房卵形或椭圆形，花柱细长，柱头大，3裂。果卵形或椭圆形，长 1~1.5cm，直径 5~6mm，顶端有小尖头；果托碟状，直径约 3mm，边缘常残留有花被片；果梗短。花期 4~11 月；果期 11 月至翌年 1 月。

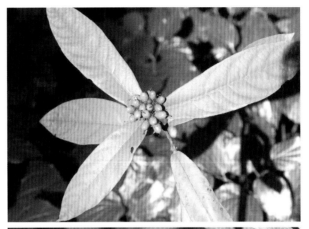

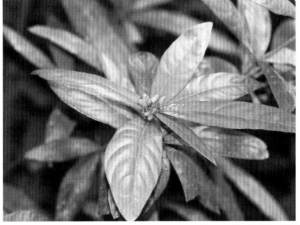

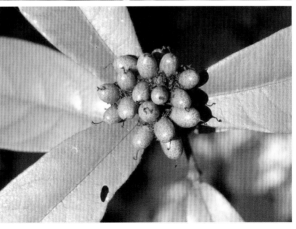

【生境】生于山谷、疏林中。

【分布】广东、香港、海南、广西、湖南。越南、柬埔寨也有分布。

【采集加工】夏、秋季采收根、树皮、叶晒干。

【性味归经】味辛，性温。归肺、肝经。

【功能主治】祛风通络，活血消肿，止痛。治风湿性关节炎，腰腿痛，四肢麻痹，痛经，跌打肿痛。

【用法用量】15~30g，水煎或浸酒服。外用适量鲜叶捣烂敷患处。

4.5.16 绒楠

MACHILAE VELUTINAE RADIX ET FOLIUM

【别名】猴高铁、绒毛桢楠

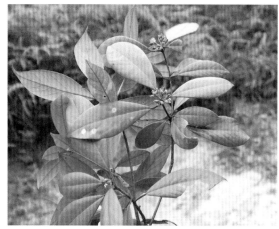

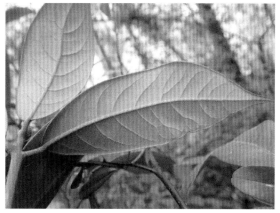

【基原】来源于樟科 Lauraceae 润楠属 *Machilus* 绒楠 *Machilus velutina* Champ. ex Benth. 的根皮和叶入药。

【形态特征】乔木，高可达 18m，胸径 40cm。枝、芽、叶下面和花序均密被锈色茸毛。叶狭倒卵形、椭圆形或狭卵形，长 5~11（18）cm，宽 2~5.5cm，顶端渐狭或短渐尖，基部楔形，革质，上面有光泽，中脉上面稍凹下，下面很突起，侧脉每边 8~11 条，下面明显突起，小脉很纤细，不明显；叶柄长 1~2.5cm。花序单独顶生或数个密集在小枝顶端，近无总梗，分枝多而短，近似团伞花序；花黄绿色，有香味，被锈色茸毛；内轮花被裂片卵形，长约 6mm，宽约 3mm，外轮的较小且较狭，雄蕊长约 5mm，第三轮雄蕊花丝基部有茸毛，腺体心形，有柄，退化雄蕊长约 2mm，有茸毛；子房淡红色。果球形，直径约 4mm，紫红色。花期 10~12 月；果期翌年 2~3 月。

【生境】生于山地林中。

【分布】广东、香港、澳门、广西、福建、江西、浙江。中南半岛余部也有分布。

【采集加工】夏、秋采收根皮、叶晒干。

【性味归经】味苦，性凉。归肺、肝、胃经。

【功能主治】化痰止咳，消肿止痛，收敛止血。治支气管炎，烧、烫伤，外伤出血，痈肿，骨折。

【用法用量】叶用量：9~15g，水煎服。外用根（或根皮）研粉调敷或鲜品捣烂敷患处。

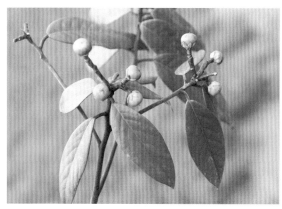

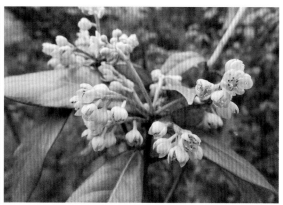

4.5.17 锈叶新木姜子

NEOLITSEAE CAMBODIANAE FOLIUM

【基原】来源于樟科 Lauraceae 新木姜子属 *Neolitsea* 锈叶新木姜子 *Neolitsea cambodiana* Lec. 的叶入药。

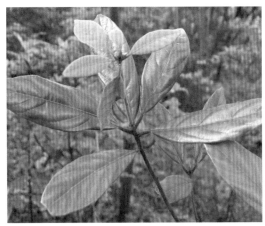

【形态特征】乔木,高 8~12m。叶 3~5 片近轮生,长圆状披针形、长圆状椭圆形或披针形,长 10~17cm,宽 3.5~6cm,顶端近尾状渐尖或突尖,基部楔形,革质,幼叶两面密被锈色茸毛,后毛渐脱落,老叶上面仅基部中脉有毛外,其余无毛,暗绿色,有光泽,背面沿脉有柔毛,其余无毛,带苍白色,羽状脉或近似远离基三出脉,侧脉每边 4~5 条,弯曲上升,中脉、侧脉两面突起,下面横脉明显;叶柄长 1~1.5cm,密被锈色茸毛。伞形花序多个簇生叶腋或枝侧,无总梗或近无总梗;苞片 4 枚,外面背脊有柔毛;每一花序有花 4~5 朵;花梗长约 2mm,密被锈色长柔毛。雄花:花被卵形,外面和边缘密被锈色长柔毛,内面基部有长柔毛,

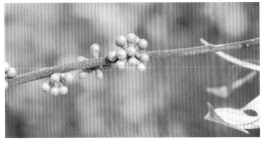

能育雄蕊 6 枚,外露,花丝基部有长柔毛,第三轮基部的腺体小,具短柄,退化雌蕊无毛,花柱细长。雌花:花被条形或卵状披针形,花柱有柔毛,柱头 2 裂。果球形,直径 8~10mm;果托扁平盘状,直径 2~3mm,边缘常残留有花被片;果梗长约 7mm,有柔毛。花期 10~12 月;果期翌年 7~8 月。

【生境】生于山谷、疏林中。

【分布】广东、香港、海南、广西、湖南、福建。柬埔寨也有分布。

【采集加工】全年可采,叶鲜用。

【性味归经】味辛,性凉。

【功能主治】清热解毒,祛湿止痒。治痈疽肿毒,湿疮疥癣。

【用法用量】外用鲜叶捣烂敷患处。

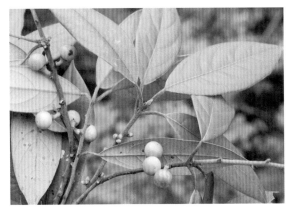

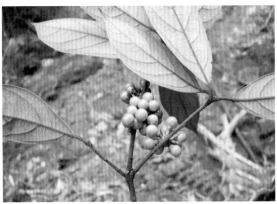

4.5.18 闽楠

PHOEBES BOURNEI CORTEX ET FOLIUM

【别名】楠木、竹叶楠

【基原】来源于樟科 Lauraceae 楠属 *Phoebe* 闽楠 *Phoebe bournei* (Hemsl.) Yang 的根皮和叶入药。

【形态特征】大乔木。高达 15~20m，树干通直，分枝少；老的树皮灰白色，新的树皮带黄褐色。小枝有毛或近无毛。叶革质或厚革质，披针形或倒披针形，长 7~15cm，宽 2~3cm，顶端渐尖或长渐尖，基部渐狭或楔形，叶面发亮，背面有短柔毛，脉上被伸展长柔毛，有时具缘毛，中脉上面下陷，侧脉每边 10~14 条，横脉及小脉多而密，在背面结成十分明显的网格状；叶柄长 5~11 (20) mm。花序生于新枝中、下部，被毛，长 3~7cm，通常 3~4 个，为紧缩不开展的圆锥花序，最下部分枝长 2~2.5cm；花被片卵形，长约 4mm，宽约 3mm，两面被短柔毛；第一、第二轮花丝疏被柔毛，第三轮密被长柔毛，基部的腺体近无柄，退化雄蕊三角形，具柄，有长柔毛；子房近球形，与花柱无毛，或上半部与花柱疏被柔毛，柱头帽状。果椭圆形或长圆形，长 1.1~1.5cm，直径 6~7mm；宿存花被片被毛，紧贴。花期 4 月；果期 10~11 月。

【生境】生于山谷常绿阔叶林中。

【分布】广东、广西、江西、湖南、湖北、贵州、浙江。

【采集加工】全年可采根皮、叶鲜用。

【性味归经】味苦，性微寒。

【功能主治】清热解毒，收敛止血。治痈肿疮毒。

【用法用量】外用适量鲜根皮、叶捣烂调敷患处。

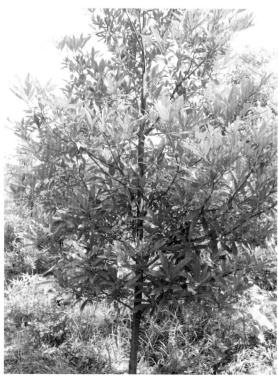
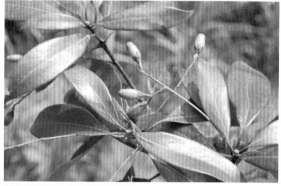
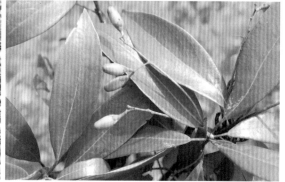

4.5.19 紫楠

PHOEBES SHEARERI RADIX ET FOLIUM

【别名】紫金楠、大叶紫楠、金心楠、金丝楠、楠木、猪脚楠、石环树

　　【基原】来源于樟科 Lauraceae 楠属 *Phoebe* 紫楠 *Phoebe shear*（Hemsl.）Gamble 的根、叶入药。

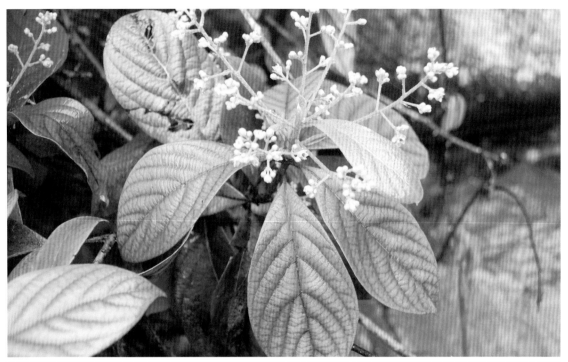

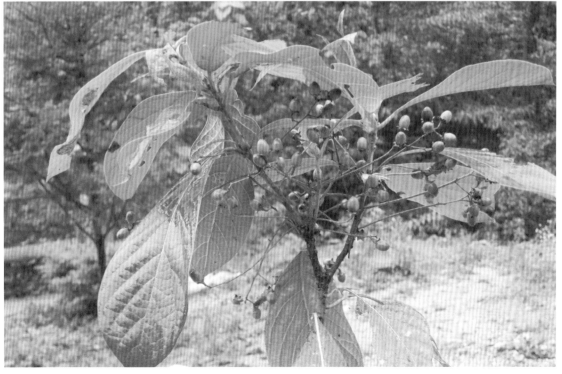

【形态特征】乔木。高 5~15m；树皮灰白色。小枝、叶柄及花序密被黄褐色或灰黑色柔毛或茸毛。叶革质，倒卵形、椭圆状倒卵形或阔倒披针形，长 8~27cm，宽 3.5~9cm；通常长 12~18cm，宽 4~7cm，顶端突渐尖或突尾状渐尖，基部渐狭，叶面无毛或沿脉上被毛，背面密被黄褐色长柔毛，少为短柔毛，中脉和侧脉叶面下陷，侧脉每边 8~13 条，弧形，在边缘联结，横脉及小脉多而密集，结成明显网格状；叶柄长 1~2.5cm。圆锥花序长 7~15cm，在顶端分枝；花长 4~5mm；花被片近等大，卵形，两面被毛；能育雄蕊各轮花丝被毛，至少在基部被毛，第三轮特别密，腺体无柄，生于第三轮花丝基部，退化雄蕊花丝全被毛；子房球形，无毛，花柱通常直，柱头不明显或盘状。果卵形，长约 1cm，直径 5~6mm，果梗略增粗，被毛；宿存花被片卵形，两面被毛，松散；种子单胚性，两侧对称。花期 4~5 月；果期 9~10 月。

【生境】生于海拔 1000m 以下的山地常绿阔叶林中。

【分布】长江以南各地广泛分布。

【采集加工】夏、秋季采收根、叶晒干。

【性味归经】味辛，性微温。归肝经。

【功能主治】叶：温中理气。根：祛瘀消肿。叶：治脚气浮肿，腹胀。根：治跌打损伤。

【用法用量】叶 9~15g，根 15~30g，水煎服。

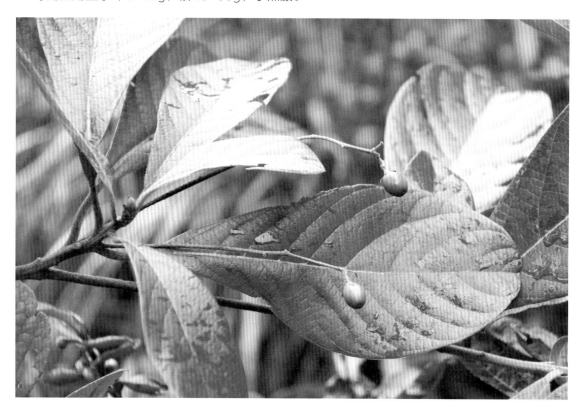

4.5.20 檫木

SASSAFRAS TZUMU RADIX ET CORTEX

【别名】半枫荷、枫荷桂、沙樟

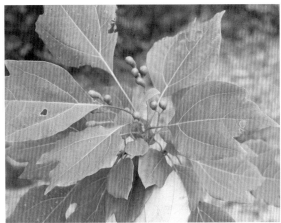
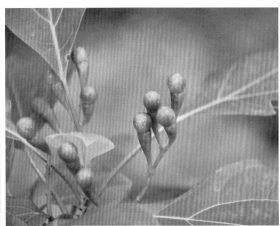

【基原】来源于樟科 Lauraceae 檫木属 *Sassafras* 檫木 *Sassafras tzumu*（Hemsl.）Hemsl. 的根、树皮和叶入药。

【形态特征】落叶乔木，高可达 35m。叶互生，聚集于枝顶，卵形或倒卵形，长 9~18cm，宽 6~10cm，顶端渐尖，基部楔形，全缘或 2~3 浅裂，裂片顶端略钝，坚纸质，叶面绿色，背面灰绿色，两面无毛或下面疏被短硬毛，羽状脉或离基三出脉；叶柄纤细，长 2~7cm。花序顶生，先叶开放，长 4~5cm，多花，具梗，梗长不及 1cm。雌雄异株；花黄色，长约 4mm，花梗纤细，长 4.5~6mm，密被棕褐色柔毛。雄花：花被筒极短，花被裂片 6 枚，披针形，近相等，长约 3.5mm，顶端稍钝，外面疏被柔毛，内面近于无毛；能育雄蕊 9 枚，成三轮排列，近相等，长约 3mm，花丝扁平，被柔毛，第一、二轮雄蕊花丝无腺体，第三轮雄蕊花丝近基部有一对具短柄的腺体，花药 4 室，上方 2 室较小，药室均内向，退化雄蕊 3 枚；退化雌蕊明显。雌花：子房卵形，长约 1mm，无毛，花柱长约 1.2mm，等粗，柱头盘状。果近球形，直径达 8mm，成熟时蓝黑色而带有白蜡粉，着生于浅杯状的果托上，果梗长 1.5~2cm，上端渐增粗，无毛，与果托呈红色。花期 3~4 月；果期 5~9 月。

【生境】生于山地山谷、山坡林中。

【分布】湖南、湖北、广东、广西、贵州、云南、四川、安徽、浙江、江苏等地。

【采集加工】夏、秋采收，根、树皮、叶晒干。

【性味归经】味甘、淡，性温。归肝、脾经。

【功能主治】祛风除湿，活血散瘀。治风湿性关节炎，类风湿关节炎，腰肌劳损，慢性腰腿痛，半身不遂，跌打损伤，扭挫伤。外用治刀伤出血。

【用法用量】15~30g，水煎服。

【附方】治风湿关节痛：a. 檫木（半枫荷）根、枫荷梨根各 30g，炖猪骨或猪瘦肉同服。b. 半枫荷茎 500g，切片浸酒 2.5kg，10 天后用，日服 3 次，每次 15~30ml，并擦患部至皮肤发红为度，治风湿性腰腿痛。

4.6 青藤科

4.6.1 大青藤

ILLIGERAE CELEBICAE RADIX ET CAULIS

【别名】宽药青藤、瑶山青藤

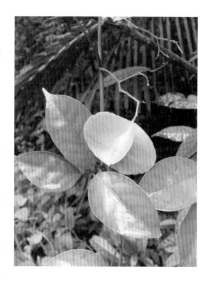

【基原】来源于青藤科 Illigeraceae 青藤属 Illigera 大青藤 Illigera celebica Miq. [I. platyandra Dunn] 的根和藤茎入药。

【形态特征】藤本。茎具沟棱，无毛。掌状复叶有 3 小叶；叶柄长 5~7 (14) cm，具条纹，无毛。小叶卵形至卵状椭圆形，纸质至近革质，长 6~15cm，宽 3.5~7cm，两面光滑无毛，顶端突然渐尖，基部圆形至近心形，侧脉 4~5 对，两面明显，网脉两面显著，小叶柄长 1~2cm，无毛。聚伞花序组成的圆锥花序腋生，长约 20cm；小苞片小；花绿白色；花萼管长 3mm，顶端缢缩，无毛；萼片 5 片，椭圆状长圆形，长 5~6mm，宽约 2.5mm，被柔毛，具透明腺点，被短柔毛；雄蕊 5 枚，花丝在花芽内围绕花药卷曲，花开后长出花瓣 2 倍以上，下部形扁，宽达 1.5~2.5mm，被短柔毛，附属物卵球形，小，被花丝所覆盖，具柄；子房下位，四棱形；花柱长 2.5mm，被柔毛，柱头波状扩大成鸡冠状；花盘上的腺体 5 枚，球形，小。果具 4 翅，直径 3~4.5cm，小的翅长 0.5~1cm，大的翅长 1.5~2.3cm。花期 4~10 月；果期 6~11 月。

【生境】生长于低海拔丘陵地区疏林或灌丛中或山谷、坡地及路旁。

【分布】广东、香港、海南、广西、云南。越南、泰国、菲律宾、印度尼西亚和马来西亚也有分布。

【采集加工】夏、秋采收根、藤茎晒干。

【性味归经】味辛，性温，气香。

【功能主治】祛风除湿，行气止痛。治风湿骨痛，肥大性脊椎炎。

【用法用量】10~15g，水煎服。

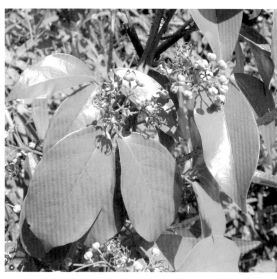

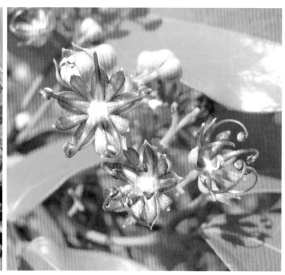

4.7 毛茛科

4.7.1 川乌

ACONITI RADIX

【别名】川乌头、乌头、五毒根、附子

【基原】来源于毛茛科 Ranunculaceae 乌头属 *Aconitum* 乌头 *Aconitum carmichaelii* Debx. 的母根入药。

【形态特征】多年生草本。高 60~150cm。块根粗 1~1.6cm。单叶互生，掌状分裂。基生叶在开花时枯萎；茎生叶有长柄，革质或纸质，五角形，长 6~11cm，宽 9~15cm；中央全裂片宽菱形，短尖，边缘深裂；侧全裂片不等 2 深裂，疏被短柔毛。花两性，两侧对称，排成顶生、长 6~10cm 的总状花序，常具与叶略相似的苞片；萼片花瓣状，蓝紫色，与花序同被反曲短柔毛，上萼片高盔状，高 2~2.6cm，两侧萼片较短；花瓣 2 片，有爪，无毛，瓣片有唇和距，唇长约 6mm，微凹，距长 2~2.5mm，拳卷；雄蕊多数。蓇葖果长约 1.5cm；种子多数，三棱形。花期 6~7 月；果期 7~8 月。

【生境】生于山地草坡或灌丛中。

【分布】广东、广西、云南、贵州、四川、湖北、湖南、江西、浙江、江苏、安徽、陕西、河南、山东、辽宁等地。越南也有分布。

【采集加工】6 月上旬至 8 月上旬采挖，除去子根及须根，晒干（为乌头）。

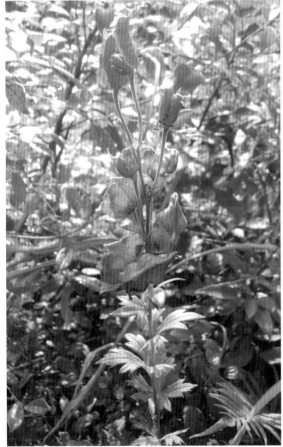
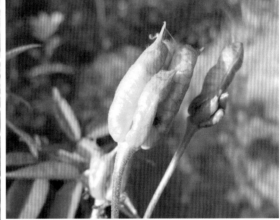
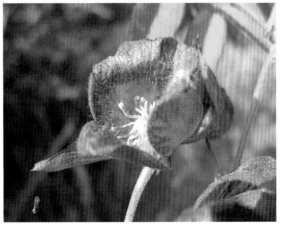

【药材性状】呈不规则的圆锥形，稍弯曲，顶端常有残茎，中部多向一侧膨大，长2~7.5cm，直径1.2~2.5cm。表面棕褐色或灰棕色，皱缩，有小瘤状侧根及子根脱离后的痕迹。质坚实，断面类白色或浅灰黄色，形成层环纹呈多角形。气微，味辛辣、麻舌。以个大饱满、残茎短或无、质坚实、断面色白有粉性者为佳。

【性味归经】味辛、苦，性热。生川乌有大毒，制川乌有毒。归心、肝、脾、肾经。

【功能主治】祛风除湿，温经止痛，麻醉。治风湿性关节炎，类风湿关节炎，大骨节病，半身不遂，手足拘挛，坐骨神经痛，跌打肿痛，胃腹冷痛。

【用法用量】1.5~3g，水煎服（本品毒性大，炮制后使用）。

【注意】孕妇忌服。内服不宜与半夏、贝母、瓜蒌、天花粉、白及、白蔹同用。

【附方】① 治风湿性关节炎、类风湿关节炎、腰腿痛：a. 制川乌、制何首乌各15g，制草乌6g，追地风、千年健各9g。用白酒0.5kg，将上药浸泡于白酒内，密封48h，过滤备用。每次5~10ml，每日3次。b. 川乌、草乌、金银花、乌梅、甘草、大青盐各6g。用60°白酒0.5kg泡21天。每次服药酒5ml，每日3次。用于男性患者。c. 川乌、草乌、红花、乌梅、甘草各9g，用白酒0.5kg泡/天，服法同上。用于女性患者。高血压病、心脏病、风湿热、严重溃疡病患者均忌服。

② 治虚脱汗出、吐泻肢冷：（四逆汤）制附子（先煎）、干姜各6g，炙甘草4.5g，水煎服。

③ 治胃腹冷痛、呕吐泄泻、四肢厥冷：（附子理中丸）制附子、人参、干姜各60g，白术、甘草各90g，共研末，炼蜜为丸，每丸重9g，每次1丸，每日2次。制成片剂，每片0.3g，每次服4片，每日2次。

④ 治肾盂肾炎（脾肾阳虚型）：熟附子、白术、山药、党参各6g，车前子、泽泻、猪苓各15g，茯苓12g，桂枝、干姜各3g，水煎服。

⑤ 治慢性尿毒症：熟附子、党参、泽泻各6g，茯苓12g，生大黄6~9g，干姜3g，肉桂2.4g，水煎服。如大便已溏薄，可将生大黄改为制大黄。或采用生大黄12g，熟附子6g，牡蛎30g，酌情加减。

【附注】川乌毒性很强，剂量过大或煎煮时间不够长，都会引起中毒。有人曾用生姜、甘草、金银花各15g，水煎服，抢救川乌中毒者，12h后完全恢复正常。

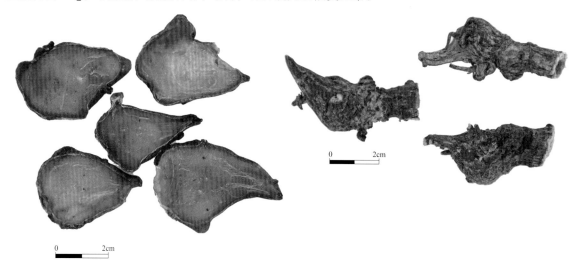

4.7.2 升麻

CIMICIFUGAE RHIZOMA

【别名】绿升麻、西升麻、川升麻

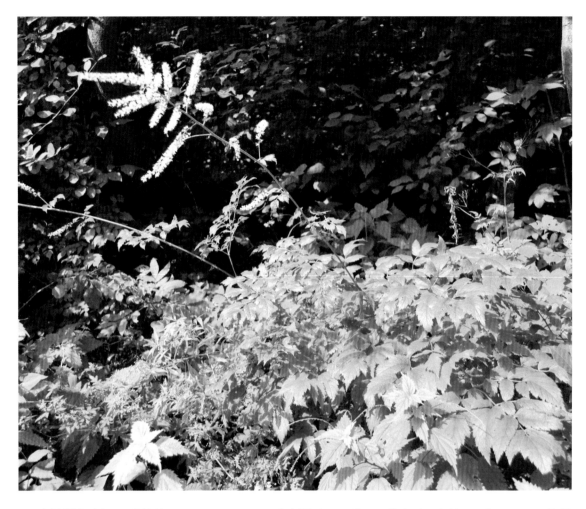

【基原】来源于毛茛科 Ranunculaceae 升麻属 Cimicifuga 升麻 Cimicifuga foetida L. 的根茎入药。

【形态特征】多年生草本。茎直立，高 1~2m，上部分枝。下部茎生叶具有长柄，叶片三角形或菱形，2~3 回三出羽状全裂，叶背面沿脉疏被白色柔毛；上部茎生叶较小，具短柄或近无柄，常 1~2 回三出羽状全裂。圆锥花序，具分枝 3~20 条，花序轴和花梗密被灰色或锈色的腺毛或短毛；花两性；萼片 5 枚，花瓣状；雄花多数；心皮 2~5 枚。蓇葖果长圆形，被贴伏的柔毛，顶端有短喙。种子具膜质鳞翅。花期 7~9 月；果期 8~10 月。

【生境】生于山地林下、林缘及草丛。

【分布】西藏、云南、四川、青海、甘肃、陕西、河南西部和山西。蒙古、俄罗斯也有分布。

【采集加工】秋季采挖根茎，洗净泥土，晒至八九成干后，燎去须根（俗称火燎升麻），晒干。

【药材性状】本品为不规则的长形块状，多分枝，呈结节状，长 10~20cm，直径 2~4cm。表面黑褐色或棕褐色，粗糙不平，有坚硬的细须根残留，上面有数个圆形空洞的茎基痕，洞内壁显网

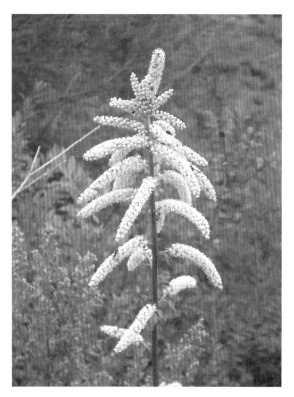

状沟纹；下面凹凸不平，具须根痕。体轻，质坚硬，不易折断，断面不平坦，有裂隙，纤维性，黄绿色或淡黄白色。气微，味苦而涩。

【性味归经】味辛、微甘，性微寒。归肺、脾、胃、大肠经。

【功能主治】发表透疹，清热解毒，升举阳气。治风热头痛，咽喉肿痛，麻疹不透，阳毒发斑，脱肛，子宫脱垂，胃下垂。

【用法用量】3~10g，水煎服。

【附方】① 治疖疮：升麻 20g，雪上一枝蒿 50g，诃子 100g，木香 50g，安息香 50g，水菖蒲 50g，结血蒿 50g，轮叶棘豆 35g，山奈 35g，荜茇 35g，胡椒 35g。以上十一味药混合，粉碎成细粉。每次 0.3g，每日内两次，涂撒于患处。

② 治子宫脱垂：党参、黄芪、当归、益母草各 9g，升麻 3g。水煎服。

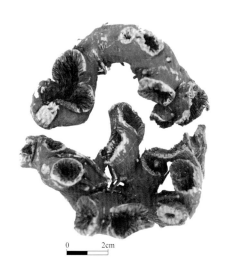

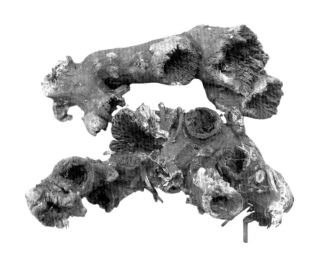

0   2cm

4.7.3　威灵仙

CLEMATIDIS RADIX ET RHIZOMA

【别名】粉灵仙、铁脚威灵仙、老虎须

【基原】来源于毛茛科 Ranunculaceae 铁线莲属 Clematis 威灵仙 Clematis chinensis Osbeck、棉团铁线莲 Clematis hexapetala Pall. 或东北铁线莲 Clematis terniflora DC. var. mandshurica（Rupr.）Ohwi[Clematis manshurica Rupr.] 的根及根茎入药。

【形态特征】A. 威灵仙：攀援藤本。长通常 3~5m，有时达 10m。根簇生，细长，外皮淡黄色，断面粉白，嚼之有辛辣味。茎细长，有纵棱纹。叶对生，为奇数羽状复叶，长达 20cm，干时变黑；小叶通常 5 片，纸质，卵形至披针形，长通常 3~8cm，宽 1~6cm，顶端渐尖或有时钝头，基部圆或阔楔尖，两面近无毛，小叶柄较长，常旋卷缠绕于它物上。花排成腋生和顶生、阔大多花

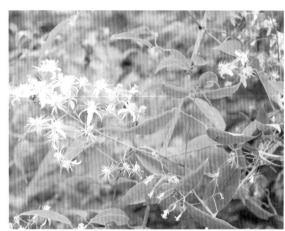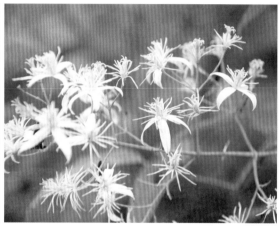

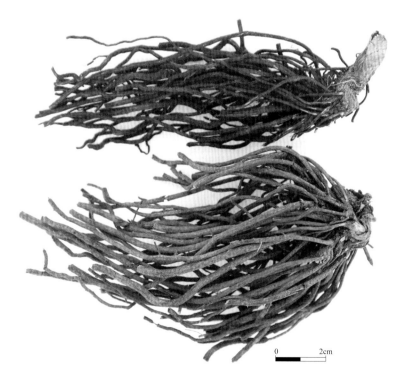

的圆锥花序；萼片开展，4 片，白色，长圆形或倒披针形，长约 6.5mm，边缘密生白色茸毛；无花瓣；雄蕊很多，比萼片短，花药线形；心皮多数。瘦果狭卵形或卵形，长约 3mm，疏生柔毛，羽状宿存花柱长达 1.8cm。花期 6~9 月；果期 8~11 月。

【生境】生于山坡、山谷、路旁。

【分布】广东、香港、广西、云南、贵州、陕西、湖北、湖南、江西、福建、台湾、浙江、江苏、安徽等地。越南也有分布。

【形态特征】B. 棉团铁线莲：直立草本，高 30~100cm。老枝圆柱形，有纵沟；茎疏生柔毛，后变无毛。叶片近革质，绿色，干后常变黑色，单叶至复叶，一至二回羽状深裂，裂片线状披针形、长圆状披针形至椭圆形，或线形，长 1.5~10cm，宽 0.1~2cm，顶端锐尖或凸尖，有时钝，全缘，两面或沿叶脉疏生长柔毛或近无毛，网脉突出。花序顶生，聚伞花序或为总状、圆锥状聚伞花序，有时花单生，花直径 2.5~5cm；萼片 4~8 片，常 6 片，白色，长椭圆形或狭倒卵形，长1~2.5cm，宽 0.3~1（1.5）cm，外面密生绵毛，花蕾时像棉花球，内面无毛；雄蕊无毛。瘦果倒卵形，扁平，密生柔毛，宿存花柱长 1.5~3cm，有灰白色长柔毛。花期 6~8 月；果期 7~10 月。

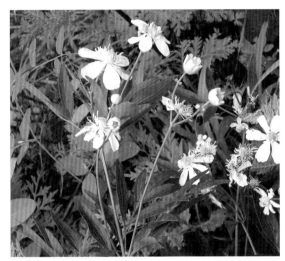
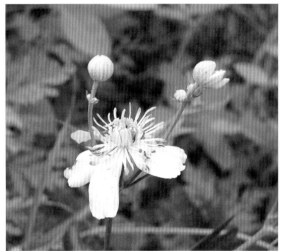

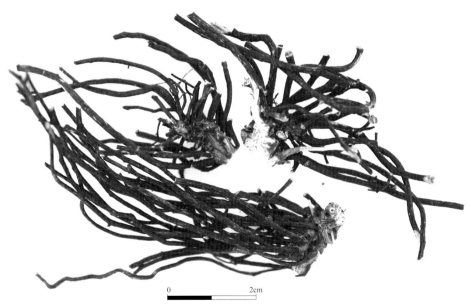

0　　　　2cm

【生境】生于沙丘、干山坡或山坡草地。

【分布】甘肃东部、陕西、山西、河北、内蒙古、辽宁、吉林、黑龙江等地。朝鲜、蒙古、俄罗斯西伯利亚东部地区也有分布。

【形态特征】C. 东北铁线莲：多年生攀援草本。长 1~1.5m。根丛生，黑褐色，质脆，茎上升，圆柱形，有细棱，节部密生毛。叶对生，1~（2）回羽状复叶；小叶 5~7 枚，柄长 1~3cm，柄弯曲或缠绕他物上，叶片革质，披针状卵形，长 2~7cm，宽 1.2~4cm，顶端渐尖，基部近圆形或微心形，全缘，或 2~3 裂，上面绿色，下面淡绿色，叶脉明显，沿叶脉生有硬毛。圆锥花序；苞片 2 枚，线状披针形，有硬毛，萼片 4~5 片，白色，长圆形至倒卵状长圆形，顶端渐尖，基部渐狭，外面生细毛，边缘密生白茸毛；雄蕊多数，无毛；心皮多数；

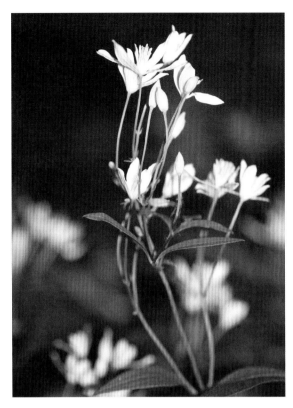

生有白毛。瘦果近卵形，顶端有宿存花柱，长达 3cm，弯曲，被羽状毛。花期 6~8 月；果期 7~9 月。

【生境】生于山坡灌丛中、杂木林内或林边。

【分布】东北、山西、山东、河北、内蒙古东部等地。朝鲜、蒙古、俄罗斯远东地区也有分布。

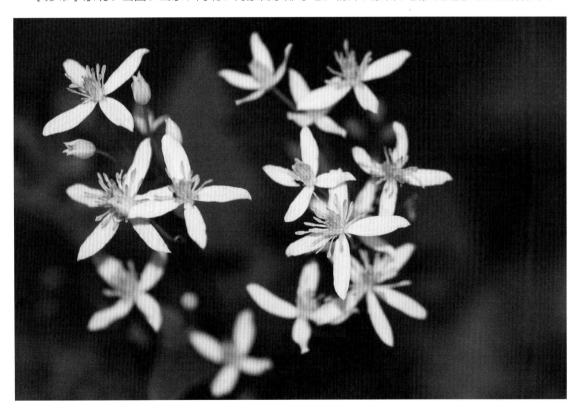

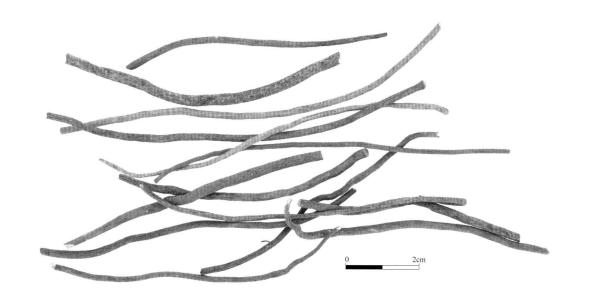

0 ——— 2cm

【采集加工】秋季采挖者为佳，除去地上茎及泥土，晒干。

【药材性状】A. 威灵仙：根茎呈圆柱形，直径 0.3~1.5cm，表面淡棕黄色，下侧着生多数细根，根呈细长圆柱形，稍弯曲，长 7~25cm，直径 0.1~0.3cm。表面黑棕色，有纵纹。质硬脆，易折断。折断面平坦，粉质，皮部约占横断面的 1/3，皮部与木质部之间常有裂隙；木质部淡黄色，略呈方形。气微，味淡微苦。以根条粗壮均匀，皮部黑色，断面白色，富粉质，坚实，无地上残茎者为佳。

B. 棉团铁线莲：根茎呈短柱状，长 1~4cm，直径 0.5~1cm。根长 4~20cm，直径 1~2mm，表面棕褐色至棕黑色，断面木部圆形。味咸。

C. 东北铁线莲：根茎呈柱状，长 1~11cm，直径 0.5~2.5cm。根较密集，长 5~23cm，直径 1~4mm；表面棕黑色；断面木部近圆形。味辛辣。

【性味归经】味辛、咸，性温。归膀胱经。

【功能主治】祛风除湿，通络止痛。治风寒湿痹，关节不利，四肢麻木，筋脉拘挛，屈伸不利，跌打损伤，扁桃体炎，黄疸型急性传染性肝炎，鱼骨鲠喉，食管异物，丝虫病；外用治牙痛，角膜溃疡。

【用法用量】根 6~10g；外用适量。

【附方】① 风湿性关节炎：威灵仙、苍术各 9g，制草乌 4.5g，水煎服。

② 急性扁桃体炎：鲜威灵仙（或单用茎叶）60g，或干品 30g。水煎服或当茶饮。

③ 黄疸型急性传染性肝炎：威灵仙 9g，研粉，鸡蛋 1 个，二者搅匀，用菜油或麻油煎后食用。每日 3 次，连服 3 日。

④ 角膜溃疡：鲜威灵仙根适量，洗净，捣烂，塞于患眼对侧鼻孔内，待鼻内有辣感时取出，每日 3 次。

⑤ 牙痛：威灵仙（鲜）、毛茛（鲜）各等量。取上两味洗净，捣烂，取汁，100ml 药汁可加 95% 乙醇 20ml。用棉签蘸药水搽痛齿处，注意不能多搽，避免起疱。

⑥ 丝虫病：威灵仙（鲜）500g，红糖 500g，白酒 60g。先将威灵仙切碎，煎煮 30min 后过滤取药液，再将红糖、白酒与威灵仙药液混匀，煎熬片刻即可。分 10 次服完，每日早晚各服 1 次，连服 5 日。小儿用量酌减。

4.7.4 甘木通

CLEMATIS FILAMENTOSAE CAULUS ET FOLIUM

【别名】蛇眼药、丝铁线莲

【基原】来源于毛茛科 Ranunculaceae 铁线莲属 *Clematis* 甘木通 *Clematis loureiroana* DC. 的茎和叶入药。

【形态特征】藤本。茎圆柱形，光滑无毛，有纵沟。羽状三出复叶，无毛；小叶片纸质或薄革质，卵圆形、宽卵圆形至披针形，长7~11cm，宽 4~8cm，顶端钝圆，基部宽楔形、圆形或亚心形，全缘，基出掌状脉 5 条，叶面微凸，背面显著隆起，侧脉在叶面不明显，在背面清晰；叶柄长 7~13cm，上部柱状，基部上面有沟槽；小叶柄圆柱形，长 2~5cm。

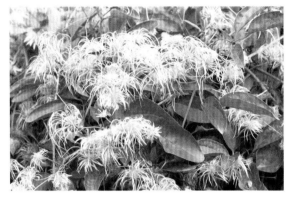

腋生圆锥花序或总状花序，常 7~12 花，稀更多或较少；花梗在幼时有棕色茸毛，后渐脱落，长3~4cm，基部具线状披针形的苞片；萼片 4 枚，白色，窄卵形或卵状披针形，长 1.6~2cm，宽5~8mm，开展，外面有锈褐色或淡褐色茸毛，内面无毛，顶端钝圆；雄蕊外轮较长，内轮较短，能育雄蕊的花药椭圆形，药隔凸起，长于花药 1~2 倍，花丝线形，无毛；心皮在开花时长约 1cm，有白色绵毛，花柱有短柔毛。瘦果狭卵形，常偏斜，棕色，长约 1cm，宽约 2mm，宿存花柱长3~5cm，丝状，有开展的长柔毛。花期 11~12 月；果期翌年 1~2 月。

【生境】生于山谷疏林或林缘。

【分布】广东、香港、海南、广西、云南、福建。

【采集加工】夏、秋季采收，将茎、叶晒干。

【性味归经】味苦，性微凉。归心、肝经。

【功能主治】镇静，镇痛，降压。治红眼病，头痛，高血压病，本品对改善高血压所引起的症状，如头痛、头昏、四肢麻木、失眠等有较好疗效。同时初步观察到对冠心病患者和脑血管意外引起的偏瘫患者均有治疗作用。

【用法用量】10~15g，水煎服。

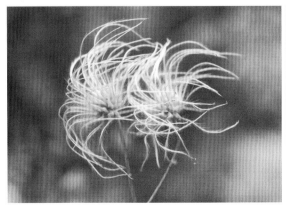

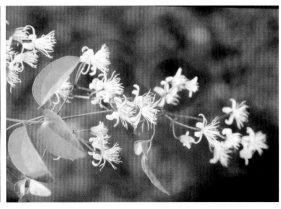

4.7.5 单叶铁线莲

CLEMATIS HENRYI RADIX

【别名】地雷根、雪里开

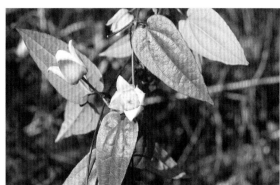
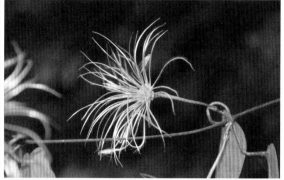

【基原】来源于毛茛科 Ranunculaceae 铁线莲属 *Clematis* 单叶铁线莲 *Clematis henryi* Oliver 的根入药。

【形态特征】藤本。主根下部膨大成瘤状或地瓜状，粗 1.5~2cm，表面淡褐色，内部白色。单叶；叶片卵状披针形，长 10~15cm，宽 3~7.5cm，顶端渐尖，基部浅心形，边缘具刺头状的浅齿，两面无毛或背面仅叶脉上幼时被紧贴的茸毛，基出弧形中脉 3~5（7）条，在表面平坦，在背面微隆起，侧脉网状在两面均能见；叶柄长 2~6cm，幼时被毛，后脱落。聚伞花序腋生，常只有 1 花，稀有 2~5 花，花序梗细瘦，与叶柄近于等长，无毛，下部有 2~4 对线状苞片，交叉对生；花钟状，直径 2~2.5cm；萼片 4 枚，较肥厚，白色或淡黄色，卵圆形或长方卵圆形，长 1.5~2.2cm，宽 7~12mm，顶端钝尖，外面疏生紧贴的茸毛，边缘具白色茸毛，内面无毛，但直的平行脉纹显著；雄蕊长 1~1.2cm，花药长椭圆形，花丝线形，具 1 脉，两边有长柔毛，长过花药；心皮被短柔毛，花柱被绢状毛。瘦果狭卵形，长 3mm，粗 1mm，被短柔毛，宿存花柱长达 4.5cm。花期 11~12 月；果期翌年 3~4 月。

【生境】生于山谷溪边或灌丛中。

【分布】广东、广西、云南、四川、湖南、湖北、浙江、江苏、安徽。

【采集加工】夏、秋季采收，将根晒干。

【性味归经】味辛、苦，性凉。归心、肺、胃经。

【功能主治】清热解毒，行气止痛，活血消肿。治胃痛，腹痛，跌打损伤，跌仆晕厥，支气管炎。外用治腮腺炎。

【用法用量】1.5~6g，水煎服。外用适量，磨汁涂患处。

【附方】① 治胃痛：单叶铁线莲根适量，研粉制成丸，每日 3g，顿服。

② 治术后伤口痛、胃痛、肋间神经痛：单叶铁线莲制成注射剂，使每毫升含生药 0.5g，肌内注射，每次 2ml。

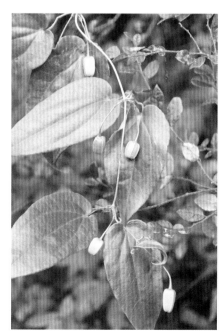

4.7.6 黄连

COPTIDIS RHIZOMA

【别名】味连、川连

【基原】来源于毛茛科 Ranunculaceae 黄连属 Coptis 黄连 *Coptis chinensis* Franch.、三角叶黄连 *Coptis omeiensis*（Chen）C. Y. Cheng et Hsiao 和云连 *Coptis teeta* Wall. 的根状茎入药。

【形态特征】A. 黄连：多年生草本，根状茎长柱形，形如鸡爪，黄色，常分枝，密生多数须根入药。叶有长柄；叶片坚纸质，三角状卵形，长 3~8cm，宽 2.5~7cm，3 全裂，中央全裂片有小叶柄，裂片菱状窄卵形，羽状深裂，边缘有锐锯齿，两侧裂片无柄，不等的二深裂。花莛 1~2条，高 12~25cm；顶生聚伞花序，有花 3~8 朵；苞片披针形，羽状深裂；萼片 5 片，窄卵形，长 9~12mm；花瓣小，倒披针形，长 5~7mm，顶端渐尖，中央有密槽；雄蕊多数，长 3~6mm；心皮 8~12 枚，有柄。蓇葖果长 6~8mm，有细长的子房柄，8~12 个集生于增长的小花梗上；种子 8~12 颗。花期 2~4 月；果期 5~6 月。

【生境】生于山谷林下潮湿的岩石上。

【分布】广东、广西、湖南、江西、福建、浙江、安徽、陕西、四川、贵州等地。

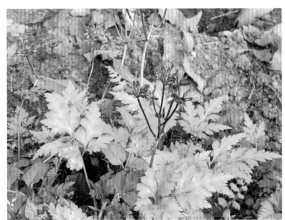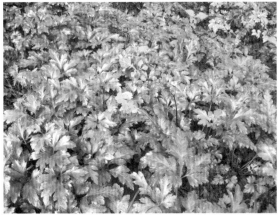

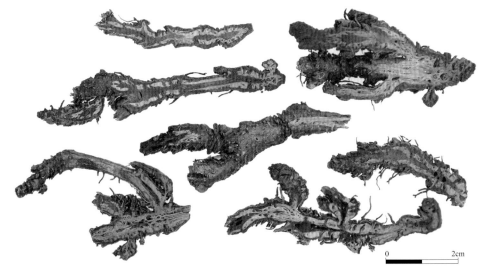

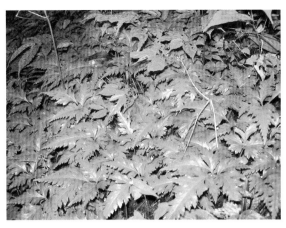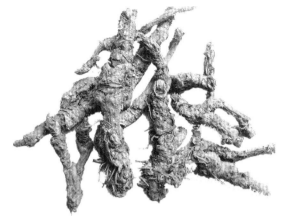

【形态特征】B. 三角叶黄连：多年生草本；根状茎黄色，圆柱形，极少分歧，节间短。叶具长柄；叶片稍革质，轮廓披针形或窄卵形，长 6~16cm，宽 3.5~6.3cm，三全裂，中央全裂片菱状披针形，长 5.5~15cm，宽 2.2~5.5cm，顶端渐尖至长渐尖，基部有长 0.5~2cm 的细柄，7~10 对羽状深裂，侧全裂片长仅为中央全裂片的 1/4~1/3，斜卵形，不等二深裂或近二全裂，两面的叶脉均隆起，除表面沿脉被微柔毛外，其他部分无毛；叶柄长 5~14cm，无毛。花莛通常单一，直立，高 15~27cm；花序为多歧聚伞花序，最下面的二条花梗常成对地着生；苞片披针形，边缘具栉齿状细齿；花梗长达 2.2cm；萼片黄绿色，狭披针形，长 7.5~10mm，顶端渐尖；花瓣 9~12，线状披针形，长约为萼片的 1/2，中央有蜜槽；雄蕊 16~32，花药黄色，花丝长约 4mm；心皮 9~14。蓇葖与心皮柄近等长，长 5~6mm，宽约 3mm。花期 2~3 月；果期 4~7 月。

【生境】生于海拔 1000~1700m 间的山地悬崖或石岩上，或生于潮湿处。

【分布】四川峨眉、峨边、洪雅一带。

【形态特征】C. 云连：多年生草本；根状茎黄色，节间密，生多数须根。叶有长柄；叶片卵状三角形，长 6~12cm，宽 5~9cm，三全裂，中央全裂片卵状菱形，宽 3~6cm，基部有长达 1.4cm 的细柄，顶端长渐尖，3~6 对羽状深裂，深裂片斜长椭圆状卵形，顶端急尖，彼此的距离稀疏，相距最宽可达 1.5cm，边缘具带细刺尖的锐锯齿，侧全裂片无柄或具长 1~6mm 的细柄，斜卵形，比中央全裂片短，长 3.3~7cm，二深裂至距基部约 4mm 处，两面的叶脉隆起，除表面沿脉被短柔毛外，其余均无毛；叶柄长 8~19cm，无毛。花莛 1~2 条，在果期时高 15~25cm；多歧聚伞花序具 3~4（5）朵花；苞片椭圆形，三深裂或羽状深裂；萼片黄绿色，椭圆形，长 7.5~8mm，宽 2.5~3mm；花瓣匙形，长 5.4~5.9mm，宽 0.8~1mm，顶端圆或钝，中部以下变狭成为细长的爪，中央有蜜槽；花药长约 0.8mm，花丝长 2~2.5mm；心皮 11~14，花柱外弯。蓇葖果长 7~9mm，宽 3~4mm。

【生境】生海拔 1500~2300m 间的高山寒湿的林荫下，野生或有时栽培。

【分布】云南西北部及西藏东南部。缅甸等地也有分布。

【采集加工】常秋末采挖，除去地上茎及泥土，略晒 1~2 天，以低温炭火焙干，撞去须根，筛去灰屑。

【药材性状】A. 黄连：形如鸡爪，常弯曲，粗细不一。单枝根茎长 3~6cm，直径 0.3~0.8cm。外面黄褐色或灰黄色，有间断而不规则结节状隆起，粗糙不平，形如连珠，附生有细根及须根痕，

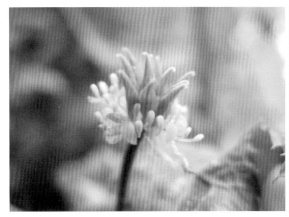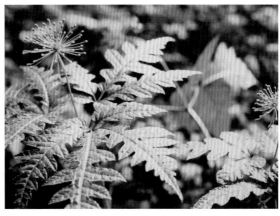

触之刺手。有的表面无横纹，平滑如茎秆，习称"过桥"。上部多残留褐色鳞叶，顶端常有残留叶柄。质坚实而硬，断面不整齐，皮部橙红或暗棕，木部鲜黄，有放射状纹，髓部有的空心。气微，味极苦。以粗壮坚实、过桥枝少、色红黄者为佳。

　　B. 三角叶黄连：多为单枝，略呈圆柱形，微弯曲，长4~8cm，直径0.5~1cm，"过桥"较长，顶端有少许残茎。

　　C. 云连：弯曲呈钩状，多为单枝，较细小。

　　【性味归经】味苦，性寒。归心、脾、胃、肝、胆、大肠经。

　　【功能主治】清热燥湿，泻火解毒。治湿热痞满，呕吐，泻痢，黄疸，高热神昏，心火亢盛，心烦不寐，血热吐衄，目赤，吞酸，牙痛，消渴，痈肿疔疮，急性结膜炎，口疮，烧伤。

　　【用法用量】2~5g，水煎服。外用适量，研末敷患处。

　　【附方】① 治肠炎、痢疾：（香连丸）黄连60g，木香15g，共研粉，取米醋60g，酌加冷开水，泛为小丸，每次服3~6g，每日1~3次。忌食生冷油腻。

　　② 治热病吐血、衄血、疮疡疔毒：（黄连解毒汤）黄连5g，黄芩、黄柏、栀子各9g，水煎服。

　　③ 治痈疖疮疡：黄连、黄芩、黄柏各等量，共研粉，撒伤口，或加凡士林适量，调成膏状敷患处。

　　④ 烧伤：黄连、黄柏、黄芩、地榆、大黄、寒水石各30g，冰片0.3g，共研粉末，以40%的药粉加60%的香油调成糊状。先用1%冰片溶液浸泡伤口3~10min，即将上药用棉签蘸涂伤面。

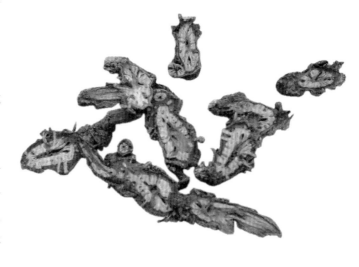

4.7.7　短萼黄连

COPTIS CHINENSIS RHIZOMA

【别名】鸡爪黄连

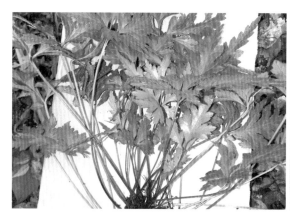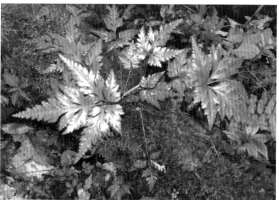

【基原】来源于毛茛科 Ranunculaceae 黄连属 *Coptis* 短萼黄连 *Coptis chinensis* Franch. 的根状茎入药。

【形态特征】根状茎黄色，常分枝，密生多数须根。叶有长柄；叶片稍带革质，卵状三角形，宽 6~10cm，三全裂，中央全裂片卵状菱形，长 4~9cm，宽 2.5~5.5cm，顶端急尖，具长 0.8~1.8cm 的细柄，3 或 5 对羽状深裂，在下面的分裂最深，深裂片彼此相距 2~6mm，边缘生具细刺尖的锐锯齿，侧全裂片具长 1.5~5mm 的柄，斜卵形，比中央全裂片短，不等二深裂，两面的叶脉隆起，除表面沿脉被短柔毛外，其余无毛；叶柄长 5~12cm，无毛。花莛 1~2 条，高 7~20cm；二歧或多歧聚伞花序有 3~8 朵花；苞片披针形，3 或 5 羽状深裂；萼片黄绿色，长椭圆状卵形，长约 6.5mm；花瓣线形或线状披针形，长 5~6.5mm，顶端渐尖，中央有蜜槽；雄蕊约 20 枚，花药长约 1mm，花丝长 2~5mm；心皮 8~12，花柱微外弯。蓇葖长约 7mm，柄约与之等长；种子 7~8 粒，长椭圆形，长约 2mm，宽约 0.8mm，褐色。花期 2~3 月；果期 4~6 月。

【生境】生于海拔 800~1500m 的山谷林下潮湿的岩石上。

【分布】广东、广西、湖南、江西、福建、浙江、安徽。

【采集加工】常秋末采挖，除去地上茎及泥土，略晒 1~2 天，以低温炭火焙干，撞去须根，筛去灰屑。

【药材性状】形如鸡爪，常弯曲，粗细不一。单枝根茎长 3~6cm，直径 0.3~0.8cm。外面黄褐色或灰黄色，粗糙不平，形如连珠，附生有细根及须根痕，触之刺手。有的表面无横纹，平滑如茎秆，习称"过桥"。上部多残留褐色鳞叶，顶端常有残留叶柄。质坚实而硬，断面不整齐，皮部橙红或暗棕，木部鲜黄，有放射状纹，髓部有的中空。气微，味极苦。以粗壮坚实、过桥枝少、色红黄者为佳。

【性味归经】味苦，性寒。归心、脾、胃、肝、胆、大肠经。

【功能主治】清热燥湿，泻火解毒。治湿热痞满，呕吐，泻痢，黄疸，高热神昏，心火亢盛，心烦不寐，血热吐衄，目赤吞酸，牙痛，消渴，痈肿疔疮，急性结膜炎，口疮，烧伤。

【用法用量】1.5~6g，水煎服。外用适量，研末敷患处。

4.7.8 还亮草

DELPHINII ANTHRISCIFOLII HERBA

【别名】飞燕草、鱼灯苏

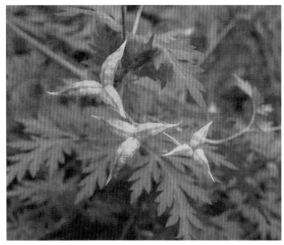 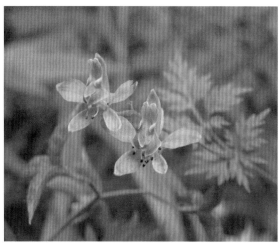

【基原】来源于毛茛科 Ranunculaceae 翠雀属 Delphinium 还亮草 Delphinium anthriscifolium Hance 的全草入药。

【形态特征】草本，高 30~78cm。叶为二至三回近羽状复叶，间或为三出复叶，有较长柄或短柄；叶片菱状卵形或三角状卵形，长 5~11cm，宽 4.5~8cm，羽片 2~4 对，对生，稀互生，下部羽片有细柄，狭卵形，长渐尖，通常分裂近中脉，末回裂片狭卵形或披针形，通常宽 2~4mm，表面疏被短柔毛，背面无毛或近无毛；叶柄长 2.5~6cm，无毛或近无毛。总状花序有 2~15 花；轴和花梗被反曲的短柔毛；基部苞片叶状，其他苞片小，披针形至披针状钻形，长 2.5~4.5mm；花梗长 0.4~1.2cm；小苞片生花梗中部，披针状线形，长 2.5~4mm；花长 1~2cm；萼片堇色或紫色，椭圆形至长圆形，长 6~9（11）mm，外面疏被短柔毛，距钻形或圆锥状钻形，长 5~9（15）mm，稍向上弯曲或近直；花瓣紫色，无毛，上部变宽；退化雄蕊与萼片同色，无毛，瓣片斧形，二深裂近基部；雄蕊无毛；心皮 3 枚，子房疏被短柔毛或近无毛。蓇葖长 1.1~1.6cm；种子扁球形，直径 2~2.5mm。花期 3~5 月。

【生境】生于丘陵或低山草地或林中。

【分布】广东、广西、贵州、湖南、江西、福建、浙江、江苏、安徽、河南、山西等地。

【采集加工】夏、秋季采收，将全草晒干。

【性味归经】味辛、苦，性温；有毒。归心、肝、肾经。

【功能主治】祛风通络。治中风半身不遂，风湿筋骨疼痛。

【用法用量】3~6g，水煎服。外用治痈疮。外用适量鲜草捣烂敷患处。

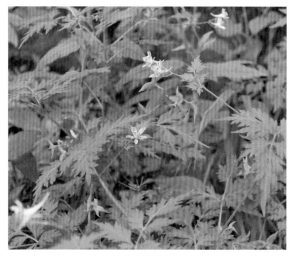

4.7.9 白芍

PAEONIAE RADIX ALBA

【基原】来源于毛茛科 Ranunculaceae 芍药属 Paeonia 芍药 Paeonia lactiflora Pall. 的根入药。

【形态特征】多年生草本，高达 80cm，全株无毛或近无毛。叶互生，有长柄，茎下部叶为二回三出复叶，上部叶较简单或为三出复叶；小叶狭卵形、披针形或椭圆形，长 7~12cm，顶端短渐尖或渐尖，边缘密生骨质小齿，无毛或仅背面脉上有稀疏短柔毛。花数朵，顶生或腋生，常仅 1 朵开放，花白色或粉红色，硕大，直径 5.5~11cm；萼片 4，长达 2cm；花瓣 9~13 片，倒卵形，

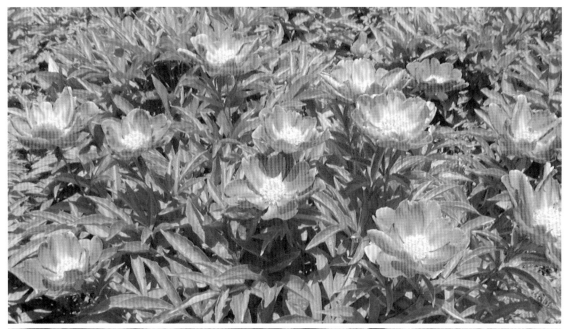

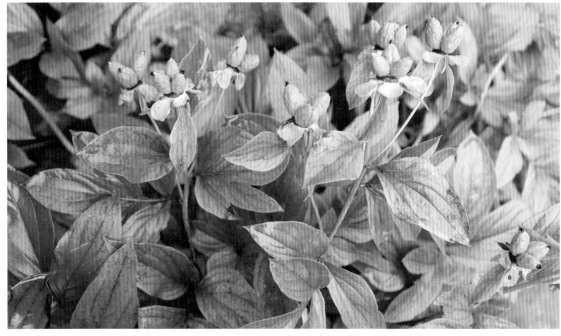

长 3.5~6cm，宽 1~2.5cm，顶端微凹、浅裂或近圆；雄蕊多数；心皮 3~5 枚，无毛。蓇葖长 2~3cm，近卵形，直径 1.2~1.5cm，顶端钩状外弯。花期 5~6 月；果期 8 月。

【生境】通常栽培。

【分布】陕西、甘肃、山西、河北、内蒙古等地。

【采集加工】夏、秋二季采挖，洗净，除去头尾及细根，置沸水中煮后除去外皮或去皮后再煮，晒干。

【药材性状】本品略呈圆柱形，常一端稍粗，直或稍弯曲，两端平截，常无分枝，长达 20cm，直径 1~2.5cm，表面灰白色或淡红棕色，很少粉红色，或有纵皱纹及细根痕，皮孔横生。质坚实，不易折断，断面较平坦，灰白色或微带棕红色，有明显的环纹和放射状纹理。气微，味微苦酸。以条粗、质坚实、无白心或裂隙者为佳。

【性味归经】味苦、酸，性微寒。归肝、脾经。

【功能主治】养血敛阴，柔肝止痛。治血虚肝旺引起的头晕，头痛，胸肋疼痛，痢疾，阑尾炎腹痛，腓肠肌痉挛，手足拘挛疼痛，月经不调，痛经，崩漏，带下。

【用法用量】6~15g，水煎服。

【附方】治腹肌痉挛疼痛、腓肠肌痉挛疼痛（小腿抽筋）：白芍 15g，炙甘草 9~15g，水煎服。

【附注】不宜与藜芦同用。

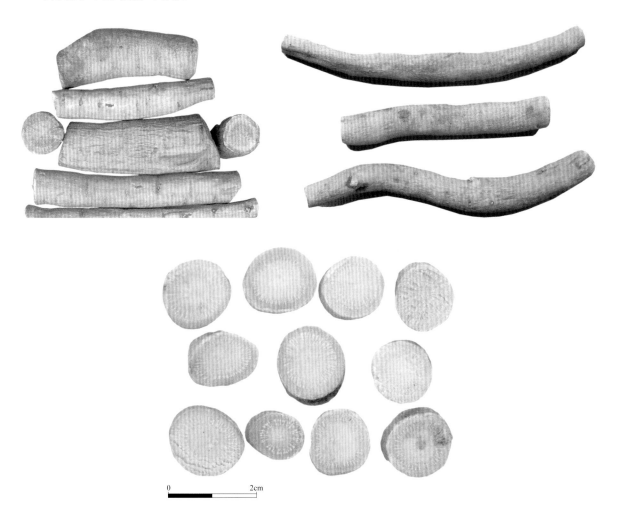

0　　　　　　　2cm

4.7.10 牡丹皮

MOUTAN CORTEX

【别名】丹皮、粉丹皮

【基原】来源于毛茛科 Ranunculaceae 芍药属 *Paeonia* 牡丹 *Paeonia suffruticosa* Andr. 的根皮入药。

【形态特征】落叶灌木。高达 2m；茎粗壮，灰黑色，分枝较短。叶通常为二回三出复叶；小叶纸质，顶生小叶长达 10cm，3 裂约达中部，裂片 2~3 浅裂或不裂，侧生小叶较小，斜卵形，不等的 2 浅裂，上面绿色，无毛，下面粉白，近无毛或中脉上被疏柔毛。花单朵顶生，硕大，直径 12~20cm；萼片 5 片；花瓣 5 片或重瓣，白色、红紫色或黄色，倒卵形，顶端常 2 浅裂；雄蕊多数，花药黄色；花盘紫红色，杯状，包住心皮。蓇葖果卵形，密被褐黄色茸毛。花期 4~5 月；果期 6 月。

【生境】栽培。

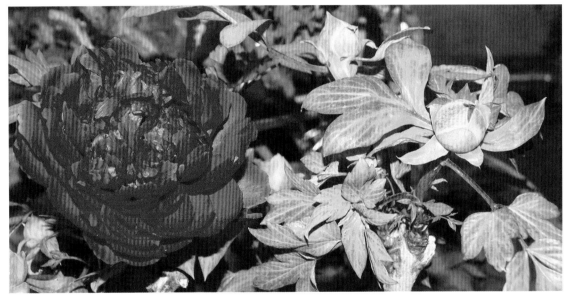

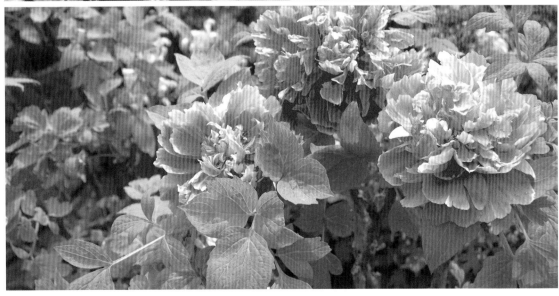

【分布】全国广泛栽培。世界许多地区有引种。

【采集加工】春、秋季挖采根部，除去细根，剥取根皮，晒干。

【药材性状】本品卷缩成筒状或半筒状，边缘略向内卷曲或张开，长 5~10cm 或过之，宽 0.5~1.2cm，厚 1~4mm，外表面灰褐色或黄褐色，表皮脱落处为棕红色，有多数横生皮孔及细根痕，里面褐黄色或浅棕色，有明显的纵纹，常见发亮的点状结晶；质硬而脆，易折断，断面较平坦，粉质，淡红色。气芳香，味微苦而涩。以条粗、肉厚、断面色白、粉性足、香气浓者为佳。

【性味归经】味辛、苦，性微寒。归心、肝、肾经。

【功能主治】清热凉血，活血行瘀。用于热入营血，吐血衄血，血热斑疹，经闭腹痛，跌扑伤痛。治疗高血压病，急性阑尾炎，神经性皮炎，过敏性鼻炎。

【用法用量】6~12g，水煎服。

【注意】孕妇慎用。

【附方】① 治肝郁血热，月经不调：牡丹皮、栀子、当归、白芍、茯苓、白术各 9g，柴胡 6g，甘草、薄荷各 3g，水煎服。

② 治急性荨麻疹：牡丹皮、赤芍、连翘、地肤子各 9g，蝉蜕 4.5g，浮萍草 3g，水煎服。

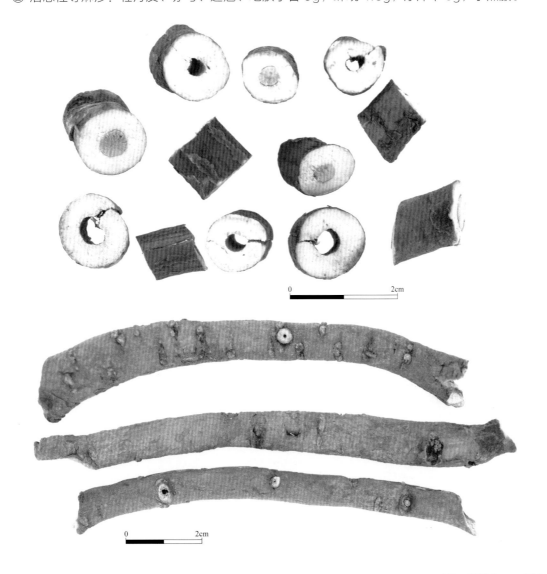

4.7.11　猫爪草

RANUNCULI TERNATI RADIX

【别名】小毛茛、黄花草

　　【基原】来源于毛茛科 Ranunculaceae 毛茛属 *Ranunculus* 猫爪草 *Ranunculus ternatus* Thunb. 的根入药。

　　【形态特征】一年生草本。簇生多数肉质小块根，块根卵球形或纺锤形，顶端质硬，形似猫爪，直径 3~5mm。茎铺散，高 5~20cm，多分枝，较柔软，大多无毛。基生叶有长柄；叶片形状多变，单叶或 3 出复叶，宽卵形至圆肾形，长 5~40mm，宽 4~25mm，小叶 3 浅裂至 3 深裂或多次细裂，末回裂片倒卵形至线形，无毛；叶柄长 6~10cm。茎生叶无柄，叶片较小，全裂或细裂，裂片线形，宽 1~3mm。花单生茎顶和分枝顶端，直径 1~1.5cm；萼片 5~7，长 3~4mm，外面疏生柔毛；花瓣 5~7 或更多，黄色或后变白色，倒卵形，长 6~8mm，基部有长约 0.8mm 的爪，蜜槽棱形；花药长约 1mm；花托无毛。聚合果近球形，直径约 6mm；瘦果卵球形，长约 1.5mm，无毛，边缘有纵肋，喙细短，长约 0.5mm。花期早，春季 3 月开花；果期 4~7 月。

　　【生境】生于潮湿草地或水田边。

　　【分布】长江中下游各地；东至台湾，北达河南南部，南达广西北部。

　　【采集加工】夏季采收根晒干。

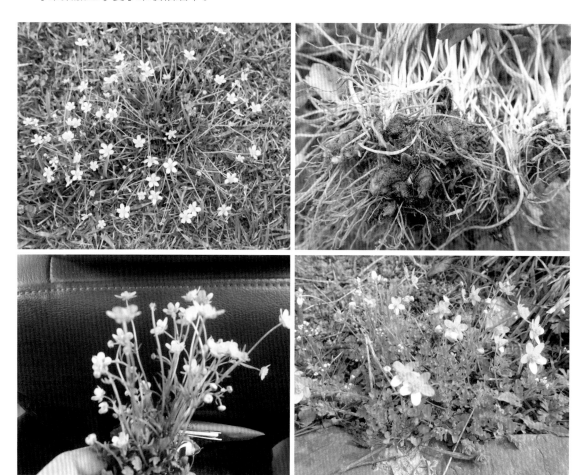

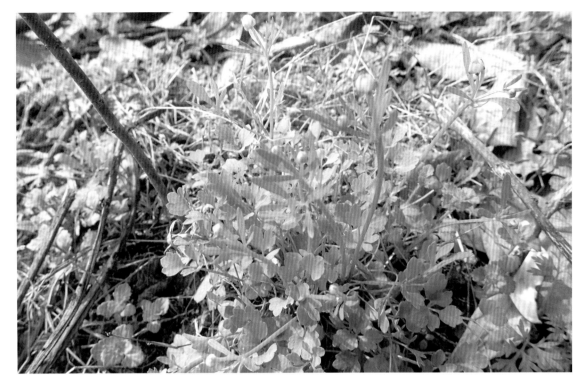

【药材性状】本品由数个至数十个纺锤形的块根簇生，形似猫爪，长3~10mm，直径2~3mm，顶端有黄褐色残茎或茎痕。表面黄褐色或灰黄色，久存色泽变深，微有纵皱纹，并有点状须根痕和残留须根。质坚实，断面类白色或黄白色，空心或实心，粉性。气微，味微甘。

【性味归经】味甘、辛，性温。归肝、肺经。

【功能主治】解毒散结。治肺结核，淋巴结结核，淋巴结炎，咽喉炎。

【用法用量】15~30g，水煎服。

【附方】治颈淋巴结结核：猫爪草15g，夏枯草15g，皂角9g，天冬、麦冬、百部各6g，水煎服。肝肾阴虚的加生地黄、熟地黄、何首乌、白芍各9g；气血不足或溃久不收加党参、黄芪、当归各9g；肝火亢盛加牡丹皮9g，每日1剂，连服30剂。此外尚可用内消瘰疬丸，每服9g，每日2次，温开水吞服。

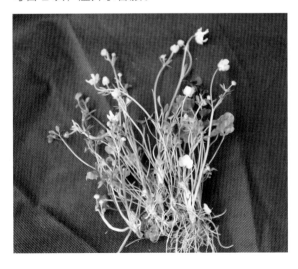

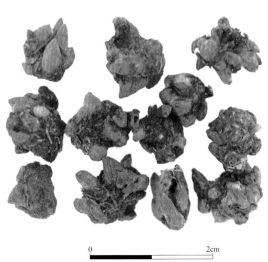

4.7.12 天葵子

SEMIAQUILEGIAE RADIX

【别名】天葵草

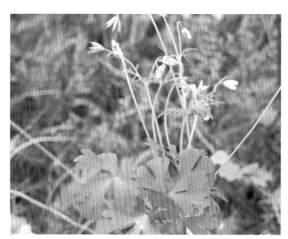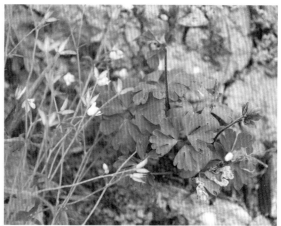

【基原】来源于毛茛科 Ranunculaceae 天葵属 *Semiaquilegia* 天葵 *Semiaquilegia adoxoides* (DC.) Makino [*Aquilegia adoxoides* (DC.) Makino] 的块根入药。

【形态特征】多年生草本。根状茎椭圆形或纺锤形。长 1~2cm；茎高 10~30cm，纤细，常 1~5 枝呈丛生状，疏被毛。基生叶为掌状三出复叶，有长达 3cm 的叶柄；叶片扇形，长 6~25mm，宽 1~2.8cm；茎生叶无柄或具短柄，较小，三深裂，裂片又有 2~3 个小裂片，背面常紫色。花小，直径约 6mm，白色或淡紫色，排成顶生聚伞状花序。萼片 5 片，狭椭圆形；花瓣 5 片，匙形，基部膨胀成短距；雄蕊 5 枚，内侧有 2 枚白色、膜质的退化雄蕊，与花丝近等长。蓇葖果 2 个，卵

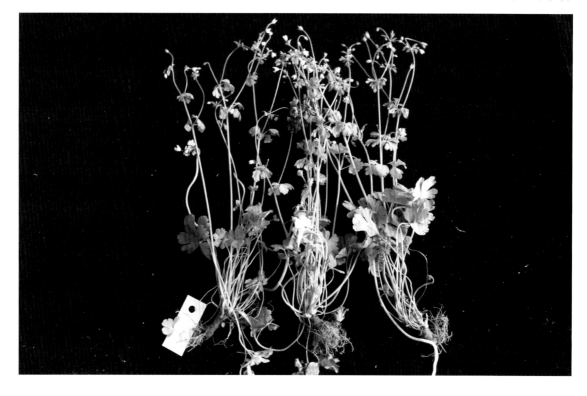

状长椭圆形，长 6~7mm，成熟时内向开裂，微呈星状；种子小，长约 1mm，卵状椭圆形，褐色至黑褐色，有许多小瘤状突起。花期 3~4 月；果期 5~6 月。

【生境】生于丘陵草地或低山林下阴处。

【分布】长江中下游各地，北至陕西南部。日本也有分布。

【采集加工】夏初采挖，洗净，干燥，除去须根。

【药材性状】本品呈短柱状、纺锤状或块状，常略弯曲，中部较粗大，长 1~3cm，直径 0.5~1cm，暗褐色到灰黑色，略有皱纹及须根痕。顶端常有茎叶残基，覆有数层黄褐色鞘状鳞片。质较软，易折断，断面皮部类白色，木质部黄白色或黄棕色，有不明显的放射状纹理。气微，味甘、微苦辛。以个大、断面皮部色白者为佳。

【性味归经】味甘、苦，性寒。归肝、胃经。

【功能主治】清热解毒，利尿消肿。治疗疮疖肿，乳腺炎，扁桃体炎，淋巴结结核，跌打损伤，毒蛇咬伤，小便不利。

【用法用量】9~15g，水煎服。外用适量，鲜品捣烂敷患处。

【注意】脾胃虚弱者不宜用。

【附方】① 治疗疮疖肿：天葵子 9g，野菊花、犁头草、石斛、金银花各 15g，蒲公英 30g，水煎服。

② 治急性扁桃体炎：天葵子 10~15g，捣烂，水煎服。

③ 治淋巴结结核：a. 天葵子 9~15g，捣烂，水酒各半冲服；亦可与鸡蛋 2 个，加水同煮，吃蛋喝汤。b. 鲜天葵子 4.5g，海藻、昆布、桔梗、贝母各 30g，海螵蛸 15g，共研细末，用酒调为糊状，制成绿豆大丸，每日 2 次，每次服 6g，饭后温酒送服。

④ 治毒蛇咬伤：鲜天葵子 15g，重楼 15g，鲜蒲公英 30g，麦冬 9g，水煎服；并用鲜天葵全草捣烂，敷伤处，药干后再换。

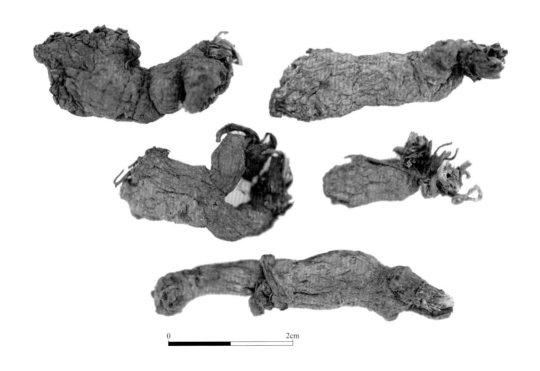

0   2cm

4.8 睡莲科

4.8.1 芡实

EURYALES SEMEN

【别名】肇实

【基原】来源于睡莲科 Nymphaeaceae 芡属 *Euryale* 芡 *Euryale ferox* Salib. 的种仁入药。

【形态特征】芡为一年生草本；根状茎短而粗。叶大，浮水，圆形或椭圆形，直径 35~100cm，皱褶，两面有刺，叶面绿色，背面紫色，被黄褐色疏柔毛；掌状脉自叶柄着生处放射状伸出，常二歧分枝，海绵质；叶柄粗厚，盾状着生，被白色小刺。花萼片 4 片；花瓣多数，外面亮绿色，里面紫色；雄蕊 8 束；子房 8 室。浆果海绵质，有刺，直径 5~10cm；种子多角形，直径约 8mm，种皮厚，紫黑色，外面覆有假种皮。花期 7~8 月；果期 8~9 月。

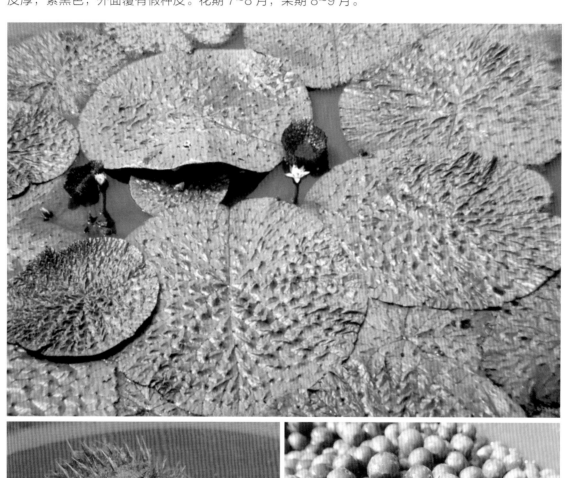

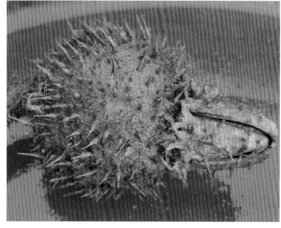

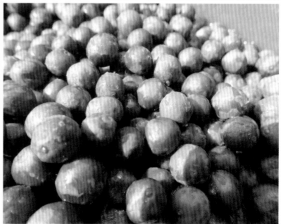

【生境】生于池塘沼泽中。

【分布】我国南北各地均产，野生或栽培。日本、印度也有分布。

【采集加工】秋末冬初采收成熟果实，堆积沤烂除去果皮，取出种子，洗净，再除去硬壳，晒干。

【药材性状】本品多为破粒。完整者近球形，直径 5~8mm，红棕色，一端黄白色或白色，约占全体 1/3，有凹点状的种脐痕，除去外皮为白色；质较硬，断面纯白色，粉质；无臭，味淡。以断面色纯白、富粉质、无碎末者为佳。

【性味归经】味甘、涩，性平。归脾、肾经。

【功能主治】益肾涩精，补脾止泻。治脾虚腹泻，遗精，滑精，遗尿尿频，白带过多。

【用法用量】9~15g，水煎服。

【附方】① 治脾虚腹泻：芡实、莲子肉、白术各 12g，党参 15g，茯苓 9g。共研细粉，每服 3~6g，每日 2~3 次。

② 治遗精、滑精：芡实、枸杞子各 12g，补骨脂、韭菜子各 9g，牡蛎 24g（先煎）。水煎服。

③ 治白带：a. 芡实 15g，海螵蛸 12g，菟丝子 24g。水煎服。b. 炒芡实、炒山药各 30g，盐黄柏、车前子各 9g，白果 6g。水煎服。每日 1 剂。

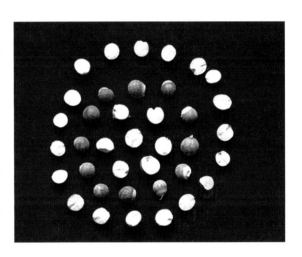

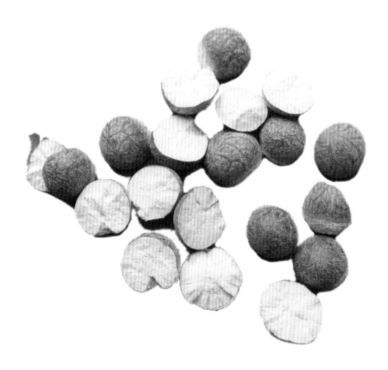

4.8.2 莲子

NELUMBINIS SEMEN

附：石莲子、莲子心、莲房、莲须、莲藕、藕节、莲花、莲梗

【基原】来源于睡莲科 Nymphaeaceae 莲属 Nelumbo 莲 Nelumbo nucifera Gaertn. 的种子入药。

【形态特征】多年生草本；根状茎肥厚，匍匐状，有长节间，节上生须根和鳞片状叶。叶盾状，大多高出水面，叶片纸质或草质，圆形或近圆形，直径 30~90cm，全缘，粉绿色；叶脉粗大，自叶柄着生处放射状伸出；叶柄和花梗长 1~2m，平滑或散生小刺，中有多数小孔。花很大，直径通常 10~20cm，有清香，红色或白色；萼片 4 或 5 片，早落；花瓣和雄蕊多数，着生在花托的下面，多层；花瓣椭圆形，微凹；花药顶端有棒状附属体；心皮多数，离生，嵌于一大而平顶、陀螺状花托上的凹室中。果托直径 5~10cm；坚果近卵圆形，长 1~1.8cm；果皮坚硬，革质，平滑；种皮海绵质。花期 6~8 月；果期 8~10 月。

【生境】喜生于富含腐殖质土的池塘及水田中。

【分布】我国南北各地均有栽培。俄罗斯、亚洲余部及大洋洲有栽培。

【采集加工】秋季果实成熟时采割莲房，取出果实，剥去果皮，晒干。

【药材性状】本品呈椭圆状球形或近圆球形，长 1.2~1.8cm，直径 0.8~1.5cm，表面浅黄棕色至棕红色，有时粉红色，有脉纹和皱纹。一端中心呈乳头状突起，深棕色，多有裂口，其周边略下陷成一环状浅沟。质硬。种皮薄，难剥离。子叶大，黄白色或乳白色，肥厚，两子叶间有空隙，具绿色莲子心（幼叶和胚根）。无臭，味甘，种皮微涩。以粒大、饱满、完整、无破碎者为佳。

【性味归经】味甘、涩，性平。归脾、肾、心经。

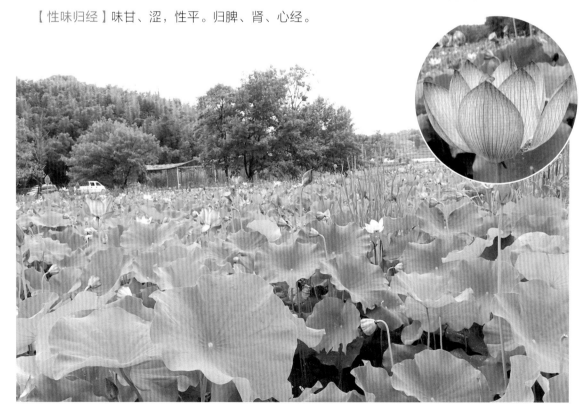

【功能主治】补脾益胃，涩精，养心安神。治脾虚久泻，食欲不振，遗精带下，心悸失眠。

【用法用量】6~15g，水煎服。

【附方】治脾虚腹泻：莲子、茯苓、补骨脂、六曲各 9g，山药 15g。水煎服。

【附注】未去种皮的莲子称红莲子，因产地不同、药材性状稍异，又分为湘莲子（种子较圆，主产湖南）和湖莲子（种子稍长，主产湖北和江苏）；擦去种皮的称白莲子，因主产福建，故又称建莲子。

附：石莲子

本品为莲的干燥成熟果实。本品呈卵圆形或椭圆形，两端略尖，长 1.5~2cm，直径 1~1.5cm。表面灰棕色至灰黑色，残留灰白色粉霜，在放大镜下观察，可见多数小凹点。一端有小圆孔，另一端具短小果柄，果柄旁边有圆形棕色小突起。质坚硬，不易破开，果皮厚约 1mm，内表面红棕色，除去果皮可见种子。气无，味涩。

味甘、微涩，性平。归心、肾经。功能健脾开胃，止吐止泻。治脾虚久痢，食欲不振。

附：莲子心

本品为莲的成熟种子中的干燥幼叶和胚根。商品呈小棒状，略扁，长 1~1.5cm。幼叶 2 片，绿色，一长一短，顶端反折，两幼叶之间可见细小、直立的胚芽。胚根黄绿色圆柱形，长 3~4mm；质脆易断，断面有多个小孔。气微，味苦。以色绿、完整、无莲肉者为佳。

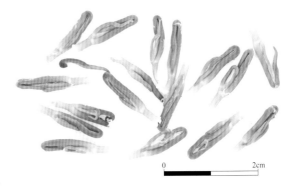

味苦，性寒。归心、肾经。功能清心安神，交通心肾，涩精止血。治温热病烦热，神昏，心热失眠，遗精，血热吐血。

附：莲房

本品为莲的果实成熟时的果托。商品呈倒圆锥状或漏斗状，顶面平，多已撕裂，高 4.5~6cm，直径 5~8cm，表面灰棕色至紫棕色，具纵纹和皱纹，顶面有多数种子取出后留下的圆形孔穴，基部有长约 1cm 的花梗残基。质疏松，破碎面海绵样，棕色。气微，味微涩。以个大、紫棕色者为佳。

味苦、涩，性温。归肝经。功能化瘀止血。治崩漏下血，痔疮出血，产后瘀阻，恶露未尽。

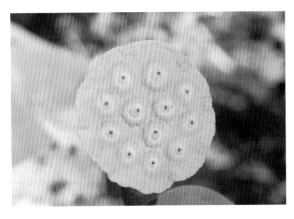

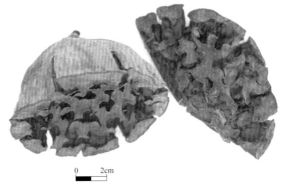

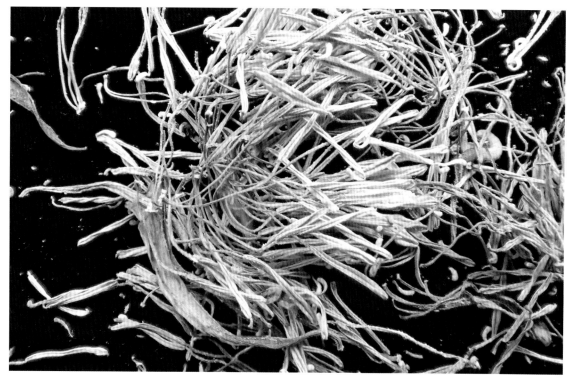

附：莲须

本品为莲花中的雄蕊。商品线条状，长 2~3cm，直径不超过 0.5mm，由花药和花丝构成。花药黄色或褐黄色，长 1~1.5cm，扭曲；花丝丝状，略扁，长 1.5~1.8cm，色较深，多少扭曲。质松。初期有浓郁的清香，存放日久则香气渐减弱。味微甘、涩。以色鲜黄、气清香者为佳。

味甘、涩，性平。归心、肾经。功能清心，益肾，固精，止血。治肾虚遗精滑精，带下，遗尿尿频。

附：莲藕

本品为莲的鲜肥大根茎。鲜品呈结节状的短圆柱形，原条 3~4 节，长 30~40cm。第一节较细，第二、第三节肥大，尾节瘦长。藕节细短。表面浅红色或红棕色，间划有土棕色，光滑。折断时有胶丝状物，可拉长，横断面黄白色，具多个类三角形或类圆形空洞。气无，味甘。

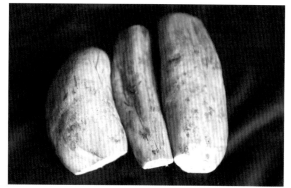

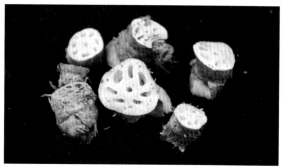

味甘，性寒。归肺、胃经。功能止渴除烦，凉血止血。治热病烦渴，血热所致的咯血、衄血、吐血、便血、尿血。

附：藕节

本品为莲根茎的干燥节部，商品呈短圆柱形，中部稍膨大，长 2~4cm，直径约 2cm。表面灰黄色至灰棕色，有残存的须根和须根痕，偶见暗红棕色的残存鳞叶，两端有残留的藕体，表面皱缩有纵纹。质硬，难折断，横断面淡粉红色，有多数圆形的小孔。气微味微甘、涩。以节部黑褐色、两端白色，无须根者为佳。

味甘、涩，性平。归肝、肺、胃经。功能收敛止血，化瘀。治衄血，吐血，便血，尿血，血痢，崩漏。

附：莲花

本品为莲的干燥花瓣。本品呈匙形纸质的薄片状，顶端钝尖，质柔软，多卷缩皱褶，长6~9cm，宽3~5cm。表面紫红色或淡红色，有多数纵向细脉纹。基部稍厚而窄，略呈紫褐色或淡白色。气微香，味微苦涩。

味苦、甘，性温。归心、肝经。功能活血止血，祛湿祛风。治跌损呕血，天泡湿疮。

附：莲梗

本品为莲的干燥叶柄或花梗。本品呈细长不规则圆柱形，长30~80cm，直径1~1.5cm。表面淡黄色或棕黄色，具纵沟及多数凸起的小刺。质轻，易折断，折断时有粉尘飞出，并常有白色细丝粘连，折断面淡粉白色，可见数个大小不等的孔道。气无，味淡。

味微苦，性平。归肝、脾、胃经。功能消暑，理气宽中。治中暑头昏，胸闷气滞。

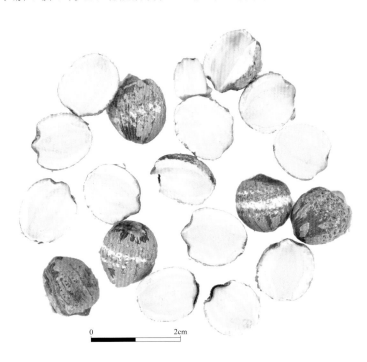

0　　　　　　2cm

4.9 小檗科

4.9.1 华东小檗

BERBERIS CHINGII RADIX ET CAULIS

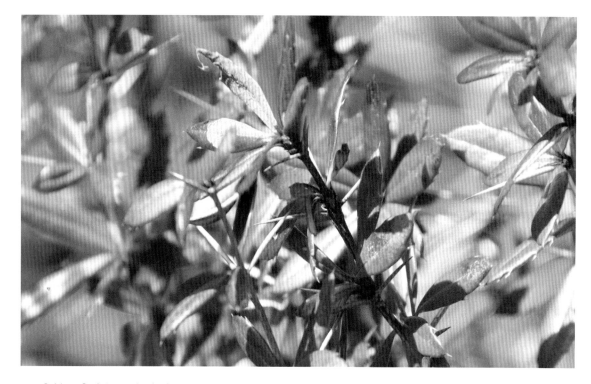

【基原】来源于小檗科 Berberidaceae 小檗属 *Berberis* 华东小檗 *Berberis chingii* Cheng [*Berberis chingii* Cheng subsp. *wulingensis* C. M. Hu] 的根、根皮、茎、茎皮入药。

【形态特征】常绿灌木，高 1~2m。老枝暗灰色，幼枝淡黄色，圆柱形或微具条棱，具黑色疣点；茎刺粗壮，与枝同色，三分叉，长 1~2.5cm。叶薄革质，长圆状倒披针形或长圆状狭椭圆形，长 2~8cm，宽 0.8~2.5cm，顶端急尖，基部楔形，上面暗绿色，有时有光泽，中脉明显凹陷，侧脉 5~10 对，稍明显，背面被白粉，中脉隆起，侧脉不明显，两面网脉不明显，叶缘平展，中部以上每边具 2~10 刺齿或偶有全缘，齿间距 3~20mm；叶柄长 2~4mm。花 4~14 朵簇生；花梗长 7~18mm；花黄色；小苞片三角形；萼片 2 轮，外萼片椭圆形，长 5~5.5mm，顶端钝，内萼片倒卵状长圆形，长约 6.5mm；花瓣倒卵形，长约 5.5mm，宽约 3mm，顶端缺裂，基部缢缩呈爪，具 2 枚近靠腺体；雄蕊长约 4.5mm，药隔顶端延伸，钝形；胚珠 2~3 枚。浆果椭圆状或倒卵状椭圆形，长 6~8mm，直径 4~5mm，顶端明显具宿存花柱，被白粉。花期 4~5 月；果期 6~9 月。

【生境】生于山谷旷野或岩石旁。

【分布】广东、湖南、江西、浙江。

【采集加工】夏、秋季采收根、根皮、茎、茎皮晒干。

【性味归经】味苦，性寒。归大肠、心、肝经。

【功能主治】清热解毒，泻火。治细菌性痢疾，胃肠炎，副伤寒，消化不良，黄疸，肝硬化腹水，泌尿系感染，急性肾炎，扁桃体炎，口腔炎，支气管肺炎。外用治中耳炎，目赤肿痛，外伤感染。

【用法用量】9~15g，水煎服。外用适量，研粉调敷。

4.9.2 三颗针

BERBERIS RADIX
【别名】刺黄连、土黄连

【基原】来源于小檗科 Berberidaceae 小檗属 *Berberis* 庐山小檗 *Berberis virgetorum* Schneid. 和獠猪刺 *Berberis julianae* Schneid. 等多种小檗属植物的干燥根入药。

【形态特征】A. 庐山小檗：落叶灌木，高 1.5~2m；枝暗黄色，有长 1~2.5cm、不分枝的利刺。叶互生，薄革质，长椭圆形，长 3~8cm，宽 1.5~3.5cm，顶端近渐尖，有时钝头，基部渐狭，全缘或有时浅波状，叶面黄绿色，背面有白霜；叶柄长 1~2cm。总状花序或有时缩短成伞形，腋生，长 1.5~3.5cm，有花 3~15 朵；花梗纤细，长 5~6mm；萼片外轮长圆状卵形，内轮长圆状倒卵形，比花瓣略长；花瓣长约 3mm，不裂。浆果狭椭圆形，长 9~12mm，无宿存花柱。花期 4~5 月；果期 6~10 月。

【生境】生于山地灌丛、山谷林下。

【分布】广东、广西、湖南、江西、浙江等地。

【形态特征】B. 獠猪刺：常绿灌木，高 1.2~2m；枝有棱角，黄色，有利刺，刺三叉状，长达

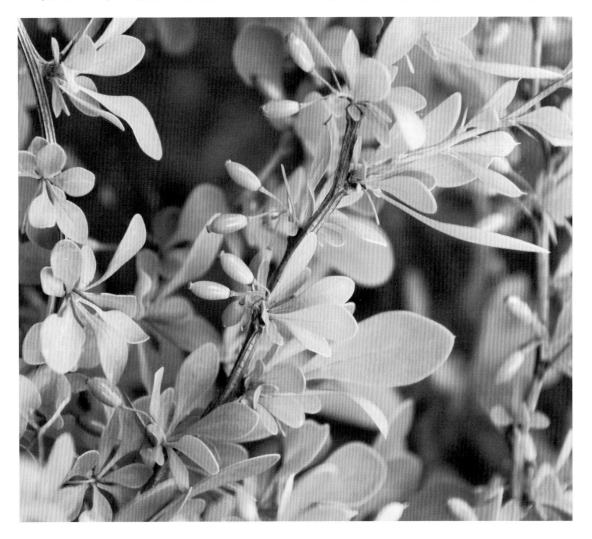

3.5cm，质坚硬，黄色。叶片革质，披针形或倒披针形，长圆形或椭圆形，长 3~7cm 或有时稍过之，宽 1~3cm，顶端锐尖，边缘有长 1~1.5mm 的刺状锯齿；叶脉明显；叶柄长通常 1.5~4mm。花黄色，直径 6~7mm，常 10~25 朵簇生叶腋；花梗长短不齐，常 8~15mm，有 3 片卵形至披针形的小苞片；萼片 2 轮，每轮 3 片，花瓣状；花瓣 6 片，近长圆形，长 5~6mm，顶端凹入。浆果椭圆状，长 7~8mm，蓝黑色，覆有白霜。花期 3~4 月；果期 5~11 月。

【生境】生于海拔 1000m 以上的山地矮林中。

【分布】湖北、湖南、广东、广西、贵州、四川等地。

【采集加工】夏、秋采挖根，洗净晒干。

【药材性状】庐山小檗和豪猪刺药材两者难以区分。本品近圆柱形，稍弯曲，有少数分枝，长 10~15cm；直径 1~3cm。根头粗大，向下渐细；表皮灰棕色，有细皱纹，易剥落。质坚硬，不易折断，断面不平整，鲜黄色。切片近圆形或长椭圆形，有放射状纹理，髓部棕黄色。气微，味苦。以色黄、苦味浓者为佳。

【功能主治】味苦，性寒。清热解毒，泻火。归肺、肝、大肠经。

【用法用量】治细菌性痢疾，胃肠炎，副伤寒，消化不良，黄疸，肝硬化腹水，泌尿系感染，急性肾炎，扁桃体炎，口腔炎，支气管肺炎。外用治中耳炎，目赤肿痛，外伤感染，疮疡溃烂，预防流脑。用量：9~15g。外用适量，研粉调敷。

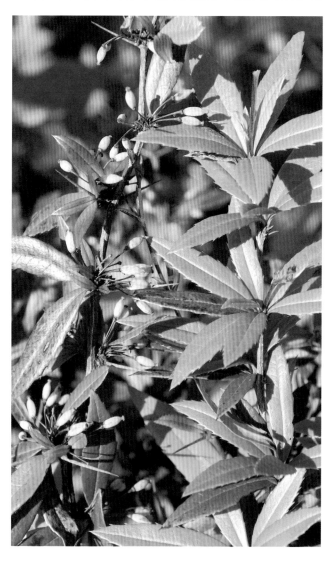

【附方】① 治细菌性痢疾、胃肠炎：a. 小檗 15g，水煎服。b. 3% 小檗碱注射液，肌内注射，每次 2ml，每日 2 次。

② 治上呼吸道感染、支气管肺炎、扁桃体炎、早期乳腺炎、泌尿系感染、伤口感染：1% 小檗注射液肌内注射，每次 2ml，每日 2 次。

③ 治副伤寒：小檗 750g，切碎，加水 10000ml，煎至 5000ml，每服 70~100ml，日服 2~3 次。

④ 治慢性气管炎：小檗 30g，桑皮 15g，麻黄 12g，桔梗 9g（一日量）。制成浸膏片 18 片，分 3 次服。10 天为一个疗程。

【附注】①小檗属多种植物的根均可作三颗针入药；②这些植物的茎也可入药，性味功能和三颗针相同，但药效稍逊；③这些植物的根和茎都含较多量的小檗碱，故都是提取黄连素的重要原料。

4.9.3 南岭小檗

BERBERIS IMPEDITAE RADIX ET RAMULUS FOLIIFER

【基原】来源于小檗科 Berberidaceae 小檗属 *Berberis* 南岭小檗 *Berberis impedita* Schneid. 的根、枝叶入药。

【形态特征】常绿灌木，高 0.5~1.5m。枝具条棱，暗灰色，无疣点，幼枝淡黄色；茎刺缺如或极细弱，三分叉，长约 1cm，淡黄色。叶革质，椭圆形、长圆形或狭椭圆形，长 4~9cm，宽 1.8~3.5cm，顶端钝或急尖，基部渐狭，上面暗绿色，中脉凹陷，侧脉微隆起，网脉不明显，背面灰绿色或黄绿色，中脉和侧脉明显隆起，网脉不明显，叶缘平展，每边具 8~12 刺齿；叶柄长 5~8mm。花 2~4 朵簇生；花梗长 8~18mm；小苞片卵形，长约 2.5mm，顶端急尖；花黄色；萼片 2 轮，外萼片椭圆状长圆形，长 3.5~4.5mm，宽 1.8~2.5mm，内萼片椭圆形，长 5~5.5mm，宽 3~3.5mm，顶端圆形；花瓣倒卵形，长约 4mm，宽约 2.5mm，顶端缺裂；雄蕊长约 3mm，药隔顶端稍膨大，具两细小牙齿；胚珠 4~6 枚。果柄常带红色；浆果长圆形，熟时黑色，长 8~9mm，直径 5~6mm，顶端无宿存花柱，有时具极短宿存花柱，不被白粉。花期 4~5月；果期 6~10 月。

【生境】生于山谷疏林下和灌丛中。

【分布】广东、广西、湖南、四川、江西。

【采集加工】夏、秋季采收根、枝叶晒干。

【性味归经】味苦，性寒。归肺、肝、大肠经。

【功能主治】清热燥湿，泻火解毒。治湿热泄泻，痢疾，胃热疼痛，目赤肿痛，口疮，咽喉肿痛，急性湿疹，烫伤。

【用法用量】15~20g，水煎服。外用适量煎水洗眼。

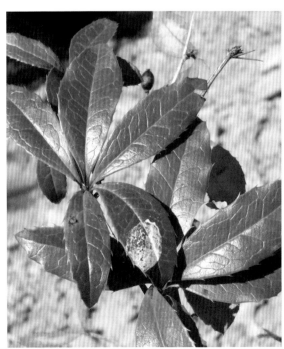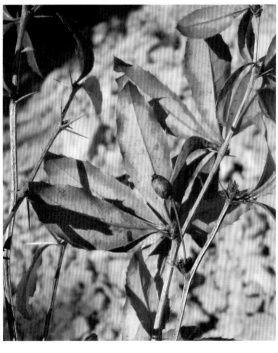

4.9.4 八角莲

DYSOSMAE VERSIPELLIS RHIZOMA

【别名】八角金盘

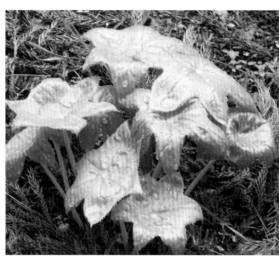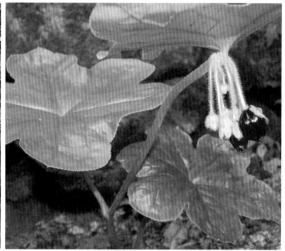

【基原】来源于小檗科 Berberidaceae 鬼臼属 *Dysosma* 八角莲 *Dysosma versipellis*(Hance) M. Cheng ex Ying 的根茎入药。

【形态特征】多年生草本，植株高 40~150cm。根状茎粗壮，横生，多须根；茎直立，不分枝，无毛，淡绿色。茎生叶 2 枚，薄纸质，互生，盾状，近圆形，直径达 30cm，4~9 掌状浅裂，裂片阔三角形、卵形或卵状长圆形，长 2.5~4cm，基部宽 5~7cm，顶端锐尖，不分裂，上面无毛，背面被柔毛，叶脉明显隆起，边缘具细齿；下部叶的柄长 12~25cm，上部叶柄长 1~3cm。花梗纤细、下弯、被柔毛；花深红色，5~8 朵簇生于离叶基部不远处，下垂；萼片 6 枚，长圆状椭圆形，长 0.6~1.8cm，宽 6~8mm，顶端急尖，外面被短柔毛，内面无毛；花瓣 6 片，勺状倒卵形，长约 2.5cm，宽约 8mm，无毛；雄蕊 6 枚，长约 1.8cm，花丝短于花药，药隔顶端急尖，无毛；子房椭圆形，无毛，花柱短，柱头盾状。浆果椭圆形，长约 4cm，直径约 3.5cm。种子多数。花期 3~6 月；果期 5~9 月。

【生境】生于山谷林下湿润处。

【分布】分布于河南和长江以南各地。

【采集加工】夏、秋采收，将根茎洗净晒干。

【性味归经】味苦、辛，性温；有毒。归肺、肝经。

【功能主治】消炎解毒，散瘀止痛。治蛇伤，疔疮，牙痛，痢疾，肺热咳嗽，腮腺炎，急性淋巴结炎，跌打损伤，疮疹。

【用法用量】6~10g，水煎服。

【附方】① 治毒蛇咬伤：八角莲、重楼（七叶一枝花）、白马骨、飞来鹤、粉防己各 9g，水煎服。外用阴行草、白马骨、柳叶白前、蛇葡萄各适量，煎水洗；再用鱼腥草、杠板归、星宿菜、葎草等鲜草捣烂敷患处周围。

② 治疖肿：八角莲研粉，加凡士林 90%，调成软膏敷患处。

4.9.5 淫羊藿

EPIMEDII FOLIUM

【别名】三枝九叶草

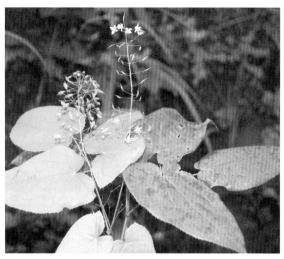
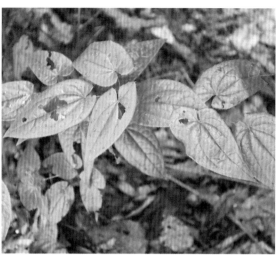

【基原】来源于小檗科 Berberidaceae 淫羊藿属 Epimedium 箭叶淫羊藿 Epimedium sagittatum（Sieb. et Zucc.）Maxim.、淫羊藿 Epimedium brevicornu Maxim.、朝鲜淫羊藿 Epimedium koreanum Nakai 和柔毛淫羊藿 Epimedium pubescens Maxim. 的枝叶入药。

【形态特征】A. 箭叶淫羊藿：多年生草本。高通常 25~55cm；根状茎质硬，稍粗壮，块状，黑褐色，生有许多须根；茎细瘦，稍坚挺。基生叶 1~3 片，为三出复叶，叶柄纤细，长达 15cm 或过之；小叶卵状披针形，长 4~15cm，宽 3~9cm，顶端渐尖，基部心形或箭形，侧生小叶两侧不对称，边缘有刺毛或刺毛状小齿；基出脉常 3~5 条，网脉清晰可见。花春季开放，白色（内萼片），径约 6mm，多朵排成顶生圆锥花序或总状花序；萼片 8，排成 2 轮，外轮较小，有紫斑点，内轮花瓣状；花瓣 4，黄色，有短距；雄蕊 4；心皮 1。蓇葖果卵圆形，背裂，含多个种子。花期 4~5 月；果期 5~7 月。

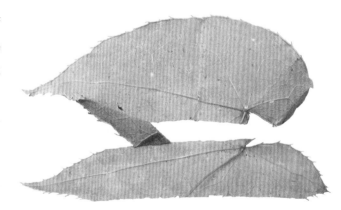

【生境】常生竹林下及路旁岩石隙中，亦见于林下和沟边较阴湿的地方。

【分布】江苏、江西、浙江、安徽、福建、台湾、广东、广西、湖南、湖北、四川等地。

【形态特征】B. 淫羊藿：为多年生草本。植株高 20~60cm。根状茎粗短，木质化，暗棕褐色。二回三出复叶基生或茎生，具 9 枚小叶；基生叶 1~3 枚丛生，具长柄，茎生叶 2 枚，对生；小叶纸质或厚纸质，卵形或阔卵形，长 3~7cm，宽 2.5~6cm，顶端急尖或短渐尖，基部深心形，顶生小叶基部裂片圆形，近等大，侧生小叶基部裂片稍偏斜，急尖或圆形，上面常有光泽，网脉显著，背面苍白色，光滑或疏生少数柔毛，基出 7 脉，叶缘具刺齿；花茎具 2 枚对生叶，圆锥花序长 10~35cm，具 20~50 朵花，序轴及花梗被腺毛；花梗长 5~20mm；花白色或淡黄色；萼片 2 轮，外萼片卵状三角形，暗绿色，长 1~3mm，内萼片披针形，白色或淡黄色，长约 10mm，宽约 4mm；花瓣远较内萼片短，距呈圆锥状，长仅 2~3mm，瓣片很小；雄蕊长 3~4mm，伸出，花药长约 2mm，瓣裂。蒴果长约 1cm，宿存花柱喙状，长 2~3mm。花期 5~6 月；果期 6~8 月。

【生境】常生林下及路旁岩石隙中等阴湿的地方。

【分布】陕西、甘肃、山西、河南、青海、湖北、四川等地。

【形态特征】C. 柔毛淫羊藿：多年生草木。植株高 20~70cm。根状茎粗短，有时伸长，被褐色鳞片。一回三出复叶基生或茎生；茎生叶 2 枚对生，小叶 3 枚；小叶叶柄长约 2cm，疏被柔毛；小叶片革质，卵形、狭卵形或披针形，长 3~15cm，宽 2~8cm，顶端渐尖或短渐尖，基部深心形，有时浅心形，顶生小叶基部裂片圆形，几等大；侧生小叶基部裂片极不等大，急尖或圆形，上

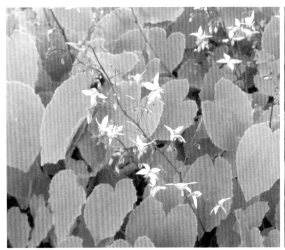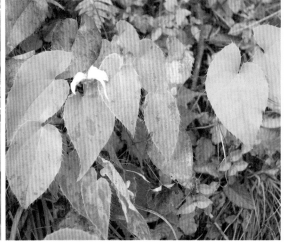

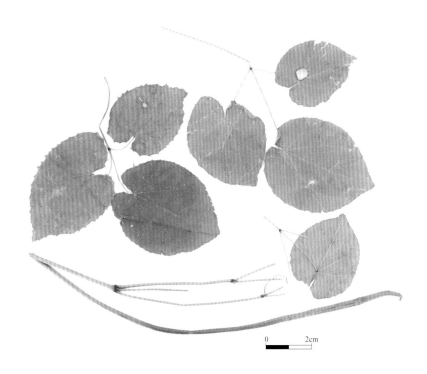

0   2cm

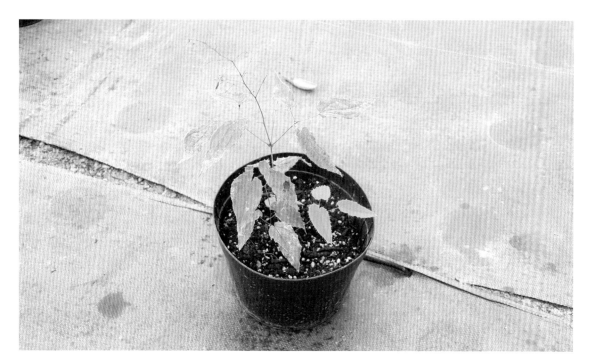

面深绿色，有光泽，背面密被茸毛，短柔毛和灰色柔毛，边缘具细密刺齿；花茎具 2 枚对生叶。圆锥花序具 30~100 余朵花，长 10~20cm，通常序轴及花梗被腺毛，有时无总梗；花梗长 1~2cm；花直径约 1cm；萼片 2 轮，外萼片阔卵形，长 2~3mm，带紫色，内萼片披针形或狭披针形，急尖或渐尖，白色，长 5~7mm，宽 1.5~3.5mm；花瓣远较内萼片短，长约 2mm，囊状，淡黄色；雄蕊长约 4mm，外露，花药长约 2mm；雌蕊长约 4mm，花柱长约 2mm。蒴果长圆形，宿存花柱长喙状。花期 4~5 月，果期 5~7 月。

【生境】常生林下及路旁岩石隙中等阴湿的地方。

【分布】陕西、甘肃、湖北、四川、河南、贵州、安徽等地。

【形态特征】D. 朝鲜淫羊藿：多年生草本。植株高 15~40cm。根状茎横走，褐色，质硬，直径 3~5mm，多须根。二回三出复叶基生和茎生，通常小叶 9 枚；小叶纸质，卵形，长 3~13cm，宽 2~8cm，顶端急尖或渐尖，基部深心形，基部裂片圆形，侧生小叶基部裂片不等大，上面暗绿色，无毛，背面苍白色，无毛或疏被短柔毛，叶缘具细刺齿；花茎仅 1 枚二回三出复叶。总状花序顶生，具 4~16 朵花，长 10~15cm，无毛或被疏柔毛；花梗长 1~2cm。花大，直径 2~4.5cm，颜色多样，白色、淡黄色、深红色或紫蓝色；萼片 2 轮，外萼片长圆形，长 4~5mm，带红色，内萼片狭卵形至披针形，急尖，扁平，长 8~18mm，宽 3~6mm；花瓣通常远较内萼片长，向顶端渐细呈钻状距，长 1~2cm，基部具花瓣状瓣片；雄蕊长约 6mm，花药长约 4.5mm，花丝长约 1.5mm；雌蕊长约 8mm，子房长约 4.5mm，花柱长约 3.5mm。蒴果狭纺锤形，长约 6mm，宿存花柱长约 2mm。种子 6~8 枚。花期 4~5 月；果期 5 月。

【生境】常生林下及路旁岩石隙中等阴湿的地方。

【分布】吉林、辽宁、浙江、安徽等地。朝鲜北部及日本也有分布。

【采集加工】夏、秋季采集全株，洗净晒干。

【药材性状】A. 箭叶淫羊藿：本品茎细长，圆柱形，直径约 3mm，黄色，光滑，质脆，易折断，断面中空。叶为三出复叶，有细长的叶柄；小叶薄革质，卵状披针形，基部心形或戟形，侧生小叶基部明显两侧不对称，灰绿色或棕绿色，叶缘有刺状锯齿。气无，味苦。

B. 淫羊藿：三出复叶，小叶卵形，长 3~8cm，宽 2~6cm；顶端微尖，顶生小叶基部心形，两侧小叶偏心形，较小，外侧较大，呈耳状，边缘具黄色刺毛状细锯齿；基出 7 脉；小叶柄长 1~5cm。叶片近革质。气微，味微苦。

C. 柔毛淫羊藿：主要特征是叶背面及叶柄密被茸毛状柔毛。

D. 朝鲜淫羊藿：小叶较大，长 4~13cm，宽 3.5~7cm，顶端长渐尖，叶片较薄。以色黄绿、叶多、茎嫩者为佳。

【性味归经】味辛、甘，性温。归肝、肾经。

【功能主治】补肾阳，祛风湿，强筋骨。治阳痿早泄、小便失禁、风湿关节痛、腰痛、冠心病、目眩、耳鸣、四肢麻痹、神经衰弱、慢性支气管炎、白细胞减少症、更年期高血压病、慢性气管炎、慢性前列腺炎等。

【用法用量】9~15g，水煎服。

【附方】① 阳痿、早泄：淫羊藿 500g，白酒 3000ml，浸泡 1 周，密闭，前 4 天温度控制在 50℃以上，后 3 天温度保持在 5~8℃，过滤备用。每次服 10~20ml，每日 3 次。

② 慢性气管炎：淫羊藿 4 份、紫金牛 1 份，共研细粉，加蜂蜜 1 倍制成丸，每丸 9g，每天服 2 次，每次服 2 丸，连服 10 日为 1 个疗程。

③ 更年期高血压病：淫羊藿、仙茅、当归、巴戟天、知母、黄柏各 9g。水煎服，每日 1 剂。或用 7 日的药量，水煎后浓煎成 500ml。每次服 30ml，每日 2 次。

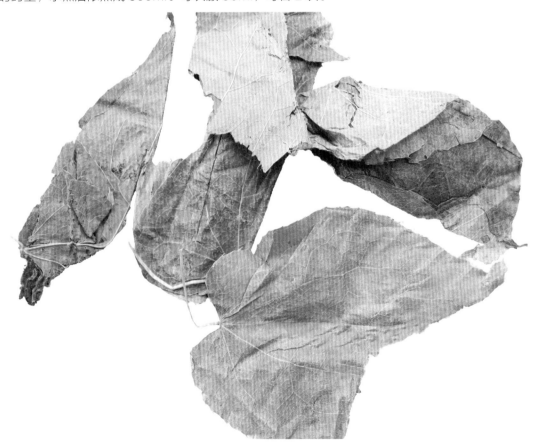

4.9.6 阔叶十大功劳

MAHONIAE BEALEI RADIX ET CAULIS
【别名】土黄连、黄天竹

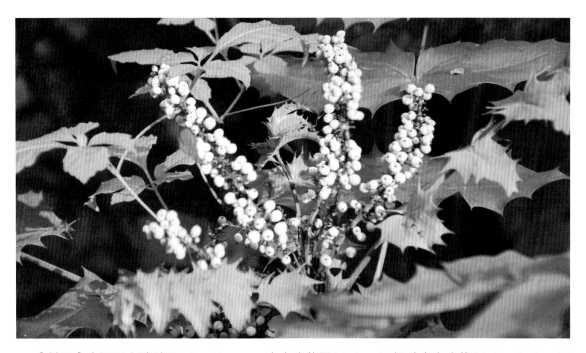

【基原】来源于小檗科 Berberidaceae 十大功劳属 *Mahonia* 阔叶十大功劳 *Mahonia bealei*（Fort.）Carr. 的根、茎和叶入药。

【形态特征】灌木或小乔木，高 0.5~5m。叶狭倒卵形至长圆形，长 27~51cm，宽 10~20cm，具 4~10 对小叶；小叶厚革质，硬直，自叶下部往上小叶渐次变长而狭，最下一对小叶卵形，长 1.2~3.5cm，宽 1~2cm，具 1~2 粗锯齿，往上小叶近圆形至卵形或长圆形，长 2~10.5cm，宽 2~6cm，基部阔楔形或圆形，偏斜，有时心形，边缘每边具 2~6 粗锯齿，顶端具硬尖，顶生小叶较大，长 7~13cm，宽 3.5~10cm，柄长 1~6cm。总状花序直立，通常 3~9 个簇生；花梗长 4~6cm；花黄色；外萼片卵形，长 2.3~2.5mm，宽 1.5~2.5mm，中萼片椭圆形，长 5~6mm，宽 3.5~4mm，内萼片长圆状椭圆形，长 6.5~7mm，宽 4~4.5mm；花瓣倒卵状椭圆形，长 6~7mm，宽 3~4mm，基部腺体明显，顶端微缺；雄蕊长 3.2~4.5mm，药隔不延伸，顶端圆形至截形；子房长圆状卵形，长约 3.2mm，花柱短，胚珠 3~4 枚。浆果卵形，长约 1.5cm，直径 1~1.2cm，深蓝色，被白粉。花期 9 月至翌年 1 月；果期 3~5 月。

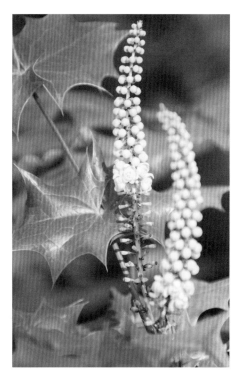

【生境】生于山谷林下和溪边灌丛中或栽培。

【分布】陕西、河南、安徽、浙江、江西、福建、广东、广西、湖南、湖北、四川等地。

【采集加工】秋冬季砍茎挖根，晒干备用，叶全年可采。

【性味归经】味苦，性寒。归肝、胃、大肠经。

【功能主治】叶：滋阴清热。根、茎：清热解毒。叶：治肺结核，感冒。根、茎：治细菌性痢疾，急性胃肠炎，传染性肝炎，肺炎，肺结核，支气管炎，咽喉肿痛。外用治眼结膜炎，痈疖肿毒，烧、烫伤。

【用法用量】15~30g，水煎服。外用适量研粉调敷。

【附方】① 治小儿急性扁桃体炎：十大功劳、朱砂根、岗梅、栀子、淡竹叶、木通、射干、甘草各9g，生石膏12g。水煎2次，约得100ml，分2次服，成人加倍。

② 治支气管炎、肺炎：十大功劳根、虎杖、枇杷叶各15g，每日1剂，水煎服。

③ 治急性黄疸型传染性肝炎：十大功劳根9~15g，赛葵15g，每日1剂，水煎服。

④ 治眼结膜炎：十大功劳叶200g，加水1000ml煮沸，过滤，高压消毒。滴眼，每日数次。

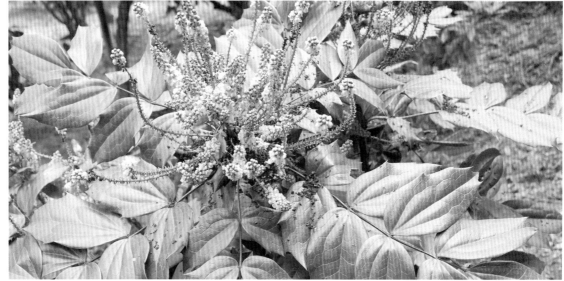

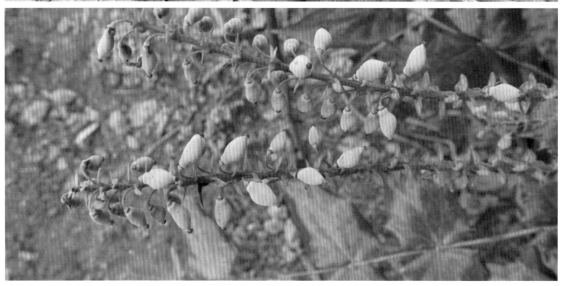

4.9.7　沈氏十大功劳

MAHONIAE SHENII RADIX

【别名】黄析、黄连木

【基原】来源于小檗科 Berberidaceae 十大功劳属 *Mahonia* 沈氏十大功劳 *Mahonia shenii* W. Y. Chun 的根和茎入药。

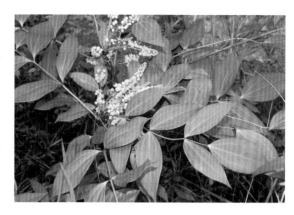

【形态特征】灌木，高 0.6~2m。叶卵状椭圆形，长 23~40cm，宽 13~22cm，具 1~6 对小叶，叶面深绿色，基出脉 3 条，扁平或稍隆起，背面淡黄绿色；小叶无柄，基部一对小叶较小，其余小叶较大，狭至阔椭圆形或倒卵形，长 6~13cm，宽 1~5cm，基部楔形或阔楔形，边缘增厚，全缘或近顶端具 1~3 不明显锯齿，顶端急尖或渐尖，顶生小叶长圆状椭圆形至倒卵形，长 10~15cm，宽 3~6cm，全缘或近顶端具 1 或 2 不明显锯齿，柄长 1.5~6.5cm。总状花序 6~10 个簇生，长约 10cm；苞片卵形，长约 1mm，宽约 0.8mm；花黄色；外萼片卵形，长约 2mm，宽 1~1.6mm，中萼片卵状椭圆形至椭圆形，长约 4mm，宽 2~3mm，内萼片倒卵状椭圆形，长 4~4.6mm，宽 2.2~3mm；花瓣倒卵状长圆形，长约 3.6mm，宽 1.6~2mm，基部腺体不明显，顶端全缘，圆形；雄蕊长 2.5mm，药隔不延伸，平截；子房长 1.8~2mm，花柱长约 0.3mm，胚珠 2 枚。浆果球形或近球形，直径 6~7mm，蓝色，被白粉。花期 4~9 月；果期 10~12 月。

【生境】生于海拔 500~1200m 的山谷林下和水沟边。

【分布】广东、广西、湖南、四川等地。

【采集加工】秋冬季采收根、茎晒干。

【性味归经】味苦，性寒。归肾、膀胱经。

【功能主治】清心胃火，解毒，抗菌消炎。治黄疸性肝炎，痢疾，赤眼，枪炮伤，烧、烫伤，可作黄连代用品。

【用法用量】10~20g，水煎服。

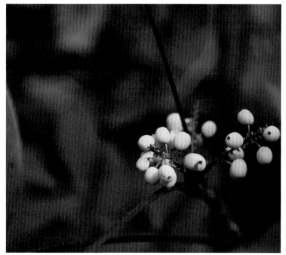

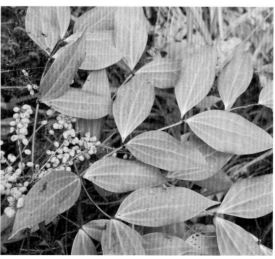

4.9.8 南天竹子

NANDINAE DOMESTICAE FRUCTUS

【别名】白天竹、天竹子

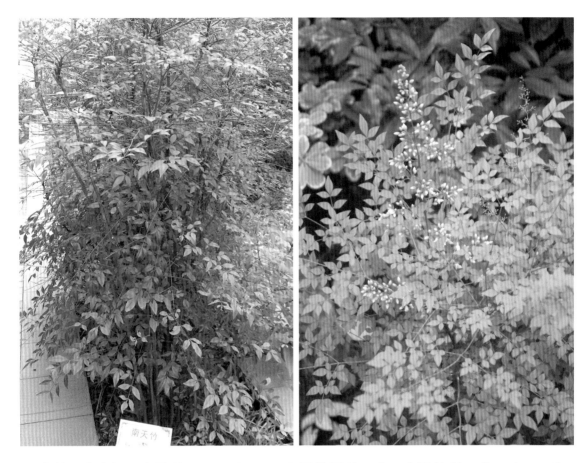

【基原】来源于小檗科 Berberidaceae 南天竹属 *Nandina* 南天竹 *Nandina domestica* Thunb. 的干燥成熟果实入药。

【形态特征】常绿小灌木。茎常丛生而少分枝，高 1~3m，光滑无毛，幼枝常为红色，老后呈灰色。叶互生，集生于茎的上部，三回羽状复叶，长 30~50cm；二至三回羽片对生；小叶薄革质，椭圆形或椭圆状披针形，长 2~10cm，宽 0.5~2cm，顶端渐尖，基部楔形，全缘，叶面深绿色，冬季变红色，背面叶脉隆起，两面无毛；近无柄。圆锥花序直立，长 20~35cm；花小，白色，具芳香，直径6~7mm；萼片多轮，外轮萼片卵状三角形，长 1~2mm，向内各轮渐大，最内轮萼片卵状长圆形，长 2~4mm；花瓣长圆形，长约 4.2mm，宽约 2.5mm，顶端圆钝；雄蕊 6枚，长约 3.5mm，花丝短，花药纵裂，药隔延伸；子房 1室，具 1~3 枚胚珠。果柄长 4~8mm；浆果球形，直径 5~8mm，熟时鲜红色，稀橙红色。种子扁圆形。花期 3~6 月；果期 5~11 月。

【生境】生于石灰岩山地；各地庭园有栽培。

【分布】江苏、浙江、福建、安徽、江西、湖南、湖北、广东、广西、四川、陕西等地。日本也有分布。

【采集加工】秋、冬季果实成熟时采收，除去杂质，晒干。

【药材性状】本品呈球形，直径约 7mm；表面棕红色或暗紫色，微有光泽，久贮则色变深，而失去光泽。顶端有花柱残基，基部间有残存果梗。体轻。果皮质脆，易碎；种子两粒，近半球形，淡棕色。气微，味微酸、涩。以颗粒均匀、饱满、体重、无果柄者为佳。

【性味归经】味酸、甘、苦，性平；有小毒。归肺经。

【功能主治】止咳平喘。治咳嗽，哮喘，百日咳。

【用法用量】3~6g，水煎服。外感风寒咳嗽者慎用。

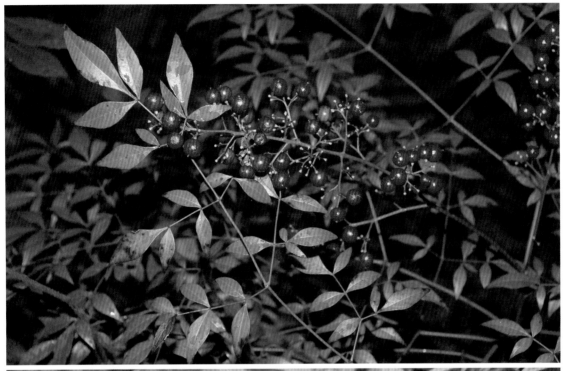

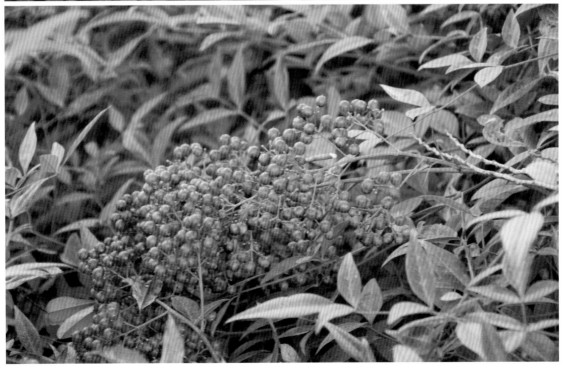

4.10 木通科

4.10.1 木通

AKEBIAE CAULIS

【别名】八月扎、野木瓜、八月瓜

【基原】来源于木通科 Lardizabalaceae 木通属 Akebia 木通 Akebia quinata（Houtt.）Decne.、三叶木通 Akebia trifoliata（Thunb.）Koidz. 或白木通 Akebia trifoliata subsp. australis 的藤茎入药。

【形态特征】A. 木通：落叶或半常绿缠绕藤本。长 3m 以上，茎灰色、有条纹。叶为掌状复叶，在短枝上的常 3~5 叶簇生，在长枝上互生；叶柄细长；小叶 5 片，革质，椭圆形，长 3~6cm，顶端圆，基部楔形或圆，全缘，两面无毛。春季开花。总状花序腋生，长约 10cm；花单性，雌雄同株。雌花：1~2 朵生于花序下部；苞片线形；花被 3 片，紫色，椭圆形；退化雄蕊 6；雌蕊 6 枚，柱状。雄花：生于花序上部，较小；花被 3 片；雄蕊 6 枚；退化雌蕊 3~4 枚。蓇葖状浆果，两端圆，长达 8cm 或过之，直径宽达 3cm；种子多数，黑色。花期 4~5 月；果期 6~8 月。

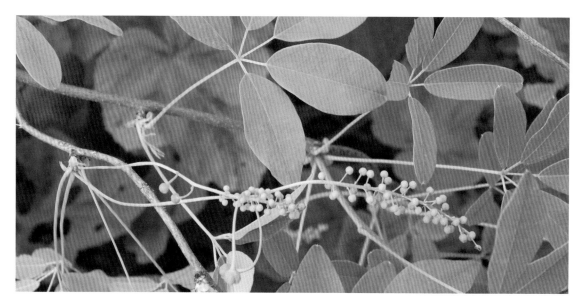

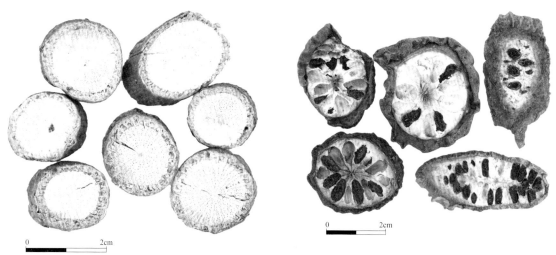

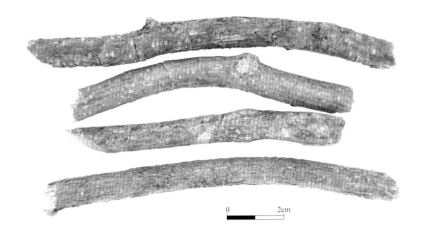

0   2cm

【生境】生于山谷溪边林中。

【分布】广东、香港、江西、湖南、湖北、四川、福建、河南。日本也有分布。

【形态特征】B. 三叶木通：落叶木质藤本。长达 10m。茎、枝无毛，灰褐色。三出复叶，小叶卵圆形，长宽变化很大，顶端钝圆或具短尖，基部圆形，有时略呈心形，边缘浅裂或呈波状，叶柄细长，长 6~8cm，小叶 3 片，革质，长 3~7cm，宽 2~4cm，上面略具光泽，下面粉灰色。花紫红色，雌雄异花同株。花期 4~5 月；果期 7~8 月。

【生境】生于海拔 300~1500m 的山谷疏林或灌丛中。

【分布】长江流域各地较普遍，西南至云南，北至河南、山西、陕西等地。

【形态特征】C. 白木通：落叶或半常绿缠绕藤本。长 6~10m，全体无毛。掌状复叶；小叶 3 枚，卵形或卵状长圆形，长 3~7cm，宽 2~4cm，顶端圆形，中央凹陷，基部圆形或稍呈心脏形至阔

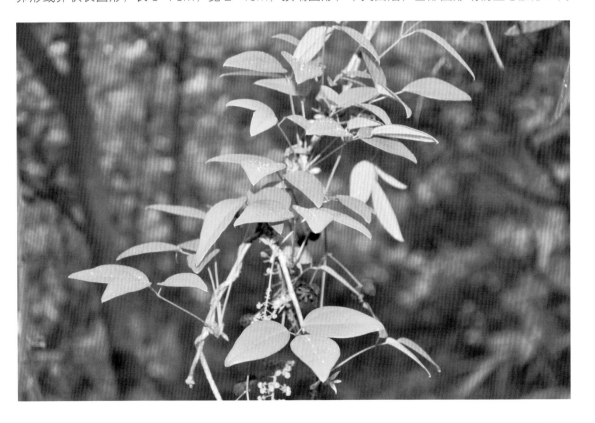

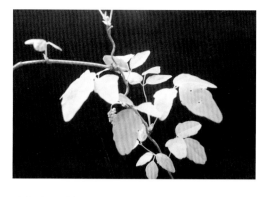

楔形，全缘或微波状，两面均淡绿色。花雌雄同株，总状花序腋生，长约 15cm，总花梗细长；花紫色微红或淡紫色；雌花 1~3 朵生于花序下部，苞片线形，花被 3 片，椭圆形，顶端圆，退化雄蕊 6 枚，雌蕊 3~6 枚，柱头头状；雄花具细小苞片，花被 3 片，倒卵形，顶端稍凹，雄蕊 6 枚，花丝三角形，退化雌蕊 3 或 4 枚。蓇葖状浆果，椭圆形或长圆筒形，长 8~13cm，宽约 4cm，成熟时紫色。种子长圆形，暗红色。花期 3~5 月；果期 6~10 月。

【生境】生于山谷溪边林中。

【分布】江苏、浙江、江西、广西、广东、湖南、湖北、山西、陕西、四川、贵州、云南等地。

【采集加工】秋季采收，截取茎部，除去细枝，阴干。

【药材性状】木通、白木通和三叶木通的药材是藤茎，三者之间区别小，难以区别种类。本品呈长圆柱形，常稍扭曲，长 30~70cm，直径 0.5~2cm。表面灰棕色至灰褐色，外皮粗糙而有许多不规则的裂纹或纵沟纹，具突起的皮孔。节部膨大或不明显，具侧枝断痕。体轻，质坚实，不易折断，断面不整齐，皮部较厚，黄棕色，可见淡黄色颗粒状小点，木质部黄白色，射线呈放射状排列，髓小或有时中空，黄白色或黄棕色。气微，味微苦而涩。

【性味归经】味苦，性寒。归膀胱、小肠、心经。

【功能主治】疏肝理气，活血止痛，利尿，散结。治胃痛，疝痛，睾丸肿痛，腰痛，遗精，月经不调，白带，子宫脱垂，脘胁胀痛，痛经，小便不利。

【用法用量】3~6g，水煎服。

【附注】木通的果实有同等的药效。

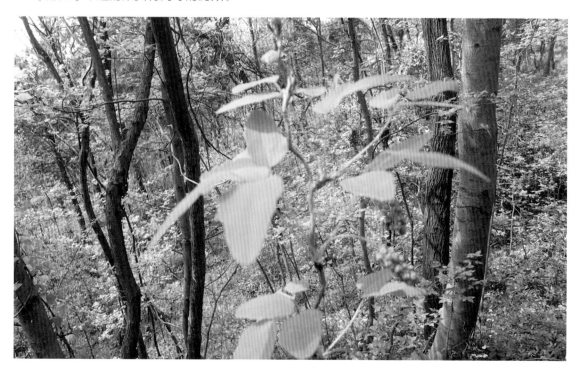

4.10.2 野木瓜

STAUNTONIAE CAULIS ET FOLIUM

【别名】木通七叶莲

【基原】来源于木通科 Lardizabalaceae 野木瓜属 *Stauntonia* 七叶莲 *Stauntonia chinensis* DC. 的根、茎和叶入药。

【形态特征】木质藤本。全株无毛；茎圆柱形，灰褐色。掌状复叶，小叶 5~7 片，叶柄长 5~10cm；小叶革质，长圆形或长圆状披针形，长 8~12cm，宽 2~4cm，顶端长渐尖，基部圆形或楔形，上面绿色，略具光泽，下面黄绿色或淡绿色，中脉在上面下凹，下面隆起，侧脉 9~11 对；小叶柄长 1.5~3cm。花单性，雌雄异株，通常排成伞房式总状花序；花梗纤细，长 2~3cm；雄花：萼片 6，淡黄色或乳白色，外轮的披针形，长约 18mm，顶端渐尖，内轮的线状披针形，稍短。花瓣 6，蜜腺状；雄蕊 6，花丝合生成管状，药隔顶端角状凸头长约 2mm，与花药等长。雌花：萼片与雄花相似，但稍大，心皮 3，棒状；退化雄蕊 6，微小。果长圆形，长 7~10cm，直径 3~5cm，熟时橙黄色。花期 3~4 月；果期 7~10 月。

【生境】生于山地林中。

【分布】广东、广西、福建、浙江、湖南等地。

【采集加工】秋冬季采收根、茎、叶晒干备用。

【药材性状】本品呈圆柱状，长 3~5cm，直径 0.2~3cm。粗茎表面灰黄色或灰棕色，有粗纵纹，外皮常块状脱落；细茎表面深棕色，有光泽，纵纹明显，有小枝痕或叶痕。切面皮部狭窄，深棕色，木部宽广，浅棕黄色，有密的放射状纹理和成行的小孔，髓部明显。质硬或稍韧。掌状复叶互生，小叶片长圆形，革质，长 5~10cm，宽 2~4cm，顶端渐尖，基部近圆形，全缘，网脉明显。

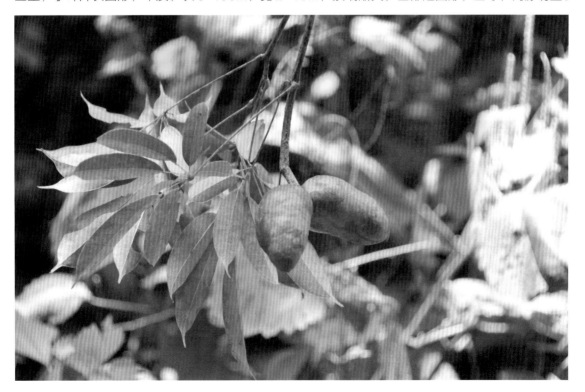

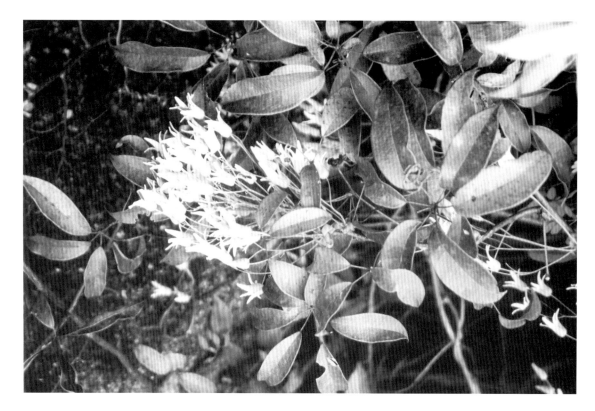

叶柄长约 15mm。气微，味微苦涩。

【性味归经】味甘，性温。归肝、心经。

【功能主治】散瘀止痛，利尿消肿。治跌打损伤，风湿性关节炎，各种神经性疼痛，水肿，小便不利，月经不调。

【用法用量】9~15g，水煎服。孕妇忌服。

【附方】① 治外科手术后引起的疼痛：a. 七叶莲（全株）3~9g，水煎服。b. 木通七叶莲片：每次服 3~4 片。每日 3 次。

② 治风湿性关节炎：七叶莲、虎杖、鱼腥草、马鞭草煎水服，并用鲜品捣烂敷患处。

③ 治坐骨神经痛、风湿关节痛：七叶莲根、大血藤、五瓜皮、楤木根、福建胡颓子根各 15g，水煎服。

④ 治跌打损伤：鲜七叶莲根，加酒糟适量，捣烂，用芭蕉叶包好煨热，敷患处。

⑤ 治烫伤：鲜七叶莲叶、鱼腥草各适量，加食盐少许，捣烂敷患处。

⑥ 治腋痛：七叶莲根皮 30g，红糖 60g，烧酒 250ml，装瓶，放置于温汤内烫浸 1h，取出浸液，每日三餐前服 90ml。可酌情增减。忌食酸、辣、芥菜。

⑦ 治睾丸肿大：七叶莲根与猪腰同煮食。

⑧ 治胃十二指肠溃疡：七叶莲叶 54g，山鸡椒叶 30g，香附子 6g，共研粉，每次 3g，开水送服。

4.11 大血藤科

4.11.1 大血藤

SARGENTODOXAE CAULIS

【别名】血通、槟榔钻、大血通

【基原】来源于大血藤科 Sargentodoxaceae 大血藤属 Sargentodoxa 大血藤 Sargentodoxa cuneata（Oliv.）Rehd. et Wils. 的藤茎入药。

【形态特征】落叶木质藤本，长达 13m。藤径粗达 9cm，全株无毛；当年枝条暗红色，老树皮有时纵裂。三出复叶，或兼具单叶；叶柄长 3~12cm；小叶革质，顶生小叶近棱状倒卵圆形，长 4~12.5cm，宽 3~9cm，顶端急尖，基部渐狭成 6~15mm 的短柄，全缘，侧生小叶斜卵形，顶端急尖，基部内面楔形，外面截形或圆形，叶面绿色，背面淡绿色，干时常变为红褐色，比顶生小叶略大，无小叶柄。总状花序长 6~12cm，雄花与雌花同序或异序，同序时，雄花生于基部；花梗细，长 2~5cm；苞片 1 枚，长卵形，膜质，长约 3mm，顶端渐尖；萼片 6 枚，花瓣状，长圆形，长 0.5~1cm，宽 0.2~0.4cm，顶端钝；花瓣 6 片，小，圆形，长约 1mm，蜜腺性；雄蕊长

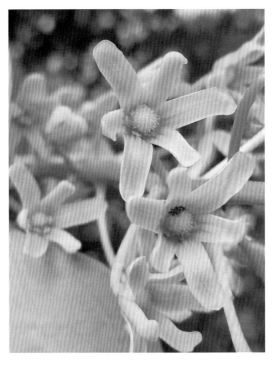

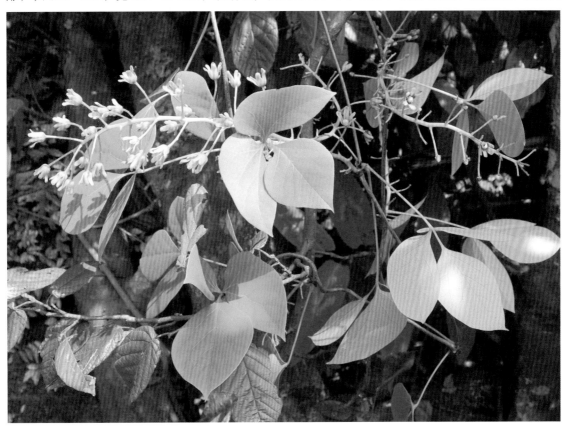

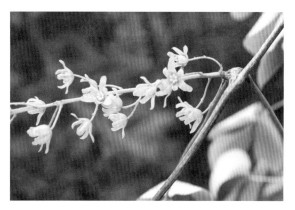

3~4mm，花丝长仅为花药一半或更短，药隔顶端略突出；退化雄蕊长约 2mm；雌蕊多数，螺旋状生于卵状突起的花托上，子房瓶形，长约 2mm，花柱线形，柱头斜。每一浆果近球形，直径约 1cm，成熟时黑蓝色，小果柄长 0.6~1.2cm。种子卵球形。花期 4~5 月；果期 6~9 月。

【生境】生于山谷溪边林下。

【分布】河南、安徽、江苏、浙江、福建、江西、湖南、湖北、广东、广西、四川、云南等地。老挝、越南也有分布。

【采集加工】秋、冬二季采收藤茎，除去侧枝，斩段，晒干或阴干。

【药材性状】本品呈圆柱状，长 30~60cm，直径 1~3cm。表面灰棕色，粗糙，外皮常呈鳞片状剥落，剥落处显暗红棕色，有的可见膨大的节和略凹陷的枝痕或叶痕。质硬，断面皮部红棕色，有数处向内嵌入木部，木部黄白色，有多数细孔状导管，射线呈放射状排列。气微，味微涩。

【性味归经】味苦，性平。归大肠、肝经。

【功能主治】祛风除湿，活血通经，驱虫。治阑尾炎，经闭腹痛，风湿筋骨酸痛，四肢麻木拘挛，钩虫病，蛔虫病。

【用法用量】9~15g，水煎服。

【附方】① 治急性单纯性阑尾炎：大血藤 15g，蒲公英 30g，大黄 9~18g，厚朴 9g，水煎服。

② 治风湿性关节炎：大血藤 15g，五加皮、威灵仙藤叶各 15g，水煎服。

③ 治闭经：大血藤鲜根 15g，益母草 30g，水煎服。

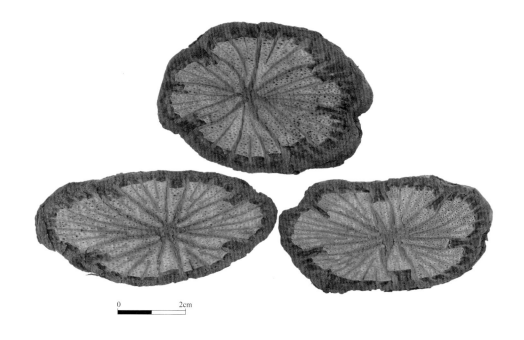

0   2cm

4.12 防己科

4.12.1 樟叶木防己

COCCULI LAURIFOLII RADIX

【别名】衡州乌药

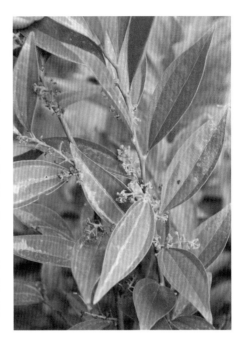

【基原】来源于防己科 Menispermaceae 木防己属 *Cocculus* 樟叶木防己 *Cocculus laurifolius* DC. 的根入药。

【形态特征】直立灌木或小乔木，很少呈藤状，高通常 1~5m，有时可达 8m；枝有条纹，嫩枝稍有棱角，无毛。叶薄革质，椭圆形、卵形或长椭圆形至披针状长椭圆形，较少倒披针形，长 4~15cm，宽 1.5~5cm，顶端渐尖，基部楔形或短尖，两面无毛，光亮；掌状脉 3 条，侧生的一对伸达叶片中部以上，连同网状小脉在两面稍凸起；叶柄长不超过 1cm。聚伞花序或聚伞圆锥花序，腋生，长 1~5cm，近无毛；雄花：萼片 6 枚，外轮近椭圆形，长 0.8~1mm，内轮卵状椭圆形至阔椭圆状近圆形，长约 1.3mm；花瓣 6 片，深 2 裂的倒心形，基部不内折，很小，长 0.2~0.4mm；雄蕊 6 枚，长约 1mm。雌花：萼片和花瓣与雄花的相似；退化雄蕊 6 枚，微小；心皮 3 枚，无毛。核果近圆球形，稍扁，长 6~7mm；果核骨质，背部有不规则的小横肋状皱纹。花期春、夏；果期秋季。

【生境】生于山地、山谷林中。

【分布】湖北、贵州、云南、广东、广西、海南。亚洲南部至东南部余部也有分布。

【采集加工】秋冬采收根晒干。

【性味归经】味苦，性微寒。

【功能主治】散瘀消肿，祛风止痛。治腹痛，风湿腰腿痛，跌打，水肿。

【用法用量】9~15g，水煎服。

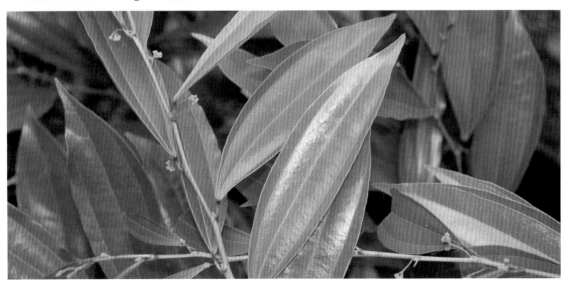

4.12.2 木防己

RADIX COCCULI ORBICULATI

【别名】自山番薯

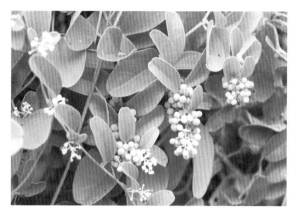

【基原】来源于防己科 Menispermaceae 木防己属 Cocculus 木防己 Cocculus orbiculatus（L.）DC. 的根入药。

【形态特征】木质藤本。叶纸质至近革质，形状变异极大，自线状披针形至阔卵状近圆形、狭椭圆形至近圆形、倒披针形至倒心形，有时卵状心形，顶端短尖或钝而有小凸尖，有时微缺或 2 裂，边全缘或 3 裂，有时掌状 5 裂，长 3~8cm，宽不等，两面被密柔毛至疏柔毛，有时除下面中脉外两面近无毛；掌状脉 3 条，很少 5 条，背面微凸起；叶柄长 1~3cm，被稍密的白色柔毛。聚伞花序少花，腋生，或排成多花，狭窄聚伞圆锥花序，顶生或腋生，长达 10cm，被柔毛。雄花：小苞片 2 或 1，长约 0.5mm，紧贴花萼，被柔毛；萼片 6 枚，外轮卵形或椭圆状卵形，长 1~1.8mm，内轮阔椭圆形至近圆形，有时阔倒卵形，长达 2.5mm 或稍过之；花瓣 6 片，长 1~2mm，下部边缘内折，抱着花丝，顶端 2 裂，裂片叉开，渐尖或短尖；雄蕊 6 枚，比花瓣短。雌花：萼片和花瓣与雄花相同；退化雄蕊 6 枚，微小；心皮 6 枚，无毛。核果近球形，红色至紫红色，径通常 7~8mm；果核骨质，径 5~6mm，背部有小横肋状雕纹。

【生境】生于山地、山谷、路旁疏林或灌丛中。

【分布】除西北部和西藏外，全国广布。广布亚洲东部和东南部及夏威夷。

【采集加工】秋冬采收根晒干。

【性味归经】味苦、辛，性寒。归膀胱、肾、脾经。

【功能主治】祛风止痛，利尿消肿，解毒，降血压。治风湿关节痛，肋间神经痛，急性肾炎，尿路感染，高血压病，风湿性心脏病，水肿。外用治毒蛇咬伤。

【用法用量】6~15g，水煎服。

【附方】治水肿：木防己、黄芪、茯苓各 9g，桂枝 6g，甘草 3g，水煎服。

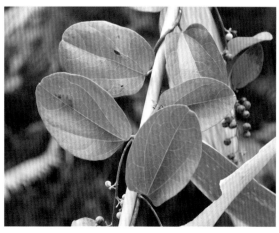

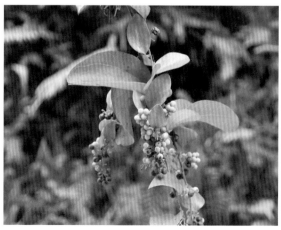

4.12.3　轮环藤

CYCLEAE RACEMOSAE RADIX

【别名】山豆根、白解藤、大蛇参、青木香、小青藤、钻骨风、白木香

【基原】来源于防己科 Menispermaceae 轮环藤属 Cyclea 轮环藤 Cyclea racemosa Oliver 的根入药。

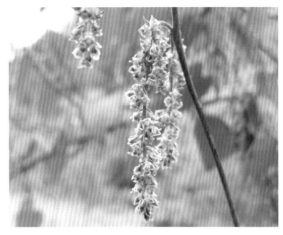

【形态特征】藤本。叶盾状或近盾状，纸质，卵状三角形或三角状近圆形，长 4~9cm，宽 3.5~8cm，顶端短尖至尾状渐尖，基部近截平至心形，全缘，叶面被疏柔毛或近无毛，背面通常密被柔毛；掌状脉 9~11 条，向下的 4~5 条很纤细，连同网状小脉均在下面凸起；叶柄较纤细，比叶片短或与之近等长，被柔毛。聚伞圆锥花序狭窄，总状花序状，密花，长 3~10cm 或稍过之，花序轴较纤细，密被柔毛，分枝长通常不超过 1cm，斜升；苞片卵状披针形，长约 2mm，顶端尾状渐尖，背面被柔毛。雄花：萼钟形，4 深裂几达基部，2 片阔卵形，长 2.5~4mm，宽 2~2.5mm，2 片近长圆形，宽 1.8~2mm，均顶部反折；花冠碟状或浅杯状，全缘或 2~6 深裂几达基部；聚药雄蕊长约 1.5mm，花药 4 枚。雌花：萼片 2 或 1，基部囊状，中部缢缩，上部稍扩大而反折，长 1.8~2.2mm；花瓣 2 或 1 片，微小，常近圆形，直径约 0.6mm；子房密被刚毛，柱头 3 裂。核果扁球形，疏被刚毛，果核直径 3.5~4mm。花期 4~5 月；果期 8 月。

【生境】生于林中或灌丛中。

【分布】湖北、湖南、广东、广西、贵州、四川等地。

【采集加工】秋季采挖根，洗净切片晒干。

【性味归经】味苦，性寒。归肺经。

【功能主治】清热解毒，理气止痛。治胃痛，急性肠胃炎，消化不良，中暑腹痛。

【用法用量】9~15g，水煎服，或干粉 1.5~3g，开水送服。

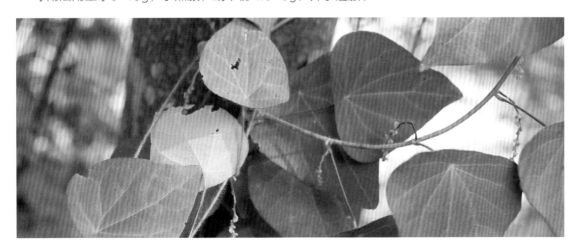

4.12.4 秤钩风

DIPLOCLISIAE AFFINIS RADIX

【别名】穿墙风、九层皮、土防己

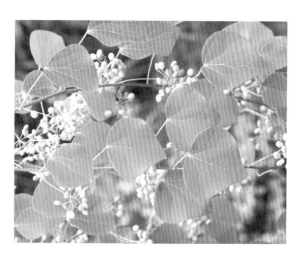

【基原】来源于防己科 Menispermaceae
秤钩风属 Diploclisia 秤钩风 Diploclisia affinis
(Oliv.) Diels 的干燥根、根状茎及老茎入药。

【形态特征】木质藤本，通常长 3~4m，有
时更长，全株无毛；枝黄绿色，有直线纹，腋
芽 2 个，叠生。叶互生，有长柄；叶片草质，
三角状圆形至菱状扁圆形，长 3~8cm，宽达
9cm，顶端骤尖，基部圆形、截平至微心形，
全缘或具波状小圆齿；基出脉常 5 条，很明显。
聚伞花序排成伞房状，单生叶腋，总梗长 2~4cm，有花儿朵全 10 余朵。花单性，雌雄异株，雄
花；萼片 6 枚，椭圆形至阔椭圆形，长 2~3mm；花瓣 6 片，近菱形，长 1.5~2mm，基部两侧内
折抱着花丝；雄蕊 6 枚，长 2~2.5mm；雌花；花被和雄花相似，退化雄蕊 6 枚；心皮 3 枚。核
果倒卵状，长 8~10mm。内果皮背部两侧有小横肋状雕纹。花期 4~5 月；果期 7~9 月。

【生境】生于林缘或灌丛中。

【分布】湖北、四川、贵州、云南、广东、广西、湖南、江西、福建、浙江。

【采集加工】秋季采挖，除去嫩茎及枝叶，干燥。

【药材性状】本品近圆柱状或疙瘩状，长 10~30cm，直径 1.5~6cm，表面灰褐色至暗棕色，
粗糙，有不规则的沟纹、裂隙和疤痕；外皮脱落后呈黄白色，纵沟明显，凹陷处可见多数纵向排列
的小孔洞。质坚硬，不易折断，断面车辐状纹理明显可见。气微，味微苦。以条粗、断面色灰褐者
为佳。

【性味归经】味苦、辛，性寒。归肝、膀胱经。

【功能主治】利水消肿，祛风除湿，行气止痛。治风湿痹痛，跌打损伤，小便淋涩，毒蛇咬伤。

【用法用量】15~30g，水煎服。

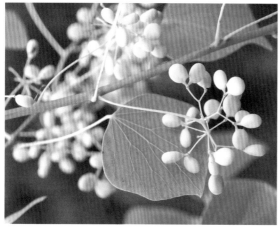

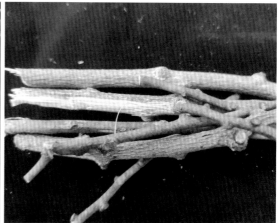

4.12.5 黄藤

FIBRAUREAE CAULIS

【别名】黄藤根、黄连藤、藤黄连

　　【基原】来源于防己科 Menispermaceae 天仙藤属 *Fibraurea* 天仙藤 *Fibraurea recisa* Pierre 的根入药。

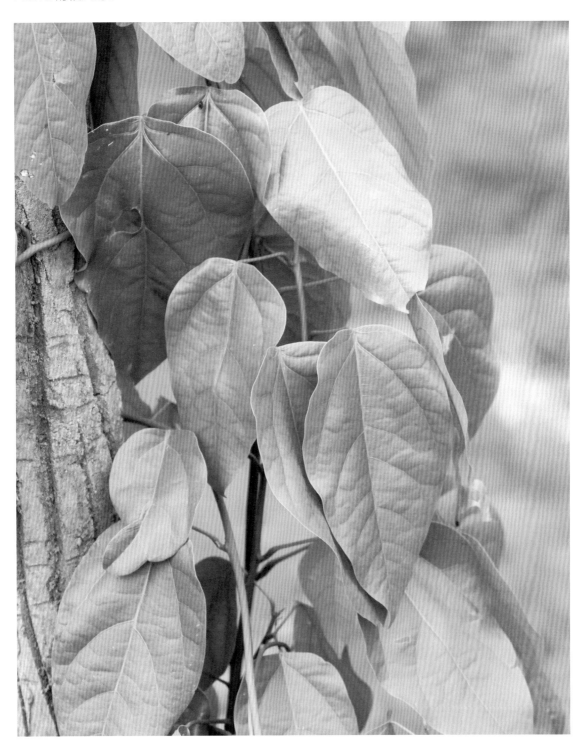

【形态特征】木质大藤本。长达 6m。全株无毛。根粗壮，曲折，鲜黄色；小枝圆柱状，有纵纹。叶革质，卵形至阔卵形，长 9~20cm，宽 4~12cm，顶端短尖或骤尖，钝头，基部近圆形，很少近心形；离基三出脉粗大，侧生的一对常伸至叶片中部；叶柄长 5~12cm，两端肿胀，基部膝曲。花小，单性，雌雄异株，排成圆锥花序，生于无叶老枝或老茎上；雄花花被片外轮小，长 0.3~0.5mm，内轮大，长达 2.5mm，宽 1.5~1.8mm；雄蕊通常 3，花丝粗厚，花药 2 室，药室斜贴于阔大的药隔上。果序阔大，果梗粗壮，顶端肿胀；核果长圆状卵形或近长圆形，长 2.5~3cm，成熟时黑色，内果皮背部隆起，腹面较平坦，具 1 条纵沟。花期春、夏季；果期秋季。

【生境】生于山谷林中。

【分布】广东、海南、云南、广西等地。越南、老挝、柬埔寨也有分布。

【采集加工】全年可采，挖取根部，除去地上茎及须根，洗净切片，晒干。

【药材性状】本品为圆柱形，常弯曲或扭曲，大小不一，直径常 1.5~4cm。表面棕黄色或灰黄色，有多数不规则纵沟纹和裂隙，有支根痕。质坚硬，不易折断。断面棕黄色至深黄色，皮部色稍淡，木部色较鲜明，且有车辐状的纹理，常有裂隙。气微，味苦。嚼之能使唾液成黄色。以根条均匀、不带地上茎、金黄色、皱皮、有菊花心、味苦者为佳。

【性味归经】味苦，性寒；有小毒。归肺、脾、胃、大肠、肝经。

【功能主治】清热燥湿，泻火解毒，利小便。预防流行性脑脊髓膜炎，治湿热泄泻，发热头痛，急性扁桃体炎，咽喉炎，眼结膜炎，痢疾，黄疸，急慢性子宫内膜炎，急性盆腔炎，阴道炎。外用治疮疖，烧、烫伤。

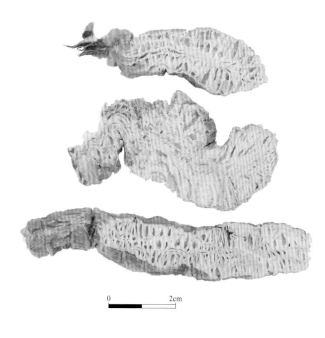

【用法用量】6~12g，水煎服；外用适量，磨汁涂患处。

【附方】① 治上呼吸道感染：黄藤、百部各 10g，加 25% 的乙醇 100ml，浸泡 15 日，过滤。每次服 5~10ml，每日 3 次。

② 治预防流行性脑脊髓膜炎：黄藤 500g，加水 2500ml，煮沸 30min，过滤。每次服 1~3 匙，每日服 2 次。

③ 治细菌性痢疾：黄藤、华千金藤各 15g，甘草 3g。水煎服。每日 1 剂。

④ 治眼结膜炎、结膜水肿：黄藤、马蓝、叶下珠、青葙子各 12g，木贼、决明子各 9g，水煎服。每日 1 剂。

⑤ 治皮肤溃疡感染：黄藤粉、山竹树皮粉各 10g，加凡士林 90g，制成软膏，涂患处。

⑥ 治滴虫性阴道炎：黄藤 30~60g，百部 30~90g，煎水外洗或冲洗阴道，每日 1 次。

4.12.6　夜花藤

HYPSERPAE NITIDAE LIANA

【别名】细红藤

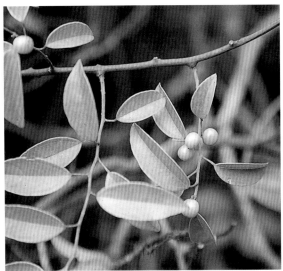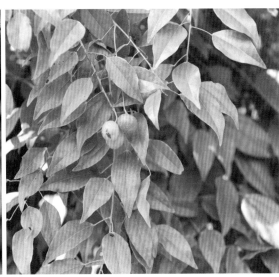

　　【基原】来源于防己科 Menispermaceae 夜花藤属 *Hypserpa* 夜花藤 *Hypserpa nitida* Miers ex Benth. 的全株入药。

　　【形态特征】木质藤本，嫩枝上的毛为褐黄色，老枝近无毛，有条纹。叶片纸质至革质，卵形、卵状椭圆形至长椭圆形，较少椭圆形或阔椭圆形，长 4~10cm，宽 1.5~5cm，顶端渐尖、短尖尖或稍钝头而具小凸尖，基部钝或圆，有时楔形，通常两面无毛，稀脉上被毛，叶面光亮；掌状脉 3条，很明显至不很明显；叶柄长 1~2cm，被柔毛或近无毛。雄花序通常仅有花数朵，长 1~2cm，稀更长而多花，被柔毛。雄花：萼片 7~11 枚，自外至内渐大，最外面的微小，小苞片状，长 0.5~0.8mm，背面被柔毛，最内面的 4~5 片阔倒卵形、卵形至卵状近圆形，长 1.5~2.5mm，有缘毛；花瓣 4~5 片，近倒卵形，长 1~1.2mm；雄蕊 5~10 枚，花丝分离或基部稍合生，长 1~1.5mm；雌花序与雄花序相似或仅有花 1~2 朵。雌花：萼片和花瓣与雄花的相似；无退化雄蕊；心皮常 2 枚，子房半球形或近椭圆形，长 0.8~1mm，无毛。核果成熟时黄色或橙红色，近球形，稍扁，果核阔倒卵圆形，长 5~6mm。花、果期夏季。

　　【生境】生于山谷林中。

　　【分布】云南、广西、广东、香港、海南。斯里兰卡、中南半岛余部、印度尼西亚、菲律宾也有分布。

　　【采集加工】秋冬采收全株晒干。

　　【性味归经】味微苦，性凉。归肺、肝、大肠、膀胱经。

　　【功能主治】凉血止血，消炎利尿。治咯血，吐血，便血，外伤出血。

　　【用法用量】9~15g，水煎服。外用研粉调敷。

4.12.7 风龙

SINOMENII ACUTI CAULIS

【别名】土藤

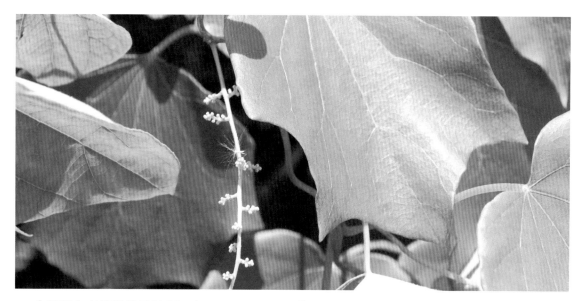

【基原】来源于防己科 Menispermaceae 风龙属 Sinomenium 风龙 Sinomenium acutum (Thunb.) Rehd. et Wils. 的藤茎入药。

【形态特征】木质大藤本，长可达 20m；老茎灰色，树皮有不规则纵裂纹，枝圆柱状，有规则的条纹，被柔毛至近无毛。叶革质至纸质，心状圆形至阔卵形，长 6~15cm 或稍过之，顶端渐尖或短尖，基部常心形，有时近截平或近圆，边全缘、有角至 5~9 裂，裂片尖或钝圆，嫩叶被茸毛，老叶常两面无毛，或仅叶面无毛，背面被柔毛；掌状脉 5 条，稀 7 条，连同网状小脉均在下面明显凸起；叶柄长 5~15cm，有条纹，无毛或被柔毛。圆锥花序长可达 30cm，通常不超过 20cm，花序轴和开展、有时平叉开的分枝均纤细，被柔毛或茸毛，苞片线状披针形。雄花：小苞片 2 枚，紧贴花萼；萼片背面被柔毛，外轮长圆形至狭长圆形，长 2~2.5mm，内轮近卵形，与外轮近等长；花瓣稍肉质，长 0.7~1mm；雄蕊长 1.6~2mm。雌花：退化雄蕊丝状；心皮无毛。核果红色至暗紫色，直径 5~6mm 或稍过之。花期夏季；果期秋末。

【生境】生于石灰岩石缝中及阳光充足处。

【分布】我国华中、华南、华东及西南各地。日本也有分布。

【采集加工】秋末冬初采割藤茎，扎把或切成长段，晒干。

【性味归经】味辛、苦，性温。

【功能主治】祛风湿，通经络。治风湿性关节炎，关节肿痛，肌肤麻木，瘙痒。

【用法用量】6~9g，水煎服。

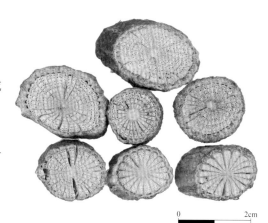

4.12.8　金线吊乌龟

STEPHANIAE CEPHARANTHAE RHIZOMA

【别名】白药子、独脚乌桕

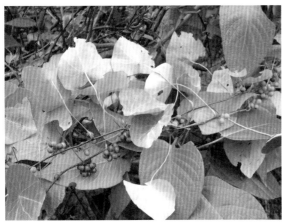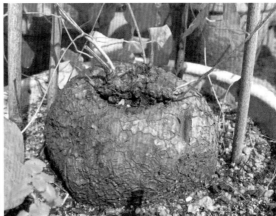

【基原】来源于防己科 Menispermaceae 千金藤属 *Stephania* 金线吊乌龟 *Stephania cephalantha* Hayata 的块根入药。

【形态特征】草质、落叶、无毛藤本，长 1~4m；块根团块状或近圆锥状，有时不规则，褐色，生有许多突起的皮孔；小枝紫红色，纤细。叶纸质，三角状扁圆形至近圆形，长 2~6cm，宽 2.5~6.5cm，顶端具小凸尖，基部圆或近截平，边全缘或多少浅波状；掌状脉 7~9 条，向下的很纤细；叶柄长 1.5~7cm，纤细。雌雄花序同形，均为头状花序，具盘状花托，雄花序总梗丝状，常于腋生、具小型叶的小枝上作总状花序式排列，雌花序总梗粗壮，单个腋生，雄花：萼片 6 枚，稀有 8（或偶有 4），匙形或近楔形，长 1~1.5mm；花瓣 3 或 4（稀有 6）片，近圆形或阔倒卵形，长约 0.5mm；聚药雄蕊很短。雌花：萼片 1 枚，偶有 2~3（5）枚，长约 0.8mm 或过之；花瓣 2（4）片，肉质，比萼片小。核果阔倒卵圆形，长约 6.5mm，成熟时红色；果核背部两侧各有 10~12 条小横肋状雕纹，胎座迹常不穿孔。花期 4~5 月；果期 6~7 月。

【生境】生于山谷、村边、田野及灌丛中。

【分布】除海南外，分布于陕西至浙江、江苏、台湾及以南各地。

【采集加工】秋、冬二季采收，挖取块根，除去须根，洗净，切片，晒干或烘干。

【性味归经】味苦，性寒。归脾、肺、肾经。

【功能主治】清热解毒，凉血止血，散瘀消肿。治急性肝炎，细菌性痢疾，急性阑尾炎，胃痛，内出血，跌打损伤，毒蛇咬伤。外用治流行性腮腺炎，淋巴结炎，神经性皮炎。

【用法用量】9~15g，水煎服。外用适量，捣烂或磨汁涂敷患处。

【附方】1. 治各种内出血：金线吊乌龟研粉，每服 0.6g，每日 3~4 次（服量过大可引起恶心呕吐）。

2. 治流行性腮腺炎、淋巴结炎：金线吊乌龟适量，用醋磨汁外涂患处。

3. 治神经性皮炎：鲜金线吊乌龟捣烂，用纱布包住，做成薄片与患部大小相等，每天睡前敷患处，次晨去掉。

4.12.9 血散薯

STEPHANIAE DIELSIANAE RHIZOMA

【别名】独脚乌桕、山乌龟、石蟾薯

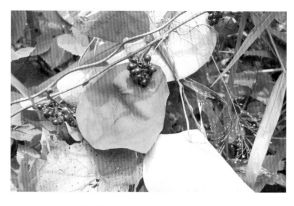

【基原】来源于防己科 Menispermaceae 千金藤属 *Stephania* 血散薯 *Stephania dielsiana* Y. C. Wu 的块根入药。

【形态特征】草质、落叶藤本，长 2~3m，枝、叶含红色液汁；块根硕大，露于地面，褐色，表面有凸起的皮孔；枝稍肥壮，常紫红色，无毛。叶纸质，三角状近圆形，长 5~15cm，宽 4.5~14cm，顶端有凸尖，基部微圆至近截平，两面无毛；掌状脉 8~10 条，向上和平伸的 5~6 条，网脉纤细，均紫色；叶柄与叶片近等长或稍过之。复伞形聚伞花序腋生或生于腋生、常具小型叶的短枝上，雄花序 1~3 回伞状分枝，小聚伞花序有梗，常数个聚于伞梗的末端。雄花：萼片 6 枚，倒卵形至倒披针形，长约 1.5mm，内轮稍阔，均有紫色条纹；花瓣 3，肉质，贝壳状，长约 1.2mm，常紫色或带橙黄；雌花序近头状，小聚伞花序几无梗。雌花：萼片 1，花瓣 2，均较雄花的小。核果红色，倒卵圆形，甚扁，长约 7mm；果核背部两侧各有 2 列钩状小刺，每列 18~20 颗，胎座迹穿孔。花期夏初。

【生境】生于林中、林缘或溪边多石砾的地方。

【分布】广东、广西、贵州、湖南。

【采集加工】秋冬采收块根切片晒干。

【性味归经】味苦，性凉。归肺、胃、肝经。

【功能主治】清热解毒，散瘀止痛。治上呼吸道感染，咽喉炎，胃痛，急性肠胃炎，细菌性痢疾，疟疾，风湿疼痛，外伤疼痛。外用治跌打损伤，毒蛇咬伤，疮疡肿毒。

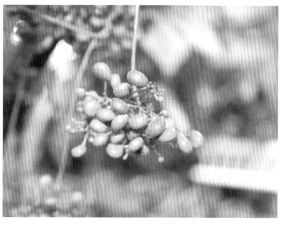

【用法用量】9~15g，水煎服。外用适量鲜品捣烂敷患处。

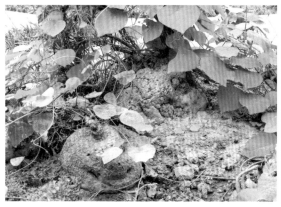

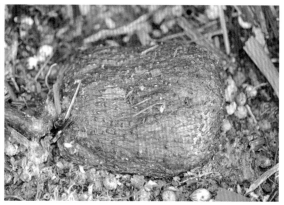

4.12.10 千金藤

STEPHANIAE JAPONICAE RHIZOMA

【别名】山乌龟、青藤

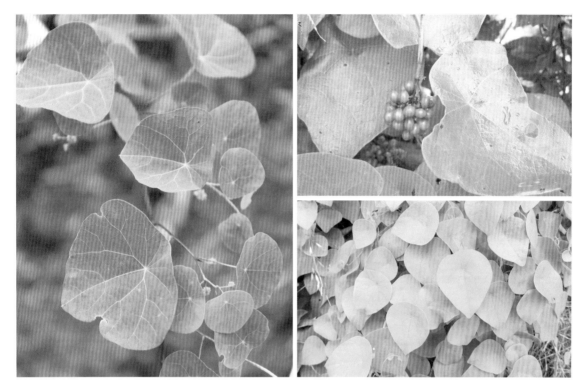

【基原】来源于防己科 Menispermaceae 千金藤属 Stephania 千金藤 Stephania japonica（Thunb.）Miers 的块茎入药。

【形态特征】藤本。全株无毛；根条状，褐黄色；小枝纤细，有直线纹。叶纸质或坚纸质，通常三角状近圆形或三角状阔卵形，长 6~15cm，通常不超过 10cm，长度与宽度近相等或略小，顶端有小凸尖，基部通常微圆，背面粉白；掌状脉 10~11 条，下面凸起；叶柄长 3~12cm，明显盾状着生。复伞形聚伞花序腋生，通常有伞梗 4~8 条，小聚伞花序近无柄，密集呈头状；花近无梗。雄花：萼片 6 或 8 枚，膜质，倒卵状椭圆形至匙形，长 1.2~1.5mm，无毛；花瓣 3 或 4 片，黄色，稍肉质，阔倒卵形，长 0.8~1mm；聚药雄蕊长 0.5~1mm，伸出或不伸出。雌花：萼片和花瓣各 3~4 片，形状和大小与雄花的近似或较小；心皮卵状。果倒卵形至近圆形，长约 8mm，成熟时红色；果核背部有 2 行小横肋状雕纹，每行 8~10 条，小横肋常断裂，胎座迹不穿孔或偶有一小孔。

【生境】生于林中、林缘或溪边多石砾的地方。

【分布】华东、华中、西南、华南各地。

【采集加工】全年可采，洗净块根切片晒干。

【性味归经】味苦、辛，性寒。归肺、脾、大肠经。

【功能主治】清热解毒，祛风止痛，利水消肿。治咽喉肿痛，疮疖肿毒，毒蛇咬伤，风湿痹痛，胃痛，脚气水肿。

【用法用量】9~15g，水煎服。外用适量鲜品捣烂敷患处。

4.12.11 粪箕笃

STEPHANIAE LONGAE HERBA

【别名】千金藤、田鸡草

【基原】来源于防己科 Menispermaceae 千金藤属 Stephania 粪箕笃 Stephania longa Lour. 全株入药。

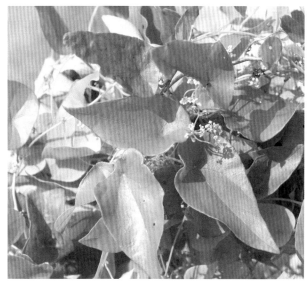

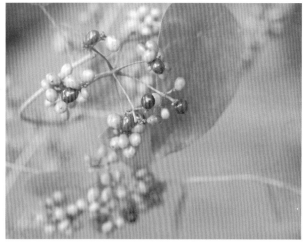

【形态特征】草质藤本，长 1~4m 或稍过之，除花序外全株无毛；枝纤细，有条纹。叶纸质，三角状卵形，长 3~9cm，宽 2~6cm，顶端钝，有小凸尖；基部近截平或微圆，稀微凹；叶面深绿色，背面淡绿色，有时粉绿色；掌状脉 10~11 条，向下的常纤细；叶柄长 1~4.5cm，基部常扭曲。复伞形聚伞花序腋生，总梗长 1~4cm，雄花序较纤细，被短硬毛。雄花：萼片 8 枚，偶有 6 枚，排成 2 轮，楔形或倒卵形，长约 1mm 左右，背面被乳头状短毛。花瓣 4 或有时 3 片，绿黄色，常近圆形，长约 0.4mm；聚药雄蕊长约 0.6mm。雌花：萼片和花瓣均 4 片，稀 3 片，长约 0.6mm；子房无毛，柱头裂片平叉。核果红色，长 5~6mm；果核背部有 2 行小横肋，每行 9~10 条，小横肋中段稍低平，胎座迹穿孔。花期春末夏初；果期秋季。

【生境】生于山谷、灌丛、旷野。

【分布】台湾、福建、云南、广西、广东、香港、澳门、海南。

【采集加工】秋冬采收全株晒干。

【性味归经】味微苦、涩，性平。归肝、胆、大肠经。

【功能主治】清热解毒，利尿消肿。治肾盂肾炎，膀胱炎，慢性肾炎，肠炎，痢疾，毒蛇咬伤。外用治痈疖疮疡，化脓性中耳炎。

【用法用量】15~30g，水煎服。外用适量，鲜叶捣烂敷患处或用药液滴耳。

【注意】孕妇忌服。

【附方】治化脓性中耳炎：粪箕笃 30g，加米酒（或 30%~40% 的酒精）100ml，浸泡 48h 后，加水过药面，加盖煮沸 5~10min，冷却。将患耳脓液拭净，头偏向一侧，患耳向上，滴入药液 3~4 滴，5~10min 后将药液倒出，擦干患耳，再滴入 1~2 滴，用棉花堵塞外耳道。每天 1 次（此药液滴入耳道半分钟内有轻微烧灼感，无其他反应）。

4.12.12 防己

STEPHANIAE TETRANDRAE RADIX

【别名】山乌龟、蟾蜍薯、石蟾蜍

【基原】来源于防己科 Menispermaceae 千金藤属 *Stephania* 粉防己 *Stephania tetrandra* S. Moore 的根入药。

【形态特征】草质藤本，长 1~3m；主根肉质，柱状；小枝有直线纹。叶纸质，阔三角形，有时三角状近圆形，长常 4~7cm，宽 5~8.5cm 或过之，顶端有凸尖，基部微凹或近截平，两面或仅下面被贴伏短柔毛；掌状脉 9~10 条，较纤细，网脉甚密，很明显；叶柄长 3~7cm。头状花序，于腋生、长而下垂的枝条上作总状式排列，苞片小或很小。雄花：萼片 4 或有时 5 枚，通常倒卵状椭圆形，连爪长约 0.8mm，有缘毛；花瓣 5 片，肉质，长 0.6mm，边缘内折；聚药雄蕊长约 0.8mm。雌花：萼片和花瓣与雄花的相似。核果成熟时近球形，红色；果核径约 5.5mm，背部鸡冠状隆起，两侧各有约 15 条小横肋状雕纹。花期夏季；果期秋季。

【生境】生于山谷疏林、灌丛、旷野。

【分布】浙江、安徽、福建、台湾、湖南、广西、广东、香港、江西、海南。

【采集加工】秋季采挖，洗净，除去粗皮，晒至半干，切段，个大者再切，干燥。

【药材性状】本品呈不规则圆柱形、半圆柱形或块状，多弯曲，长 5~10cm，直径 1~5cm。表面淡灰黄色，在弯曲处常有深陷横沟而成结节状的瘤块样。体重，质坚实，断面平坦，灰白色，富粉性，有排列较稀疏的放射状纹理。气微，味苦。

【性味归经】味苦，性寒。归膀胱、肺经。

【功能主治】利水消肿，祛风除湿，行气止痛。治水肿，小便不利，风湿性关节炎，高血压病。外用治毒蛇咬伤，疮痈疖肿。

【用法用量】4.5~9g，水煎服。外用适量鲜根捣烂敷患处。

【附方】① 治四肢水肿：粉防己、黄芪、白术各 9g，炙甘草 3g。水煎服。

② 治各种神经痛：粉防己 2~3g，苯海拉明 25mg，1 次服，每日 2~3 次。

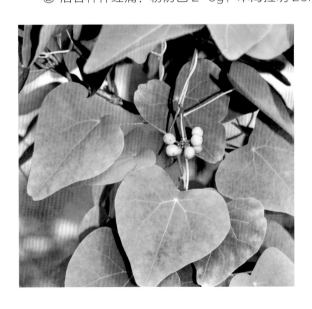
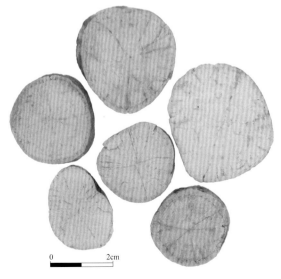

4.12.13 金果榄

TINOSPORAE RADIX

【别名】九牛子

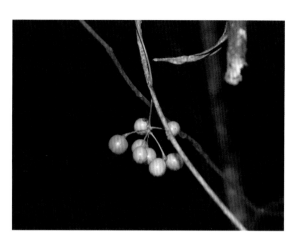

【基原】来源于防己科 Menispermaceae 青牛胆属 *Tinospora* 青牛胆 *Tinospora sagittata* (Oliv.) Gagnep. 的块根和叶入药。

【形态特征】草质藤本，具链珠状块根，黄色；枝纤细，有条纹，常被柔毛。叶纸质至薄革质，披针状箭形或有时披针状戟形，稀卵状或椭圆状箭形，长 7~15cm，有时达 20cm，宽 2.4~5cm，顶端渐尖，有时尾状，基部弯缺常很深，后裂片圆、钝或短尖；掌状脉 5 条，连同网脉均在下面凸起；叶柄长 2.5~5cm，有条纹，被柔毛或近无毛。化序腋生，常数个或多个簇生，聚伞花序或分枝成疏花的圆锥状花序，长 2~10cm，有时可至 15cm，总梗、分枝和花梗均丝状；小苞片 2 枚，紧贴花萼；萼片 6 枚，或有时较多，常大小不等，最外面的小，常卵形或披针形，长仅 1~2mm，较内面的明显较大，阔卵形至倒卵形，或阔椭圆形至椭圆形，长达 3.5mm；花瓣 6 片，肉质，常有爪，瓣片近圆形或阔倒卵

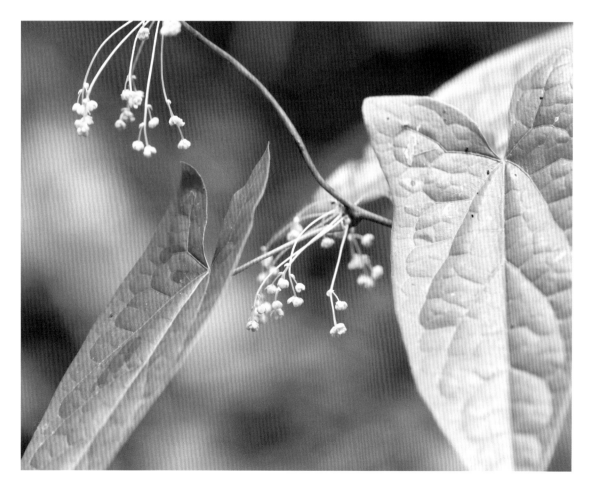

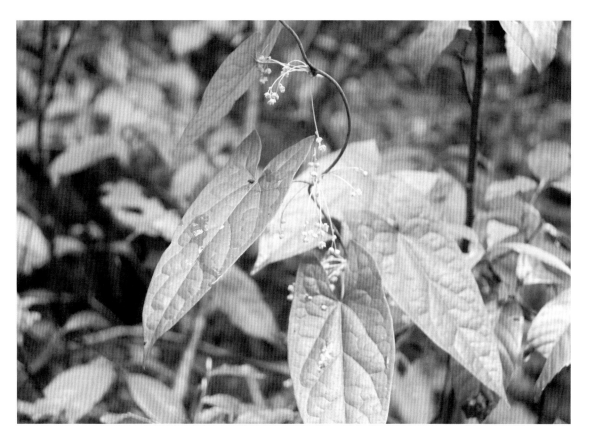

形，稀近菱形，基部边缘常反折，长1.4~2mm；雄蕊6枚，与花瓣近等长或稍长；雌花：萼片与雄花相似；花瓣楔形，长约0.4mm；心皮3枚，近无毛。核果红色，近球形；果核近半球形，宽6~8mm。花期4月；果期秋季。

【生境】生于山谷、路旁、疏林中。

【分布】广东、广西、湖南、湖北、四川等地。

【药材性状】本品呈不规则圆块状，长5~10cm，直径3~6cm。表面棕黄色或淡褐色，粗糙不平，有深皱纹。质硬，不易击碎、破开，横断面淡黄白色，导管束略呈放射状排列，色较深，气微，味苦。

【采集加工】夏、秋采收块根、叶晒干。

【性味归经】味苦，性寒。归肺、大肠经。

【功能主治】清热解毒，消炎止痛，清利咽喉。治急性咽喉炎，扁桃体炎，口腔炎，急性胃肠炎，胃痛，细菌性痢疾，疮疖痈疽，淋巴结结核。外用治毒蛇咬伤。

【用法用量】3~9g，水煎服。外用适量，研末吹喉或醋磨涂患处。

【附方】①治急、慢性咽喉炎、扁桃体炎、口腔炎：金果榄粉1g，水冲服。每日3次。

②治细菌性痢疾、小儿消化不良：金果榄粉6~15g，水煎，分2次服；或研粉，每服1.5~3g，每日2次。

③治胃痛、腹部痉挛性疼痛：金果榄粉9g，水冲服。每日3次。

4.12.14 宽筋藤

TINOSPORAE SINENSIS CAULIS

【别名】中华青牛胆、舒筋藤

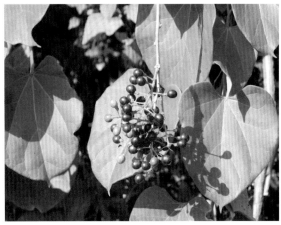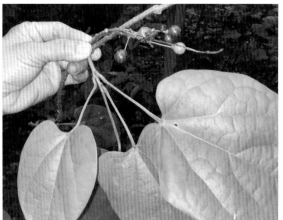

【基原】来源于防己科 Menispermaceae 青牛胆属 *Tinospora* 宽筋藤 *Tinospora sinensis* (Lour.) Merr. 的藤茎入药。

【形态特征】藤本，长达 20m；枝稍肉质，嫩枝绿色，有条纹，被柔毛，老枝肥壮，具褐色、膜质、通常无毛的表皮，皮孔凸起，通常 4 裂，稀 2 或 6 裂。叶纸质，阔卵状近圆形，稀阔卵形，长 7~14cm，宽 5~13cm，顶端骤尖，基部深心形至浅心形，弯缺有时很宽，后裂片通常圆，全缘，两面被短柔毛，背面甚密；掌状脉 5 条，最外侧的一对近基部二叉分枝，在背面微凸起；叶柄被短柔毛，长 6~13cm。总状花序先叶抽出，雄花序长 1~4cm 或更长，单生或有时几个簇生，雄花：萼片 6 枚，排成 2 轮，外轮小，长圆形或近椭圆形，长 1~1.5mm，内轮阔卵形，长达 5mm，宽约 3mm；花瓣 6 片，近菱形，爪长约 1mm，瓣片长约 2mm；雄蕊 6 枚，花丝长约 4mm；雌花序单生。雌花：萼片和花瓣与雄花同；心皮 3 枚。核果红色，近球形，果核半卵球形，长达 10mm，背面有棱脊和许多小疣状凸起。花期 4 月；果期 5~6 月。

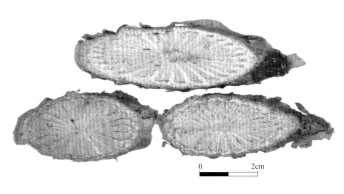

0   2cm

【生境】生于村落附近的疏林中或篱笆上。

【分布】海南、广东、澳门、广西、云南。中南半岛余部、印度、斯里兰卡也有分布。

【采集加工】全年可采。割取藤茎，切成斜片或短段，晒干。

【性味归经】味苦，性凉。归肝经。

【功能主治】舒筋活络，祛风除湿。治风湿痹痛，坐骨神经痛，腰肌劳损，跌打扭伤。

【用法用量】15~30g，水煎服。

【附方】治风湿性关节炎：（1）宽筋藤 15~30g，桑枝、地苓、松节各 30g，水煎服。（2）宽筋藤、山苍子根、大血藤、骨碎补各 15g，水煎服。

4.13 马兜铃科

4.13.1 尾花细辛

ASARI CAUDIGERI HERBA

【别名】圆叶细辛、土细辛

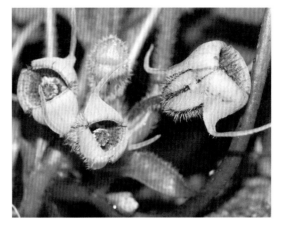

【基原】来源于马兜铃科 Aristolochiaceae 细辛属 Asarum 尾花细辛 Asarum caudigerum Hance 的全株入药。

【形态特征】多年生草本，全株被散生柔毛；根状茎粗壮，节间短或较长，有多条纤维根。叶片阔卵形、三角状卵形或卵状心形，长 4~10cm，宽 3.5~10cm，顶端急尖至长渐尖，基部耳状或心形，叶面深绿色，脉两旁偶有白色云斑，疏被长柔毛，叶背浅绿色，稀稍带红色，被较密的毛；叶柄长 5~20cm，有毛；芽苞叶卵形或卵状披针形，长 8~13cm，宽 4~6mm，背面和边缘密生柔毛。花被绿色，被紫红色圆点状短毛丛；花梗长 1~2cm，有柔毛；花被裂片直立，下部靠合如管，直径 8~10mm，喉部稍缢缩，内壁有柔毛和纵纹，花被裂片上部卵状长圆形，顶端骤窄成细长尾尖，尾长可达 1.2cm，外面被柔毛；雄蕊比花柱长，花丝比花药长，药隔伸出，锥尖或舌状；子房下位，具 6 棱，花柱合生，顶端 6 裂，柱头顶生。果近球状，直径约 1.8cm，具宿存花被。花期 4~5 月，云南、广西可晚至 11 月。

【生境】生于山谷溪边林下阴湿处。

【分布】广东、广西、云南、四川、贵州、湖南、湖北、江西、福建、浙江。越南也有分布。

【采集加工】春、秋季采挖，全株鲜用或晒干。

【性味归经】味辛，性温。归肺、肾经。

【功能主治】活血通经，祛风止咳，清热解毒。治麻疹，跌打损伤，丹毒，毒蛇咬伤，风寒感冒，痰多咳喘，头痛，牙痛，口舌生疮。

【用法用量】3~6g，水煎服。

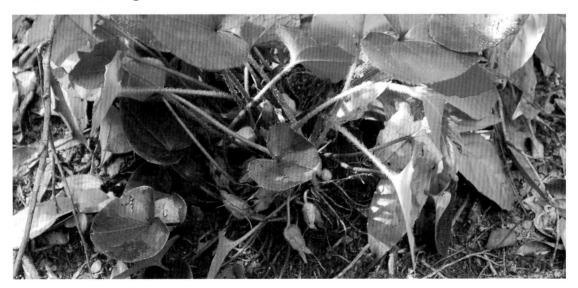

4.13.2　杜衡

ASARI FORBESII HERBA

【别名】土细辛、马辛、马细辛

【基原】来源于马兜铃科 Aristolochiaceae 细辛属 *Asarum* 杜衡 *Asarum forbesii* Maxim. 的全草入药。

【形态特征】多年生草本。根状茎短，根丛生，稍肉质，直径 1~2mm。叶片阔心形至肾心形，长和宽各为 3~8cm，顶端钝或圆，基部心形，两侧裂片长 1~3cm，宽 1.5~3.5cm，叶面深绿色，中脉两旁有白色云斑，脉上及其近边缘有短毛，叶背浅绿色；叶柄长 3~15cm；芽苞叶肾心形或倒卵形，长和宽各约 1cm，边缘有睫毛。花暗紫色，花梗长 1~2cm；花被管钟状或圆筒状，长 1~1.5cm，直径 8~10mm，喉部不缢缩，喉孔直径 4~6mm，膜环极窄，宽不足 1mm，内壁具明显格状网眼，花被裂片直立，卵形，长 5~7mm，宽和长近相等，平滑、无乳突皱褶；药隔稍伸出；子房半下位，花柱离生，顶端 2 浅裂，柱头卵状，侧生。花期 4~5 月。

【生境】生于海拔 800m 以下沟边阴湿处。

【分布】江苏、浙江、安徽、福建、江西、湖南等地。

【采集加工】全年可采，鲜用或阴干备用。

【性味归经】味辛，性温；有小毒。归心、肺、肾经。

【功能主治】祛风散寒，止痛，活血。治风寒头痛，牙痛，喘咳，中暑腹痛，痢疾，急性胃肠炎，风湿关节痛，跌打损伤，毒蛇咬伤。

【用法用量】1.5~3g，水煎服。外用适量鲜品捣烂敷患处。

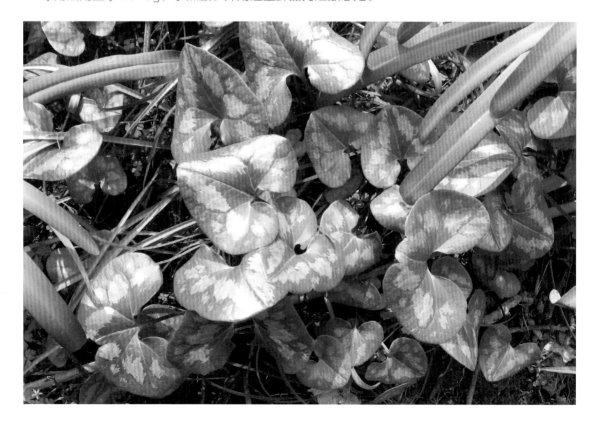

4.13.3　花叶细辛

ASARI GEOPHILI HERBA

【别名】大块瓦、土细辛

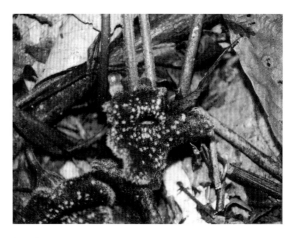

【基原】来源于马兜铃科 Aristolochiaceae 细辛属 *Asarum* 花叶细辛 *Asarum geophilum* Hemsl. 的全株入药。

【形态特征】多年生草本，全株散生柔毛；根状茎横走，直径 1~3mm，根细长。叶圆心形、卵状心形或宽卵形，长 5~10cm，宽 5.5~12.5cm，顶端钝或急尖，基部心形，两侧裂片长 1~3cm，宽 2~6cm，叶面散生短毛或无毛，叶背初被密生黄棕色柔毛，后渐脱落；叶柄长 3~15cm，密被黄棕色柔毛；芽苞叶卵形或长卵形，长约 8mm，宽 4mm，密生柔毛。花紫色；花梗长 5~15mm，常向下弯垂，有毛；花被与子房合生部分球状或卵状，花被管短，长约 5mm，直径 6~10mm，中部以上与花柱等高处有窄的凸环，花被裂片卵圆形，浅绿色，表面密生紫色点状毛丛，边缘金黄色（干后紫色），长约 8mm，宽 10~12mm，两面有毛；雄蕊花丝比花药稍短，药隔伸出，锥尖或舌状；子房下位，具 6 棱，被毛，花柱合生，短于雄蕊，顶端 6 裂，柱头顶生，向外下延成线形。果卵状，棕黄色，直径约 12mm，具宿存花被。花期 4~6 月。

【生境】生于山谷溪边林下阴湿处。

【分布】广东、广西和贵州。

【采集加工】夏、秋采收，将全草晒干。

【性味归经】味辛，性温。归心、肺、肾经。

【功能主治】通经活血，祛风止咳，清热解毒。治麻疹，丹毒，毒蛇咬伤，风寒感冒，痰多咳喘，头痛，牙痛，口舌生疮。

【用法用量】3~5g，水煎服。

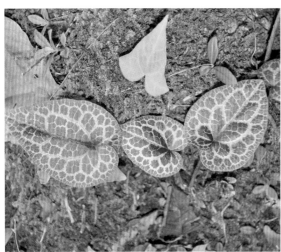

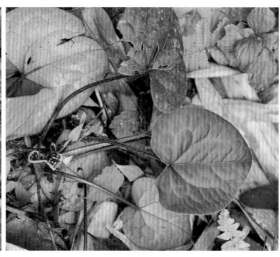

4.13.4　细辛

ASARI RADIX ET RHIZOMA

【别名】东北细辛

　　【基原】来源于马兜铃科 Aristolochiaceae 细辛属 *Asarum* 辽细辛 *Asarum heterotropoides* Fr. Schmidt 的根茎及根入药。

　　【形态特征】多年生草本；根状茎横走，直径约 3mm，根细长，直径约 1mm。叶卵状心形或近肾形，长 4~9cm，宽 5~13cm，顶端急尖或钝，基部心形，两侧裂片长 3~4cm，宽 4~5cm，顶端圆形，叶面在脉上有毛，有时被疏生短毛，叶背毛较密；芽苞叶近圆形，长约 8mm。花紫棕色，稀紫绿色；花梗长 3~5cm，花期在顶部成直角弯曲，果期直立；花被管壶状或半球状，直径约 1cm，喉部稍缢缩，内壁有纵行脊皱，花被裂片三角状卵形，长约 7mm，宽约 9mm，由基部向外反折，贴靠于花被管上；雄蕊着生于子房中部，花丝常较花药稍短，药隔不伸出；子房半下位或几近上位，近球形，花柱 6，顶端 2 裂，柱头侧生。果半球状，长约 10mm，直径约 12mm。花期 4~5 月；果期 5~6 月。

　　【生境】生于针叶林及针阔叶混交林下、岩阴下腐殖质肥沃且排水良好的地方。

　　【分布】黑龙江、吉林、辽宁。朝鲜、俄罗斯远东地区也有分布。

　　【采集加工】5~8 月采收全草，除去杂质，洗净，阴干。

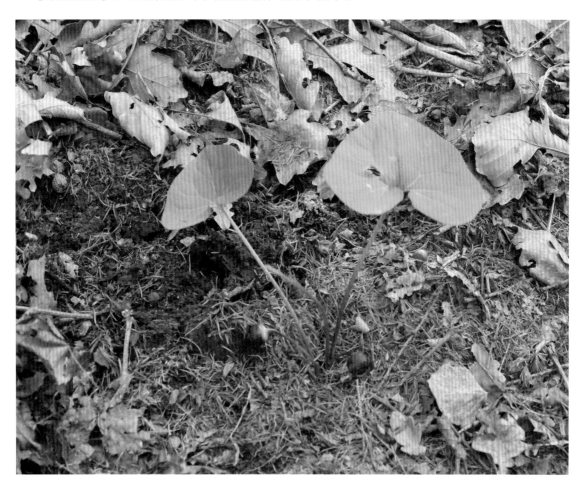

【药材性状】常卷曲成团。根茎横生呈不规则圆柱状，具短分枝，长 1~10cm，直径 2~4mm，表面灰棕色、粗糙、有环形的节，节间长 2~3mm，分枝顶端有碗状的茎痕。根细长，密生节上，长 10~20cm，直径约 1mm，表面灰黄色，平滑或具纵皱纹，有须根和须根痕；质脆，易折断，断面平坦，黄白色或白色，气辛香，味辛辣、麻舌。

【性味归经】味辛，性温。归心、肺、肾经。

【功能主治】有祛风散寒，通窍止痛，温肺化饮的功效。治风寒感冒、头痛、鼻渊、痰饮咳逆、肺寒喘咳、风湿痹痛及牙痛等。

【用法用量】3~5g，水煎服。

【注意】本品反藜芦。气虚多汗、血虚头痛、阴虚咳嗽者禁用。

【附方】① 治小儿口疮糜烂（口腔溃疡、口疳）：细辛 7.5g，研成细末，分成 5 包。每日 1 包以米醋调如糊状，敷于脐，外贴膏药。每日一换，连用 4~5 日。敷后一般不出 4 日多能痊愈。

② 治风寒头痛：细辛 5g，川芎、菊花、白芷各 10g，水煎服。又方：取 2~3 个细辛根剪碎（亦可加入 5~6 粒花椒），合烧酒及面粉成饼，贴于太阳穴及前额（凤城、本溪县民间方）。另方：细辛 50g（净），川芎 50g，附子（炮）25g（净），麻黄 0.5g。细切，入连根葱白、姜、枣。每服 25g，水一盏半，煎至一盏，连进三服。

③ 治偏头痛：雄黄（研）、细辛（去苗叶为末）等分。两味研匀。每服 0.25g，左边痛吸入右鼻，右边痛吸入左鼻。

④ 治伤风鼻塞：细辛、紫苏、防风、杏仁、桔梗、薄荷、桑白皮，水煎服。或用细辛末少许。吹入鼻中。

⑤ 治牙痛：辽细辛、花椒、白芷、防风各 5g，水煎 20min 去渣，待温漱口，不要咽下，漱完吐出。1 次漱 3~4 回，1 日 2~3 次。

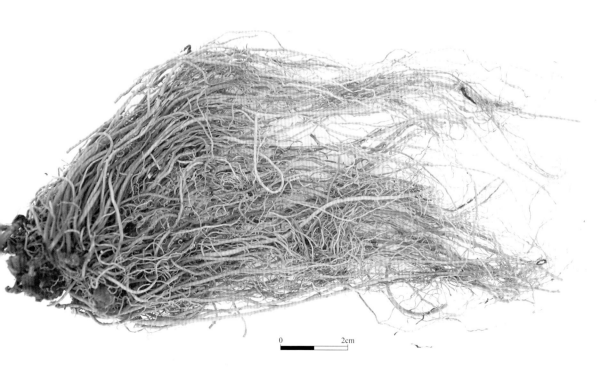

0 2cm

4.14 猪笼草科

4.14.1 猪笼草

HERBA NEPENTHIS EI MIRABILIS

【别名】猪仔笼、担水桶、雷公瓶

【基原】来源于猪笼草科 Nepenthaceae 猪笼草属 *Nepenthes* 猪笼草 *Nepenthes mirabilis*（Lour.）Druce 的全草入药。

【形态特征】草本。高 0.5~2m。基生叶片披针形，长约 10cm，边缘有睫毛状细齿，基部半抱茎，无柄或近无柄；卷须短于叶片；瓶状体大小不一，狭卵形或近圆柱形，长 2~6cm，直径 0.6~2cm，被疏柔毛和星状毛；具 2 翅，翅缘具睫毛状齿，瓶盖卵形或近圆形，内面密生近圆形的腺体；茎生叶散生，具柄，叶片长圆形或披针形，长 10~25cm，宽 4~8cm，基部下延，全缘或具睫毛状齿，中脉每侧具纵脉 4~8 条，卷须约与叶片等长，具瓶状体或无；瓶状体近圆筒形，下部稍扩大，长 8~16cm，直径 2~5cm，常有紫红色斑点，被疏柔毛、分叉毛和星状毛，具纵棱 2 条，口部收狭或否，口缘平，宽 0.2~0.4cm，内壁上半部平滑，下半部密生燕窝状腺体，瓶盖着生处有距 1~2 条；瓶盖卵形或长圆形，内面密生近圆形腺体。总状花序长 20~50cm，被长柔毛，与叶对生或顶生；雄花序比雌花序长，花红色或紫红色，花梗长 0.5~1.5cm，花被片椭圆形或长圆形，少扭转；雌花的花被片 4~5mm；子房椭圆形，具短柄或近无柄，密被淡黄色柔毛和星状毛。蒴果。花期 4~11 月；果期 8~12 月。

【生境】生于近海阳光充足的沼泽地。

【分布】广东、香港、海南、广西。中南半岛余部也有分布。

【采集加工】夏、秋季采收，将全草切段晒干备用。

【性味归经】味苦、淡，性凉。归肺、胆、胃经。

【功能主治】清热止咳，利尿，降压。治肺燥咯血，百日咳，风热咳嗽，泌尿系结石，糖尿病，高血压病。

【用法用量】15~30g，水煎服。

【注意】孕妇慎服。

【附方】治高血压病：猪笼草 30g。水煎服。

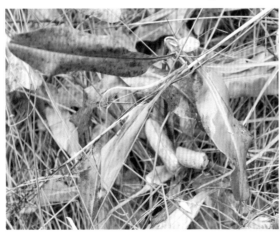

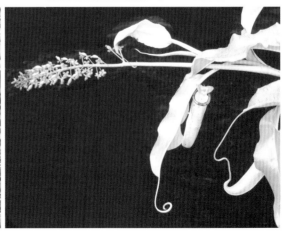

4.15 胡椒科

4.15.1 石蝉草

PEPEROMIAE BLANDAE HERBA

【别名】火伤草、散血丹、散血胆

【基原】来源于胡椒科 Piperaceae 草胡椒属 Peperomia 石蝉草 Peperomia blanda（Jacq.）Kunth [P. dindygulensis Miq.] 的全草入药。

【形态特征】多年生肉质草本，高 10~45cm；茎直立或基部匍匐，分枝，被短柔毛，下部节上常生不定根。叶对生或 3~4 片轮生，膜质或薄纸质，有腺点，椭圆形、倒卵形或倒卵状菱形，下部的有时近圆形，长 2~4cm，宽 1~2cm，顶端圆或钝，稀短尖，基部渐狭或楔形，两面被短柔毛；叶脉 5 条，基出，最外 1 对细弱而短或有时不明显；叶柄长 6~18mm，被毛。穗状花序腋生和顶生，单生或 2~3 丛生，长 5~8cm，直径 1.3~2mm；总花梗被疏柔毛，长 5~15mm；花疏离；苞片圆形，盾状，有腺点，直径约 0.8mm；雄蕊与苞片同着生于子房基部，花药长椭圆形，有短花丝；子房倒卵形，顶端钝，柱头顶生，被短柔毛。浆果球形，顶端稍尖，直径 0.5~0.7mm。花期 4~7 月及 10~12 月。

【生境】生于山谷林中。

【分布】广东、香港、海南、广西、贵州、云南、福建、台湾。印度、马来西亚也有分布。

【采集加工】夏、秋季采收，将全草晒干。

【性味归经】味辛、淡，性凉。归肺、脾、肝、肾经。

【功能主治】清热化痰，利水消肿，祛瘀散结。治支气管炎，哮喘，肺结核，肾炎水肿，胃癌，肝癌，肺癌，食管癌，乳腺癌。外用治跌打损伤，烧、烫伤，痈肿疮疖。

【用法用量】9~30g，水煎服或泡酒服。外用适量鲜品捣烂敷患处。

【附方】治支气管炎、肺热咳嗽：石蝉草、石仙桃各 15g，白及 9g，水煎服。

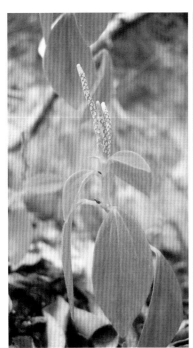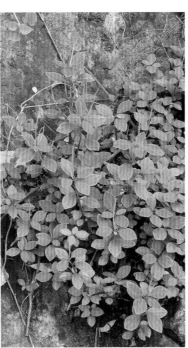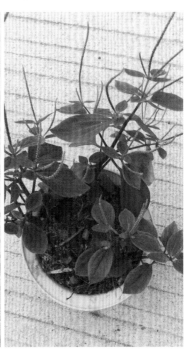

4.15.2 豆瓣绿

PEPEROMIAE TETRAPHYLLAE HERBA
【别名】胡椒草、圆叶瓜子菜

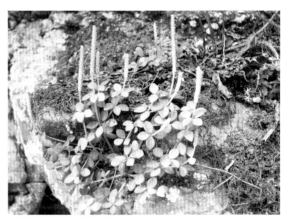

【基原】来源于胡椒科 Piperaceae 草胡椒属 *Peperomia* 豆瓣绿 *Peperomia tetraphylla* （Forst. f.）Hook. et Arn. 的全草入药。

【形态特征】肉质、丛生草本；茎匍匐，多分枝，长 10~30cm，下部节上生根，节间有粗纵棱。叶密集，大小近相等，4 或 3 片轮生，带肉质，有透明腺点，干时变淡黄色，常有皱纹，略背卷，阔椭圆形或近圆形，长 9~12mm，宽 5~9mm，两端钝或圆，无毛或稀被疏毛；叶脉 3 条，细弱，通常不明显；叶柄短，长 1~2mm，无毛或被短柔毛。穗状花序单生、顶生和腋生，长 2~4.5cm；总花梗被疏毛或近无毛，花序轴密被毛；苞片近圆形，有短柄，盾状；花药近椭圆形，花丝短；子房卵形，着生于花序轴的凹陷处，柱头顶生，近头状，被短柔毛。浆果近卵形，长近 1mm，顶端尖。花期 2~4 月及 9~12 月。

【生境】生于潮湿的石上。

【分布】广东、海南、广西、贵州、云南、西藏、四川、甘肃、福建、台湾。美洲、大洋洲、非洲及亚洲热带和亚热带余部地区也有分布。

【采集加工】夏、秋季采收，将全草晒干。

【性味归经】味辛、苦，性微温。归肺、肝、脾经。

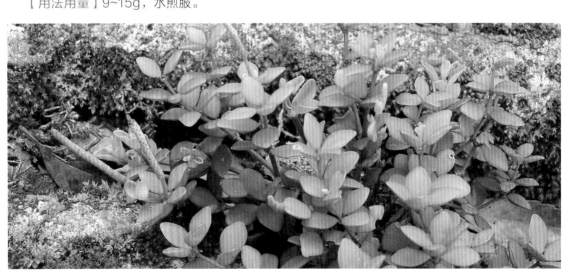

【功能主治】散瘀驳骨，消积，健胃，止咳。治跌打骨折，刀伤出血，疮疥，无名肿毒，小儿疳积，子宫脱垂，痨咳。

【用法用量】9~15g，水煎服。

4.15.3　海南蒟

PIPERIS HAINANENSIS HERBA

【别名】山胡椒

【基原】来源于胡椒科 Piperaceae 胡椒属 *Piper*
海南蒟 *Piper hainanense* Hemsl. 的全草入药。

【形态特征】木质藤本，除花序轴外无毛；枝有细
纵纹。叶薄革质，卵状披针形或椭圆形，长 7~12cm，
宽 3~5cm，顶端短尖至尾状渐尖，基部圆或阔楔形，
呈不明显的微凹，叶面光亮，背面被白粉霜；叶脉 5
条，稀 7 条，均自基出，最内 1 对基部与中脉平行紧贴，
至离基约 1cm 处与中脉成锐角作弧形上升；叶柄长
1~3.5cm；叶鞘长为叶柄之半或稍过之。花单性，雌雄
异株，聚集成与叶对生的穗状花序；雄花序长 7~12cm
或更长，直径约 1.5mm；总花梗长 1~2cm；苞片倒卵
形至倒卵状长圆形，长约为宽的 2 倍，长约 1.5mm，

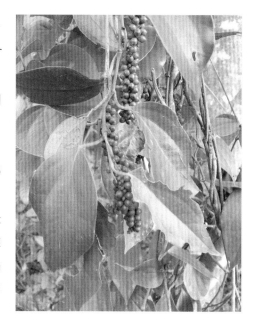

宽约 0.8mm，盾状，表面有腺点；雄蕊 3~4 枚，花丝短。雌花序长 8~15cm，于果期延长有时
可达 22cm；总花梗与雄株的相同；花序轴被毛；苞片长圆形或倒卵状长圆形，长为宽的 3 倍，长
3~3.5mm，宽约 1mm，腹面贴生于花序轴上，边缘分离，盾状；子房倒卵形，无柄。浆果纺锤
形，表面有疣状凸起，长约 5mm，直径约 3.5mm。花期 3~5 月。

【生境】生于林中攀援于树上或石上。

【分布】广东、广西、海南。

【采集加工】夏、秋季采收，将全草晒干。

【性味归经】味辛，性温。归胃、脾、肝经。

【功能主治】祛风镇痛，健胃。治胃冷痛，消化不良，腹胀，风湿关节痛，外洗主治慢性溃疡，
湿疹。

【用法用量】9~15g，水煎服。外用适量，煎水洗患处。

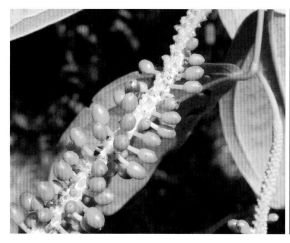

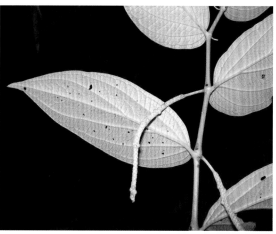

4.15.4 山蒟

PIPERIS HANCEI HERBA

【别名】石楠藤、海风藤

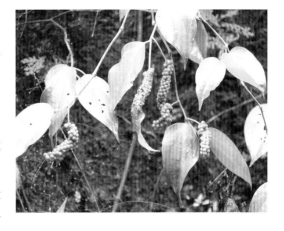

【基原】来源于胡椒科 Piperaceae 胡椒属 *Piper* 山蒟 *Piper hancei* Maxim. 全草入药。

【形态特征】攀援藤本，除花序轴和苞片柄外，余均无毛；茎、枝具细纵纹。叶纸质或近革质，卵状披针形或椭圆形，稀披针形，长 6~12cm，宽 2.5~4.5cm，顶端短尖或渐尖，基部渐狭或楔形，有时钝，常相等或有时略不等；叶脉 5~7 条，最上 1 对互生，离基 1~3cm，从中脉发出，弯拱上升几达叶片顶部，如为 7 脉时，则最外 1 对细弱，网状脉通常明显；叶柄长 5~12mm；叶鞘长约为叶柄之半。花单性，雌雄异株，聚集成与叶对生的穗状花序；雄花序长 6~10cm，直径约 2mm；总花梗与叶柄等长或略长，花序轴被毛；苞片近圆形，直径约 0.8mm，近无柄或具短柄，盾状，向轴面和柄上被柔毛；雄蕊 2 枚，花丝短；雌花序长约 3cm，于果期延长；苞片与雄花序的相同，但柄略长；子房近球形，离生，柱头 4 或稀有 3。浆果球形，黄色，直径 2.5~3mm。花期 3~8 月。

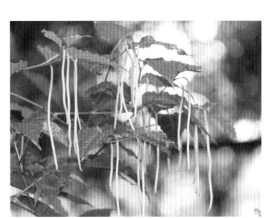

【生境】生于山谷溪边林中，攀援于树上或石上。

【分布】我国南部各地。

【采集加工】夏、秋采收，将全草晒干。

【性味归经】味辛，性温。归肺、脾经。

【功能主治】祛风湿，通经络。治风湿、腰膝无力，肌肉萎缩，咳嗽气喘。

【用法用量】9~15g，水煎服，鲜品加倍；或浸酒。外用：适量，煎水洗或鲜品捣敷。

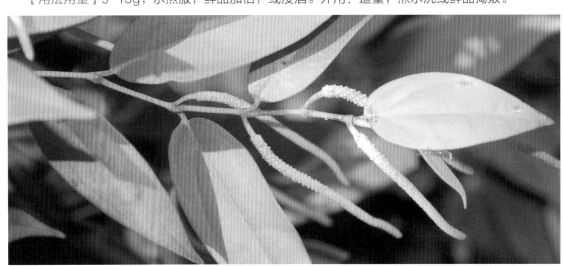

4.15.5 荜茇

PIPERIS LONGI FRUCTUS

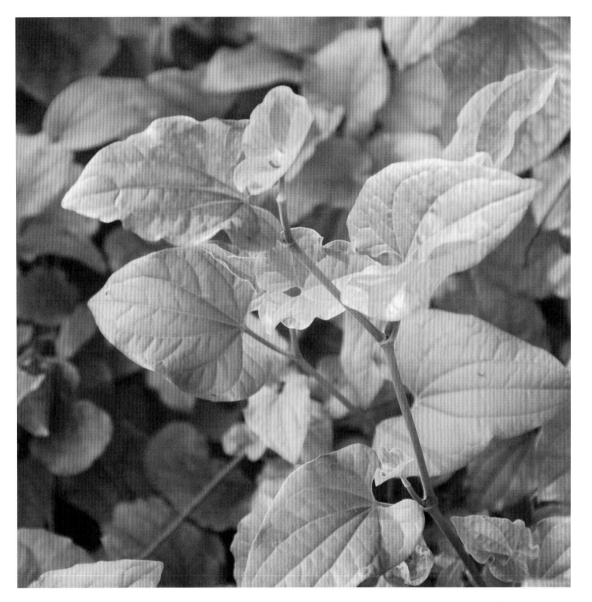

【基原】来源于胡椒科 Piperaceae 胡椒属 *Piper* 荜茇 *Piper longum* L. 的近成熟或成熟果穗入药。

【形态特征】攀援藤本。长达数米；枝有粗纵棱和沟槽。叶互生，纸质，下部的卵圆形或几为肾形，向上渐次为卵形至卵状长圆形，长 6~12cm，宽 3~12cm，顶端短尖至渐尖，基部阔心形，有时具重叠的两耳，全缘，两面沿脉上被粉状短柔毛，背面尤著；掌状脉 7 条，均自基出；叶柄长短不一，下部的长达 9cm，顶部的有时无柄而抱茎；托叶早落。花无花被，单性，雌雄异株，密集成与叶对生的穗状花序，雄花序长 4~5cm，雌花序长 1.5~2.5cm；苞片近圆形，具短柄，盾状着生，直径 1~1.5mm；雄蕊 2 枚，花丝极短；柱头 3 枚，顶端尖。浆果下部嵌于花序轴中间，上部圆，顶端有脐状凸起。花期 7~10 月。

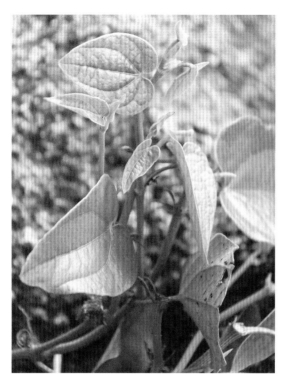

【生境】生于海拔 600m 左右的疏林下。

【分布】广东、福建、广西南部有栽培，我国仅云南南部有野生。斯里兰卡、越南、印度、马来西亚均有分布。

【采集加工】9 月果穗由绿黄色变黑色时采收，除去杂质，晒干。

【药材性状】本品呈圆柱形，稍弯曲，由多数小浆果半嵌于花序轴上而成，长 1.5~3.5cm，直径 0.3~0.5cm，黑褐色或棕色，基部有时残存果穗梗；质硬而脆，易折断，断面不整齐，颗粒状。浆果球形，直径约 1mm。有特异香气，味辛辣。以条长、饱满、坚实，黑褐色、气味香浓者为佳。

【性味归经】味辛，热。归胃、大肠经。

【功能主治】温中散寒，下气止痛。治胸腹冷痛，呕吐，腹泻，牙痛，头痛，鼻窦炎，龋齿痛。

【用法用量】1.5~3g。外用适量，研末塞龋齿孔中。

【附方】治妇人气血不和，疼痛不止，及下血无时，月经不调：荜茇（炒黄）、蒲黄（炒）。上药等分研末，炼蜜和丸梧桐子大。每日服 30 丸，空心温酒吞下；如不能饮，米汤下。

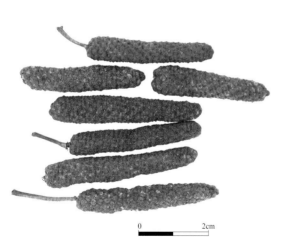

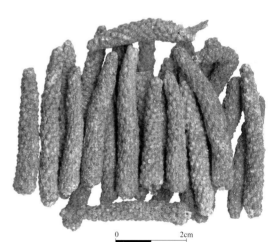

4.15.6　胡椒

PIPERIS FRUCTUS

【别名】白胡椒、黑胡椒

【基原】来源于胡椒科 Piperaceae 胡椒属 *Piper* 胡椒 *Piper nigrum* L. 的果实入药。

【形态特征】木质攀援藤本。茎、枝无毛，具膨大的节。叶厚，近革质，阔卵形至卵状长圆形，长 10~15cm，宽 5~8cm，顶端短尖，基部圆，常稍偏斜，全缘，两面均无毛；掌状脉 5~7 条，网脉明显；叶柄长 1~2cm；托叶早落。花无花被，杂性，通常雌雄同株，密集成与叶对生而与叶片近等长的穗状花序；总花梗与叶柄近等长；苞片匙状长圆形，长 3~3.5mm，顶端阔而圆，与花序轴分离，呈浅杯状，中部以下与花序轴合生；雄蕊 2 枚，花丝极短；柱头 3~4 枚，偶有 5 枚。浆果球形，无毛，直径 3~4mm，成熟时红色，未成熟的干后黑色。花期 6~10 月。

【生境】热带地区栽培。

【分布】我国海南、广东、广西、云南、福建和台湾均有引种栽培。现广泛栽培于热带国家；原产东南亚。

【采集加工】秋末至次春果实呈暗绿色时采收，晒干，为黑胡椒；果实变红时采收，用水浸渍数日，擦去果肉，晒干，为白胡椒。

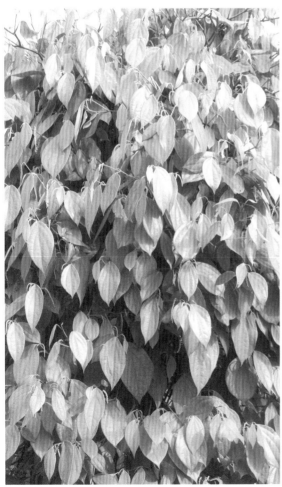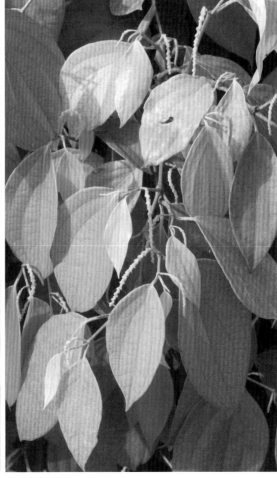

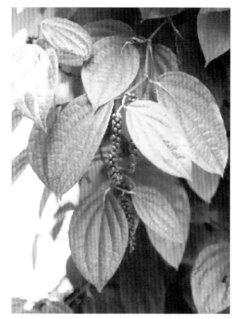

【药材性状】白胡椒为圆球形，直径 3~4mm，灰白色，平滑，顶端略压扁或有时微凹入，有纵脉纹 10~16 条；外皮薄而稍坚硬，破开后大部分为黄棕色或黄白色的坚硬外胚乳，胚和少量内胚乳位于顶端。以颗粒均匀、饱满、去除果皮、色白、辛辣味强烈者为佳。黑胡椒果皮明显网状皱缩，灰黑色，易剥离。一般认为质次，较少入药。

【性味归经】味辛，性热。归胃、大肠经。

【功能主治】温中散寒，理气止痛。治胃寒呕吐，腹痛腹泻，慢性气管炎，哮喘，呕吐，泄泻，寒痰食积，食欲不振。外用治疟疾。

【用法用量】1.5~4.5g；散剂 1~1.5g。阴虚有火者忌服。

【附方】① 治疟疾：胡椒粉 0.9g，小膏药 1 张。把胡椒粉撒在膏药上，于发作前 2h，在第三胸椎或大椎穴处用针浅刺几下，然后把膏药贴上，一般贴 1~3 日取下。

② 治胃寒痛：干胡椒 2g，猪肚一个，将猪肚洗净，并将捣碎的胡椒放入猪肚中，用温火煮 2~3h，连汤带肉一起吃食。

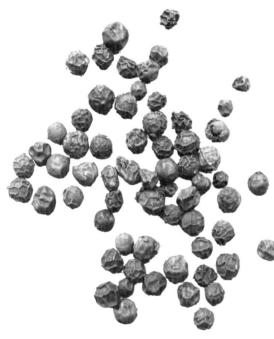

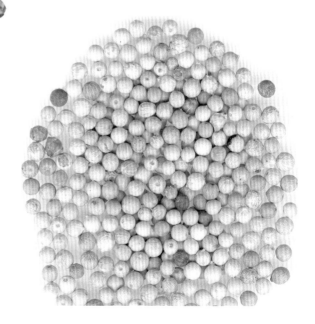

4.15.7 假蒟

PIPERIS SARMENTOSI HERBA

【别名】马蹄蒌、臭蒌

【基原】来源于胡椒科 Piperaceae 胡椒属 *Piper* 假蒟 *Piper sarmentosum* Roxb. 全草入药。

【形态特征】多年生草本；小枝近直立。叶近膜质，有细腺点，下部的阔卵形或近圆形，长7~14cm，宽 6~13cm，顶端短尖，基部心形或稀有截平，两侧近相等，腹面无毛，背面沿脉上被极细的粉状短柔毛；叶脉 7 条，干时呈苍白色，背面显著凸起，最上 1 对离基 1~2cm 从中脉发出，弯拱上升至叶片顶部与中脉汇合，最外 1 对有时近基部分枝，网状脉明显；上部的叶小，卵形或卵

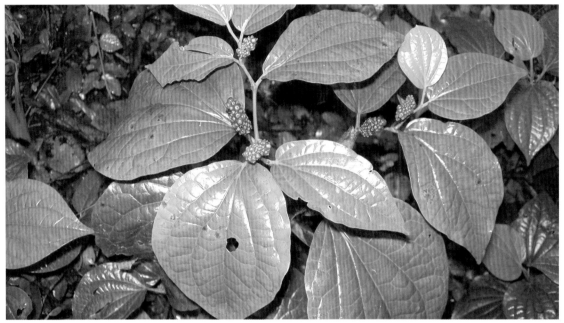

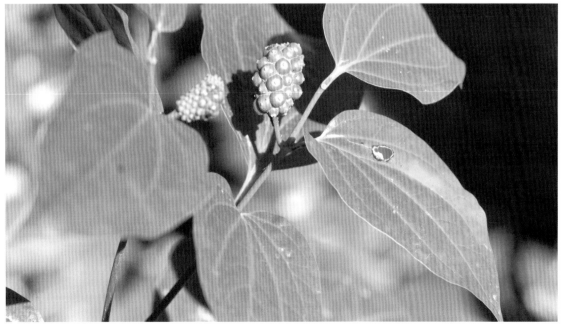

状披针形，基部浅心形、圆、截平或稀有渐狭；叶柄长 2~5cm；叶鞘长约为叶柄之半。花单性，雌雄异株，聚集成与叶对生的穗状花序；雄花序长 1.5~2cm，直径 2~3mm；总花梗与花序等长或略短，被极细的粉状短柔毛；花序轴被毛；苞片扁圆形，近无柄，盾状，直径 0.5~0.6mm；雄蕊 2 枚，花药近球形，2 裂，花丝长为花药的 2 倍；雌花序长 6~8mm，于果期稍延长；总花梗与雄株的相同，花序轴无毛；苞片近圆形，盾状，直径 1~1.3mm；柱头 4，稀有 3 或 5，被微柔毛。浆果近球形。花期 4~11 月。

【生境】生于疏林中或村旁。

【分布】华南及西南各地。印度、越南、印度尼西亚、菲律宾也有分布。

【采集加工】夏、秋采收，将全草晒干。

【性味归经】味辛，性温。归胃、大肠经。

【功能主治】祛风利湿，消肿止痛。治胃腹寒痛，风寒咳嗽，水肿，疟疾，牙痛，风湿骨痛，跌打损伤。

【用法用量】全草 15~30g，果实 1.5~3g，水煎服。

【附方】① 治腹胀、食欲不振：假蒟果 1.5~3g，水煎服。

② 治伤风咳嗽：假蒟叶 30g，猪血 120g，共炖服。

③ 治疟疾：假蒟根 60g，水、酒各半，分 2 次煎服，于症状发作前 4h、2h 各温服 1 次。

④ 治牙痛（龋齿）：假蒟根 15g，水煎浓汁含漱。

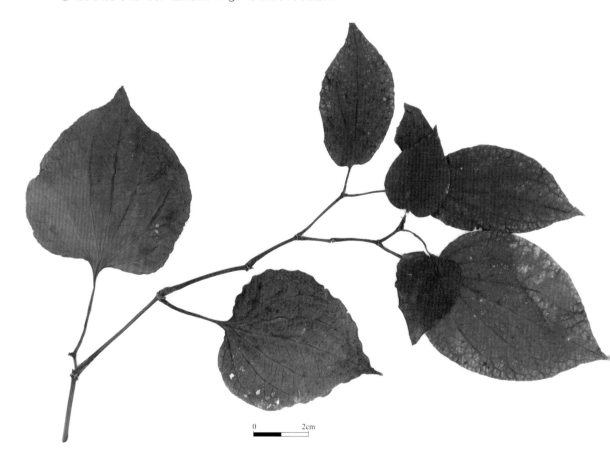

0   2cm

4.16 三白草科

4.16.1 裸蒴

GYMNOTHECAE CHINENSIS HERBA

【别名】白侧耳根、还魂草、狗笠耳、水折耳

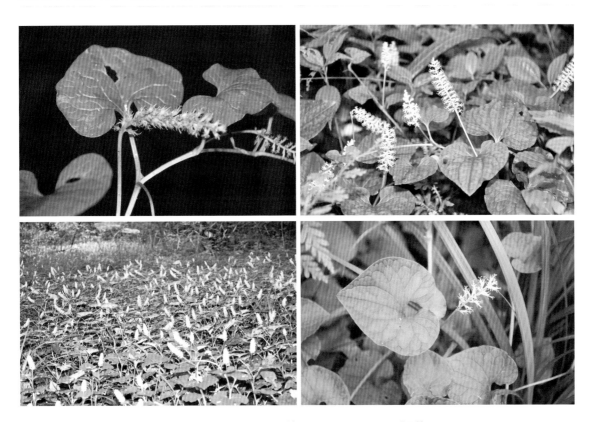

【基原】来源于三白草科 Saururaceae 裸蒴属 Gymnotheca 裸蒴 Gymnotheca chinensis Decne. 的全草入药。

【形态特征】无毛草本。茎纤细，匍匐，长 30~65cm，节上生根。叶纸质，无腺点，叶片肾状心形，长 3~6.5cm，宽 4~7.5cm，顶端阔短尖或圆，基部具 2 耳，边全缘或有不明显的细圆齿；叶脉 5~7 条，均自基部发出，有时最外 1 对纤细或不显著；叶柄与叶片近等长；托叶膜质，与叶柄边缘合生，长 1.5~2cm，基部扩大抱茎，叶鞘长为叶柄的 1/3。花序单生，长 3.5~6.5cm；总花梗与花序等长或略短；花序轴压扁，两侧具阔棱或几成翅状；苞片倒披针形，长约 3mm，有时最下的 1 片略大而近舌状；花药长圆形，纵裂，花丝与花药近等长或稍长，基部较宽；子房长倒卵形，花柱线形，外卷。花期 4~11 月。

【生境】生于水沟和溪旁及阴湿疏林下。

【分布】湖北、湖南、广东、广西、云南、重庆、贵州及四川等地。

【采集加工】夏、秋季采挖，洗净，鲜用或晒干。

【性味归经】味苦，性温。归肝经。

【功能主治】消食利水，活血，解毒。治食积腹胀、痢疾、泄泻、水肿、小便不利、带下、跌打损伤、疮疡肿毒、蜈蚣咬伤等。

【用法用量】6~30g，水煎服；外用适量鲜品捣烂敷患处。

4.16.2　鱼腥草

HOUTTUYNIAE HERBA

【别名】蕺菜、狗帖耳

【基原】来源于三白草科 Saururaceae 蕺菜属 *Houttuynia* 鱼腥草 *Houttuynia cordata* Thunb. 的全草入药。

【形态特征】多年生、腥臭草本，高 30~60cm；茎下部伏地，节上轮生小根，上部直立，无毛或节上被毛，有时带紫红色。叶薄纸质，有腺点，背面尤甚，卵形或阔卵形，长 4~10cm，宽 2.5~6cm，顶端短渐尖，基部心形，两面有时除叶脉被毛外余均无毛，背面常呈紫红色；叶脉 5~7 条，全部基出或最内 1 对离基约 5mm，从中脉发出，如为 7 脉时，则最外 1 对很纤细或不明显；叶柄长 1~3.5cm，无毛；托叶膜质，长 1~2.5cm，顶端钝，下部与叶柄合生而成长 8~20mm 的鞘，且常有缘毛，基部扩大，略抱茎。花序长约 2cm，宽 5~6mm；总花梗长 1.5~3cm，无毛；总苞片长圆形或倒卵形，长 10~15mm，宽 5~7mm，顶端钝圆；雄蕊长于子房，花丝长为花药的 3 倍。蒴果长 2~3mm，顶端有宿存的花柱。花期 4~7 月。

【生境】生于低湿沼泽地、沟边、溪旁或林缘路旁。

【分布】我国长江流域及以南各地。东亚及东南亚余部也有分布。

【采集加工】夏、秋季采收，将全草晒干。

【药材性状】本品全长 15~50cm。茎扁圆柱形，稍扭曲，直径 2~3mm，红棕色，有直棱数条，节明显，下部节上有残存须根；质脆，易折断，断面黄棕色。叶互生，叶片常皱卷，展开后心形，长 3~7cm 或过之，宽 3~6cm 或过之，全缘，上面暗黄绿色至暗红棕色，密生腺点，下面灰绿色或灰棕色，质脆易碎；托叶与叶柄基部合生成鞘状。穗状花序顶生，黄棕色。搓碎有鱼腥气，味微涩。以叶多、色灰绿、有花穗、鱼腥气浓者为佳。

【性味归经】味辛，性微寒。归肺经。

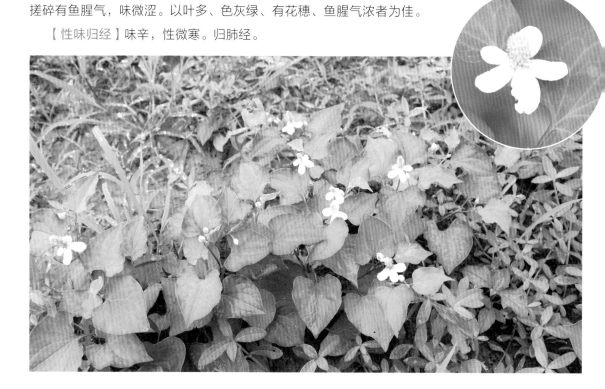

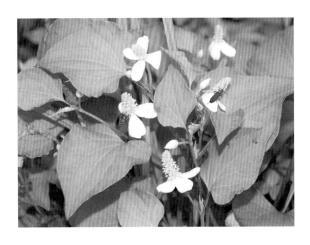
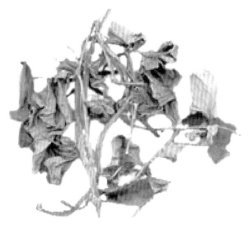

【功能主治】清热解毒，利水消肿。治扁桃体炎，肺脓肿，肺炎，气管炎，泌尿系感染，肾炎水肿，肠炎，痢疾，乳腺炎，蜂窝织炎，中耳炎。外用治痈疖肿毒，毒蛇咬伤。

【用法用量】15~30g，水煎服。外用适量鲜品捣烂敷患处。

【附方】① 治细菌性肺炎：鲜鱼腥草、鸭跖草、半枝莲各 30g，野荞麦根、虎杖各 15g，水煎服。服药后 2 天内退热，对某些抗生素治疗无效的肺炎患者有较好的疗效。但个别人有剧烈的胃肠道反应。

② 治慢性气管炎：鲜鱼腥草 30g，虎杖 9g，胡颓子叶 15g。先将虎杖、胡颓子叶加水约500ml，煮沸 4h 后，加入鱼腥草再煮沸 1h，得药液 90~100ml，过滤，加白糖适量调味。每日服 2~3 次，10 天为 1 个疗程。

③ 治小儿腹泻：鱼腥草 15g，炒山药 6g，炒白术 4.5g，茯苓 6g，水煎服，每日 1 剂。

④ 治子宫颈糜烂：鱼腥草蒸馏液。用 10% 呋喃西林溶液清洗阴道及宫颈分泌物后，以消毒后的阴道塞球或大棉球（棉球系一粗线，以便患者自己拉出），蘸鱼腥草蒸馏液，塞入子宫颈处，24h 后再换药，10 次为 1 个疗程。

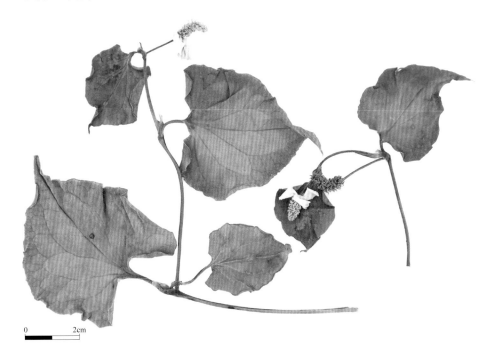

0   2cm

4.16.3 三白草

SAURURI HERBA

【别名】塘边藕、白面姑、白舌骨

【基原】来源于三白草科 Saururaceae 三白草属 *Saururus* 三白草 *Saururus chinensis* (Lour.) Baill 的根状茎及全草入药。

【形态特征】多年生草本。高 30~100cm；茎粗壮，上部直立，绿色，下部伏地，白色，节上轮生须状小根。叶纸质，阔卵形或卵状披针形，长 4~15cm，宽 2~10cm，顶端渐尖或短渐尖，基部心形，上部叶较下部叶小，茎顶端 2~3 片叶花期常为乳白色，呈花瓣状；基出脉 5 条，网脉明显；叶柄长 1~3cm，基部与托叶合生成鞘状，略抱茎。总状花序长 10~20cm，花序轴密被短柔毛，总花梗无毛；苞片长 1mm，近匙形，上部略圆，无毛或有疏被缘毛，下部线形，被柔毛，

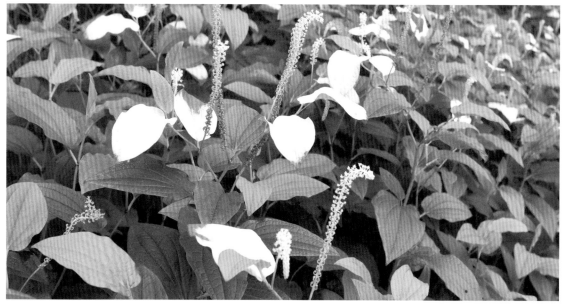

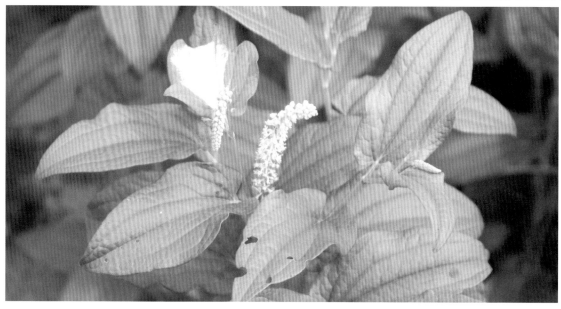

贴生于花梗上；花小，生于苞片腋内；雄蕊 6 枚，花丝略长于花药；雌蕊由 4 个完全发育的心皮组成，花柱外向卷曲。果实分裂为 4 个近球形、直径约 3mm 的分果爿，分果爿表面多疣状凸起。花期 4~6 月。

【生境】生于低湿沟边、塘边或溪边。

【分布】河北、山东、南至长江以南各地。日本、菲律宾、越南也有分布。

【采集加工】夏、秋季采收，将根状茎和全草切段晒干备用。

【药材性状】本品茎呈圆柱形，有纵沟 4 条，一条较宽广；断面黄棕色至棕褐色，纤维性，中空。单叶互生，叶片卵形或卵状披针形，长 4~15cm，宽 2~10cm；顶端渐尖，基部心形，全缘，基出脉 5 条；叶柄较长，有纵皱纹。总状花序于枝顶与叶对生，花小，棕褐色。蒴果近球形。气微，味淡。

【性味归经】味甘、辛，性寒。归肺、膀胱经。

【功能主治】清热解毒，利尿消肿。治尿路感染及结石，肾炎水肿，白带；外用治疗疮脓肿，皮肤湿疹，毒蛇咬伤。

【用法用量】15~30g，水煎服。外用适量鲜品捣烂敷患处。

【附方】① 治腹肌脓肿：鲜三白草根 60g，水煎服，适量鲜品捣烂敷患处。

② 治肝癌：三白草根、大蓟根各 30g，分别煎水，去渣后加白糖适量饮服，上午服三白草，下午服大蓟根入药。

③ 治尿路感染：三白草 30g，车前草 50g，水煎服。

④ 治蛇咬伤：鲜三白草适量，捣烂敷患处。

⑤ 治痢疾：三白草 15g，水煎服，每日 2 次。

⑥ 治痈毒：鲜三白草适量，捣烂敷患处。

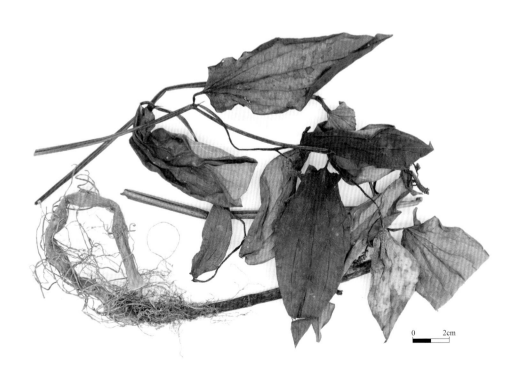

4.17 金粟兰科

4.17.1 金粟兰

CHLORANTHI SPICATI HERBA

【别名】珠兰、鱼子兰

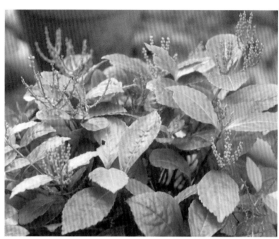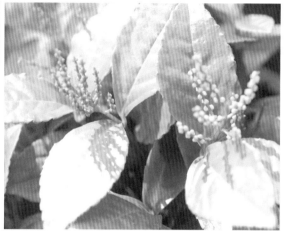

【基原】来源于金粟兰科 Chloranthaceae 金粟兰属 *Chloranthus* 金粟兰 *Chloranthus spicatus*（Thunb.）Makino 的全草入药。

【形态特征】半灌木，直立或稍平卧，高 30~60cm；茎圆柱形，无毛。叶对生，厚纸质，椭圆形或倒卵状椭圆形，长 5~11cm，宽 2.5~5.5cm，顶端急尖或钝，基部楔形，边缘具圆齿状锯齿，齿端有一腺体，腹面深绿色，光亮，背面淡黄绿色，侧脉 6~8 对，两面稍凸起；叶柄长 8~18mm，基部多少合生；托叶微小。穗状花序排列成圆锥花序状，通常顶生，少有腋生；苞片三角形；花小，黄绿色，极芳香；雄蕊 3 枚，药隔合生成一卵状体，上部不整齐 3 裂，中央裂片较大，有时末端又浅 3 裂，有 1 个 2 室的花药，两侧裂片较小，各有 1 个 1 室的花药；子房倒卵形。花期 4~7 月；果期 8~9 月。

【生境】生于海拔 150~900m 的山谷溪边或山坡林中潮湿处。

【分布】云南、四川、贵州、广西、广东、香港、海南、福建。日本、越南、印度、印度尼西亚也有分布。

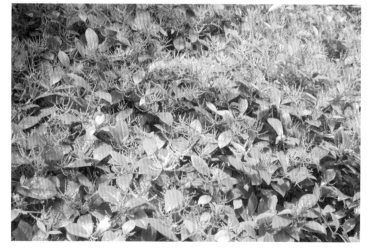

【采集加工】夏、秋季采收，将全草晒干。

【性味归经】味微苦、辛、涩，性温。归肝经。

【功能主治】祛风湿，接筋骨。治感冒，风湿性关节疼痛，跌打损伤。

【用法用量】15~30g，水煎服。

4.17.2 肿节风

SARCANDRAE HERBA

【别名】接骨莲、九节茶、竹节茶

【基原】来源于金粟兰科 Chloranthaceae 草珊瑚属 Sarcandra 草珊瑚 Sarcandra glabra（Thunb.）Nakai 的全草入药。

【形态特征】常绿半灌木，高 50~120cm；茎与枝均有膨大的节。叶革质，椭圆形、卵形至卵状披针形，长 6~17cm，宽 2~6cm，顶端渐尖，基部尖或楔形，边缘具粗锐锯齿，齿尖有一腺体，两面均无毛；叶柄长 0.5~1.5cm，基部合生成鞘状；托叶钻形。穗状花序顶生，通常分枝，多少成圆锥花序状，连总花梗长 1.5~4cm；苞片三角形；花黄绿色；雄蕊 1 枚，肉质，棒状至圆柱状，花药 2 室，生于药隔上部之两侧，侧向或有时内向；子房球形或卵形，无花柱，柱头近头状。核果球形，直径 3~4mm，熟时亮红色。花期 6 月；果期 8~10 月。

【生境】生于海拔 1500m 以下的山坡、山谷林下。

【分布】华东南部至西南以南各地。日本、朝鲜、印度、越南、马来西亚、菲律宾、斯里兰卡也有分布。

【采集加工】夏、秋季采收，将全草晒干。

【性味归经】味苦辛，性平，有小毒。归心、肝经。

【功能主治】清热解毒，通经接骨。治流行性感冒，流行性乙型脑炎，咽喉炎，麻疹肺炎，小儿肺炎，大叶性肺炎，细菌性痢疾，急性阑尾炎，疮疡肿毒，骨折，跌打损伤，风湿性关节痛，癌症。

【用法用量】9~30g，水煎服。

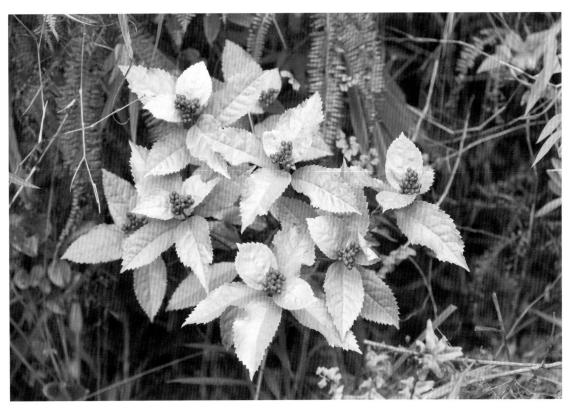

【附方】①治多种炎症和感染：a. 草珊瑚 15g，水煎，分 3 次服。b. 肿节风注射液，肌内注射，每天 3 次，每次 1~4ml。

②治丝虫病：草珊瑚注射液（浓度 1：3），每日肌内注射 2~4ml，7 天为 1 个疗程。完成 1 个疗程之后，隔 3 天以上进行血液复查，血检未转阴者，再治 2~3 个疗程。

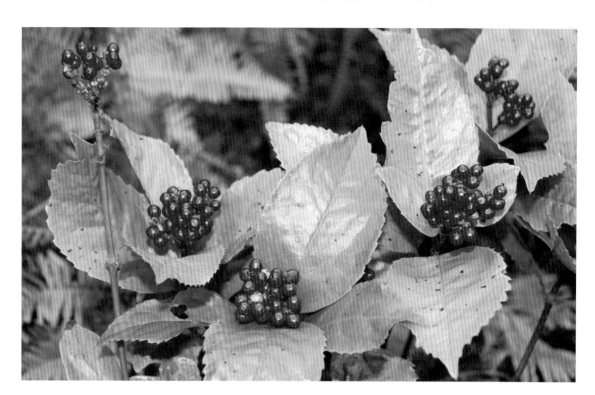

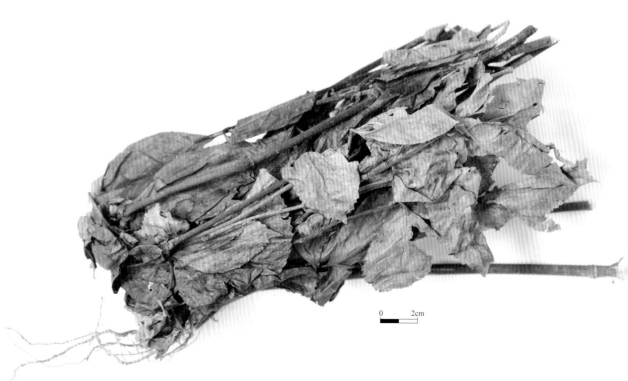

0   2cm

4.18 罂粟科

4.18.1 血水草

EOMECI CHIONANTHI HERBA

【别名】水黄连、广扁线、捆仙绳、鸡爪连、黄水芋、金腰带

【基原】来源于罂粟科 Papaveraceae 血水草属 Eomecon 血水草 Eomecon chionantha Hance 的全草入药。

【形态特征】多年生无毛草本，具红黄色液汁。根橙黄色，根茎匍匐。叶全部基生，叶片心形或心状肾形，稀心状箭形，长 5~26cm，宽 5~20cm，先端渐尖或急尖，基部耳垂，边缘呈波状，表面绿色，背面灰绿色，掌状脉 5~7条，网脉细，明显；叶柄条形或狭条形，长 10~30cm，带蓝灰色，基部略扩大成狭鞘。花葶灰绿色略带紫红色，高 20~40cm，有 3~5花，排列成聚伞状伞房花序；苞片和小苞片卵状披针形，长 2~10mm，先端渐尖，边缘薄膜质；花梗直立，长 0.5~5cm。花芽卵珠形，长约 1cm，先端渐尖；萼片长 0.5~1cm，无毛；花瓣倒卵形，长 1~2.5cm，宽 0.7~1.8cm，白色；花丝长 5~7mm，花药黄色，长约 3mm；子房卵形或狭卵形，长 0.5~1cm，无毛，花柱长 3~5mm，柱头 2 裂，下延于花柱上。蒴果狭椭圆形，长约 2cm，宽约 0.5cm。花期 3~6月，果期 6~10 月。

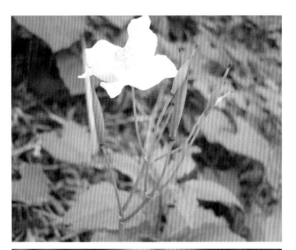

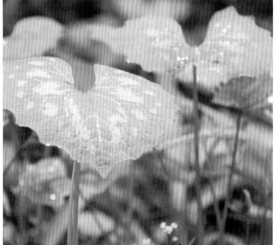

【生境】生于林下、灌丛下或溪边、路旁。

【分布】安徽、浙江西南部、江西、福建北部和西部、广东、广西、湖南、湖北西南部、四川东部和东南部、贵州、云南。

【采集加工】夏、秋季采收，将全草晒干。

【性味归经】味苦，性寒；有小毒。归肝、肾经。

【功能主治】清热解毒，活血止痛，止血。治目赤肿痛，咽喉疼痛，口腔溃疡，疔疮肿毒；毒蛇咬伤，癣疮，湿疹，跌打损伤，腰痛，咯血。

【用法用量】9~15g，水煎服。外用适量鲜草捣烂敷；或晒干研末调敷；或煎水洗。

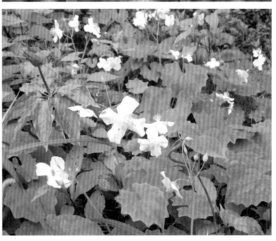

4.18.2　博落回

EOMECI CORDATI HERBA

【别名】泡通珠、三钱三、勃勒回、菠萝筒

【基原】来源于罂粟科 Papaveraceae 博落回属 *Macleaya* 博落回 *Macleaya cordata*（Willd.）R. Br. [*Bocconia cordata* Willd.] 的全草入药。

【形态特征】直立草本。基部木质化，具乳黄色浆汁。茎高 1~4m，绿色，光滑，多白粉，中空，上部多分枝。叶片宽卵形或近圆形，长 5~27cm，宽 5~25cm，顶端急尖、渐尖、钝或圆形，通常 7 或 9 深裂或浅裂，裂片半圆形、方形、三角形或其他，边缘波状、缺刻状、粗齿或多细齿，

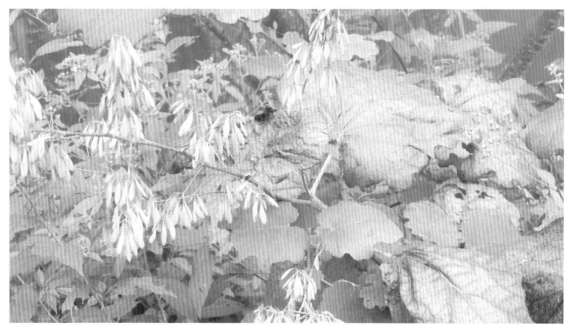

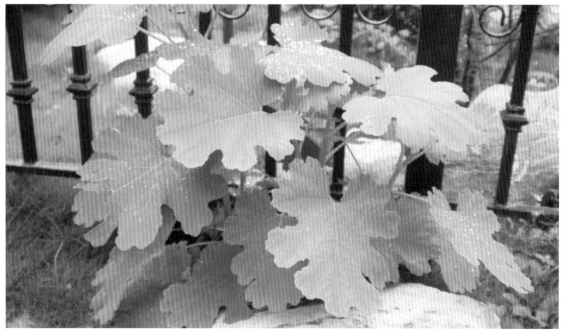

叶面绿色，无毛，背面多白粉，被易脱落的细茸毛，基出脉通常 5 条，侧脉 2 对，稀 3 对，细脉网状，常呈淡红色；叶柄长 1~12cm，上面具浅沟槽。大型圆锥花序多花，长 15~40cm，顶生和腋生；花梗长 2~7mm；苞片狭披针形。花芽棒状，近白色，长约 1cm；萼片倒卵状长圆形，长约 1cm，舟状，黄白色；花瓣无；雄蕊 24~30 枚，花丝丝状，长约 5mm，花药条形，与花丝等长；子房倒卵形至狭倒卵形，长 2~4mm，顶端圆，基部渐狭，花柱长约 1mm，柱头 2 裂，下延于花柱上。蒴果狭倒卵形或倒披针形，长 1.3~3cm，粗 5~7mm，顶端圆或钝，基部渐狭，无毛。花、果期 6~11 月。

【生境】生于海拔 250~700m 的山谷、灌丛、路旁。

【分布】秦岭以南至贵州、广东、广西、湖南、江西、福建、浙江。日本也有分布。

【采集加工】夏、秋季采收，将全草晒干。

【性味归经】味苦，性寒；有大毒。归心、肝、胃经。

【功能主治】杀虫，祛风解毒，散瘀消肿。治跌打损伤，风湿关节痛，痈疖肿毒，下肢溃疡，鲜品捣烂外敷或干品研粉撒敷患处；阴道滴虫，煎水冲洗阴道；湿疹，煎水外洗；治烧、烫伤，研粉调搽患处；并可杀蛆虫。

【用法用量】本品有毒，外用鲜品捣烂外敷或干品研粉撒敷患处，不作内服。

【附方】① 治杀蛆灭孑孓：博落回全草，切碎，投入粪坑或污水中。

② 治足癣：博落回根、茎适量，用醋（浸过药面为度）浸泡 1~2 天，去渣取醋液外搽患处，每日数次。

③ 治阴道滴虫：博落回全草洗净切片，先用急火煎，再用文火浓缩成糊剂，阴道冲洗后，用带线棉球蘸药塞入阴道，24h 后取出，或用棉签蘸药涂于阴道壁，每天 1 次，5 天为 1 个疗程。

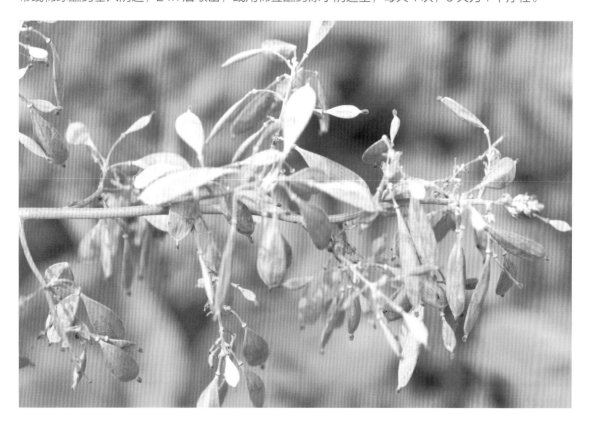

4.18.3 罂粟壳

PAPAVERIS PERICARPIUM
【别名】鸦片、米壳、粟壳、罂子粟壳

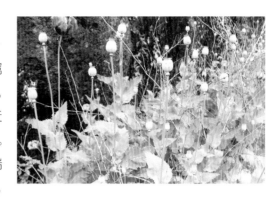

【基原】来源于罂粟科 Papaveraceae 罂粟属 *Papaver* 罂粟 *Papaver somniferum* L. 的果壳入药。

【形态特征】一年生草本，高达 1.5m。主根近圆锥状，垂直。茎直立，不分枝，无毛，具白粉。叶互生，叶片卵形或长卵形，长 7~25cm，顶端渐尖至钝，基部心形，边缘为不规则的波状锯齿，两面无毛，具白粉，叶脉明显，略突起；下部叶具短柄，上部叶无柄、抱茎。花单生；花梗长达 25cm，无毛或稀散生刚毛；花蕾卵圆状长圆形或宽卵形，长 1.5~3.5cm，宽 1~3cm，无毛；萼片 2 枚，宽卵形，绿色，边缘膜质；花瓣 4 片，近圆形或近扇形，长 4~7cm，宽 3~11cm，边缘浅波状或各式分裂，白色、粉红色、红色、紫色或杂色；雄蕊多数，花丝线形，长 1~1.5cm，白色，花药长圆形，长 3~6mm，淡黄色；子房球形，直径 1~2cm，绿色，无毛，柱头 8~12，辐射状，连合成扁平的盘状体，盘边缘深裂，裂片具细圆齿。蒴果球形或长圆状椭圆形，长 4~7cm，直径 4~5cm，无毛，成熟时褐色；种子多数，黑色或深灰色，表面呈蜂窝状。花果期 3~11 月。

【生境】国家严格管理，由政府指定有关部门才可栽培。

【分布】四川、贵州、福建、广东等地曾有栽培。

【采集加工】秋季将成熟果实或已割取浆汁后的成熟果实摘下，破开，除去种子和果梗，干燥。

【药材性状】本品呈椭圆形或瓶状卵形，多已破碎成片状，直径 1.5~5cm，长 3~7cm。外表面黄白色、浅棕色至淡黄色，平滑，略有光泽，无割痕或有纵向或横向割痕；顶端有 6~14 条放射状排列呈圆盘状的残留柱头；基部有短柄。内表面淡黄色，微有光泽；有纵向排列的假隔膜，棕黄色，上面密布略突起的棕褐色小点。体轻，质脆。气微清香，味微苦。

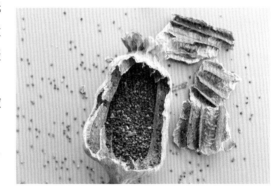

【性味归经】味酸、涩，性平；有毒。归肺、大肠、肾经。

【功能主治】敛肺，止咳，涩肠，止痛。治久咳，久泻，脱肛，心腹筋骨诸痛。

【用法用量】2.4~6g，水煎服。

【注意】本品易成瘾，不宜常服；孕妇及儿童禁用；运动员慎用；有外邪郁热者不宜用。

【附方】治久咳虚嗽、自汗及久痢（宁神散）：罂粟壳 30g，乌梅 15g，上药焙为末，每服 3g，临睡前白开水吞服。

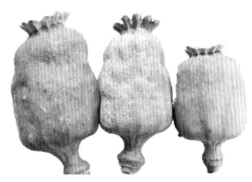

4.19 紫堇科

4.19.1 地锦苗

CORYDALIS SHEARERI HERBA

【别名】护心胆、芹菜、断肠草、鹿耳草、高山羊不吃、蛇含七

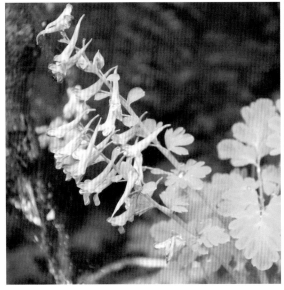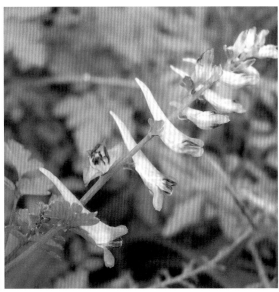

【基原】来源于紫堇科 Fumariaceae 紫堇属 *Corydalis* 地锦苗 *Corydalis sheareri* S. Moore [*C. suaveolens* Hance] 的根或全草入药。

【形态特征】多年生草本。高 20~50cm。基生叶数枚，长 12~30cm，具带紫色的长柄，叶三角形，长 3~13cm，二回羽状全裂，第一回全裂片具柄，第二回无柄，卵形，中部以上具圆齿状深齿，下部宽楔形，叶面绿色，背面灰绿色；茎生叶数枚，互生于茎上部。总状花序，长 4~10cm，有花 10~20 朵；苞片下部者近圆形，3~5 深裂，中部者倒卵形，3 浅裂；花梗通常短于苞片；萼片鳞片状，近圆形，具缺刻状流苏；花瓣紫红色，平伸，上花瓣长 2~2.5cm，花瓣片舟状卵形，下花瓣长 1.2~1.8cm，匙形，花瓣片近圆形，边缘有时反卷，顶端具小尖突，背部鸡冠状凸起月牙形，超出花瓣，爪条形，长约为花瓣片的 2 倍，内花瓣提琴形，长 1.1~1.6cm，花瓣片倒卵形，具 1 侧生囊，爪狭楔形，长于花瓣片；雄蕊束长 1~1.4cm；子房狭椭圆形，长 5~7mm，具 2 列胚珠，花柱稍短于子房，柱头双卵形，绿色，具 8~10 乳突。蒴果狭圆柱形，长 2~3cm，粗 1.5~2mm。花、果期 3~6 月。

【生境】生于海拔 200~600m 山地林下、沟旁。

【分布】陕西、江苏、安徽、浙江、福建、湖北、湖南、广东、广西、四川、贵州、云南。

【采集加工】春、夏季采收，将根晒干；全草鲜用。

【性味归经】味苦，性寒，有小毒。

【功能主治】清热解毒，消肿止痛。治毒虫、蛇咬伤，湿热胃痛，腹痛泄泻，跌打肿痛，疮痈疖肿。

【用法用量】块根 3~6g，水煎服。外用适量鲜草捣烂敷患处。

4.19.2 延胡索

CORYDALIS RHIZOMA

【别名】延胡、球根紫堇、元胡

【基原】来源于紫堇科 Fumariaceae 紫堇属 Corydalis 延胡索 Corydalis yanhusuo W. T. Wang ex Z. Y. Su et C. Y. Wu 的块茎入药。

【形态特征】多年生草本。高 10~30cm。块茎圆球形，直径（0.5）1~2.5cm，质黄。茎直立，常分枝，基部以上具 1 鳞片，有时具 2 鳞片，通常具 3~4 枚茎生叶，鳞片和下部茎生叶常具腋生块茎。叶二回三出或近三回三出，小叶三裂或三深裂，具全缘的披针形裂片，裂片长 2~2.5cm，宽 5~8mm；下部茎生叶常具长柄；叶柄基部具鞘。总状花序疏生 5~15 花。苞片披针形或狭卵圆形，全缘，有时下部的稍分裂，长约 8mm。花梗花期长约 1cm，果期长约 2cm；花紫红色。萼片小，早落；外花瓣宽展，具齿，顶端微凹，具短尖；上花瓣长（1.5）2~2.2cm，瓣片与距常上弯；距圆筒形，长 1.1~1.3cm；蜜腺体约贯穿距长的 1/2，末端钝；下花瓣具短爪，向前渐增大成宽展的瓣片；内花瓣长 8~9mm，爪长于瓣片；柱头近圆形，具较长的 8 乳突。蒴果线形，长 2~2.8cm，具 1 列种子。

【生境】生于丘陵草地。

【分布】安徽、江苏、浙江、湖北、河南等地，华南有栽培。

【采集加工】夏初茎叶枯萎时采收，除去须根，洗净，置沸中煮或蒸至无白心时，取出晒干。

【性味归经】味苦、辛，性温。归肝、脾经。

【功能主治】活血散瘀，行气止痛。治胸腹痛、腰膝痛及跌痛、月经不调、崩中淋露等。

【用法用量】6~15g，水煎服。研末冲服，一次 1.5~3g。

【注意】孕妇忌用。

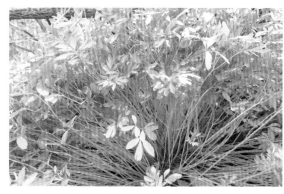
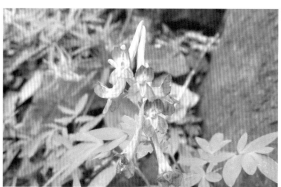
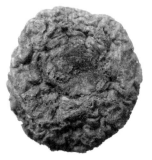
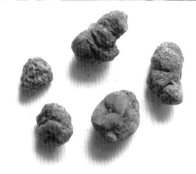

4.20 白花菜科

4.20.1 膜叶槌果藤

CAPPARIS ACUTIFOLIAE RADIX ET FOLIUM

【别名】独行千里、尖叶槌果藤

【基原】来源于白花菜科 Capparidaceae 槌果藤属 Capparis 膜叶槌果藤 Capparis acutifolia Sweet [C. membranacea Gardn. et Champ.] 的根或叶入药。

【形态特征】攀援灌木。小枝圆柱形，无毛，有时具下弯的小刺。叶互生，长圆形至披针形，膜质或纸质，长 7~15cm，宽 2~4cm，顶端渐尖，基部楔形或渐狭，侧脉 7~9 对，和网脉在叶两面明显凸起；叶柄长 5~7mm；托叶 2 枚变刺。花 1~4 朵在叶腋稍上方排成一短纵列；花梗自最下一花到最上一花长为 5~20mm；萼片长 5~7mm，宽 3~4mm，外轮两面无毛，有时顶部边缘有淡黄色茸毛，内轮略小，边缘被有淡黄色茸毛；花瓣长圆形，长约 10mm，宽约 3mm，无毛，边缘与顶部常有茸毛；雄蕊 20~30 枚；雌蕊柄长 1.5~2.5cm，无毛；子房卵形或长卵形，无毛，胎座 2；花梗与雌蕊柄果时增粗不显著。果成熟后红色，近球形或椭圆形，长 1~2.5cm，直径 1~1.5cm，顶端有 1~2mm 的短喙，表面干后有细小疣状突起。种子 1 至数颗，长 7~8mm，种皮黑褐色。花期 4~5 月；果期全年有记录。

【生境】生于低海拔林中。

【分布】我国华东南部至华南各地。越南也有分布。

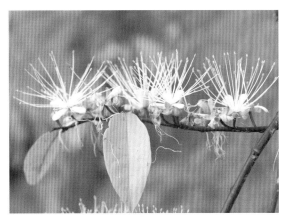

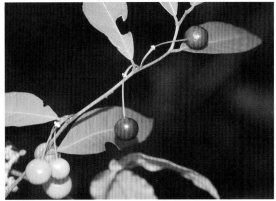

【采集加工】夏、秋季采收根、叶晒干备用。

【性味归经】味苦、涩，性温；有毒。归心、胃经。

【功能主治】活血散瘀，解痉止痛。根：治风湿关节痛，筋骨不舒，咽喉肿痛，牙痛，腹痛（特别是痉挛性疼痛），闭经；外用治疮疖肿毒，跌打损伤。叶：治跌打损伤。

【用法用量】1.5~3g，水煎服。根外用适量，煎水洗或研粉涂患处。叶：治跌打损伤，用鲜品捣烂外敷。

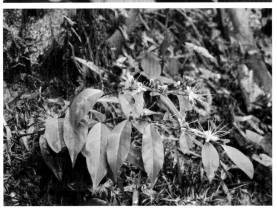

【附注】服本品后，有头晕、恶心等不良反应，可用姜汁、蜂蜜调开水服，以解药毒。

4.20.2　纤枝槌果藤

CAPPARIS MEMBRANIFOLIAE RADIX

【别名】老虎木

【基原】来源于白花菜科 Capparidaceae 槌果藤属 *Capparis* 纤枝槌果藤 *Capparis membranifolia* Kurz. [*C. viminea* Hook. f. et Thoms.] 的根入药。

【形态特征】攀援灌木，高 3~6（10）m，胸径 3~15cm。新生枝密被锈色茸毛；枝无刺或有外弯的小刺，茎上多刺。叶幼时密被锈色短茸毛，老时草质或亚革质，无毛，长椭圆状披针形，长 4~13cm，宽 2~6cm，长为宽的 2~2.5 倍，最宽在中部，有时略下，干后常呈黄绿色，基部楔形或扩楔形，向下渐狭延成叶柄，顶端常缢缩而渐尖，尖头长约 1cm；中脉稍宽阔，叶面中部以下常下凹，背面凸起，侧脉 5~7 对，两面均凸出，网状脉明显；叶柄长 5~10mm，被毛与新生枝同。花蕾球形；花 2~5 朵排成一短纵列，腋上生，自下向上花梗长 1~1.8cm；萼片近相等，阔卵形，顶端急尖，长 5~6mm，宽约 3mm，内外均被短茸毛，后变无毛，边缘有纤毛；花瓣白色，倒卵形，长 7~10mm，宽 2.5~3mm；子房卵形，长约 1mm，1 室。果球形，直径 8~15mm，成熟时黑色或紫黑色，表面粗糙；种子 1~5 粒，种皮平滑，褐色，长 5~7mm，宽 4~5mm，高 3~4mm。花期 1~4 月；果期 5~8 月。

【生境】生于低海拔林中。

【分布】广东、海南、广西、贵州、云南。印度、中南半岛余部也有分布。

【采集加工】夏、秋季采收根晒干。

【性味归经】味微酸、涩，性温；有小毒。归心、胃经。

【功能主治】消肿止痛，强筋壮骨。治风湿关节痛，胃痛，腹痛。

【用法用量】3~9g，水煎服。

【附方】治跌打扭伤疼痛：用根 30~60g，浸酒 500g，7 天后每日内服 15~30g，并用药酒外搽。

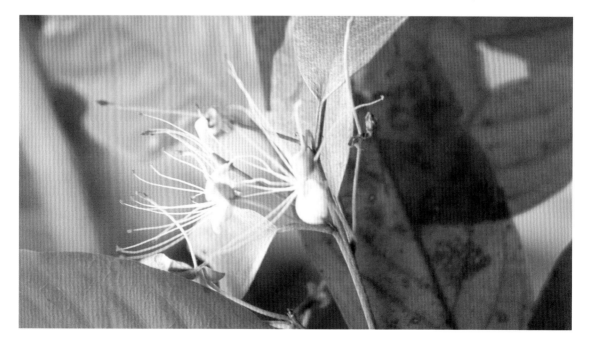

4.20.3 屈头鸡

CAPPARIS VERSICOLORIS RADIX

【别名】圆头鸡、保亭槌果藤、山木通、锡朋槌果藤

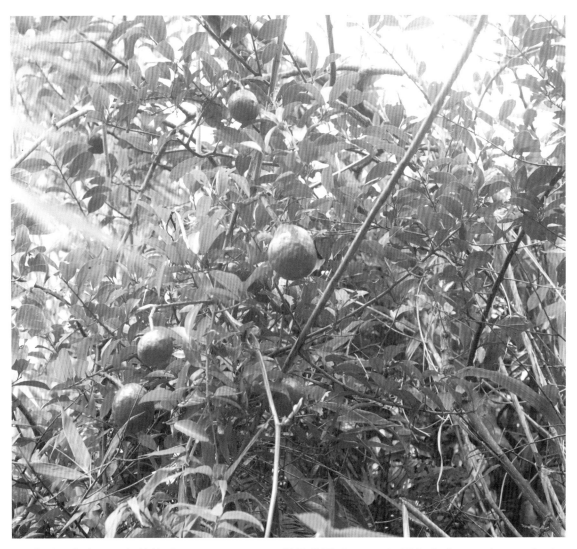

　　【基原】来源于白花菜科 Capparidaceae 槌果藤属 *Capparis* 屈头鸡 *Capparis versicolor* Griff. 的果实和根入药。

　　【形态特征】攀援灌木。长 2~10m，胸径 4~6cm。刺粗壮。叶亚革质，椭圆形或长圆状椭圆形，长 3.5~8cm，宽 1.5~3.5cm，顶端急尖或钝形，常微缺，基部急尖，中脉表面狭而下凹，背面淡黄色，凸起，侧脉 6~9 对，表面稍明显，背面近消失，网状脉疏散，不明显；叶柄长 5~9mm。亚伞形花序腋生及顶生，有花 2~5 朵；总花梗粗壮，长可达 5cm，常有棱角，顶端常有 1~3 片败育的小型叶，有时单花腋生而有较长的花梗；花梗长 1.5~3cm，粗壮；花芳香，白色或粉红色；萼片长 9~11mm，宽 8~10mm，无毛，外轮内凹成舟形或近圆形，内轮椭圆形；花瓣近圆形至倒卵形，长 12~17mm，宽 7~4mm，无毛或内面近基部被短柔毛；雄蕊 50~70 枚，花丝长约 2.5cm，花药长圆形，长约 2mm；雌蕊柄长 3~5cm，丝状，无毛；子房椭圆形，无毛，长的 2mm，直

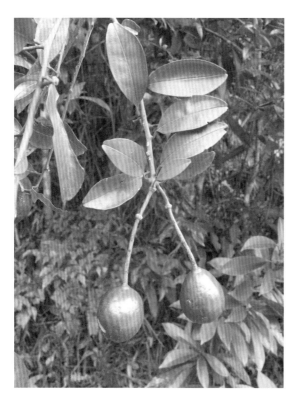

径 1.5mm，4 胎座，胚珠多数。果球形，直径 3~5cm，成熟时黑色，表面粗糙；果皮干后坚硬，厚 2~3mm；花梗直径 3~5mm。花期 4~7 月；果期 8 月到次年 2 月。

【生境】生于中海拔林中。

【分布】海南、广东、广西。缅甸、越南、马来西亚也有分布。

【采集加工】秋季采收果实，根全年可采，晒干。

【性味归经】味甘、微苦，性平；有毒。归肺、胃经。

【功能主治】止咳平喘。根：散瘀，消肿止痛。果：治咳嗽，胸痛，哮喘。根：外用治跌打损伤，骨折。

【用法用量】果 1~2 枚，水煎服，不可过量，以防中毒；根外用适量捣烂敷患处。

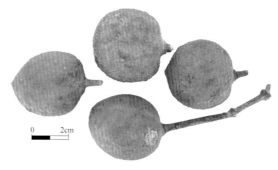

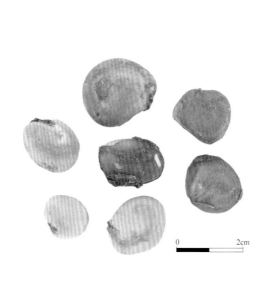

4.20.4　臭矢菜

CLEOMES VISCOSAE HERBA

【别名】羊角草、黄花菜

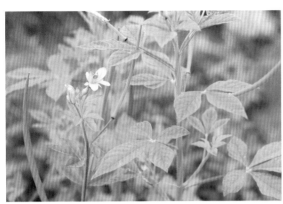
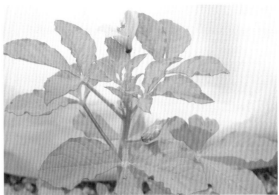

【基原】来源于白花菜科 Capparidaceae 白花菜属 Cleome 臭矢菜 Cleome viscosa L. 的全草入药。

【形态特征】一年生直立草本，高 0.3~1m，全株密被黏质腺毛与淡黄色柔毛，有恶臭气味。叶为 3~5（7）小叶的掌状复叶；小叶薄草质，近无柄，倒披针状椭圆形，中央小叶最大，长 1~5cm，宽 5~15mm，侧生小叶依次减小，全缘但边缘有腺纤毛，侧脉 3~7 对；叶柄长 2~4cm，无托叶。花单生于茎上部逐渐变小在简化的叶腋内，但近顶端则成总状或伞房状花序；花梗纤细，长 1~2cm；萼片分离，狭椭圆形或倒披针状椭圆形，长 6~7mm，宽 1~3mm，近膜质；花瓣淡黄色或橘黄色，无毛，有数条明显的纵行脉，倒卵形或匙形，长 7~12mm，宽 3~5mm，基部楔形至多少有爪，顶端圆形；雄蕊 10~22（30）枚，花丝比花瓣短，花药背着，长约 2mm；子房无柄，圆柱形，长约 8mm，除花柱与柱头外密被腺毛，花期时亦不外露，1 室，侧膜胎座 2，胚珠多数，花柱长 2~6mm，柱头头状。果直立，圆柱形。

【生境】生于旷野荒地上。

【分布】广东、香港、台湾、浙江、福建、江西、湖南、广西、云南、海南。广布于热带地区。

【采集加工】夏、秋采收，将全草晒干。

【性味归经】味苦、辛，性温；有毒。归肝、膀胱经。

【功能主治】散瘀消肿，去腐生肌。治跌打肿痛，劳伤腰痛。

【用法用量】用法：鲜草捣烂，酒炒外敷患处。疮疡溃烂：全草水煎外洗，并用全草研粉撒布患处。

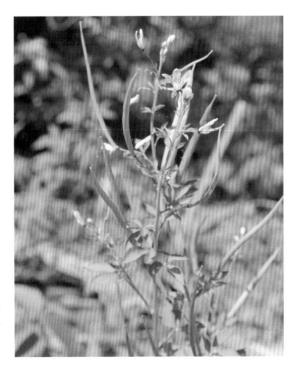

4.21 辣木科

4.21.1 辣木

MORINGAE OLEIFERAE RADIX

【基原】来源于辣木科 Moringaceae 辣木属 *Moringa* 辣木 *Moringa oleifera* Lam. 的根入药。

【形态特征】乔木，高 3~12m；树皮软木质；枝有明显的皮孔及叶痕，小枝有短柔毛；根有辛辣味。叶常为 3 回羽状复叶，长 25~60cm，在羽片的基部具线形或棍棒状稍弯的腺体；腺体多数脱落，叶柄柔弱，基部鞘状；羽片 4~6 对；小叶 3~9 片，薄纸质，卵形、椭圆形或长圆形，长 1~2cm，宽 0.5~1.2cm，顶端的 1 片较大，叶背苍白色，无毛；叶脉不明显；小叶柄纤弱，长 1~2mm，基部的腺体线状，被毛。花序广展，长 10~30cm；苞片小，线形；花具梗，白色，芳香，直径约 2cm，萼片线状披针形，有短柔毛；花瓣匙形；雄蕊和退化雄蕊基部被毛；子房被毛。蒴果细长，长 20~50cm，直径 1~3cm，下垂，3 瓣裂，每瓣有肋纹 3 条；种子近球形，径约 8mm，有 3 棱，每棱有膜质的翅。花期全年；果期 6~12 月。

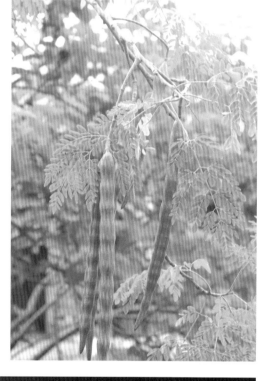

【生境】栽培。

【分布】广东、海南、广西、云南、福建有栽培。原产印度。

【采集加工】夏、秋采收，将根切片晒干。

【性味归经】味辛，性微温。归肺、心、胃经。

【功能主治】利湿，健脾。治胃气胀，咽喉炎。

【用法用量】10~20g，水煎服。

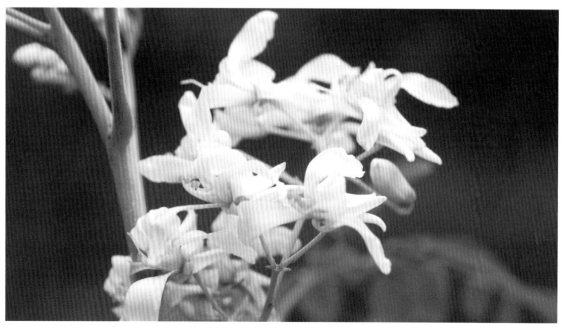

4.22 十字花科

4.22.1 油菜

BRASSICAE CAMPESTRIS SEMEN

【别名】芸薹子、油菜子

【基原】来源于十字花科 Cruciferae 芸薹属 Brassica 油菜 Brassica campestris L. 的种子入药。

【形态特征】二年生草本，高 30~90cm；茎粗壮，直立，分枝或不分枝，无毛或近无毛，稍带粉霜。基生叶大头羽裂，顶裂片圆形或卵形，边缘有不整齐弯缺牙齿，侧裂片 1 至数对，卵形；叶柄宽，长 2~6cm，基部抱茎；下部茎生叶羽状半裂，长 6~10cm，基部扩展且抱茎，两面有硬毛及缘毛；上部茎生叶长圆状倒卵形、长圆形或长圆状披针形，长 2.5~8（15）cm，宽 0.5~4（5）cm，基部心形，抱茎，两侧有垂耳，全缘或有波状细齿。总状花序在花期成伞房状，以后伸长；花鲜黄色，直径 7~10mm；萼片长圆形，长 3~5mm，直立开展，顶端圆形，边缘透明，稍被毛；花瓣倒卵形，长 7~9mm，顶端近微缺，基部有爪。长角果线形，长 3~8cm，直径 2~4mm，果瓣有中脉及网纹；果梗长 5~15mm；种子球形，直径约 1.5mm，紫褐色。花期 3~4 月；果期 5 月。

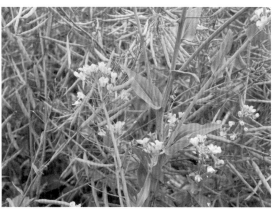

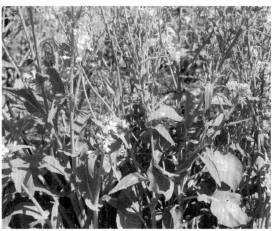

【生境】栽培。

【分布】长江流域和西北余部各地。

【采集加工】春末初夏果实成熟时，采收种子晒干。

【性味归经】味甘、辛，性温。归肺、肝、脾经。

【功能主治】行气祛瘀，消肿散结。治痛经，产后瘀血腹痛，恶露不净。外用治痈疖肿毒。

【用法用量】3~9g，水煎服。外用适量，捣烂用鸡蛋清调敷患处。

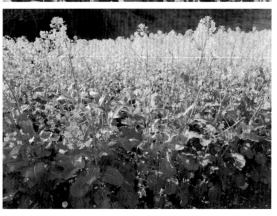

【附方】① 治血瘀痛经：芸薹子、红花、延胡索各 9g，丹参 15g，赤芍、香附各 12g，水煎服。

② 治产后瘀血腹痛：炒芸薹子 6g，当归 9g，桂皮 4.5g，水煎服。

4.22.2 芥子

SINAPIS SEMEN

【别名】芥菜、芥菜子、青菜子

【基原】来源于十字花科 Cruciferae 芸薹属 *Brassica* 芥菜 *Brassica juncea*（L.）Czern. et Coss. 的种子入药。

【形态特征】一年生草本，高 30~150cm，常无毛，有时幼茎及叶具刺毛，带粉霜，有辣味；茎直立，有分枝。基生叶宽卵形至倒卵形，长 15~35cm，顶端圆钝，基部楔形，大头羽裂，具 2~3 对裂

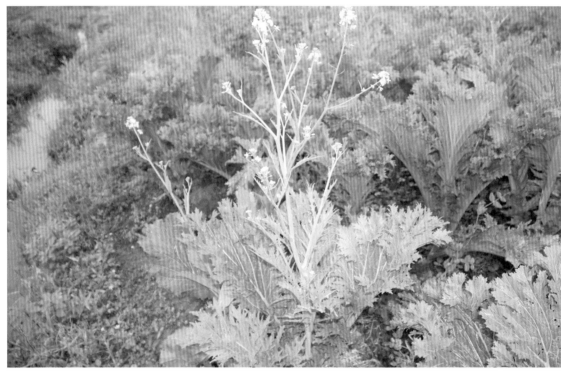

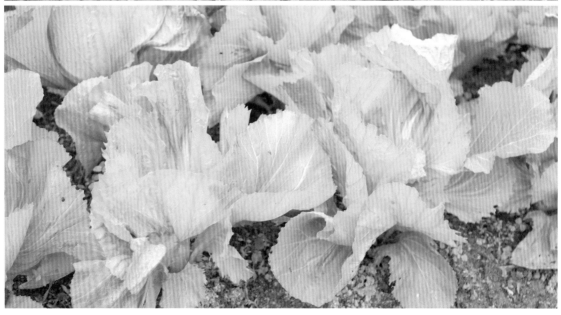

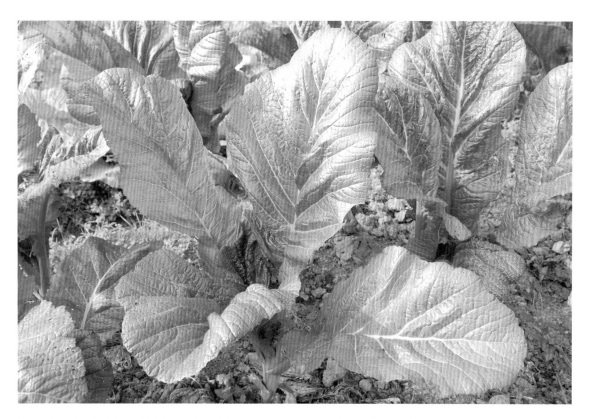

片，或不裂，边缘均有缺刻或牙齿，叶柄长 3~9cm，具小裂片；茎下部叶较小，边缘有缺刻或牙齿，有时具圆钝锯齿，不抱茎；茎上部叶窄披针形，长 2.5~5cm，宽 4~9mm，边缘具不明显疏齿或全缘。总状花序顶生，花后延长；花黄色，直径 7~10mm；花梗长 4~9mm；萼片淡黄色，长圆状椭圆形，长 4~5mm，直立开展；花瓣倒卵形，长 8~10mm，长 4~5mm。长角果线形，长 3~5.5cm，宽 2~3.5mm，果瓣具 1 突出中脉；喙长 6~12mm；果梗长 5~15mm。种子球形，直径约 1mm，紫褐色。花期 3~5 月；果期 5~6 月。

【生境】普遍栽培。

【分布】我国南北广泛栽培。原产亚洲。

【采集加工】春季果实成熟时，采收果实分离出种子晒干。

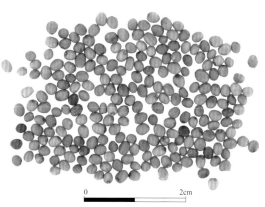

【药材性状】本品呈球形、卵球形，直径 1~2mm。表面黄色至棕黄色，少数呈暗红棕色，有光泽。研碎后加水浸湿，则产生辛烈的特异臭味。

【性味归经】味辛，性温。归肺经。

【功能主治】利气豁痰，散寒，消肿止痛。治支气管哮喘，慢性支气管炎，胸胁胀满，寒性脓肿。外用治神经性疼痛，扭伤，挫伤。

【用法用量】3~9g，水煎服。外用适量，研粉用醋调敷患处。

【附方】治支气管哮喘、慢性支气管炎：芥子、细辛各 21g，延胡索、甘遂各 12g，共研粉，分 3 次外用。用时取生姜 50g，捣烂调药粉成稠糊状，摊在六块油纸上，贴在两侧肺俞、心俞、膈俞上，用胶布固定，贴 4~6h 后取下，每天贴 1 次，3 天为一疗程，多在夏季三伏天使用。

4.22.3 荠菜

CAPSELLAE BURSA-PASTORIS HERBA

【别名】菱角菜、地菜、鸡翼菜、荠

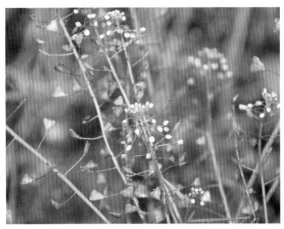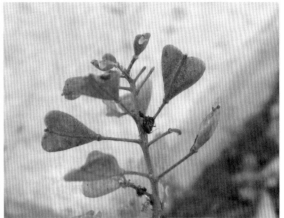

【基原】来源于十字花科 Cruciferae 荠属 Capsella 荠菜 Capsella bursa-pastoris（L.）Medic. 的全草入药。

【形态特征】一年或二年生草本，高 10~50cm；茎直立，单一或从下部分枝。基生叶丛生呈莲座状，大头羽状分裂，长达 12cm，宽达 2.5cm，顶裂片卵形至长圆形，长 5~30mm，宽 2~20mm，侧裂片 3~8 对，长圆形至卵形，长 5~15mm，顶端渐尖，浅裂、或有不规则粗锯齿或近全缘；叶柄长 5~40mm；茎生叶窄披针形或披针形，长 5~6.5mm，宽 2~15mm，基部箭形，抱茎，边缘有缺刻或锯齿。总状花序顶生及腋生，果期延长达 20cm；花梗长 3~8mm；萼片长圆形，长 1.5~2mm；花瓣白色，卵形，长 2~3mm，有短爪。短角果倒三角形或倒心状三角形，长

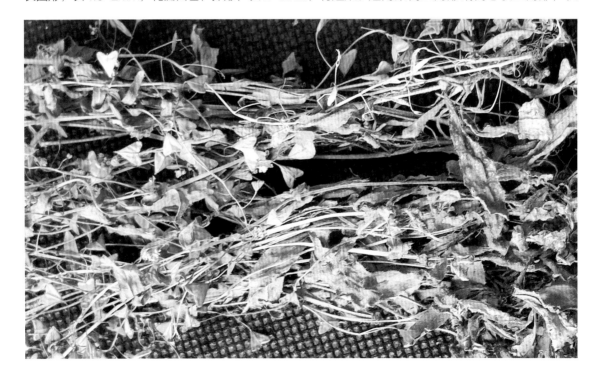

5~8mm，宽 4~7mm，扁平，无毛，顶端微凹，裂瓣具网脉；宿存花柱长约 0.5mm；果梗长 5~15mm；种子 2 行，长椭圆形，长约 1mm，浅褐色。花果期 4~6 月。

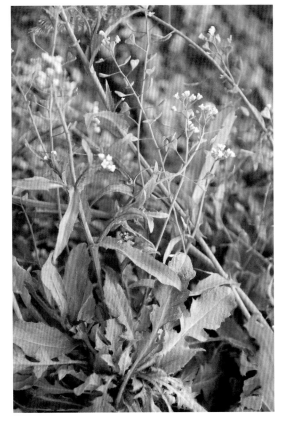

【生境】生于山坡、田边和路旁。

【分布】几遍全国。全世界温带地区广泛分布。

【采集加工】春末夏初采收，全草晒干。

【性味归经】味甘、淡，性平。归肝、胃、小肠经。

【功能主治】利尿止血，清热解毒。治肾结石尿血，产后子宫出血，月经过多，肺结核咯血，高血压病，感冒发热，肾炎水肿，泌尿系结石，乳糜尿，肠炎。

【用法用量】15~60g，水煎服。

【附方】① 治高血压病：a. 荠菜、夏枯草各 30g，水煎服。b. 荠菜、猪毛菜各 9g，水煎服，服 3 日，停药一天。

② 治肾结核：荠菜 30g，水 3 碗煎至 1 碗，打入鸡蛋一个，再煎至蛋熟，加食盐少许，喝汤吃蛋。

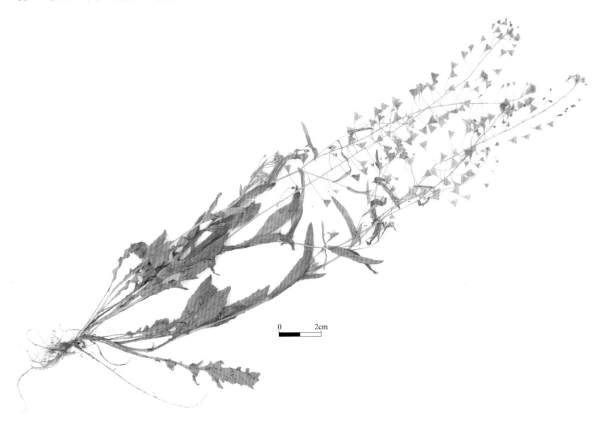

4.22.4 碎米荠

CARDAMINES HIRSUTAE HERBA

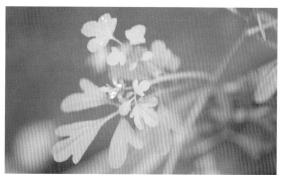

【基原】来源于十字花科 Cruciferae 碎米荠属 Cardamine 碎米荠 Cardamine hirsuta L. 的全草入药。

【形态特征】一年生小草本，高 15~35cm。茎直立或斜升，下部有时淡紫色，被较密柔毛，上部毛渐少。基生叶具叶柄，有小叶 2~5 对，顶生小叶肾形或肾圆形，长 4~10mm，宽 5~13mm，边缘有 3~5 圆齿，小叶柄明显，侧生小叶卵形或圆形，较顶生的形小，基部楔形而两侧稍歪斜，边缘有 2~3 圆齿；茎生叶具短柄，有小叶 3~6 对，生于茎下部的与基生叶相似，生于茎上部的顶生小叶菱状长卵形，顶端 3 齿裂，侧生小叶长卵形至线形，多数全缘；全部小叶两面稍有毛。总状花序生于枝顶，花

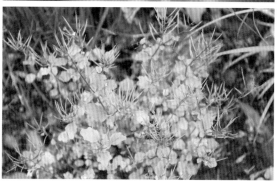

小，直径约 3mm，花梗纤细，长 2.5~4mm；萼片绿色或淡紫色，长椭圆形，长约 2mm，边缘膜质，外面有疏毛；花瓣白色，倒卵形，长 3~5mm，顶端钝，向基部渐狭；花丝稍扩大；雌蕊柱状，花柱极短，柱头扁球形。长角果线形，稍扁，无毛，长达 30mm；果梗纤细，直立开展，长 4~12mm；种子椭圆形，宽约 1mm，顶端有的具明显的翅。花期 2~4 月；果期 4~6 月。

【生境】多生于海拔 1000m 以下的山坡、荒地、路旁等湿地。

【分布】几遍布全国。全球温带地区。

【采集加工】夏、秋采收，将全草晒干。

【性味归经】味甘，性凉。归肺、肝经。

【功能主治】祛风，解热毒，清热利湿。治尿道炎，膀胱炎，痢疾，白带。外用治疔疮。

【用法用量】15~40g，水煎服。外用鲜草适量捣烂敷患处。

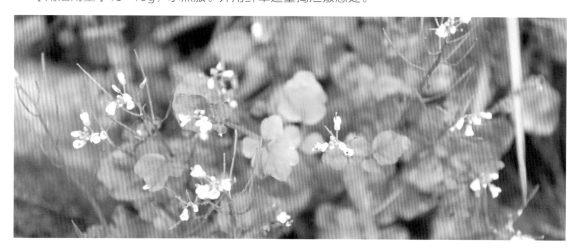

4.22.5 臭荠

CORONOPI DIDYMI HERBA

【别名】臭滨芥

【基原】来源于十字花科 Cruciferae 臭荠属 *Coronopus* 臭荠 *Coronopus didymus*（L.）J. E. Smith 的全草入药。

【形态特征】一年或二年生匍匐草本。高 5~30cm，全体有臭味；主茎短且不明显，基部多分枝，无毛或有长单毛。叶为一回或二回羽状全裂，裂片 3~5 对，线形或窄长圆形，长 4~8mm，宽 0.5~1mm，顶端急尖，基部楔形，全缘，两面无毛；叶柄长 5~8mm。花极小，直径约 1mm，萼片具白色膜质边缘；花瓣白色，长圆形，比萼片稍长，或无花瓣；雄蕊通常 2 枚。短角果肾形，长约 1.5mm，宽 2~2.5mm，2 裂，果瓣半球形，表面有粗糙皱纹，成熟时分离成 2 瓣。种子肾形，长约 1mm，红棕色。花期 3 月；果期 4~5 月。

【生境】生于路边、荒地。

【分布】华东、华中、华南、西南各地。欧洲、北美洲和亚洲其他地区也有分布。

【采集加工】夏、秋季采收，将全草晒干。

【性味归经】味辛、微苦，性平。

【功能主治】清热明目，利尿通淋。治火眼，热淋涩痛。

【用法用量】20~30g，水煎服。

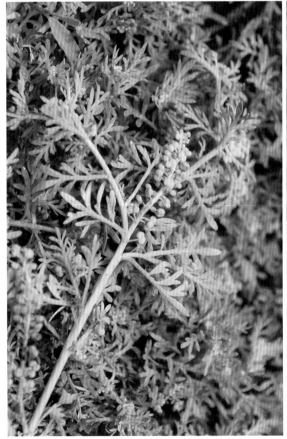 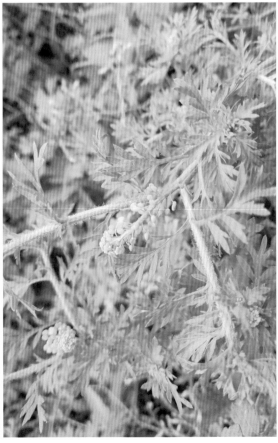

4.22.6 板蓝根

ISATIDIS RADIX

【别名】北板蓝根、菘蓝

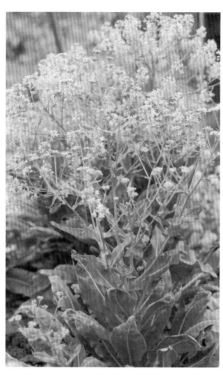
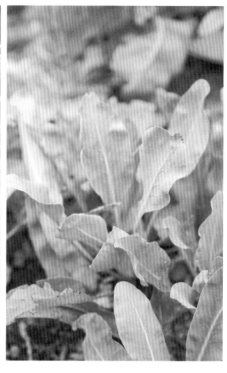

【基原】来源于十字花科 Cruciferae 菘蓝属 Isatis 菘蓝 Isatis indigotica Fort. 的根入药。

【形态特征】二年生草本，高 40~100cm；主根直径 5~8mm，灰黄色；茎直立，绿色，顶部多分枝，植株光滑无毛，被白粉霜。基生叶莲座状，长圆形至宽倒披针形，长 5~15cm，宽 1.5~4cm，顶端钝或尖，基部渐狭，全缘或稍具波状齿，具柄；基生叶蓝绿色，长椭圆形或长圆状披针形，长 7~15cm，宽 1~4cm，基部叶耳不明显或为圆形。萼片宽卵形或宽披针形，长 2~2.5mm；花瓣黄白，宽楔形，长 3~4mm，顶端近平截，具短爪。短角果近长圆形，扁平，无毛，边缘有翅；果梗细长，微下垂。种子长圆形，长 3~3.5mm，淡褐色。花期 4~5 月；果期 5~6 月。

【生境】栽培。

【分布】主产华东、东北、华北、西北，华南有少量栽培。原产我国。

【采集加工】秋末冬初采挖根部，除去叶片，抖净泥土，理直，晒至七八成干时，捆成小把，再晒至足干。

【药材性状】本品呈细长圆柱形，常微弯，长 10~20cm，直径 0.5~1cm，根头部膨大，其上着生暗绿色、轮状排列的叶柄残基和许多疣状突起，表面淡灰黄色或浅棕色，有纵皱纹

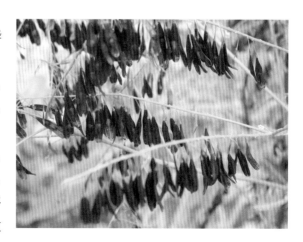

及横生皮孔，并有支根或支根痕。质坚实而脆，具粉性，易折断，断面略平坦，皮部浅棕色，木质部黄色。气微弱，味微甜后苦涩。以根条长、粗大、色白、粉性足者为佳。

【性味归经】味苦，性寒。归心、胃经。

【功能主治】清热解毒，凉血利咽。治温病发热，风热感冒，咽喉肿痛，痄腮，丹毒，流行性乙型脑炎，肝炎。

【用法用量】9~15g，水煎服。

【附方】① 防治流行性腮腺炎：板蓝根 15g，水煎服。

② 治流行性腮腺炎：板蓝根、黄芩、连翘、夏枯草、玄参各 10g，马勃、薄荷、桔梗各 5g，生甘草 3g。若睾丸肿痛加橘核、荔枝核各 10g，也可用板蓝根或海金沙各 30g，煎服，每日 1 次。局部用蒲公英、马齿苋、鱼腥草、鸭趾草捣烂外敷患处。

③ 治急性扁桃体炎：板蓝根 15g，金银花、连翘、山豆根、玄参各 10g，薄荷 5g，生甘草 3g，水煎服。

④ 蔬菜日光性皮炎：板蓝根 15g，黄芩、牛蒡子、玄参、桔梗各 10g，黄连、僵蚕、柴胡各 6g，陈皮、生甘草、薄荷、升麻各 3g，马勃 5g，水煎服。

⑤ 急性眼结膜炎：5%、10% 板蓝根（马蓝）眼药水。滴眼，每日 6 次。

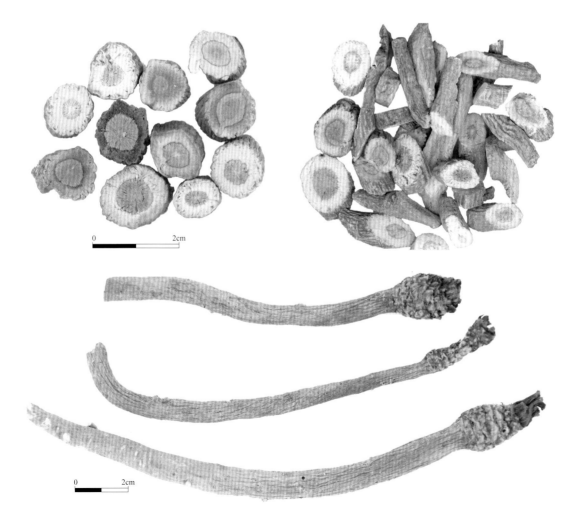

4.22.7 葶苈子

DESCURAINIAE SEMEN, LEPIDII SEMEN

【别名】北葶苈子、苦葶苈子、独行菜

【基原】来源于十字花科 Cruciferae 独行菜属 *Lepidium* 独行菜 *Lepidium apetalum* Willd. 的干燥成熟种子入药。

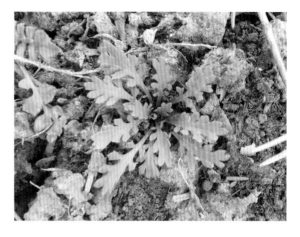

【形态特征】一年生或二年生草本，高 5~30cm；茎直立，有分枝，无毛或被微小的头状毛。基生叶窄匙形，一回羽状浅裂或深裂，长 3~5cm，常脱落；叶柄长 1~2cm；茎生叶线形，有疏齿或全缘。花极小，排成顶生的总状花序，果时延长达 5cm；萼片早落，卵形，长约 0.8mm，外面有柔毛；花瓣不存在或退化成丝状；雄蕊 2 或 4 枚。短角果近圆形或宽椭圆形，长 2~3mm，扁平，顶端微缺，上部有窄翅；种子卵状椭圆形，长约 1mm，平滑，棕红色。花、果期 5~7 月。

【生境】生于路旁或山谷。

【分布】华北、华东、西北、西南、华南等。俄罗斯、亚洲其他地区也有分布。

【采集加工】夏季果实成熟时采割植株，晒干，搓出种子，除去杂质。

【药材性状】本品呈扁卵形，长 1~1.5mm，棕色或红棕色，微有光泽，具纵沟 2 条，其中 1 条较明显，一端钝圆，另一端微凹，种脐位于凹入

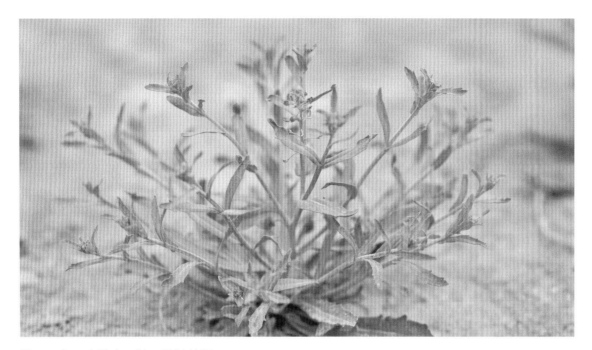

处。无臭，味微辛、辣，黏性较强。

【性味归经】味辛、苦，性大寒。归肺、膀胱经。

【功能主治】祛痰定喘，泻肺利水。治喘咳痰多，胸胁满闷，水肿，小便不利。

【用法用量】3~9g，水煎服。

【附方】治结核性渗出性胸膜炎：葶苈子9g、大枣15枚，为基本方，对寒饮胸痛加茯苓、白术各12g，桂枝、瓜蒌皮、薤白头、姜半夏各9g，甘草、陈皮各4.5g。若为结核性者加百部15g，丹参、黄芩各9g；热结胸痛用柴胡、黄芩、赤芍、白芍、半夏、枳实、郁金各9g，生姜3片，大枣4枚；若热盛者加野荞麦根、鱼腥草、葎草各30g。对恢复期患者用黄芪、白芍各9g，桂枝、甘草各6g，生姜3片，大枣6枚。

【附注】播娘蒿 *Descurainia sophia*（L.）Webb. ex Prantl. 的种子亦作葶苈子入药，商品称南葶苈子或甜葶苈子。功能和本品相同。华南地区使用的葶苈子多为南葶苈子。

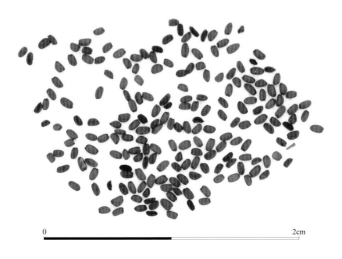

0   2cm

4.22.8 北美独行菜

LEPIDII VIRGINICI SEMEN

【别名】大叶香荠菜、辣菜、美洲独行菜、葶苈子、小团扇荠

【基原】来源于十字花科 Cruciferae 独行菜属 Lepidium 北美独行菜 Lepidium virginicum L. 的种子入药。

【形态特征】一年或二年生草本。高 20~50cm；茎单一，直立，上部分枝，具柱状腺毛。基生叶倒披针形，长 1~5cm，羽状分裂或大头羽裂，裂片大小不等，卵形或长圆形，边缘有锯齿，两面有短伏毛；叶柄长 1~1.5cm；茎生叶有短柄，倒披针形或线形，长 1.5~5cm，宽 2~10mm，顶端急尖，基部渐狭，边缘有尖锯齿或全缘。总状花序顶生；萼片椭圆形，长约 1mm；花瓣白色，倒卵形，和萼片等长或稍长；雄蕊 2 或 4 枚。短角果近圆形，长 2~3mm，宽 1~2mm，扁平，有窄翅，顶端微缺，花柱极短；果梗长 2~3mm。种子卵形，长约 1mm，光滑，红棕色，边缘有窄翅；子叶缘倚胚根。花期 4~5 月；果期 6~7 月。

【生境】生于田边或荒地上。

【分布】内蒙古、吉林、辽宁、江苏、浙江、广东、福建、湖北等地。美洲、欧洲和亚洲余部也有分布。

【采集加工】夏季采收种子晒干。

【性味归经】味辛，性寒。归肺、膀胱经。

【功能主治】泻肺行水，祛痰消肿，止咳定喘。治喘急咳逆，面目浮肿，肺痈，渗出性肠膜炎。

【用法用量】6~10g，水煎服。

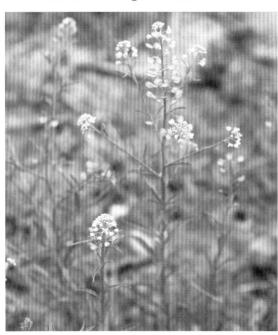

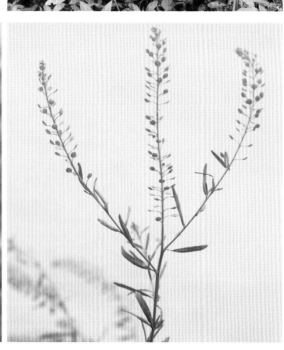

4.22.9　莱菔子

RAPHANI SEMEN

【别名】莱菔、萝卜

【基原】来源于十字花科 Cruciferae 萝卜属 *Raphanus* 萝卜 *Raphanus sativus* L. 的种子入药。

【形态特征】二年或一年生草本，高 20~100cm；直根肉质，长圆形、球形或圆锥形，外皮绿色、白色或红色；茎有分枝，无毛，稍具粉霜。基生叶和下部茎生叶大头羽状半裂，长 8~30cm，宽 3~5cm，顶裂片卵形，侧裂片 4~6 对，长圆形，有钝齿，疏生粗毛，上部叶长圆形，有锯齿或近全缘。总状花序顶生及腋生；花白色或粉红色，直径 1.5~2cm；花梗长 5~15mm；萼片长圆形，长 5~7mm；花瓣倒卵形，长 1~1.5cm，具紫纹，下部有长 5mm 的爪。长角果圆柱形，长 3~6cm，宽 10~12mm，在相当种子间处缢缩，并形成海绵质横隔；顶端喙长 1~1.5cm；果梗长 1~1.5cm。种子 1~6 颗，卵形，微扁，长约 3mm，红棕色，有细网纹。花期 4~5 月；果期 5~6 月。

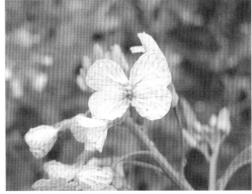

【生境】栽培。

【分布】全国各地广泛栽培。原产欧洲。

【采集加工】夏季果实成熟时采割植物，晒干，搓出种子，除去杂质，再晒干。

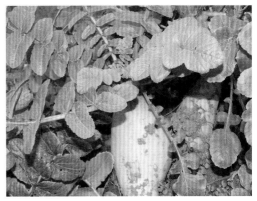

【药材性状】本品呈卵圆形或椭圆形，稍扁，微有棱角，长 2.5~4mm，宽 2~3mm，黄棕色或灰棕色；一端有深棕色圆形种脐，一侧有数条纵沟；种皮薄而脆，质稍硬，破开后可见黄白色折叠的子叶 2 片，有油性。无臭，味淡、微苦辛。以颗粒饱满者为佳。

【性味归经】味甘、辛，性平。归肺、脾、胃经。

【功能主治】下气定喘，化痰消食。胸腹胀满，食积气滞作痛，痰喘咳嗽，下痢后重。

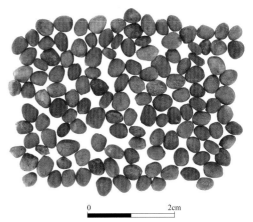

【用法用量】5~12g，水煎服。

【附方】① 治轻型肠粘连、不完全性肠梗阻：炒莱菔子（萝卜种子）、厚朴各 9~12g，木香、乌药、桃仁、赤芍、番泻叶各 9g，芒硝（冲服）6g。可因症状而加减。水煎服。同时按病情给予输液、抗生素、胃肠减压等。

② 治食积气滞：莱菔子、炒山楂、炒六曲、炒谷芽、炒麦芽各 9g。水煎服。

4.22.10　无瓣蔊菜

RORIPPAE DUBIAE HERBA

【别名】野菜子、铁菜子、野油菜

【基原】来源于十字花科 Cruciferae 蔊菜属 *Rorippa* 无瓣蔊菜 *Rorippa dubia*（Pers.）Hara 的全草入药。

【形态特征】一年生草本，高 10~30cm；植株较柔弱，光滑无毛，直立或呈铺散状分枝，表面具纵沟。单叶互生，纸质，基生叶与茎下部叶倒卵形或倒卵状披针形，长 3~8cm，宽 1.5~3.5cm，多数呈大头羽状分裂，顶裂片大，边缘具不规则锯齿，下部具 1~2 对小裂片，稀不裂；茎上部叶卵状披针形或长圆形，边缘具波状齿，上下部叶形及大小均多变化，具短柄或无柄。总状花序顶生或侧生，花小，多数，具细花梗；萼片 4 枚，直立，披针形至线形，长约 3mm，宽约 1mm，边缘膜质；无花瓣（偶有不完全花瓣）；雄蕊 6 枚，2 枚较短。长角果线形，长 2~3.5cm，宽约 1mm，细而直；果梗纤细，斜升或近水平开展。种子每室 1 行，多数，细小，种子褐色、近卵形，一端尖而微凹，表面具细网纹。花期 4~6 月；果期 6~8 月。

【生境】生于河边、路旁、田边。

【分布】华东、华中、华南、西北、西南地区。日本、菲律宾、印度、印度尼西亚、美国南部也有分布。

【采集加工】春、夏季采收，将全草晒干。

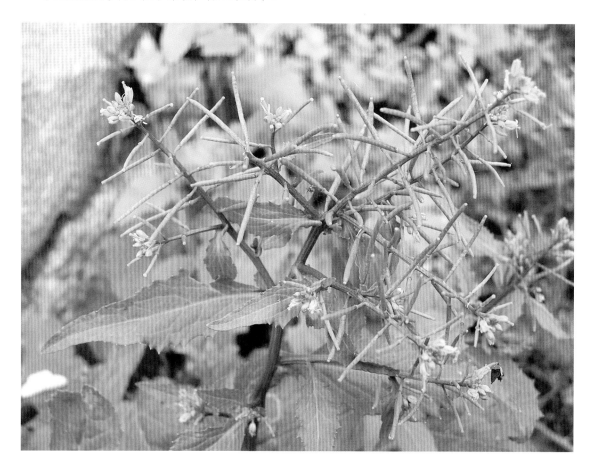

【性味归经】味甘、淡，性凉。归肺、肝经。

【功能主治】清热解毒，镇咳利尿。治感冒发热，咽喉肿痛，肺热咳嗽，慢性气管炎，急性风湿性关节炎，肝炎，小便不利。外用治漆疮，蛇咬伤，疔疮痈肿。

【用法用量】30~60g，水煎服。外用适量鲜品捣烂敷患处。

【附方】治慢性气管炎：葶菜素 200~300mg，每日 1 次，口服。

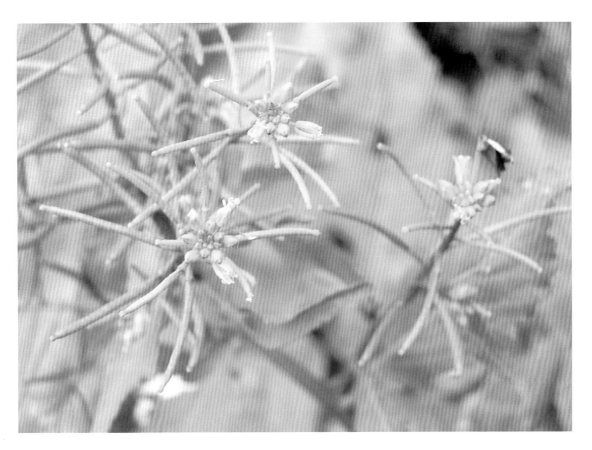

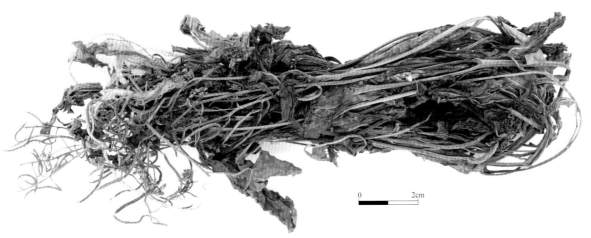

4.22.11　塘葛菜

RORIPPAE INDICAE HERBA

【别名】印度蔊菜、辣豆菜、野油菜

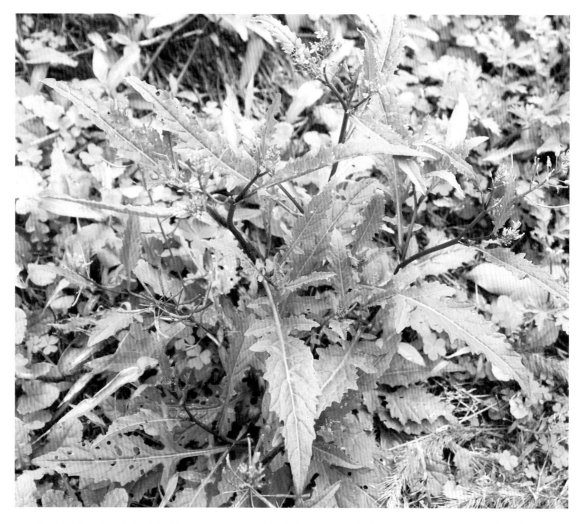

【基原】来源于十字花科 Cruciferae 蔊菜属 *Rorippa* 塘葛菜 *Rorippa indica*（L.）Hiern. [*Nasturtium indicum*（L.）DC.] 的全草入药。

【形态特征】一年生或二年生直立草本。高 20~40cm，植株较粗壮，无毛或具疏毛。茎单一或分枝，表面具纵沟。叶互生，基生叶及茎下部叶具长柄，叶形多变化，通常大头羽状分裂，长 4~10cm，宽 1.5~2.5cm，顶端裂片大，卵状披针形，边缘具不整齐牙齿，侧裂片 1~5 对；茎上部叶片宽披针形或匙形，边缘具疏齿，具短柄或基部耳状抱茎。总状花序顶生或侧生，花小，多数，具细花梗；萼片 4 枚，卵状长圆形，长 3~4mm；花瓣 4，黄色，匙形，基部渐狭成短爪，与萼片近等长；雄蕊 6 枚，2 枚稍短。长角果线状圆柱形，短而粗，长 1~2cm，宽 1~1.5mm，直立或稍内弯，成熟时果瓣隆起；果梗纤细，长 3~5mm，斜升或近水平开展。种子每室 2 行，多数，细小，卵圆形而扁，一端微凹，表面褐色，具细网纹。花期 4~6 月；果期 6~8 月。

【生境】生于路旁、河边、田边等潮湿处。

【分布】山东、河南、陕西、甘肃、江苏、浙江、江西、湖南、广东、广西、福建、台湾等地。日本、朝鲜、菲律宾、印度尼西亚、印度也有分布。

【采集加工】夏、秋季采收，将全草晒干。

【性味归经】味甘、淡，性凉。归肺、肝经。

【功能主治】清热利尿，凉血解毒。治感冒发热，肺炎，肺热咳嗽，咯血，咽喉肿痛，失音，小便不利，急性风湿性关节炎，水肿，慢性气管炎，肝炎。

【用法用量】30~60g，水煎服。外用治蛇咬伤，疔疮痈肿，用适量鲜品捣烂敷患处。

【附方】① 治慢性气管炎：蔊菜素 200~300mg，每日 1 次，口服。

② 治感冒发热：蔊菜 15g，桑叶 9g，菊花 15g，水煎服。

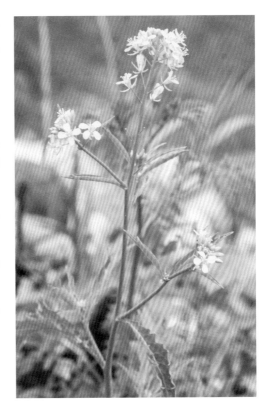

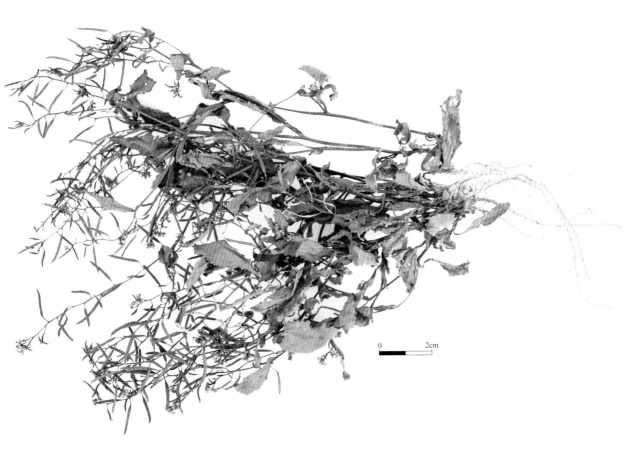

4.22.12　菥蓂

THLASPI HERBA

【别名】遏蓝菜、败酱草、犁头草

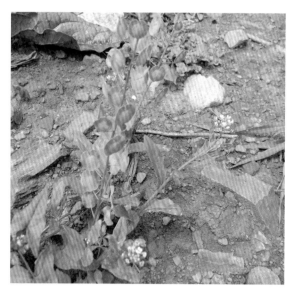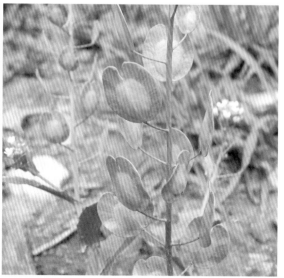

【基原】来源于十字花科 Cruciferae 菥蓂属 *Thlaspi* 菥蓂 *Thlaspi arvense* L. 的地上部分入药。

【形态特征】一年生草本，高 20~50cm，全株无毛；茎直立，分枝或不分枝，具棱。基生叶倒披针形，全缘，具柄，茎生叶披针形，长 2~5cm，宽 0.5~2cm，顶端钝或略尖。基部心形而抱茎，无柄。花白色，小而多数，排成顶生的总状花序；萼片 4 片，直立，卵形，长约 2mm，钝头；花瓣 4 片，十字形排列，倒卵形，长 2~4mm，顶端圆或微凹，基部具爪；雄蕊 6 枚，2 轮，外轮 2 枚较短，内轮 4 枝较长，花丝基部有 4 个密腺；子房上位，具 2 合生心皮，2 室，胚珠多数，生于侧膜胎座上，短角果倒卵形或近圆形，长 13~16mm，宽 9~13mm，扁平，顶端凹入，边缘有宽约 3mm 的翅；种子倒卵形，长约 1.5mm，略扁，黄褐色，具环纹。

【生境】生于路旁、沟边或园圃。

【分布】我国南北各地。亚洲余部、欧洲和非洲北部也有。

【采集加工】夏季果实成熟时采割。晒干。

【药材性状】本品茎长 20~30cm，直径 0.2~0.5cm，黄绿色或灰黄色，有直线棱；质脆，易折断，断面有髓心。叶互生，多脱落或破碎。果序顶生，果实倒卵圆形，扁平，直径 13~16mm，灰绿色或灰黄色，中部略隆起，边缘有翅，两侧中间各有 1 条纵线棱，顶端凹入，内分 2 室；种子每室 5 ~ 7 粒，倒卵圆形，直径约 0.2cm，棕黑色，两面均见环纹。气微，味淡。以色黄绿、果实完整者为佳。

【性味归经】味甘、辛，性平。归肝、肾经。

【功能主治】明目，益精，安胎。治头昏目眩，耳鸣，腰膝酸软，遗精，尿频余沥，先兆流产，胎动不安。

【用法用量】6~12g，水煎服。

4.23 堇菜科

4.23.1 戟叶堇菜

VIOLAE BETONICIFOLIAE HERBA

【别名】尼泊尔堇菜、箭叶堇菜

【基原】来源于堇菜科 Violaceae 堇菜属 *Viola* 戟叶堇菜 *Viola betonicifolia* J. E. Smith 全草入药。

【形态特征】多年生草本，无地上茎。叶多数，均基生，莲座状；叶片狭披针形、长三角状戟形或三角状卵形，长 2~7.5cm，宽 0.5~3cm，顶端尖，有时稍钝圆，基部截形或略呈浅心形，有时宽楔形，边缘具疏而浅的波状齿；叶柄较长，长 1.5~13cm，上半部有狭而明显的翅；托叶褐色，约 3/4 与叶柄合生，离生部分线状披针形或钻形，顶端渐尖。花白色或淡紫色，有深色条纹，长 1.4~1.7cm；花梗细长，与叶等长或超出于叶，中部附近有 2 枚线形小苞片；萼片卵状披针形，长 5~6mm，顶端渐尖，基部附属物较短，长 0.5~1mm，末端圆，有时疏生钝齿，具狭膜质缘，具 3 脉；上方花瓣倒卵形，长 1~1.2cm，侧方花瓣长圆状倒卵形，长 1~1.2cm，下方花瓣通常稍短，连距长 1.3~1.5cm；距管状，稍短而粗，长

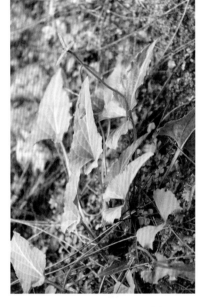

2~6mm，粗 2~3.5mm，末端圆；花药及药隔顶部附属物均长约 2mm，下方 2 枚雄蕊具长 1~3mm 的距；子房卵球形，长约 2mm，无毛。蒴果椭圆形至长圆形，长 6~9mm，无毛。花果期 4~9 月。

【生境】生于田野、路旁、山坡草地或林中。

【分布】长江以南各地。日本、印度、斯里兰卡、印度尼西亚、澳大利亚也有分布。

【采集加工】全年可采，一般鲜用。

【性味归经】味微苦、辛，性寒。归肝、胃经。

【功能主治】清热解毒，拔毒消肿。治疮疖肿毒，跌打损伤，刀伤出血，目赤肿痛，黄疸，肠痈，喉痛。

【用法用量】9~15g，水煎服。外用鲜草捣烂敷患处。

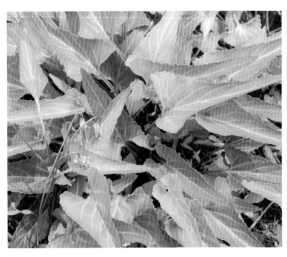

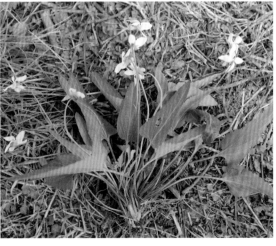

4.23.2 蔓茎堇菜

VIOLAE DIFFUSAE HERBA

【别名】匍匐堇菜

【基原】来源于堇菜科 Violaceae 堇菜属 Viola 蔓茎堇菜 Viola diffusa Ging. 全草入药。

【形态特征】一年生草本。全体被糙毛或白色柔毛。匍匐枝顶端具莲座状叶丛，通常生不定根。基生叶多数，丛生呈莲座状，或于匍匐枝上互生；叶片卵形或卵状长圆形，长 1.5~3.5cm，宽 1~2cm，顶端钝或稍尖，基部宽楔形或截形，稀浅心形，明显下延于叶柄，边缘具钝齿及缘毛，幼叶两面密被白色柔毛，后渐变稀疏；叶柄长 2~4.5cm，具明显的翅。花较小，淡紫色或浅黄色，具长梗，生于基生叶或匍匐枝叶丛的叶腋间；花梗纤细，长 1.5~8.5cm，无毛或被疏柔毛，中部有 1 对线形苞片；萼片披针形，长 4~5.5mm，顶端尖，基部附属物短，末端圆或具稀疏细齿，边缘疏生睫毛；侧方花瓣倒卵形或长圆状倒卵形，长 6~8mm，无须毛，下方花瓣连距长约 6mm，较其他花瓣显著短；距极短，长仅 1.5mm，稍露出萼片附属物之外；下方 2 枚雄蕊背部的距短而宽，呈三角形；子房无毛，花柱棍棒状，基部稍膝曲，上部渐增粗，柱头两侧及后方具肥厚的缘边，中央部分稍隆起，前方具短喙。花期 3~5 月，果期 5~8 月。

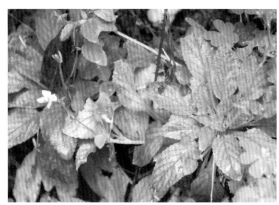

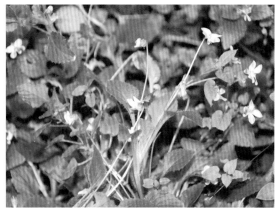

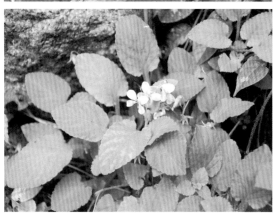

【生境】生于山地沟旁、疏林下或村旁较湿润、肥沃处。

【分布】长江流域以南各地。印度、尼泊尔、菲律宾、马来西亚、日本也有分布。

【采集加工】夏、秋采收，将全草晒干。

【性味归经】味苦、微辛，性寒。归肝经。

【功能主治】消肿排脓，清热解毒，生肌接骨。治肝炎，百日咳，目赤肿痛。外用治急性乳腺炎，疔疮，痈疖，带状疱疹，毒蛇咬伤，跌打损伤。

【用法用量】15~30g，水煎服。外用适量鲜品捣烂敷患处。

【附方】① 治急性乳腺炎：鲜蔓茎堇菜适量，捣烂敷患处，每日换药 1 次。

② 治疗疮痈肿：鲜蔓茎堇菜适量，捣烂，加白糖调匀外敷患处。另用鲜品 30g，水煎服。

4.23.3 紫花堇菜

VIOLAE GRYPOCERATIS HERBA

【别名】地黄瓜、黄瓜香、肾气草

【基原】来源于堇菜科 Violaceae 堇菜属 Viola 紫花堇菜 Viola grypoceras A. Gray 的全草入药。

【形态特征】多年生草本。根状茎短粗，垂直，节密生，褐色；地上茎数条，花期高 5~20cm，果期高可达 30cm，直立或斜升，通常无毛。基生叶叶片心形或宽心形，长 1~4cm，宽 1~3.5cm，顶端钝或微尖，基部弯缺狭，边缘具钝锯齿，两面无毛或近无毛，密布褐色腺点；茎生叶三角状心形或狭卵状心形，长 1~6cm，基部弯缺浅或宽三角形；基生叶叶柄长达 8cm，茎生叶叶柄较短；托叶褐色，狭披针形，长 1~1.5cm，宽 1~2mm。花淡紫色，无芳香；花梗自茎基部或茎生叶的叶腋抽出，长 6~11cm，远超出于叶，中部以上有 2 枚线形小苞片；萼片披针形，长约 7mm，有褐色腺点，顶端锐尖，基部附属物长约 2mm，末端截形，具浅齿；花瓣倒卵状长圆形，有褐色腺点，下瓣连距长 1.5~2cm；距长 6~7mm，粗约 2mm，通常向下弯，稀直伸；下方 2 枚雄蕊具长距，距近直立；子房无毛；喙端具较宽柱头孔。蒴果椭圆形，长约 1cm，密生褐色腺点，顶端短尖。花期 4~5 月；果期 6~8 月。

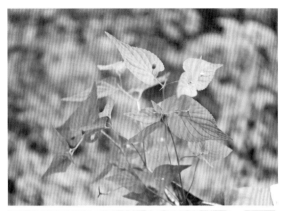

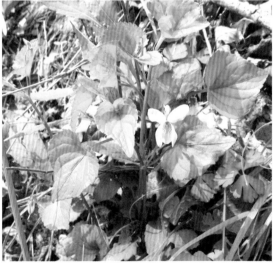

【生境】生于海拔 600~1000m 的山谷林中阴湿处。

【分布】华南、西南、华中、华东及华北地区。日本、朝鲜也有分布。

【采集加工】夏、秋季采收，将全草晒干。

【性味归经】味微苦，性凉。归心经。

【功能主治】清热解毒，止血，化瘀消肿。治慢性咽喉肿痛，无名肿毒，刀伤，跌打肿痛。

【用法用量】15~30g，水煎服。外用鲜品捣烂敷患处。

【附方】治慢性喉痛红肿：鲜紫花堇菜适量，捣烂调蜂蜜水含咽。

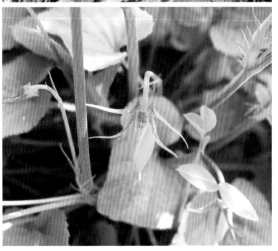

4.23.4 长萼堇菜

VIOLAE INCONSPICUAE HERBA

【别名】毛堇菜、犁头草、紫花地丁

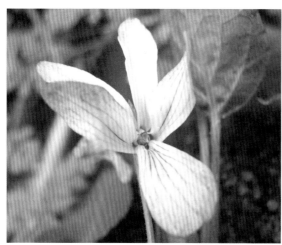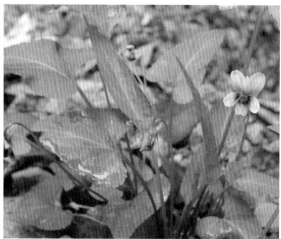

【基原】来源于堇菜科 Violaceae 堇菜属 *Viola* 长萼堇菜 *Viola inconspicua* Blume 的全草入药。

【形态特征】多年生草本，无地上茎。叶均基生，呈莲座状；叶片三角形、三角状卵形或戟形，长 1.5~7cm，宽 1~3.5cm，最宽处在叶的基部，中部向上渐变狭，顶端渐尖或尖，基部宽心形，两面通常无毛；叶柄无毛，长 2~7cm；托叶 3/4 与叶柄合生，分离部分披针形，长 3~5mm，顶端渐尖，边缘疏生流苏状短齿，稀全缘，通常有褐色锈点。花淡紫色，有暗色条纹；花梗细弱，通常与叶片等长或稍高出于叶，无毛或上部被柔毛，中部稍上处有 2 枚线形小苞片；萼片卵状披针形或披针形，长 4~7mm，顶端渐尖，基部附属物伸长，长 2~3mm，末端具缺刻状浅齿，具狭膜质的边缘；花瓣长圆状倒卵形，长 7~9mm，侧方花瓣里面基部有须毛，下方花瓣连距长 10~12mm；距管状，长 2.5~3mm，直，末端钝；下方雄蕊背部的距角状，长约 2.5mm，顶端尖，基部宽；子房球形，无毛，花柱棍棒状，长约 2mm。蒴果长圆形，长 8~10mm，无毛。花、果期 3~11 月。

【生境】生于山地草坡、平地、田野或河边。

【分布】长江以南各地。缅甸、菲律宾、马来西亚也有分布。

【采集加工】夏、秋季采收，将全草晒干。

【性味归经】味苦、微辛，性寒。归肝、心经。

【功能主治】消炎解毒，凉血消肿。治急性结膜炎，咽喉炎，乳腺炎，急性黄疸性肝炎，痈疖肿毒，化脓性骨髓炎，毒蛇咬伤。

【用法用量】干品 15~30g，鲜品 30~60g，水煎服。外用适量，鲜品捣烂敷患处。

【附方】① 治痈、疖、疔疮：炎症初起有红肿热痛者，以新鲜全草捣烂，湿敷于患部，干后就换；亦可制成粉剂或软膏使用。有全身症状者，可取干草 30g 煎服；或鲜草洗净，捣汁约 1 酒杯服，效果更佳。

② 治化脓性骨髓炎：鲜长萼堇菜、三桠苦叶（鲜）各等量。捣烂外敷。

③ 治毒蛇咬伤：长萼堇菜叶、连线草叶、野菊花叶各 60g。用鲜草洗净捣烂，绞汁内服，同时局部先经外科常规处理，隔 10min，用渣汁外敷伤口周围。患者饮药汁后忌饮温开水和吃热的食物。一般疗程 4~6 天。

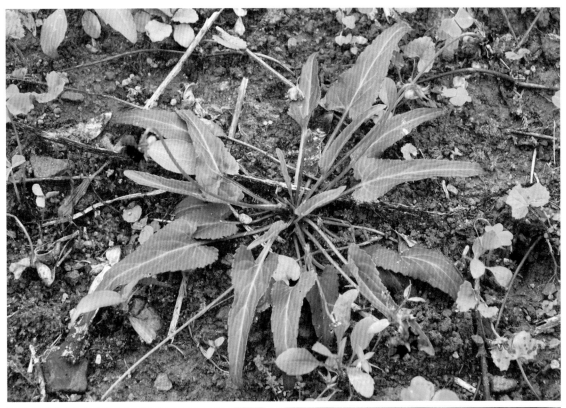

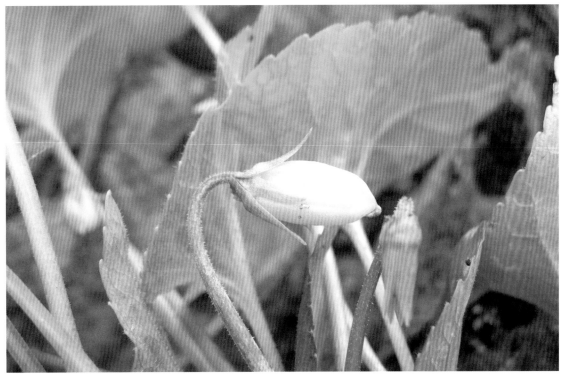

4.23.5 萱

VIOLAE MOUPINENSIS HERBA

【别名】黄堇、白三百棒、筋骨七、鸡心七

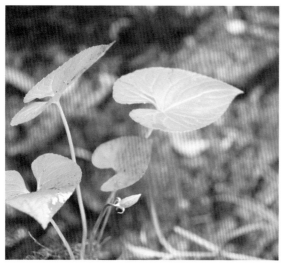
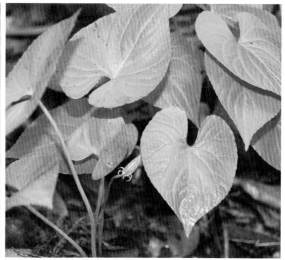

【基原】来源于堇菜科 Violaceae 堇菜属 Viola 萱 Viola moupinensis Franch. 的全草入药。

【形态特征】多年生草本。无地上茎，有时具长达 30cm 的上升的匍匐枝，枝端簇生数枚叶片。根状茎粗 6~10mm，长可达 15cm，垂直或有时斜生，节间短而密，通常残存褐色托叶，密生细根。叶基生，叶片心形或肾状心形，长 2.5~5cm，宽 3~4.5cm，花后增大呈肾形，长约 9cm，宽约 10cm；叶柄有翅，长 4~10cm，花后长达 25cm；托叶离生，卵形，长 1~1.8cm，淡褐色或上半部色较浅，顶端渐尖，边缘疏生细锯齿或全缘。花较大，淡紫色或白色，具紫色条纹；花梗长不超出叶，中部有 2 枚线形小苞片；萼片披针形或狭卵形，顶端稍尖，基部附属物短，末端截形、疏生浅齿，具狭膜质缘；花瓣长圆状倒卵形，侧方花瓣里面近基部有须毛，下方花瓣连距长约 1.5cm；距囊状，较粗，明显长于萼片的附属物；下方 2 枚雄蕊之距长约 1mm，粗约 1.1mm，末端钝；子房无毛。蒴果椭圆形，长约 1.5cm，无毛，有褐色腺点。花期 4~6 月；果期 5~7 月。

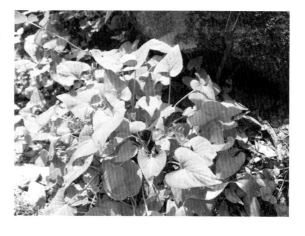

【生境】生于海拔 300~1000m 的阔叶林下。

【分布】华南、华东、华中、西南、西北。

【采集加工】全年可采，全草鲜用。

【性味归经】味苦、微辛，性寒。归脾、肝、膀胱经。

【功能主治】消炎，止痛。外用治乳腺炎，刀伤，开放性骨折，疔疮肿毒。

【用法用量】用鲜品捣烂敷患处。

4.23.6 紫花地丁

VIOLAE HERBA

【别名】铧头草、地丁、宝剑草、地黄瓜、地茄子、箭头草、犁头草

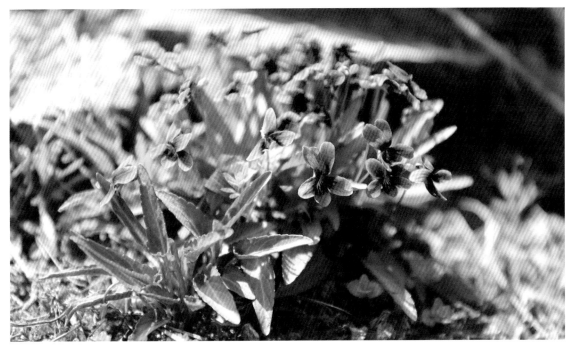

【基原】来源于堇菜科 Violaceae 堇菜属 Viola 紫花地丁 Viola philippica Cav. 的全草入药。

【形态特征】多年生草本。无地上茎，高 4~16cm。叶多数，基生，莲座状；下部叶较小，呈三角状卵形或狭卵形，上部者较长，呈长圆形、狭卵状披针形或长圆状卵形，长 1.5~4cm，宽 0.5~1cm，顶端圆钝，基部截形或楔形，稀微心形，边缘具较平的圆齿，两面无毛或被细短毛；叶柄在花期通常长于叶片 1~2 倍，上部具极狭的翅，果期长可达 10cm，上部具较宽之翅；托叶膜质，苍白色或淡绿色，长 1.5~2.5cm。花中等大，紫堇色或淡紫色，稀呈白色，喉部色较淡并带有紫色条纹；花梗通常多数，细弱，与叶片等长或高出于叶片，无毛或有短毛，中部附近有 2 枚线形小苞片；萼片卵状披针形或披针形，长 5~7mm；花瓣倒卵形或长圆状倒卵形，侧方花瓣长 1~1.2cm，下方花瓣连距长 1.3~2cm，里面有紫色脉纹；距细管状，长 4~8mm，末端圆；花药长约 2mm，下方 2 枚雄蕊背部的距细管状，长 4~6mm，末端稍细；子房卵形，无毛，花柱棍棒状。蒴果长圆形，长 5~12mm，无毛。花、果期 4~9 月。

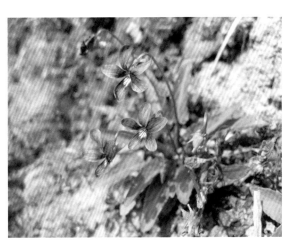

【生境】生于田间、山谷溪边林下、荒地或路旁。

【分布】几遍布全国。朝鲜、日本、俄罗斯也有分布。

【采集加工】夏、秋季采收，除去杂质，将全草晒干。

【性味归经】味苦、辛，性寒。归心、肝经。

【功能主治】清热解毒，凉血消肿。治疗痈疮疖，丹毒，蜂窝织炎，乳腺炎，目赤肿痛，咽炎，黄疸性肝炎，尿路感染，肠炎，毒蛇咬伤。

【用法用量】15~30g，水煎服。外用适量鲜品捣烂敷患处。

【附方】① 治化脓性感染：a. 紫花地丁、蒲公英、半边莲各15g，水煎服；药渣外敷。b. 鲜紫花地丁、鲜野菊花各60g，共捣汁分两次服；药渣敷患处。c. 鲜紫花地丁、鲜芙蓉花各等量，加食盐少许，共捣烂敷患处；同时用鲜紫花地丁60~90g，水煎服。

② 治眼结膜炎、咽炎：鲜紫花地丁30~60g，水煎服。

③ 治急性出血性坏死性小肠炎：紫花地丁、凤尾草、奇蒿、大血藤、地榆各15g，仙鹤草30g。腹痛加延胡索、乌药各9g；腹胀加枳壳6g，川厚朴、大黄各9g；体虚加羊乳15g、红枣7枚。水煎服。

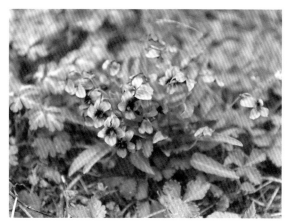
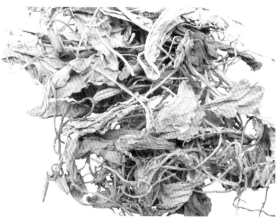

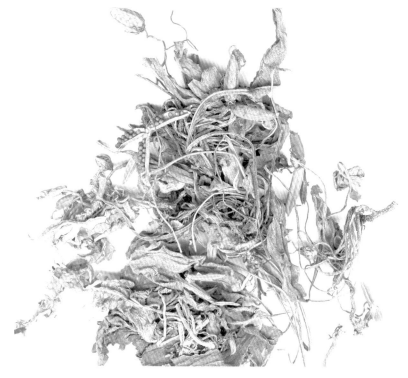

4.23.7 庐山堇菜

VIOLAE STEWARDIANAE HERBA

【别名】拟蔓地草

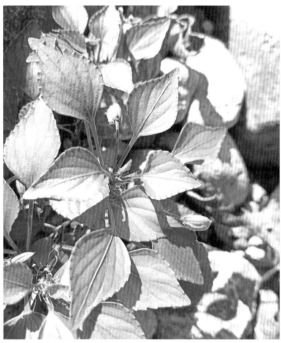
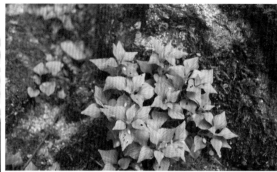
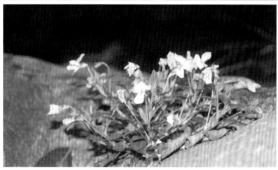

【基原】来源于堇菜科 Violaceae 堇菜属 Viola 庐山堇菜 Viola stewardiana W. Beck. 的全草入药。

【形态特征】多年生草本。茎地下部分横卧，甚坚硬，常发出新植株；地上茎斜升，高 10~25cm，通常数条丛生，具纵棱，无毛。基生叶莲座状，叶片三角状卵形，长 1.5~3cm，宽 1.5~2.5cm，顶端短尖，基部宽楔形或截形，下延于叶柄，边缘具圆齿，齿端有腺体，两面有细小的褐色腺点，具长达 5.5cm 的叶柄；茎生叶叶片长卵形、菱形或三角状卵形，长达 4.5cm，宽 2~3cm，上部者短于叶片，具狭翅；托叶褐色，披针形或线状披针形，基部者长 1~1.2cm，上部者长仅 0.5cm，顶端长渐尖，边缘有长流苏。花淡紫色，生于茎上部叶的叶腋，具长梗；花梗与叶等长，或稍超出于叶，中部稍上处有 2 枚线形苞片；萼片狭卵形，长 3~3.5mm，顶端短尖；花瓣顶端具微缺，上方花瓣匙形，长约 8mm，侧瓣长圆形，里面基部无须毛，下方花瓣倒长卵形，连距长约 1.4cm；距长约 6mm，向下弯，末端钝；下方 2 枚雄蕊无距，子房卵球形。蒴果近球形，散生褐色腺体，长约 6mm。花期 4~7 月；果期 5~9 月。

【生境】生于海拔 400~1000m 的山谷河边砂地或林中湿润的岩石缝中。

【分布】广东、广西、湖南、湖北、福建、江西、浙江、安徽、江苏、四川、贵州、甘肃、陕西。

【采集加工】夏、秋季采收，将全草晒干。

【性味归经】味微苦，性寒。

【功能主治】清热解毒，消肿止痛。治跌打损伤，无名肿毒。

【用法用量】15~30g，水煎服。外用鲜品捣烂敷患处。

4.23.8 堇菜

VIOLAE VERECUNDAE HERBA

【别名】罐嘴菜、小犁头草

【基原】来源于堇菜科 Violaceae 堇菜属 Viola 堇菜 Viola verecunda A. Gray [V. alata Burgsd.] 的全草入药。

【形态特征】多年生草本。高 5~20cm。地上茎数条丛生，直立或斜升，平滑无毛。基生叶叶片宽心形、卵状心形或肾形，长 1.5~3cm，宽 1.5~3.5cm，顶端圆或微尖，基部宽心形，两侧垂片平展，边缘圆齿，两面近无毛；茎生叶少，与基生叶相似；叶柄长 1.5~7cm，基生叶叶柄较

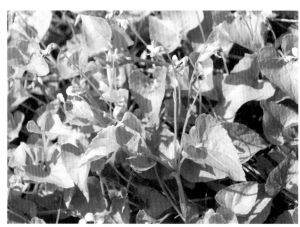

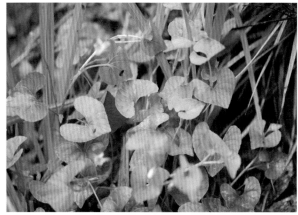

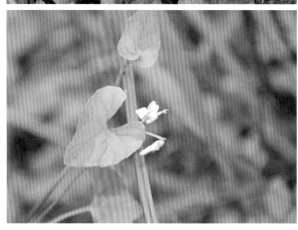

长具翅，茎生叶之柄较短；基生叶的托叶褐色，下部与叶柄合生，长 5~10mm，顶端渐尖，边缘疏生细齿，茎生叶的托叶离生，绿色，卵状披针形或匙形，长 6~12mm，通常全缘，稀具细齿。花小，白色或淡紫色，生于茎生叶的叶腋，具细弱的花梗；花梗远长于叶片，中部以上有 2 枚近于对生的线形小苞片；萼片卵状披针形，长 4~5mm；上方花瓣长倒卵形，长约 9mm，宽约 2mm，侧方花瓣长圆状倒卵形，长约 1cm，宽约 2.5mm，下方花瓣连距长约 1cm，顶端微凹，下部有深紫色条纹；距呈浅囊状，长 1.5~2mm；雄蕊的花药长约 1.7mm，下方雄蕊的背部具短距；子房无毛。蒴果长圆形或椭圆形，长约 8mm。花、果期 5~10 月。

【生境】生于湿润的草地、草坡、田野及村边。

【分布】我国东北、华北及长江以南各地。朝鲜、日本、蒙古、俄罗斯也有分布。

【采集加工】夏季采收全草晒干。

【性味归经】味微苦，性凉。

【功能主治】清热解毒，止咳，止血。治肺热咯血，扁桃体炎，眼结膜炎，腹泻。外用治疮疖肿毒，外伤出血，毒蛇咬伤。

【用法用量】30~60g，水煎服。外用适量鲜品捣烂敷患处。

4.24　远志科

4.24.1　尾叶远志

POLYGALAE CAUDATAE RADIX

【别名】水黄杨木、乌棒子

　　【基原】来源于远志科 Polygalaceae 远志属 *Polygala* 尾叶远志 *Polygala caudata* Rehd. et Wils. 的根入药。

　　【形态特征】灌木，高 1~3m；幼枝具纵棱槽。单叶，叶片近革质，长圆形或倒披针形，长 3~12cm，多数为 6~10cm，宽 1~3cm，顶端具尾状渐尖或细尖，基部渐狭至楔形，全缘，主脉上面凹陷，侧脉 7~12 对，在上面不明显；叶柄长 5~10mm，上面具槽。总状花序顶生或生于顶部数个叶腋内，数个密集成伞房状花序或圆锥状花序，长 2.5~5cm；花长 5~8mm；萼片 5 枚，果时早落，外面 3 枚小，卵形，长约 2mm，宽约 1.5mm，顶端圆形，具缘毛，外面被短柔毛，里面 2 枚大，花瓣状，倒卵形至斜倒卵形，长 4.5~6mm，宽约 3mm，顶端钝圆，基部渐狭，具 3 脉；花瓣 3 片，白色、黄色或紫色，侧生花瓣与龙骨瓣于 3/4 以下合生，较龙骨瓣短，龙骨瓣长 5mm，顶端背部具 1 盾状鸡冠状附属物；雄蕊 8 枚，花丝长约 4mm，3/4 以下连合成鞘，花药卵形；子房倒卵形。蒴果长圆状倒卵形，长 8mm，径约 4mm，顶端微凹，基部渐狭，具杯状环，边缘具狭翅。花期 11 月至翌年 5 月；果期 5~12 月。

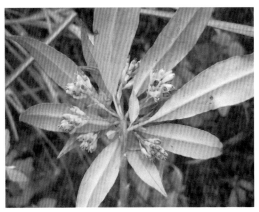

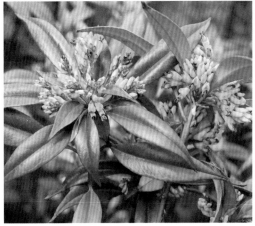

　　【生境】生于海拔 150~500m 的山谷、疏林中。

　　【分布】广东、广西、云南、贵州、湖南、湖北、四川。

　　【采集加工】全年可采，洗净晒干。

　　【性味归经】味苦，性平。归肺经。

　　【功能主治】止咳，平喘，清热利湿。治咳嗽，支气管炎，黄疸性肝炎。

　　【用法用量】15~30g，水煎服。

　　【附方】治慢性支气管炎：a. 尾叶远志根 30g，虎杖 15g、鱼腥草 60g，阔叶十大功劳根 30g，枇杷叶 5 片，水煎，分 2~3 次服。b. 尾叶远志根、大血藤各 30g，虎杖 15g，水煎，分 2~3 次服。c. 尾叶远志根 30g，黄芩、金银花、淫羊藿各 1.5g，水煎服。每日 1 剂，10 天为一疗程。

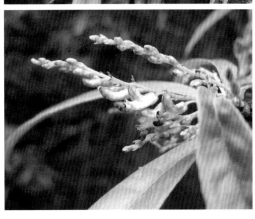

4.24.2　黄花倒水莲

POLYGALAE FALLACIS AE RADIX

【别名】倒吊黄花

【基原】来源于远志科 Polygalaceae 远志属 Polygala 黄花倒水莲 Polygala fallax Hemsl. [P. aureocauda Dunn] 的根入药。

【形态特征】灌木或小乔木，高 1~3m。单叶互生，叶片膜质，披针形至椭圆状披针形，长 8~17cm，宽 4~6.5cm，顶端渐尖，基部楔形至钝圆，全缘，叶面深绿色，背面淡绿色，两面均被短柔毛，主脉上面凹陷，侧脉 8~9 对；叶柄长 9~14mm，上面具槽，被短柔毛。总状花序顶生或腋生，长 10~15cm，直立，花后延长达 30cm，下垂，被短柔毛；花梗基部具线状长圆形小苞片，早落；萼片 5 枚，早落，具缘毛，外面 3 枚小，不等大，上面 1 枚盔状，长 6~7mm，其余 2 枚卵形至椭圆形，长 3mm，里面 2 枚大，花瓣状，斜倒卵形，长 1.5cm，宽 7~8mm，顶端圆形，基部渐狭；花瓣正黄色，3 枚，侧生花瓣长圆形，长约 10mm，2/3 以上与龙骨瓣合生，顶端近截形，基部向上盔状延长，龙骨瓣盔状，长约 12mm，鸡冠状附属物具柄，流苏状，长约 3mm；雄蕊 8；子房圆形。蒴果阔倒心形至圆形，绿黄色，径 10~14mm。花期 5~8 月；果期 8~10 月。

【生境】生于山谷、溪旁或湿润的灌木丛中。

【分布】福建、江西、湖南、广东、广西、四川、云南等地。

【采集加工】全年可采，根切片晒干。

【性味归经】味甘、微苦，性平。归肝、肾、脾经。

【功能主治】补益气血，健脾利湿，活血调经。治病后体虚，腰膝酸痛，跌打损伤，黄疸性肝炎，肾炎水肿，子宫脱垂，白带，月经不调。

【用法用量】15~30g，水煎服。

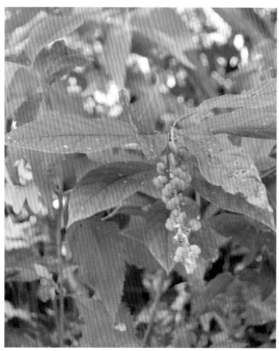
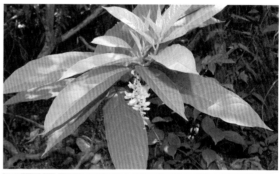
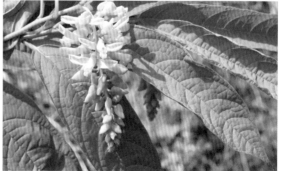

4.24.3 金不换

POLYGALAE GLOMERATAE HERBA

【别名】大金不换、紫背金牛

【基原】来源于远志科 Polygalaceae 远志属 Polygala 金不换 Polygala glomerata Lour. [P. chinensis L.] 的全草入药。

【形态特征】一年生直立草本，高 10~60cm。叶互生，叶纸质，倒卵形、椭圆形或披针形，长 2.6~10cm，宽 1~1.5cm，顶端钝，具短尖头，或渐尖，基部楔形，全缘，微反卷，绿色，疏被短柔毛，主脉上面凹入，背面隆起，侧脉少数，背面不明显；叶柄长约 1mm，被柔毛。总状花序腋上生，稀腋生，长仅 1cm，花少而密集；花梗长约 1.5mm，基部具披针形苞片 2 枚，早落，花大，长约 4.5mm；萼片 5 枚，绿色，具缘毛，宿存，外面 3 枚卵状披针形，长约 2mm，顶端渐尖，里面 2 枚花瓣状，镰刀形，长约 4.5mm，顶端渐尖，基部具爪，具 4~5 脉；花瓣 3 片，淡黄色或白带淡红色，基部合生，侧瓣较龙骨瓣短，基部内侧具 1 簇白色柔毛，龙骨瓣长约 4mm，顶端具 2 束条裂鸡冠状附属物；雄蕊 8 枚，花丝长约 3mm，中部以下合生成鞘，花药棒状卵形，顶孔开裂；子房圆形，侧扁，径约 1mm，具缘毛。蒴果圆形，径约 2mm，具狭翅及缘毛，顶端微凹。花期 4~10 月；果期 5~11 月。

【生境】生于山坡、路旁、坎边等草地上。

【分布】海南、广东、福建、广西、云南等地。

【采集加工】夏、秋采收，将全草晒干。

【性味归经】味甘、淡，性平。归肺经。

【功能主治】清热解毒，祛痰止咳，活血散瘀。治咳嗽胸痛，咽炎，支气管炎，肺结核，百日咳，肝炎，小儿麻痹后遗症，痢疾。外用治痈疽，疖肿，跌打损伤，毒蛇咬伤。

【用法用量】9~18g，水煎服。外用适量鲜品捣烂敷患处。

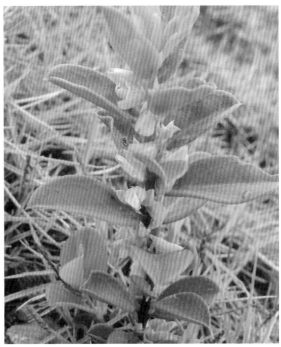
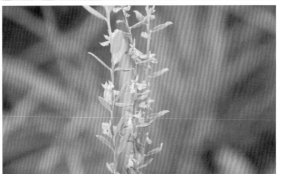
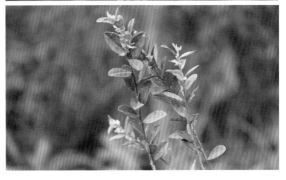

4.24.4 瓜子金

POLYGALAE JAPONICAE HERBA

【别名】金锁匙

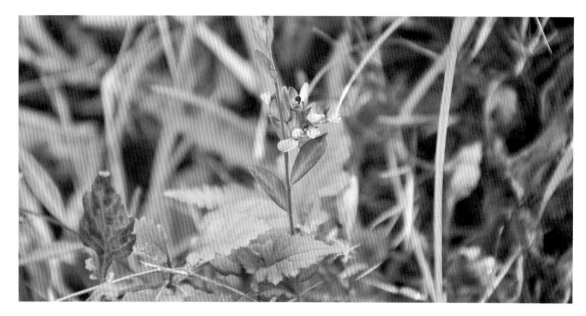

【基原】来源于远志科 Polygalaceae 远志属 *Polygala* 卵叶远志 *Polygala japonica* Houtt. 的全株入药。

【形态特征】多年生草本，高 15~20cm；茎、枝直立或外倾，绿褐色或绿色，具纵棱，被卷曲短柔毛。单叶互生，卵形或卵状披针形，稀狭披针形，长 1~2.6cm，宽 5~9mm，顶端钝，具短尖头，基部阔楔形至圆形，全缘，叶面绿色，背面淡绿色，侧脉 3~5 对，两面凸起，并被短柔毛；叶柄长约 1mm，被短柔毛。总状花序与叶对生，或腋外生，最上 1 个花序低于茎顶。花梗细，长约 7mm，被短柔毛，基部具 1 披针形、早落的苞片；萼片 5 片，宿存，外面 3 枚披针形，长 4mm，外面被短柔毛，内面 2 枚花瓣状，卵形至长圆形，长约 6.5mm，宽约 3mm，顶端圆形，具短尖头，基部具爪；花瓣 3 片，白色至紫色，基部合生，侧瓣长圆形，长约 6mm，基部内侧被短柔毛，龙骨瓣舟状，具流苏状鸡冠状附属物；雄蕊 8 枚；子房倒卵形，直径约 2mm，具翅，花柱长约 5mm，弯曲，柱头 2 枚，间隔排列。蒴果圆形，直径约 6mm，顶端凹陷，具喙状突尖，边缘具有横脉的阔翅。花期 4~5 月；果期 5~8 月。

【生境】生于海拔 600~800m 的山坡、路旁、空旷草地上。

【分布】山东、陕西、安徽、湖北、湖南、四川、贵州、云南、广西、广东、江西、江苏、浙江、福建、台湾。朝鲜、日本、俄罗斯远东地区、越南、菲律宾、巴布亚新几内亚也有分布。

【采集加工】夏、秋季采收，将全草晒干。

【药材性状】本品呈圆柱形，稍弯曲，直径达 4mm，表面黄褐色，有纵皱纹，质硬，断面黄白色。茎少分枝，长 10~20cm，淡棕色，被细柔毛。叶互生，展平后呈卵形或卵状披针形，长 1~2.6cm，宽 5~9mm，侧脉明显，顶端短尖，基部楔形至圆形，全缘，灰绿色，叶柄短，被柔毛。总状花序腋生，花蝶形。蒴果圆而扁，直径约 5mm，边缘膜质宽翅，无毛，萼片宿存。种子

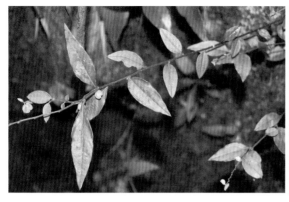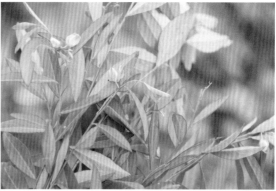

扁卵形，褐色，密被柔毛。气微，味微辛苦。

【性味归经】味辛，性微温。归肺经。

【功能主治】活血散瘀，祛痰镇咳，解毒止痛。治咽炎，扁桃体炎，口腔炎，咳嗽，小儿肺炎，小儿疳积，泌尿系结石，乳腺炎，骨髓炎。外用治毒蛇咬伤，跌打损伤，疔疮疖肿。

【用法用量】干品 6~15g，鲜品 30~60g，水煎服。

【附方】① 治毒蛇咬伤：a. 外用：卵叶远志全草 30g，加水少量捣烂，或干粉末调成糊状，外敷伤处。b. 内服：卵叶远志、半边莲、犁头草干粉各等量，水泛为丸，每服 15g，1 日 3 次；或用鲜草煎水服亦可。

② 治小儿疳积：卵叶远志 15g，猪肝 60g。加水蒸熟，去药渣吃肝喝汤，连服 3 剂。

③ 治泌尿系结石：鲜卵叶远志 30g，鲜水田七（裂果薯）30~45g。水煎服。重症患者加鲜紫薇 15~30g。

④ 治口腔炎：卵叶远志 90%，冰片、硼砂各 5%。共研细粉。撒患处，每日 2 次。

⑤ 治失眠：卵叶远志（全草），以文火煎煮，加适量调味剂与防腐剂，制成每 50ml 含鲜卵叶远志 30g 或干品 15g 的水剂。晚上临睡前服 50ml。

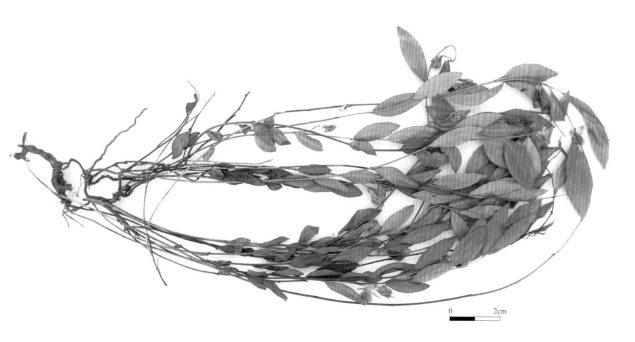

0   2cm

4.24.5 曲江远志

POLYGALAE KOI HERBA

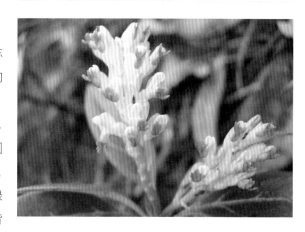

【基原】来源于远志科 Polygalaceae 远志属 *Polygala* 曲江远志 *Polygala koi* Merr. 的全株入药。

【形态特征】半灌木，高 5~10cm；茎木质，圆柱形。单叶互生，叶片或多或少肉质，椭圆形，长 1.5~4cm，宽 0.6~1.5(2)cm，顶端钝，具短尖头，基部楔形或近圆形，全缘，叶面绿色，背面淡绿色带紫，无毛，主脉上面微凹，背面稍隆起，侧脉 3 对，不明显；叶柄长 5~10mm，无毛。总状花序顶生，长 2.5~3cm，花序轴被短柔毛，花多而密；花长约 10mm，花梗长约 2mm，无毛，基部具 1 苞片，苞片长圆状卵形，长约 2mm，顶端渐尖，具缘毛，花时不脱落；萼片 5 片，花后脱落，外面 3 枚椭圆形，长约 3mm，顶端钝，无毛，内面 2 枚椭圆状卵形，长约 7mm，宽约 3.5mm，顶端圆形，具 5 脉；花瓣 3 片，紫红色，长约 9mm，侧生花瓣与龙骨瓣几等长，并于 1/2 以下合生，顶端圆形，龙骨瓣具 2 深裂片状的鸡冠状附属物；雄蕊 8 枚，花丝长约 7mm，5/7 以下合生成鞘，分离部分丝状，花药卵形；子房圆形。蒴果圆形，直径约 3mm，淡绿色，边缘带紫色，具翅。花期 4~9 月；果期 6~10 月。

【生境】生于山地林中。

【分布】广东、广西和湖南。

【采集加工】夏、秋季采收，将全草晒干。

【性味归经】味辛、苦，性平。归肺经。

【功能主治】止咳化痰，活血调经。治咳嗽痰多、咽喉肿痛、跌打损伤、月经不调、小儿疳积等。

【用法用量】6~15g，水煎服。

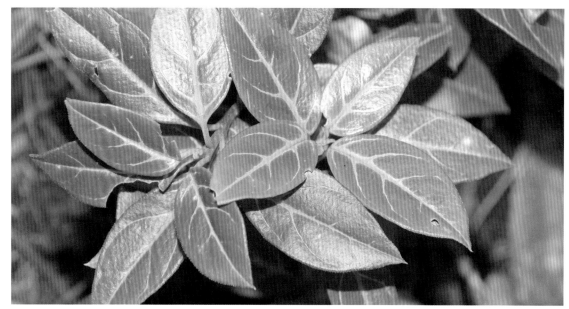

4.24.6 远志

POLYGALAE RADIX

【别名】葽绕、蕀蒬、苦远志

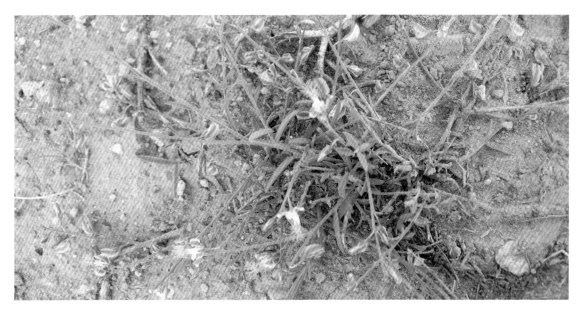

【基原】来源于远志科 Polygalaceae 远志属 Polygala 远志 Polygala tenuifolia Willd. 的根入药。

【形态特征】多年生草本，高 8~30cm。根圆柱形。茎丛生，上部绿色。叶互生，线形或狭线形，长 1~3cm，宽 0.5~2mm，顶端渐尖，基部渐狭，全缘，中脉明显，无毛或稍被柔毛；无柄或近无柄。总状花序呈偏侧状，花淡蓝色；萼 5 片，3 片较小，线状披针形；两侧 2 片花瓣状，长圆状倒卵形；稍弯斜；花瓣 3 片，基部合生，两侧瓣为歪倒卵形，中央花瓣较大，呈龙骨状，顶端着生流苏状的附属物；雄蕊 8 枚，花丝基部愈合呈鞘状；雌蕊 1 枚，子房倒卵形，扁平，2 室，花柱弯曲，柱头 2 裂。蒴果扁平，圆状倒心形，长、宽各 4~5mm，绿色，光滑，边缘狭翅状，基部有宿存的花萼。种子卵形，微扁，棕黑色，密被白色茸毛。花期 7~8 月；果期 8~9 月。

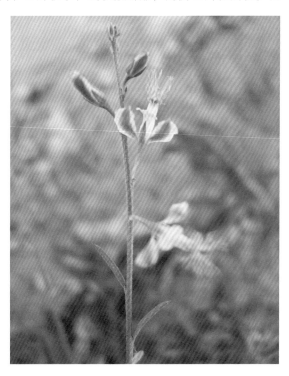

【生境】生向阳砾石或沙质的干山坡、草地、灌丛下。

【分布】东北、华北、西北及山东、安徽、江西、江苏等地。

【采集加工】春、秋二季采挖根。除去须根及泥沙，晒至皮部稍皱缩，用手揉搓抽去木心，晒干称"远志筒"；或将皮部剖开，除去木心，晒干称"远志肉"。

【药材性状】本品呈圆柱形，弯曲不直，长 2~30cm，直径 0.2~1cm。表面灰黄色至灰棕色，有横皱纹、纵皱纹及裂纹，老根的横皱纹较密而深陷，略呈结节状。质硬而脆，易折断，断面皮部棕黄色，木部黄白色，皮部易与木部剥离。气微，味苦、微辛，嚼之有刺喉感。以条粗、皮厚者为佳。

【性味归经】苦、辛，温。归心、肺、肾经。

【功能主治】安神益智，交通心肾，祛痰，消肿。治心肾不交引起的失眠多梦，神志恍惚，咳痰不爽，疮痈肿毒，乳房肿痛。

【用法用量】3~10g，水煎服。

【附方】① 治心悸、失眠、健忘：远志 10g，石菖蒲、五味子各 6g，水煎服。

② 治咳嗽痰多：远志、紫菀、杏仁各 10g，桔梗、甘草各 6g，水煎服。

③ 治神经衰弱：远志、五味子各等份研末，每晚睡前服 5g。

④ 治乳痈：远志研末，调酒服，每次 10g，也可用酒调敷患处。

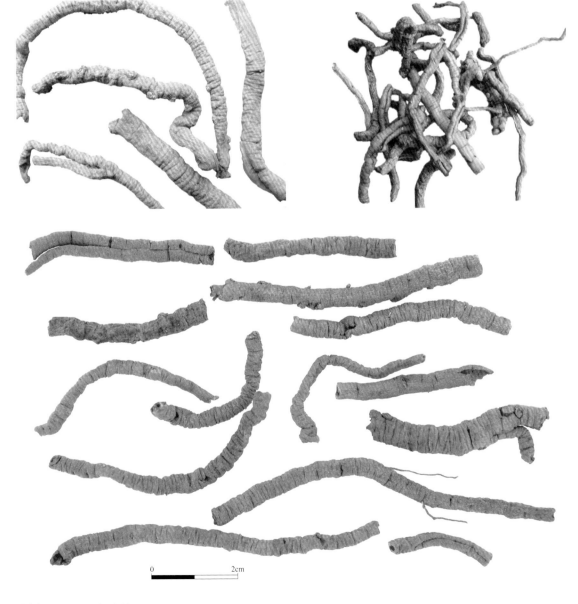

4.24.7　莎萝莽

SALOMONIAE CANTONIENSIS HERBA

【别名】齿果草、一碗泡

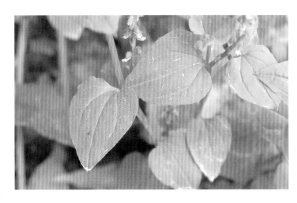

【基原】来源于远志科 Polygalaceae 齿果草属 *Salomonia* 莎萝莽 *Salomonia cantoniensis* Lour. 的全草入药。

【形态特征】一年生直立草木，高 5~25cm；根纤细，芳香。茎细弱，多分枝，无毛，具狭翅。单叶互生，叶片膜质，卵状心形或心形，长 5~16mm，宽 5~12mm，顶端钝，具短尖头，基部心形，全缘或微波状，绿色，无毛，3 基出脉；叶柄长 1.5~2mm。穗状花序顶生，多花，长 1~6cm，花后延长；花极小，长 2~3mm，无梗，小苞片极小早落；萼片 5 枚，极小，线状钻形，基部连合，宿存；花瓣 3 片，淡红色，侧瓣长约 2.5mm，龙骨瓣舟状，长约 3mm，无鸡冠状附属物；雄蕊 4 枚，花丝长约 2mm，花丝几乎全部合生成鞘，并与花瓣基部贴生，鞘被蛛丝状柔毛，花药合生成块状；子房肾形，侧扁，直径约 1mm，边缘具三角状长齿，2 室，每室具 1 胚珠；花柱长约 2.5mm，光滑，柱头微裂。蒴果肾形，长约 1mm，宽约 2mm，两侧具 2 列三角状尖齿。果爿具蜂窝状网纹。种子 2 粒，卵形，径约 1mm，亮黑色，无毛，无种阜。花期 7~8 月；果期 8~10 月。

【生境】生于海拔 200~700m 的山坡、旷地、路旁。

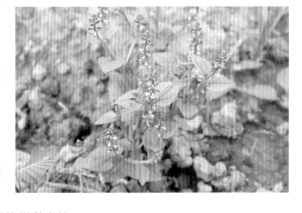

【分布】广东、海南、广西、云南、贵州、湖南、江西、福建。印度、越南、马来西亚至澳大利亚。

【采集加工】夏、秋采收，将全草晒干。

【性味归经】味微辛，性平。归心、肝经。

【功能主治】解毒消肿，散瘀止痛。治毒蛇咬伤，跌打肿痛，痈疮肿毒。

【用法用量】3~9g，水煎服。外用适量鲜品捣烂敷患处。

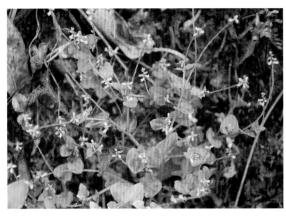

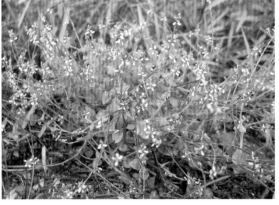

4.25 景天科

4.25.1 落地生根

BRYOPHYLLI PINNATI HERBA

【别名】打不死、叶生根

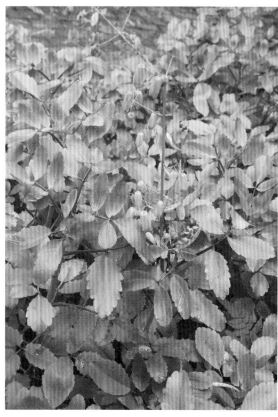
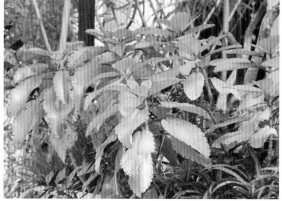
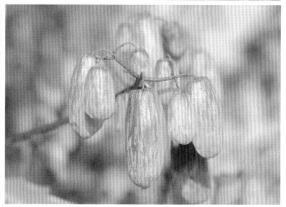

【基原】来源于景天科 Crassulaceae 落地生根属 *Bryophyllum* 落地生根 *Bryophyllum pinnatum*（L. f.）Oken [*Kalanchoe pinnata* Pers.] 全草入药。

【形态特征】多年生草本，高 40~150cm；茎有分枝。羽状复叶，长 10~30cm，小叶长圆形至椭圆形，长 6~8cm，宽 3~5cm，顶端钝，边缘有圆齿，圆齿底部容易生芽，芽长大后落地即成一新植物；小叶柄长 2~4cm。圆锥花序顶生，长 10~40cm；花下垂，花萼圆柱形，长 2~4cm；花冠高脚碟形，长达 5cm，基部稍膨大，向上成管状，裂片 4 片，卵状披针形，淡红色或紫红色；雄蕊 8 枚，着生花冠基部，花丝长；鳞片近长方形；心皮 4 枚。蓇葖包在花萼及花冠内；种子小，有条纹。花期 1~3 月。

【生境】野生或栽培；生于沟谷、路旁草地、林下或石缝中。

【分布】广东、云南、广西、福建、台湾等地。原产非洲。

【采集加工】夏、秋采收，将全草晒干。

【性味归经】味淡、微酸、涩，性凉。归肺、肾经。

【功能主治】解毒消肿，活血止痛，拔毒生肌。外用治疮痈肿痛，乳腺炎，丹毒，痈疽，跌打损伤，外伤出血，骨折，烧、烫伤，中耳炎。

【用法用量】外用鲜品捣烂敷患处或绞汁滴耳。

4.25.2 八宝

HYLOTELEPHII ERYTHROSTICTI HERBA

【别名】景天、活血三七、对叶景天

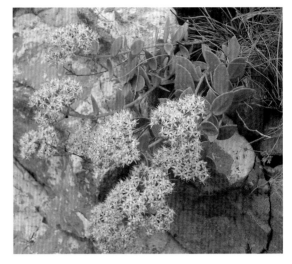

【基原】来源于景天科 Crassulaceae 八宝属 *Hylotelephium* 八宝 *Hylotelephium erythrostictum* (Miq.) H. Ohba 的全草入药。

【形态特征】多年生草本。块根胡萝卜状。茎直立，高 30~70cm，不分枝。叶对生，少有互生或 3 叶轮生，长圆形至卵状长圆形，长 4.5~7cm，宽 2~3.5cm，顶端急尖，钝，基部渐狭，边缘有疏锯齿，无柄。伞房状花序顶生；花密生，直径约 1cm，花梗稍短或同长；萼片 5 枚，卵形，长 1.5mm；花瓣 5 片，白色或粉红色，宽披针形，长 5~6mm，渐尖；雄蕊 10 枚，与花瓣同长或稍短，花药紫色；鳞片 5 片，长圆状楔形，长 1mm，顶端有微缺；心皮 5 枚，直立，基部几分离。花期 8~10 月。

【生境】栽培。

【分布】全国各地普遍栽培。朝鲜、日本、俄罗斯也有分布。

【采集加工】夏、秋季采收，将全草晒干。

【性味归经】味苦、酸，性寒。归心、肝、肾、大肠经。

【功能主治】解毒消肿，止血。治赤游丹毒，疔疮痈疖，火眼目翳，烦热惊狂，风疹，漆疮，烧、烫伤，蛇虫咬伤，吐血，咯血，月经过多，外伤出血。

【用法用量】15~30g，水煎服。外用鲜品捣烂敷患处。

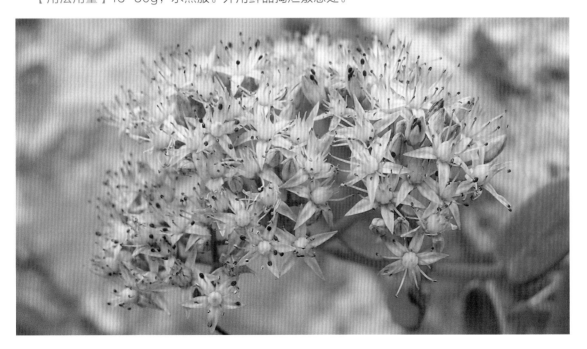

4.25.3　伽蓝菜

KALANCHOES LACINIATAE HERBA

【别名】鸡爪三七、五爪三七

【基原】来源于景天科 Crassulaceae 伽蓝菜属 *Kalanchoe* 伽蓝菜 *Kalanchoe laciniata*(L.) DC. 全草入药。

【形态特征】多年生草本，高 20~100cm。叶对生，中部叶羽状深裂，全长 8~15cm，裂片线形或线状披针形，边缘有浅锯齿或浅裂，叶柄长 2.5~4cm。聚伞花序排列成圆锥状，长 10~30cm；苞片线形；萼片 4 枚，披针形，长 4~10mm，顶端急尖；花冠黄色，高脚碟形，管部下部膨大，长 1.5cm，裂片 4 枚，卵形，长 5~6mm；雄蕊 8 枚；鳞片 4 枚，线形，长 3mm；心皮 4 枚，披针形，长 5~6mm，花柱长 2~4mm。花期 3 月。

【生境】栽培，亦有野生于石山岩壁上。

【分布】云南、广西、广东、香港、海南、福建、台湾。热带非洲、印度、马来西亚也有分布。

【采集加工】夏、秋采收，将全株晒干。

【性味归经】味甘、微苦，性微寒。归心、肝、肺经。

【功能主治】清热解毒，散瘀消肿。治跌打损伤，外伤出血，毒蛇咬伤，疮疡脓肿，烧、烫伤，湿疹。

【用法用量】15~30g，水煎服，或加酒捣烂取汁服，渣敷患处。外用鲜全草捣烂敷患处。

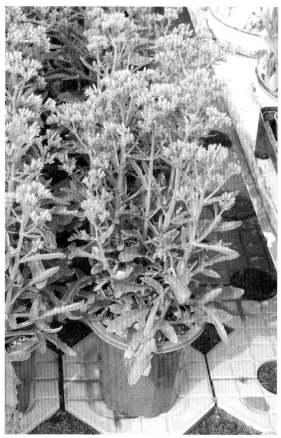
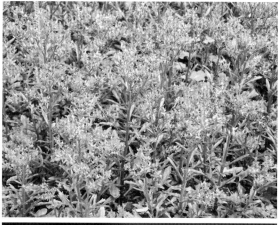
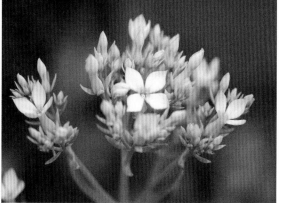

4.25.4 瓦松

OROSTACHYIS FIMBRIATAE HERBA

【别名】吊吊草、瓦松花、向天草、酸塔

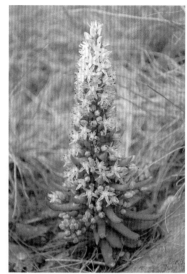 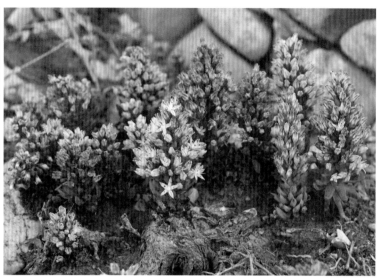

【基原】来源于景天科 Crassulaceae 瓦松属 *Orostachys* 瓦松 *Orostachys fimbriatus*（Turcz.）Berger 的地上全草入药。

【形态特征】二年生肉质草本，第一年生莲座叶，第二年抽花茎。叶片宽线形至倒披针形，顶端有一半月形软骨质的薄片，中央具一窄长的刺，边缘呈流苏状，干后可见暗红色圆点。塔形圆锥状总状花序生于茎顶，多分枝，每梗有花 1~3 朵；萼片 5 枚，长圆形，顶端渐尖成刺状；花瓣 5 枚，粉红色，披针形至长圆形，顶端有尖头；雄蕊 10 枚，花药紫色；心皮 5 枚，分离。蓇葖果。种子多数。花期 8~10 月；果期 9~11 月。

【生境】生于干燥山坡岩石上或旧瓦缝中。

【分布】湖北、安徽、江苏、浙江、青海、宁夏、甘肃、陕西、河南、山东、山西、河北、内蒙古、辽宁、黑龙江。朝鲜、日本、蒙古、俄罗斯也有分布。

【采集加工】秋季开花时或全草干枯后采收全草，除去根及泥屑。鲜品用沸水略烫后晒干。

【药材性状】本品茎呈细长圆柱状，长 5~25cm，直径 2~6mm。表面灰棕色，具多数突起的残留叶基，有明显的纵棱。叶常脱落，破碎或卷曲，灰绿色。圆锥花序穗状，小花白色或粉红色，花梗长约 5mm。体轻，质脆，易碎。气微，味酸。

【性味归经】味酸、苦，性凉。有毒。归胃、肝经。

【功能主治】止血，敛疮，清热解毒，止痢。治血痢，便血，尿血，月经过多，外伤出血及疮口久不愈合。

【用法用量】3~9g，水煎服。外用适量研末涂敷患处或鲜品捣烂外敷。

【附方】① 治痔疮出血：瓦松 6g，槐花、地榆各 9g，水煎服。

② 治疮痔溃久不敛：瓦松适量，焙干，研细外敷。

③ 治砂淋：瓦松煎浓汤，趁热熏洗小腹。

4.25.5 大苞景天

SEDI AMPLIBRACTEATI HERBA

【基原】来源于景天科 Crassulaceae 景天属 *Sedum* 大苞景天 *Sedum amplibracteatum* K. T. Fu 的全草入药。

【形态特征】一年生草本。茎高 15~50cm。叶互生，上部为 3 片轮生，下部叶常脱落，叶菱状椭圆形，长 3~6cm，宽 1~2cm，两端渐狭，钝，常聚生在花序下，有叶柄，长达 1cm。苞片圆形或稍长，与花略同长；聚伞花序常三歧分枝，每枝有 1~4 花，无梗；萼片 5 枚，宽三角形，长 0.5~0.7mm，有钝头；花瓣 5 片，黄色，长圆形，长 5~6mm，宽 1~1.5mm，近急尖，中脉不显；雄蕊 10 或 5 枚，较花瓣稍短；鳞片 5 枚，近长方形至长圆状匙形，长 0.7~0.8mm；心皮 5 枚，略叉开，基部合生，长 5mm，花柱长。蓇葖有种子 1~2；种子大，纺锤形，长 2~3mm，有微乳头状突起。花期 6~9 月；果期 8~11 月。

【生境】生于海拔 1100m 的山坡林下阴湿处。

【分布】广东、广西、云南、四川、贵州、湖南、甘肃、陕西、河南。缅甸也有分布。

【采集加工】夏、秋采收，将全草晒干。

【性味归经】味甘、淡，性寒。归胃、大肠经。

【功能主治】清热解毒，活血散瘀，止痛，通便。治产后腹痛，痈疮肿痛，胃痛，大便燥结，烫伤。

【用法用量】6~12g，水煎服。外用鲜品捣烂敷患处。

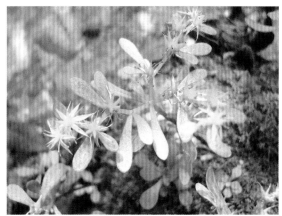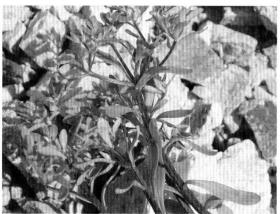

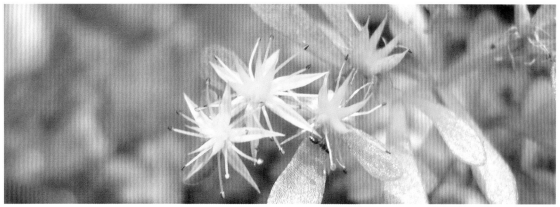

4.25.6 珠芽景天

SEDI BULBIFERI HERBA

【别名】马屎花、小箭草

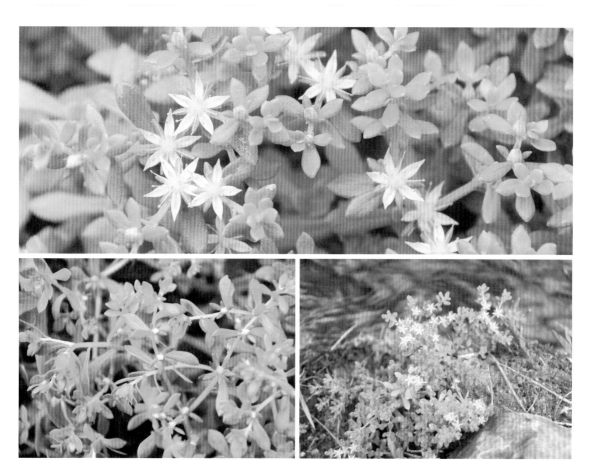

【基原】来源于景天科 Crassulaceae 景天属 *Sedum* 珠芽景天 *Sedum bulbiferum* Makino 的全草入药。

【形态特征】多年生草本。根须状。茎高 7~22cm，茎下部常横卧。叶腋常有圆球形、肉质、小形珠芽着生。基部叶常对生，上部的互生，下部叶卵状匙形，上部叶匙状倒披针形，长 10~15mm，宽 2~4mm，顶端钝，基部渐狭。花序聚伞状，3 分枝，常再二歧分枝；萼片 5 枚，披针形至倒披针形，长 3~4mm，宽达 1mm，有短距，顶端钝；花瓣 5 片，黄色，披针形，长 4~5mm，宽 1.25mm，顶端有短尖；雄蕊 10 枚，长 3mm；心皮 5 枚，略叉开，基部 1mm 合生，全长 4mm，连花柱长 1mm 在内。花期 4~5 月。

【生境】生于海拔 1000m 以下低山地、平原潮湿地或石上。

【分布】广东、广西、四川、湖北、湖南、江苏、浙江、安徽、福建、江西等地。

【采集加工】夏、秋采收，将全草晒干。

【性味归经】味辛、涩，性温。归肺经。

【功能主治】散寒，理气，止痛，截疟。治食积腹痛，风湿瘫痪，疟疾。

【用法用量】12~24g，水煎服。

4.25.7 凹叶景天

SEDI EMARGINATI HERBA

【别名】马齿半支

【基原】来源于景天科 Crassulaceae 景天属 Sedum 凹叶景天 Sedum emarginatum Migo 的全草入药。

【形态特征】多年生草本。茎细弱，高 10~15cm。叶对生，匙状倒卵形至宽卵形，长 1~2cm，宽 5~10mm，顶端圆钝，有微缺，基部渐狭，有短柄。花序聚伞状，顶生，宽 3~6mm，有多花，常有 3 个分枝；花无梗；萼片 5 枚，披针形至狭长圆形，长 2~5mm，宽 0.7~2mm，顶端钝；基部有短距；花瓣 5 片，黄色，线状披针形至披针形，长 6~8mm，宽 1.5~2mm；鳞片 5 枚，长圆形，长 0.6mm，钝圆，心皮 5 枚，长圆形，长 4~5mm，基部合生。蓇葖略叉开，腹面有浅囊状隆起；种子细小，褐色。花期 5~6 月；果期 6 月。

【生境】生于山坡潮湿处。

【分布】云南、四川、湖北、湖南、江西、广东、安徽、浙江、江苏、甘肃、陕西。

【采集加工】夏、秋季采收，将全草晒干。

【性味归经】味苦、酸，性凉。归心、肝经。

【功能主治】清热解毒，利水通淋，截疟。治一切疔疮，淋证，水鼓，疟疾。

【用法用量】15~30g，水煎服。外用鲜品捣烂敷患处。

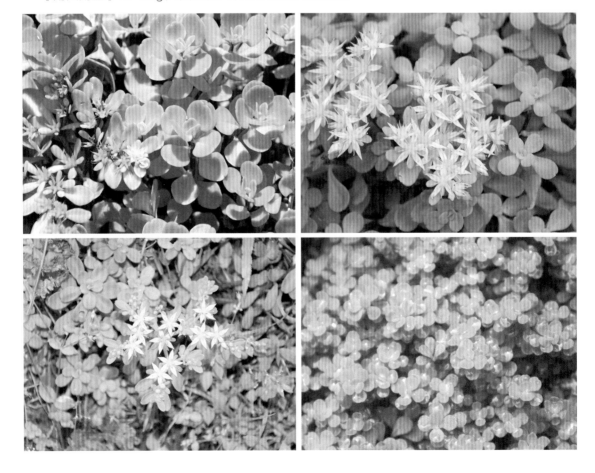

4.25.8　佛甲草

SEDI LINEARIS HERBA

【别名】鼠牙半支、午时花、打不死

【基原】来源于景天科 Crassulaceae 景天属 *Sedum* 佛甲草 *Sedum lineare* Thunb. 的全草入药。

【形态特征】多年生草本，植株全体无毛。茎高 10~20cm。三叶轮生，少有四叶轮或对生的，叶线形，长 20~25mm，宽约 2mm，顶端钝尖，基部无柄，有短柄。花序聚伞状，顶生，疏生花，宽

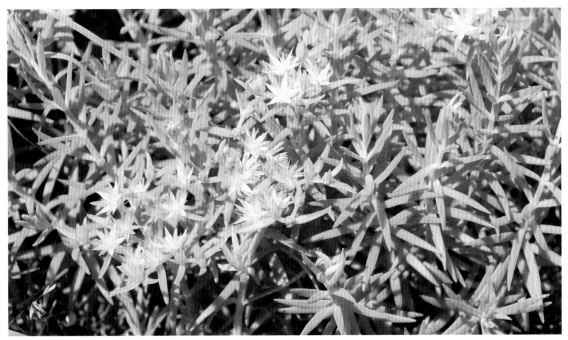

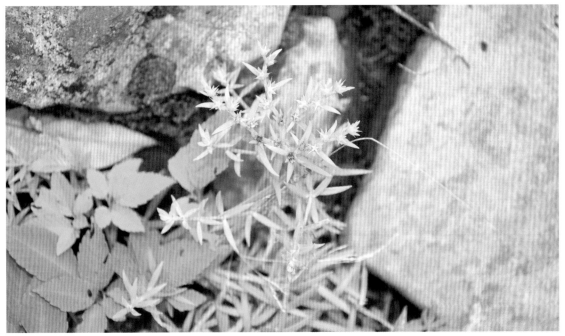

4~8cm，中央有一朵有短梗的花，另有 2~3 分枝，分枝常再 2 分枝，着生花无梗；萼片 5 枚，线状披针形，长 1.5~7mm，不等长，不具距，有时有短距，顶端钝；花瓣 5 片，黄色，披针形，长 4~6mm，顶端急尖，基部稍狭；雄蕊 10 枚，较花瓣短；鳞片 5 枚，宽楔形至近四方形，长 0.5mm，宽 0.5~0.6mm。蓇葖略叉开，长 4~5mm，花柱短；种子小。花期 4~5 月；果期 6~7 月。

【生境】野生或栽培；生于低山阴湿处或石缝中。

【分布】由江苏南部至广西、广东，西到四川、云南、西北至甘肃东南部。日本也有分布。

【采集加工】夏、秋二季采收，洗净，置沸水中烫后晒干。

【性味归经】味甘、淡，性凉。归心、肺、肝、脾经。

【功能主治】清热解毒，消肿止血。治咽喉炎，肝炎，胰腺炎。外用治烧、烫伤，外伤出血，带状疱疹，疮疡肿毒，毒蛇咬伤。

【用法用量】30~60g，水煎服。外用适量鲜草捣烂敷患处。

【附方】① 治慢性肝炎：佛甲草 30g，当归 9g，红枣 10 枚，水煎服，每日 1 剂。

② 治胰腺癌：鲜佛甲草 60~120g，鲜荠菜 90~180g（干品减半）。水煎早晚各服。

③ 治外伤出血：鲜佛甲草 1 把，捣烂敷于已扩创的伤口周围，用十二号针头在肿胀明显的手指间或脚趾间放水，每 4h 换药 1 次，或取干品少许，放少量水煮沸 15min，连水捣烂敷于已扩创的伤口周围，或煎服。

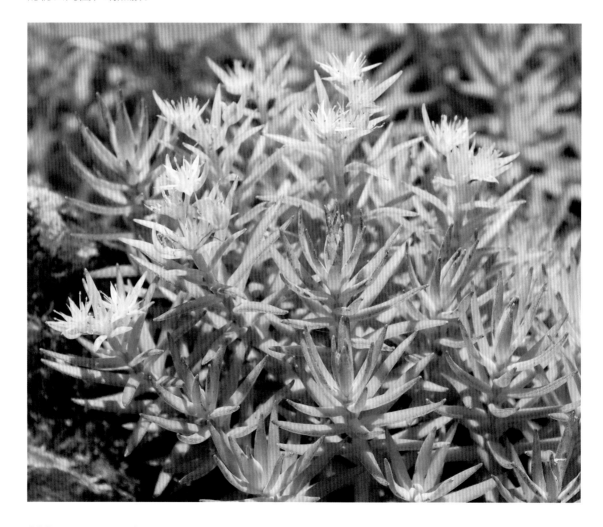

4.25.9　垂盆草

SEDI HERBA
【别名】三叶佛甲草、土三七

【基原】来源于景天科 Crassulaceae 景天属 Sedum 垂盆草 Sedum sarmentosum Bunge 的全草入药。

【形态特征】多年生草本，全株光滑无毛。不育枝及花茎细，匍匐而节上生根，直到花序之下，长 10~25cm。三叶轮生，叶倒披针形至长圆形，长 15~28mm，宽 3~7mm，顶端近急尖，基部急狭，有短柄。聚伞花序，有 3~5 分枝，花少，宽 5~6cm；花无梗；萼片 5 枚，披针形至长圆形，长 3.5~5mm，顶端钝，基部无距；花瓣 5 片，黄色，披针形至长圆形，长 5~8mm，顶端有稍长的短尖；雄蕊 10 枚，较花瓣短；鳞片 10 枚，楔状四方形，长 0.5mm，顶端稍有微缺；心皮 5 枚，长圆形，长 5~6mm，略叉开，有长花柱。种子卵形，长 0.5mm。花期 5~7 月；果期 8 月。

【生境】生于低山阴湿石上。

【分布】吉林、辽宁、河北、河南、陕西、四川、湖北、安徽、浙江、江西、福建、广东、广西等地。朝鲜和日本也有分布。

【采集加工】夏、秋二季采挖，除去杂质，置沸水中烫后，晒干。

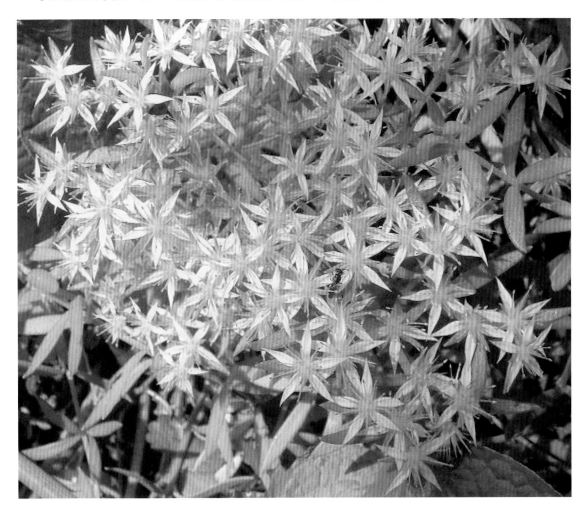

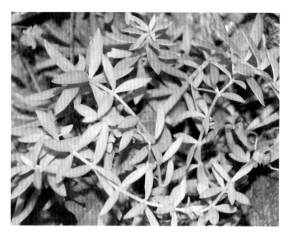

【药材性状】本品茎呈细圆柱状，长达20cm，部分节上有不定根。叶3片轮生，倒披针形至长圆形，绿色，肉质，长1.5~2.8cm，宽3~7mm，顶端急尖，基部急狭。气微，味微苦。

【性味归经】味甘、淡，性凉。归肝、胆、小肠经。

【功能主治】清热解毒，消肿排脓。治咽喉肿痛，口腔溃疡，肝炎，痢疾。外用治烧、烫伤，痈肿疮疡，带状疱疹，毒蛇咬伤。

【用法用量】30~120g，捣汁服；干草15~30g，水煎服。外用适量鲜品捣烂敷患处。

【附方】① 治蜂窝织炎、乳腺炎、阑尾炎、肺脓疡、痈疖、蛇、虫咬伤：鲜垂盆草全草60~120g，洗净捣烂加面粉少许调成糊状（或晒干研末加凡士林适量调成软膏）外敷患处，每日或隔日1次（如脓肿已溃，中间留一小孔排脓）。同时可用垂盆草30~60g捣烂绞汁冲服（肺脓疡加冬瓜子、薏苡仁、鱼腥草同煎服，阑尾炎则去鱼腥草，再加红藤、蒲公英、紫花地丁同煎服）。

② 治咽喉肿痛、口腔溃疡：鲜垂盆草捣烂绞汁1杯，含漱5~10min，每日3~4次。

③ 治肝炎：垂盆草30g，当归9g，红枣10枚。水煎服，每日1剂。或用复方垂盆草糖浆，每次服50ml，每日2次，15天为1个疗程。

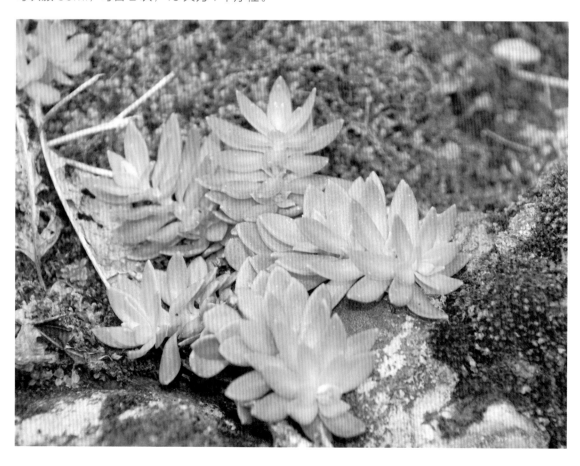

4.26 虎耳草科

4.26.1 鸡眼梅花草

PARNASSIAE WIGHTIANAE HERBA

【别名】鸡肫草、金线七、水雷公

【基原】来源于虎耳草科 Saxifragaceae 梅花草属 Parnassia 鸡眼梅花草 Parnassia wightiana Wall. ex Wight et Arn. 的全草入药。

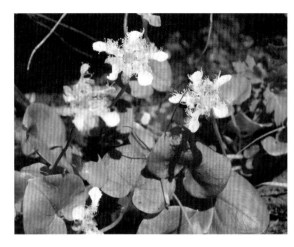

【形态特征】多年生草本，高 18~30cm。基生叶 2~4，具长柄；叶片宽心形，长 2.5~5cm，宽 3.8~5.5cm，顶端圆或有突尖头，基部弯缺深浅不等，心形，边薄，全缘，向外反卷，叶面深绿色，背面淡绿色，有 7~9 条脉；叶柄长 3~10cm；托叶膜质，早落。茎 2~6，近中部或偏上具单个茎生叶，与基生叶同形，边缘薄而形成一圈膜质，基部具多数长约 1mm 铁锈色的附属物，有时结合成小片状膜，无柄半抱茎。花单生于茎顶，直径 2~3.5cm；萼片卵状披针形或卵形，长 5~9mm，宽 3~5.5mm，顶端圆钝，边全缘，主脉明显，密被紫褐色小点，在其基部常有 2~3 条铁锈色附属物；花瓣白色，长圆形、倒卵形或似琴形，长 8~11mm，宽 4~9mm，顶端急尖，基部楔形，边缘上半部波状或齿状，稀深缺刻状，下半部具长流苏状毛，毛长达 5mm；雄蕊 5 枚，

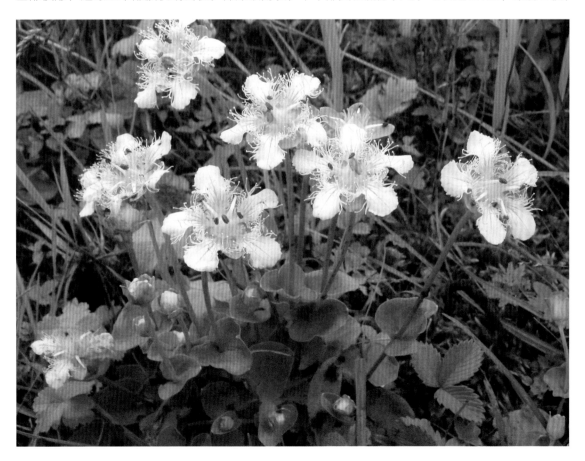

花丝长 5~7mm，扁平，向基部加宽，顶端尖，花药长约 1.5mm，长圆形，稍侧生；退化雄蕊 5 枚。蒴果倒卵球形，褐色。花期 7~8 月；果期 9~10 月。

【生境】生于沟谷林下潮湿地或溪边。

【分布】陕西、甘肃、四川、云南、贵州、广东、广西、湖北、湖南、福建及西藏东南部。

【采集加工】夏、秋季采收，将全草晒干。

【性味归经】味淡，性平。归肺、脾经。

【功能主治】清肺止咳，利水祛湿。治久咳咯血，疟疾，肾结石，胆石症，白带，跌打损伤。外用治湿热疮毒。

【用法用量】15~60g，水煎服。外用适量捣烂敷患处。

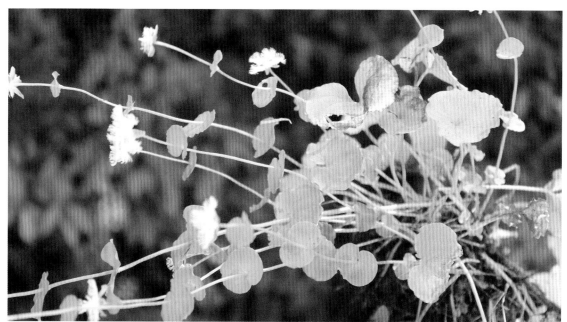

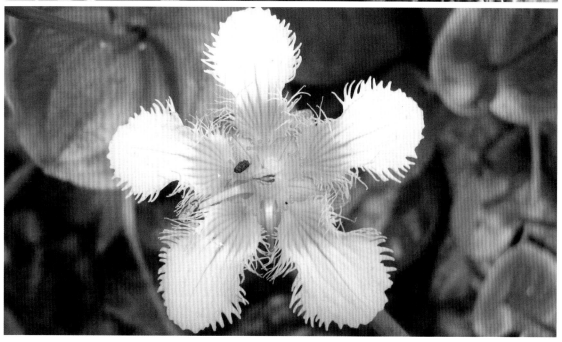

4.26.2 扯根菜

PENTHORI CHINENSIS HERBA

【别名】赶黄草、山黄鳝、水杨柳、水泽兰

【基原】来源于虎耳草科 Saxifragaceae 扯根菜属 *Penthorum* 扯根菜 *Penthorum chinense* Pursh. 的全草入药。

【形态特征】多年生草本，高 40~65（90）cm。根状茎分枝；茎不分枝，稀基部分枝，具多数叶，中下部无毛，上部疏生黑褐色腺毛。叶互生，无柄或近无柄，披针形至狭披针形，长 4~10cm，宽 0.4~1.2cm，顶端渐尖，边缘具细重锯齿，无毛。聚伞花序具多花，长 1.5~4cm；花序分枝与

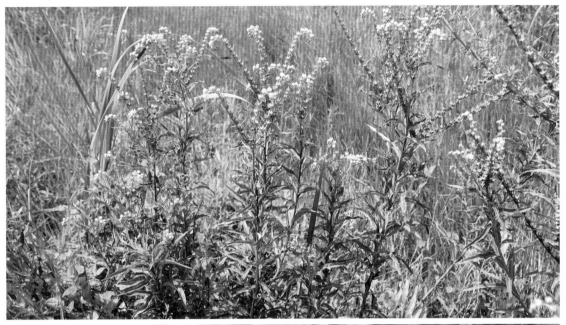

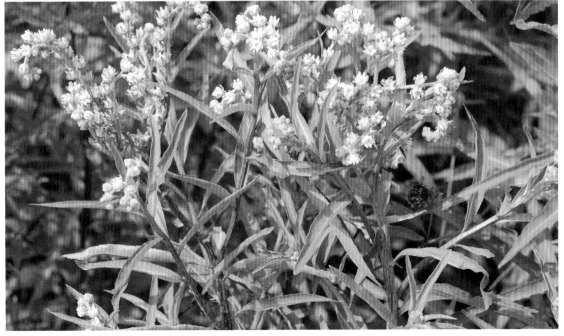

花梗均被褐色腺毛；苞片小，卵形至狭卵形；花梗长 1~2.2mm；花小型，黄白色；萼片 5 枚，革质，三角形，长约 1.5mm，宽约 1.1mm，无毛，单脉；无花瓣；雄蕊 10 枚，长约 2.5mm；雌蕊长约 3.1mm，心皮 5（6）颗，下部合生；子房 5（6）室，胚珠多数，花柱 5（6）枚，较粗。蒴果红紫色，直径 4~5mm；种子多数，卵状长圆形，表面具小丘状凸起。花、果期 7~10 月。

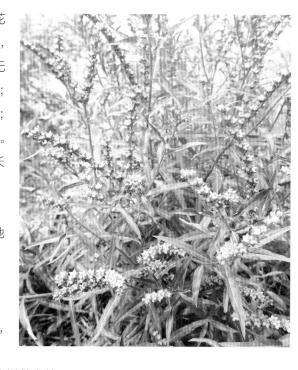

【生境】生于溪边、沟边的湿地上。

【分布】东北至华中、华东，华南至西南各地均产。俄罗斯远东地区、日本、朝鲜也有分布。

【采集加工】夏、秋采收，将全草晒干。

【性味归经】味甘，性温。归肝、肾经。

【功能主治】利水除湿，祛瘀止痛。治黄疸，水肿，跌打损伤肿痛。

【用法用量】15~30g，水煎服。外用适量捣烂敷患处。

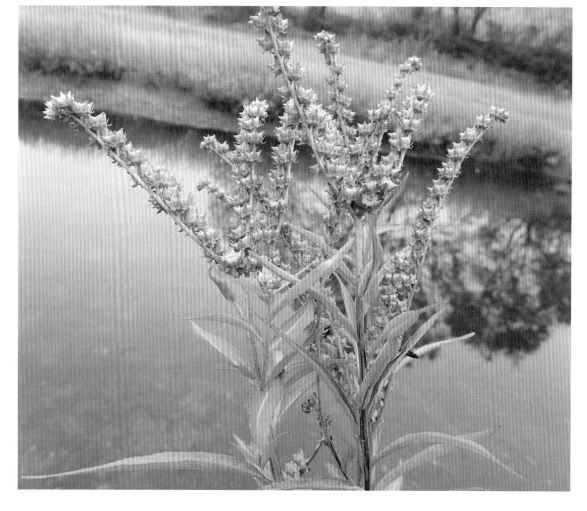

4.26.3 虎耳草

SAXIFRAGAE STOLONIFERAE HERBA

【别名】狮子耳、耳聋草

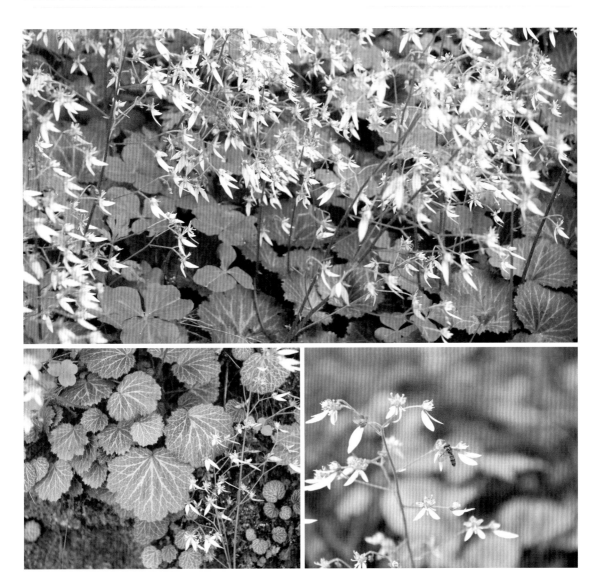

【基原】来源于虎耳草科 Saxifragaceae 虎耳草属 *Saxifraga* 虎耳草 *Saxifraga stolonifera* Meerb. 的全草入药。

【形态特征】多年生草本。根状茎短；葡匐茎细长，具不定根，有分枝；花茎高 10~30cm，直立。叶基生，肉质，圆形或肾形，直径 4~9cm，被柔毛，基部心形或截平，边缘浅裂及具不规则钝齿，上面绿色，具白斑，下面紫红色；叶柄长 3~15cm。圆锥花序疏松，被腺毛及茸毛；苞片披针形，长 3~5mm，被柔毛；萼片狭卵形，长 3~4mm，顶端急尖，向外伸展，下面及边缘被柔毛；花瓣 5，白色或粉红色，上方 3 片卵形，长约 3mm，渐尖，基部有黄斑，下方 2 片披针状椭圆形，长 1~1.5cm，宽 2~3mm，顶端锐尖，具羽状脉；雄蕊 10 枚，花丝棒状，长 6~8mm；子房球形，花柱纤细。蒴果卵圆形，长 4~5mm，顶端 2 深裂；种子卵形，具瘤状突起。花期 5~8 月；果期

7~11 月。

【生境】生于山谷、林下、阴湿的石隙中。

【分布】华东、华南至西南各地、陕西和河南。日本、朝鲜、菲律宾也有分布。

【采集加工】夏、秋季采收，将全草晒干备用。

【性味归经】味苦、辛，性寒；有小毒。归肺、胃经。

【功能主治】清热解毒。治小儿发热，咳嗽气喘；外用治中耳炎，耳郭溃烂，疔疮，疖肿，湿疹。

【用法用量】9~15g，水煎服。外用适量捣烂敷患处。

【附方】① 治中耳炎：鲜虎耳草 1 把，洗净捣烂取汁（或加冰片粉少许）滴耳，每日 1~2 次。

② 治耳郭溃烂：鲜虎耳草适量，捣烂调茶油涂患处；或加冰片 0.3g，枯矾 1.5g，共捣烂敷患处。

③ 治肺痈吐臭脓：虎耳草 12g，忍冬叶 30g，水煎，分 2 次服。

④ 治肺结核：虎耳草、鱼腥草、一枝黄花各 15g，白及、百部、白茅根各 15g，水煎服。

⑤ 治吐血：虎耳草 9g，猪瘦肉 120g，混合剁烂，做成肉饼蒸熟吃。

⑥ 治耳内肿痛、流脓出水：鲜虎耳草 60g，鲜爵床、冰糖各 30g，水煎服。

⑦ 治风火牙痛：虎耳草 15g，加鸡蛋 1 枚同煮服。

⑧ 治荨麻疹：虎耳草 15g，土茯苓 24g，忍冬藤 30g，野菊花 15g，煎水洗患处。

⑨ 治痔疮肿痛：虎耳草 30g，煎水放罐内，加少许盐，坐熏，每日 2 次。

⑩ 治血崩：鲜虎耳草 30g，加黄酒、水各半煎服。

⑪ 治慢性支气管炎：虎耳草素 125g，氯苯那敏 2g（将二药制成 1000 片，每片 0.15g；复方虎耳草素片功能为镇咳祛痰；口服，每次 1 片，每日 3 次）。

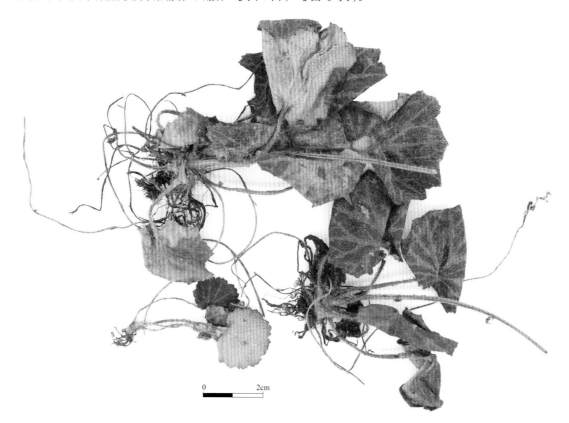

0   2cm

4.26.4 黄水枝

TIARELLAE POLYPHYLLAE HERBA

【别名】博落、水前胡、防风七

【基原】来源于虎耳草科 Saxifragaceae 黄水枝属 Tiarella 黄水枝 Tiarella polyphylla D. Don. 的全草入药。

【形态特征】多年生草本。高 20~45cm。根状茎横走，深褐色，直径 3~6mm。茎不分枝，密被腺毛。基生叶具长柄，叶片心形，长 2~8cm，宽 2.5~10cm，顶端急尖，基部心形，两面密被腺毛；叶柄长 2~12cm，密被腺毛；茎生叶 2~3 枚，与基生叶同型，叶柄较短。总状花序长 8~25cm，密被腺毛；花梗长达 1cm，被腺毛；萼片在花期直立，卵形，长约 1.5mm，宽约 0.8mm，顶端稍渐尖，腹面无毛，背面和边缘具短腺毛，3 至多脉；无花瓣；雄蕊长约 2.5mm，花丝钻形；心皮 2 枚，下部合生，子房近上位，花柱 2 枚。蒴果长 7~12mm；种子黑褐色，椭圆球形，长约 1mm。花、果期 4~11 月。

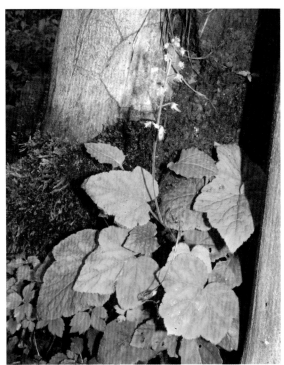

【生境】生于海拔 980~3800m 的林下、灌丛和阴湿地。

【分布】陕西、甘肃、江西、台湾、湖北、湖南、广东、广西、四川、重庆、贵州、云南和西藏。日本、中南半岛北部其余地区、不丹、印度、尼泊尔也有分布。

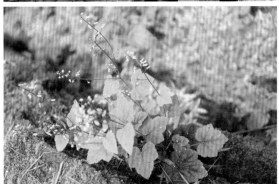

【采集加工】夏、秋季采集，晒干。

【性味归经】味苦，性寒。归肺经。

【功能主治】清热解毒，活血祛瘀，消肿止痛。治疮疖，无名肿痛，耳聋，咳嗽气喘，肝炎，跌打损伤。

【用法用量】9~15g，水煎服。外用鲜品捣烂外敷患处。

【附方】治咳嗽气喘：鲜黄水枝 30g，芫荽 15g，水煎冲红糖。早晚饭前各服一次，忌食酸辣、萝卜菜。

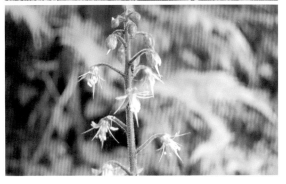

4.27 石竹科

4.27.1 簇生卷耳

CERASTII FONTANI HERBA

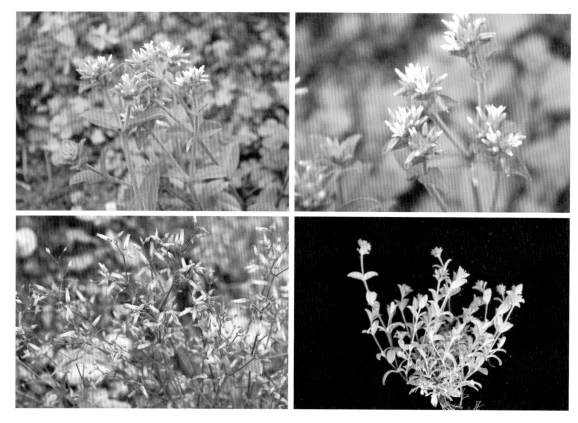

【基原】来源于石竹科 Caryophyllaceae 卷耳属 *Cerastium* 簇生卷耳 *Cerastium fontanum* Baumg subsp. *triviale*（Link）Jalas 全草入药。

【形态特征】多年生或一、二年生草本，高 15~30cm。茎单生或丛生，近直立，被白色短柔毛和腺毛。基生叶叶片近匙形或倒卵状披针形，基部渐狭呈柄状，两面被短柔毛；茎生叶近无柄，叶片卵形、狭卵状长圆形或披针形，长 1~3cm，宽 3~10mm，顶端急尖或钝尖，两面均被短柔毛，边缘具缘毛。聚伞花序顶生；苞片草质；花梗细，长 5~25mm，密被长腺毛，花后弯垂；萼片 5枚，长圆状披针形，长 5.5~6.5mm，外面密被长腺毛，边缘中部以上膜质；花瓣 5片，白色，倒卵状长圆形，等长或微短于萼片，顶端 2浅裂，基部渐狭，无毛；雄蕊短于花瓣，花丝扁线形，无毛；花柱 5枚，短线形。蒴果圆柱形，长 8~10mm，为宿存萼的 2倍，顶端 10齿裂；种子褐色，具瘤状凸起。花期 5~6月；果期 6~7月。

【生境】生于山地林下。

【分布】几遍全国。亚洲东部至南部。

【采集加工】春、夏采收，将全草晒干。

【性味归经】味辛、苦，性微寒。归膀胱、心、肝经。

【功能主治】清热解毒，消肿止痛。治感冒，乳痈初起，疔疮肿痛。

【用法用量】15~30g，水煎服。外用鲜品捣烂敷患处。

4.27.2　瞿麦

DIANTHI HERBA

【别名】十样景花、洛阳花

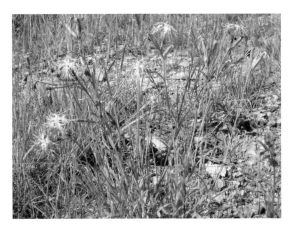

【基原】来源于石竹科 Caryophyllaceae
石竹属 Dianthus 瞿麦 Dianthus superbus L.
和石竹 Dianthus chinensis L. 的地上部分入药。

【形态特征】A. 瞿麦：多年生草本，高达
1m；茎丛生，直立，无毛，上部二歧分枝，节明
显。叶对生，线形或线状披针形，长 1.5~9cm，
宽 1~4mm，顶端渐尖，基部成短鞘状包茎，全
缘，两面均无毛。花夏、秋季开放，单生或数朵
集成稀疏二歧式分枝的圆锥花序；花梗长约 4cm；小苞片 4~6 枚，排成 2~3 轮；花萼圆筒形，长
达 4cm，顶端 5 裂，裂片披针形，边缘膜质，有细毛；花瓣 5，淡红色、淡紫红色或白色，顶端
深裂成细丝条，基部有须毛；雄蕊 10 枚；子房 1 室，花柱 2 枚，细长。蒴果长圆形；种子扁卵圆
形，边缘有宽翅。花期 6~9 月；果期 8~10 月。

【生境】生于山野草丛或岩石缝中。

【分布】全国各地。欧亚温带余部地区也有分布。

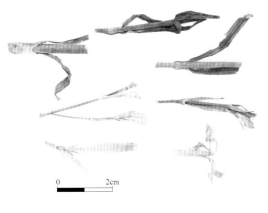

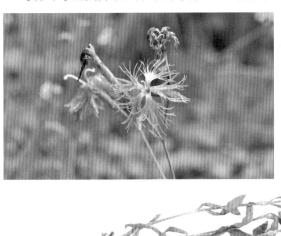

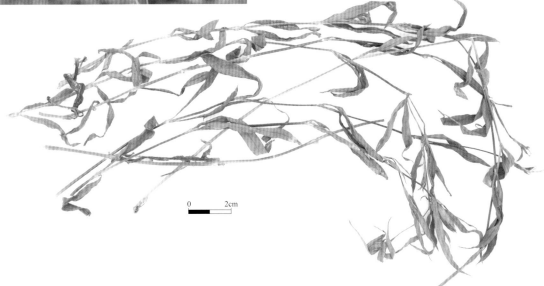

【形态特征】B. 石竹：多年生草本植物，株高30~50cm，全株无毛。茎簇生，直立，有节，多分枝。叶对生，条形或线状披针形。花单朵或数朵簇生于茎顶，形成聚伞花序；花大，径2~3cm，花萼筒圆形，花色有大红、粉红、紫红、纯白、红色、杂色，单瓣5枚或重瓣，顶端锯齿状，微具香气，喉部有斑纹，疏生有髯毛；雄蕊露出喉部外，花药蓝色；子房长圆形，花柱线形。蒴果长圆形，包裹于缩萼内；种子扁圆形，黑褐色。花期5~6月；果期7~9月。

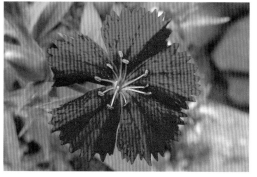

【生境】栽培。

【分布】东北、华北及长江流域以南各地区均有栽培。原产我国。

【采集加工】春、夏二季花、果期采割地上部分，除去杂质，晒干。

【药材性状】瞿麦和石竹药材两者区别小。本品全长30~60cm。茎呈圆柱形，上部有分枝，表面淡绿色或黄绿色，光滑无毛，节明显，略膨大；质轻而脆，易折断，断面中空。叶多皱缩，展平后线形至线状披针形，基部抱茎。花和果实均生枝顶，花萼筒状，长2.7~3.7cm，其下有苞片4~6片，宽卵形，长约为萼筒的1/4；花瓣棕紫色或棕黄色，卷曲，顶端撕裂成细条状。蒴果长筒形，与宿萼等长。种子细小，多数。无臭，味淡。以色黄绿、带萼筒者为佳。

【性味归经】味苦，性寒。归心、小肠经。

【功能主治】清热利尿，活血通经。治泌尿系感染，结石，小便不利，尿血，闭经，皮肤湿疹。

【用法用量】全草10~15g，水煎服。

【附方】治泌尿系感染：瞿麦、萹蓄各12g，蒲公英30g，黄柏9g，灯心草3g。水煎服。

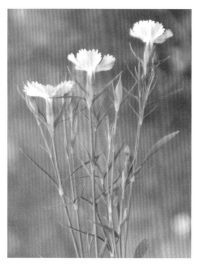

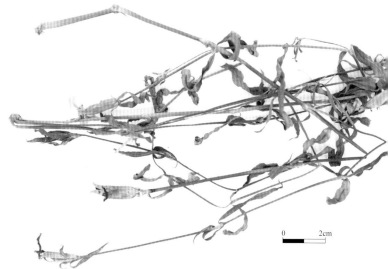

4.27.3 荷莲豆草

DRYMARIAE DIANDRAE HERBA

【别名】串钱草、水蓝草

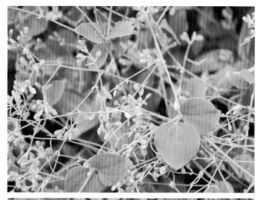

【基原】来源于石竹科 Caryophyllaceae 荷莲豆草属 *Drymaria* 荷莲豆草 *Drymaria diandra* Blume [*D. cordata* auct.non（L.）Willd.] 的全草入药。

【形态特征】一年生匍匐草本，茎长 60~90cm。根纤细。茎匍匐，丛生，纤细，无毛，基部分枝，节常生不定根。叶片卵状心形，长 1~1.5cm，宽 1~1.5cm，顶端凸尖，具 3~5 基出脉；叶柄短；托叶数片，小形，白色，刚毛状。聚伞花序顶生；苞片针状披针形，边缘膜质；花梗细弱，短于花萼，被白色腺毛；萼片披针状卵形，长 2~3.5mm，草质，边缘膜质，具 3 条脉，被腺柔毛；花瓣白色，倒卵状楔形，长约 2.5mm，稍短于萼片，顶端 2 深裂；雄蕊稍短于萼片，花丝基部渐宽，花药黄色，圆形，2 室；子房卵圆形；花柱 3 枚，基部合生。蒴果卵形，长 2.5mm，宽 1.3mm，3 瓣裂；种子近圆形，长 1.5mm，宽 1.3mm，表面具小疣。花期 4~10 月；果期 6~12 月。

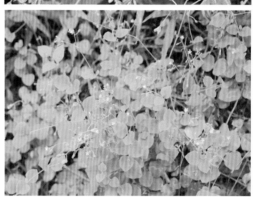

【生境】常生于山谷、溪边或潮湿的荒地、田沟旁等。

【分布】福建、台湾、四川、贵州、云南、广西、广东、湖南等地区。

【采集加工】夏、秋采收，将全草晒干。

【性味归经】味淡、微酸，性凉。归肝、胃、膀胱经。

【功能主治】清热解毒，利尿通便，活血消肿，退翳。治急性肝炎，慢性肾炎，胃痛，疟疾，翼状胬肉，腹水，便秘。外用治骨折，疮痈，蛇咬伤。

【用法用量】6~9g，水煎服。外用适量鲜草捣烂敷患处。

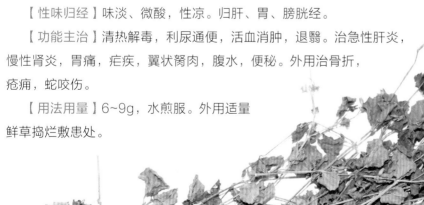

4.27.4　牛繁缕

MYOSOTI AQUATICI HERBA
【别名】鹅肠草、鹅儿肠、抽筋草

【基原】来源于石竹科 Caryophyllaceae 鹅肠菜属 Myosoton 牛繁缕 Myosoton aquaticum (L.) Moench 的全草入药。

【形态特征】二年生或多年生草本，具须根。茎上升，多分枝，长 50~80cm，上部被腺毛。叶卵形或宽卵形，长 2.5~5.5cm，宽 1~3cm，顶端急尖，基部稍心形，有时边缘具毛；叶柄长 5~15mm，上部叶常无柄或具短柄，疏生

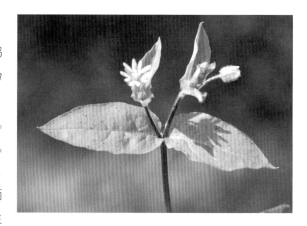

柔毛。顶生二歧聚伞花序；苞片叶状，边缘具腺毛；花梗细，长 1~2cm，花后伸长并向下弯，密被腺毛；萼片卵状披针形或长卵形，长 4~5mm，果期长达 7mm，顶端较钝，边缘狭膜质，外面被腺柔毛，脉纹不明显；花瓣白色，2 深裂至基部，裂片线形或披针状线形，长 3~3.5mm，宽约 1mm；雄蕊 10 枚，稍短于花瓣；子房长圆形，花柱短，线形。蒴果卵圆形，稍长于宿存萼；种子近肾形，直径约 1mm，稍扁，褐色，具小疣。花期 5~8 月；果期 6~9 月。

【生境】山谷、耕地、旷野、沟边或路旁。

【分布】我国南北各地均有分布。

【采集加工】春、夏采收，将全草晒干。

【性味归经】味甘、酸，性平。归肝、胃经。

【功能主治】消肿止痛，清热凉血，消积通乳。治小儿疳积，牙痛，痢疾、痔疮肿痛，乳腺炎，乳汁不通。外用治疮疖。

【用法用量】15~30g，水煎服；鲜草 60g 捣汁服。外用适量鲜草捣烂敷或煎浓汁熏洗。

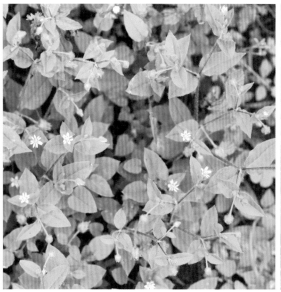

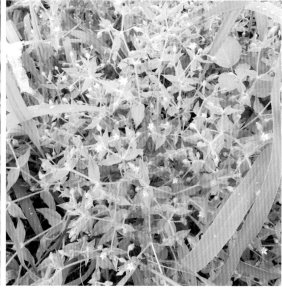

4.27.5 白鼓钉

POLYCARPAEAE CORYMBOSAE HERBA

【别名】星色草、白头翁

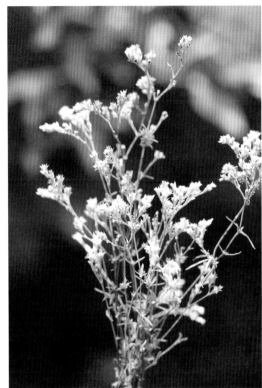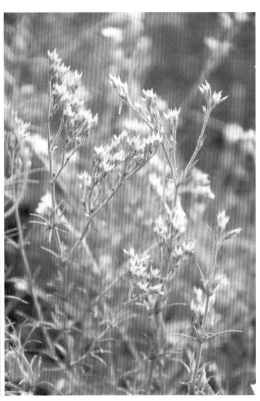

【基原】来源于石竹科 Caryophyllaceae 白鼓钉属 *Polycarpaea* 白鼓钉 *Polycarpaea corymbosa*（L.）Lam. 的全草入药。

【形态特征】一年生草本，高 15~35cm，多少被白色柔毛。茎直立，单生，中上部分枝，被伏柔毛。叶假轮生，叶片狭线形或针形，长 1.5~2cm，宽约 1mm，顶端急尖，近无毛，中脉明显；托叶卵状披针形，顶端急尖，长 2~4mm，干膜质，白色，透明。花密集成聚伞花序，多数；苞片披针形，透明，膜质，长于花梗；花梗细，被白色伏柔毛；萼片披针形，长 2~3mm，宽 0.5~1mm，顶端渐尖，基部稍圆，白色，透明，膜质；花瓣宽卵形，顶端钝，长不及萼片 1/2；雄蕊短于花瓣；子房卵形，花柱短，顶端不分裂。蒴果卵形，褐色，长不及宿存萼的 1/2；种子肾形，扁，长 0.5mm，宽 0.25~0.3mm，褐色。花期 7~8 月；果期 9~10 月。

【生境】生于空旷沙滩草地。

【分布】广东、香港、海南、广西、云南、江西、福建。亚洲、大洋洲、非洲、美洲其他热带和亚热带地区也有分布。

【采集加工】春、夏季采收，将全草晒干。

【性味归经】味淡，性凉。归膀胱、胃经。

【功能主治】清热解毒，利尿祛湿。治湿热痢疾，肠胃炎。

【用法用量】15~30g，水煎服。

4.27.6 女娄菜

SILENES APRICAE HERBA

【别名】王不留行、桃色女娄菜

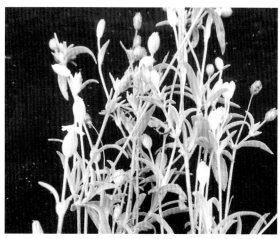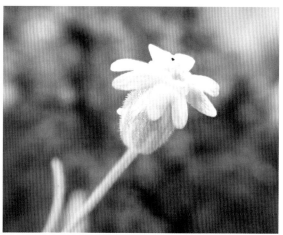

【基原】来源于石竹科 Caryophyllaceae 蝇子草属 *Silene* 女娄菜 *Silene aprica* Turcz. ex Fisch. et Mey. 的全草入药。

【形态特征】一年生或二年生草本，高 30~70cm。主根较粗壮，稍木质。茎单生或数个，直立，分枝或不分枝。基生叶叶片倒披针形或狭匙形，长 4~7cm，宽 4~8mm，基部渐狭成长柄状，顶端急尖，中脉明显；茎生叶叶片倒披针形、披针形或线状披针形，比基生叶稍小。圆锥花序较大型；花梗长 5~20（40）mm，直立；苞片披针形，草质，渐尖；花萼卵状钟形，长 6~8mm，近

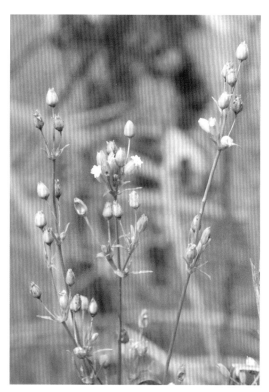

草质，果期长达 12mm，纵脉绿色，脉端多少连结，萼齿三角状披针形，边缘膜质；雌雄蕊柄极短或近无，被短柔毛；花瓣白色或淡红色，倒披针形，长 7~9mm，微露出花萼或与花萼近等长，爪具缘毛，瓣片倒卵形，2 裂；副花冠片舌状；雄蕊不外露，花丝基部具缘毛；花柱不外露。蒴果卵形，长 8~9mm，与宿存萼近等长或微长；种子圆肾形，灰褐色，长 0.6~0.7mm，肥厚，具小瘤。花期 6~7 月；果期 8~9 月。

【生境】生于平原、丘陵、山地、山坡草地及旷野路旁草丛中。

【分布】黑龙江、吉林、辽宁、内蒙古及我国大部分地区。朝鲜、俄罗斯西伯利亚地区、蒙古、日本也有分布。

【采集加工】夏、秋季采挖全草，洗净，晒干药用。

【性味归经】味甘、苦，性平。归肝、脾经。

【功能主治】有活血调经，健脾利水，下乳，解毒的功效。治乳汁少、体虚浮肿、月经不调、小儿疳积、骨髓炎、疔疮疖痈、毒蛇咬伤等。

【用法用量】9~15g，水煎服。外用鲜品捣烂敷患处。

【附方】① 治产妇乳汁少：女娄菜、黄芪各 15g，当归 9g，水煎服。

② 治体虚浮肿：女娄菜、白术、茯苓皮各 15g，水煎服。

③ 治痈肿：女娄菜、牛毛毡各适量。捣绒敷患处。

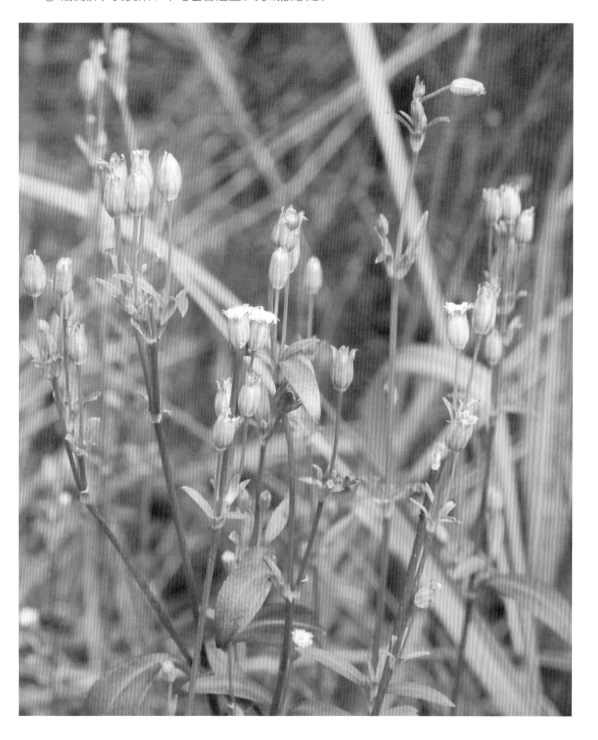

4.27.7 雀舌草

STELLARIAE ALSINIS HERBA

【别名】滨繁缕、石灰草

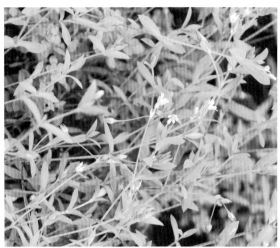
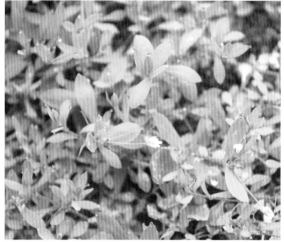

【基原】来源于石竹科 Caryophyllaceae 繁缕属 *Stellaria* 雀舌草 *Stellaria alsine* Grimm. 的全草入药。

【形态特征】二年生草本，高 15~25（35）cm，全株无毛。茎丛生，稍铺散，上升，多分枝。叶对生，无柄，叶片披针形至长圆状披针形，长 5~20mm，宽 2~4mm，顶端渐尖，基部楔形，半抱茎，边缘软骨质，呈微波状，基部具疏缘毛，两面微显粉绿色。聚伞花序通常具花 3~5 朵，顶生或花单生叶腋；花梗细，长 5~20mm，无毛，果时稍下弯，基部有时具 2 披针形苞片；萼片 5 枚，披针形，长 2~4mm，宽 1mm，顶端渐尖，边缘膜质，中脉明显，无毛；花瓣 5 片，白色，短于萼片或近等长，2 深裂几达基部，裂片条形，钝头；雄蕊 5（10），有时 6~7，微短于花瓣；子房卵形，花柱 2~3，短线形。蒴果卵圆形，与宿存萼等长或稍长，6 齿裂，含多数种子；种子肾形，微扁，褐色，具皱纹状凸起。花期 5~6 月；果期 7~8 月。

【生境】生于田间、河溪两岸或潮湿地上。

【分布】几遍全国。非洲北部、欧洲、亚洲、美洲的温带至亚热带地区。

【采集加工】春、夏采收，将全草晒干。

【性味归经】味辛，性平。归肺、脾经。

【功能主治】祛风散寒，续筋接骨，活血止痛，解毒。治伤风感冒，风湿骨痛，疮痈肿毒，跌打损伤，骨折，蛇咬伤。

【用法用量】9~15g，水煎服。外用鲜草适量捣烂敷患处。

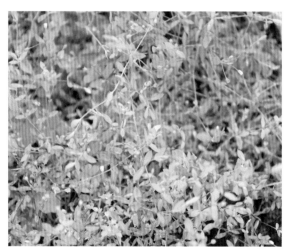

4.27.8 石生繁缕

STELLARIAE SAXATILIS HERBA

【别名】箐姑草、接筋草、筋骨草

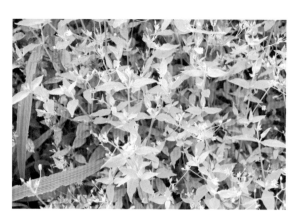

【基原】来源于石竹科 Caryophyllaceae 繁缕属 *Stellaria* 石生繁缕 *Stellaria saxatilis* Buch.-Ham. ex D. Don 全草入药。

【形态特征】多年生草本，高 30~60cm，全株被星状毛。茎疏丛生，铺散或匍匐，下部分枝，上部密被星状毛。叶卵形或椭圆形，长 1~3.5cm，宽 8~20mm，顶端急尖，稀渐尖，基部圆形，稀急狭成短柄状，全缘，两面均被星状毛，下面中脉明显。聚伞花序疏散，具长花序梗，密被星状毛；苞片草质，卵状披针形，边缘膜质；花梗细，长短不等，长 10~30mm，密被星状毛；萼片 5 枚，披针形，长 4~6mm，顶端急尖，边缘膜质，外面被星状柔毛，显灰绿色，具 3 脉；花瓣 5 片，2 深裂近基部，短于萼片或近等长；裂片线形；雄蕊 10 枚，比花瓣短或近等长；花柱 3 枚，稀为 4 枚。蒴果卵萼形，长 4~5mm，6 齿裂；种子多数，肾脏形，细扁，长约 1.5mm，脊具疣状凸起。花期 4~6 月；果期 6~8 月。

【生境】生于山谷、沟边潮地。

【分布】黄河流域以南各地均有分布。

【采集加工】春、夏采收，将全草晒干。

【性味归经】味辛，性凉。有小毒。归肝、脾经。

【功能主治】平肝，舒筋活血，利湿，解毒。治中风不语，肢体麻木，风湿痹痛，跌打损伤，黄疸性肝炎，白带，疮疖。

【用法用量】6~15g，水煎服。外用鲜品捣烂敷患处。

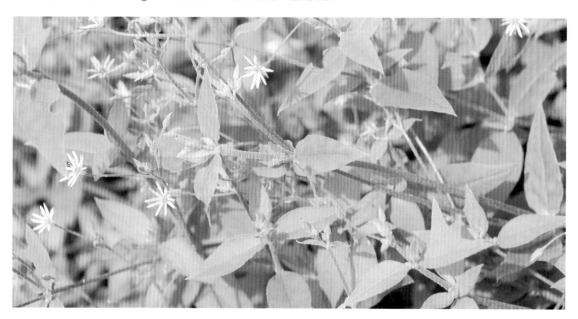

4.27.9 王不留行

VACCARIAE SEMEN

【别名】不留行、留行子、麦蓝子

【基原】来源于石竹科 Caryophyllaceae 麦蓝菜属 *Vaccaria* 麦蓝菜 *Vaccaria segetalis*（Neck.）Garcke 的干燥成熟种子入药。

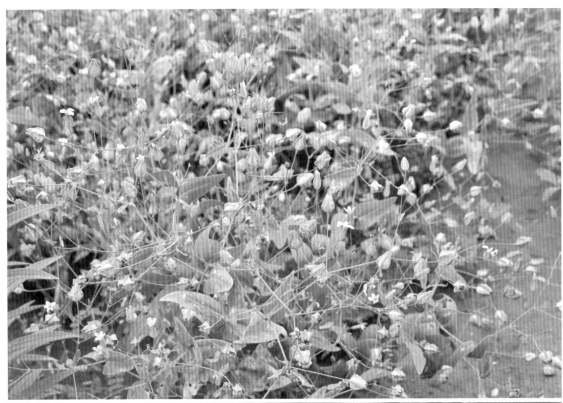

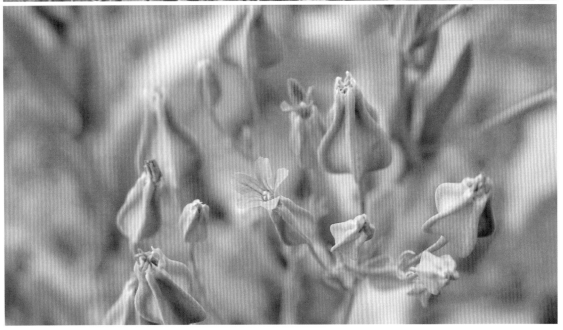

【形态特征】一年生或二年生草本。茎直立，高 30~70cm，圆柱形，节处略膨大，上部呈二叉状分枝。叶对生，无柄，卵状披针形或线状披针形，长 4~9cm，宽 1.2~2.7cm，顶端渐尖，基部圆形或近心脏形，全缘。顶端聚伞花序疏生，花柄细长，下有鳞片状小苞 2 枚；萼筒有 5 条绿色棱翅，顶端 5 裂，裂片短小三角形，花后萼筒中下部膨大成棱状球形；花瓣 5，分离，淡红色，倒

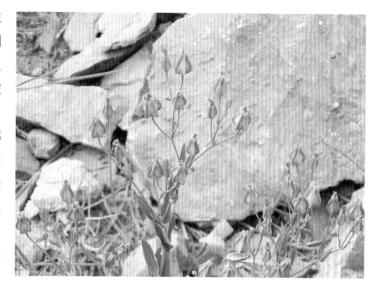

卵形，顶端有不整齐的小齿牙，由萼筒口向外开展，下部渐狭呈爪状；雄蕊 10 枚，不等长；雌蕊 1 枚，子房椭圆形，1 室，花柱 2 枚，细长。蒴果广卵形，包在萼筒内。花期 4~5 月；果熟期 6 月。

【生境】生于田边或耕地附近的丘陵地，尤以麦田中最为普遍。

【分布】除华南外，全国各地都有分布。欧洲和亚洲余部也广泛分布。

【采集加工】夏季果实成熟，果皮尚未开裂时采割植株，晒干，打下种子，除去杂质，再晒干。

【药材性状】本品呈球形，直径约 2mm。表面黑色，少数红棕色，略有光泽，有细密颗粒状突起，一侧有 1 凹陷的纵沟。质硬。胚乳白色，胚弯曲成环，子叶 2 枚。气微，味微涩、苦。

【性味归经】味苦，性平。归胃、肝经。

【功能主治】活血通经，下乳消肿，利尿通淋。治血瘀经闭，乳汁不下，痛经，乳痈肿痛。

【用法用量】4.5~6g，水煎服。

【附方】① 治产后乳汁不下：王不留行 6g，当归 12g，黄芪 30g，水煎服。

② 治乳痈初起：王不留行、枳壳各 6g，夏枯草 15g，金银花、蒲公英各 30g，水煎服。

③ 治血瘀经闭：王不留行、当归、牛膝、制香附各 6g，水煎服。

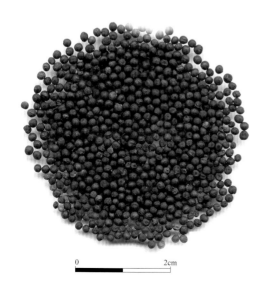

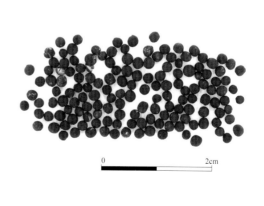

4.28 粟米草科

4.28.1 簇花粟米草

GLINI OPPOSITIFOLII HERBA

【别名】圆根草

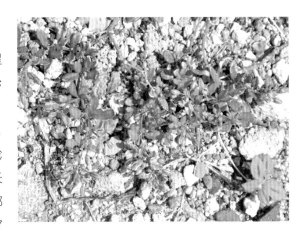

【基原】来源于粟米草科 Molluginaceae 星粟草属 Glinus 簇花粟米草 Glinus oppositifolius（L.）A. DC. 的全草入药。

【形态特征】铺散一年生草本，高 10~40cm，分枝多，被微柔毛或近无毛。叶 3~6 片假轮生或对生，叶片匙状倒披针形或椭圆形，长 1~2.5cm，宽 3~6mm，顶端钝或急尖，基部狭长，边缘中部以上有疏离小齿。花通常 2~7 朵簇生，绿白色、淡黄色或乳白色；花梗纤细，长 5~14mm；花被片 5 片，长圆形，长 3~4mm，3 脉，边缘膜质；雄蕊 3~5 枚，花丝线形；花柱 3 枚。蒴果椭圆形，稍短于宿存花被，种子栗褐色，近肾形，具多数颗粒状凸起，假种皮较小，长约为种子的 1/5，围绕种柄稍膨大呈棒状；种阜线形，白色。花、果期几乎全年。

【生境】多生于旷地或海岸沙地上。

【分布】广东、海南、台湾。非洲热带地区、亚洲余部和大洋洲也有分布。

【采集加工】夏、秋季采收，将全草晒干。

【性味归经】味淡，性平。

【功能主治】清热解毒。治急性阑尾炎。

【用法用量】15~20g，水煎服。

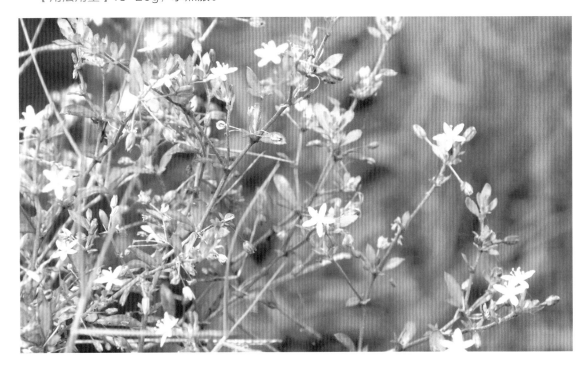

4.28.2 粟米草

MOLLUGINIS STRICTAE HERBA

【别名】四月飞、瓜仔草、瓜疮草

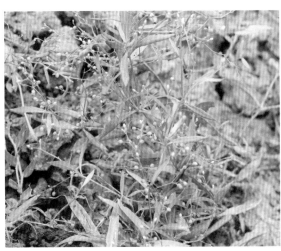
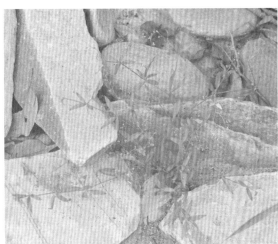

【基原】来源于粟米草科 Molluginaceae 粟米草属 *Mollugo* 粟米草 *Mollugo stricta* L. [*M. pentaphylla* L.] 全草入药。

【形态特征】铺散一年生草本，高 10~30cm。茎纤细，多分枝，有棱角，无毛，老茎通常淡红褐色。叶 3~5 片假轮生或对生，叶片披针形或线状披针形，长 1.5~4cm，宽 2~7mm，顶端急尖或长渐尖，基部渐狭，全缘，中脉明显；叶柄短或近无柄。花极小，组成疏松聚伞花序，花序梗细长，顶生或与叶对生；花梗长 1.5~6mm；花被片 5 枚，淡绿色，椭圆形或近圆形，长 1.5~2mm，脉达花被片 2/3，边缘膜质；雄蕊常 3 枚，花丝基部稍宽；子房宽椭圆形或近圆形，3 室，花柱 3 枚，短，线形。蒴果近球形，与宿存花被等长，3 瓣裂；种子多数，肾形，栗色，具多数颗粒状凸起。花期 6~8 月；果期 8~10 月。

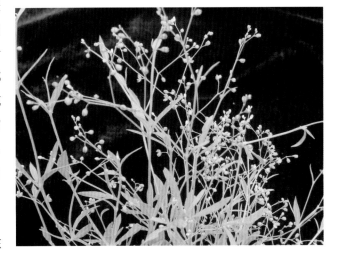

【生境】多生于旷地或海岸沙地上。

【分布】我国华南至西南部各地。东南亚余部、非洲也有分布。

【采集加工】夏、秋采收，将全草晒干。

【性味归经】味淡、涩，性平。归胃、肺经。

【功能主治】抗菌消炎，清热止泻。治腹痛泄泻，感冒咳嗽，皮肤风疹。外用治眼结膜炎，疮疖肿毒。

【用法用量】9~30g，水煎服。外用适量鲜草捣烂敷患处。

4.29 马齿苋科
4.29.1 马齿苋

PORTULACAE HERBA

【别名】瓜子菜、酸味菜

　　【基原】来源于马齿苋科 Portulacaceae 马齿苋属 Portulaca 马齿苋 Portulaca oleracea L. 的地上部分入药。

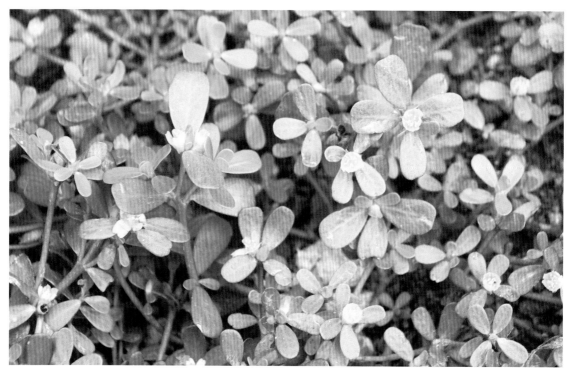

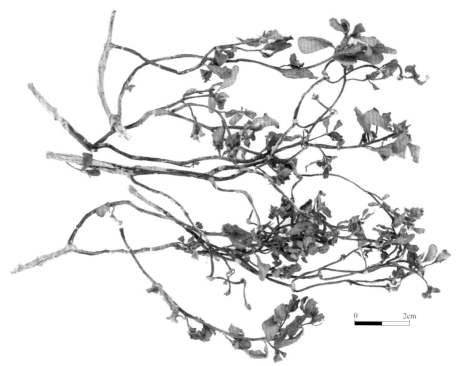

【形态特征】一年生草本，全株无毛。茎平卧或斜倚，伏地铺散，多分枝，圆柱形，长10~20cm，淡绿色或带暗红色。叶互生，有时近对生，叶片扁平，肥厚，倒卵形，似马齿状，长1~3cm，宽0.6~1.5cm，顶端圆钝或平截，有时微凹，基部楔形，全缘，上面暗绿色，下面淡绿色或带暗红色，中脉微隆起；叶柄粗短。花无梗，直径4~5mm，常3~5朵簇生枝端，午时盛开；苞片2~6枚，叶状，膜质，近轮生；萼片2枚，对生，绿色，盔形，左右

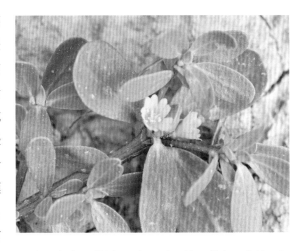

压扁，长约4mm，顶端急尖，背部具龙骨状凸起，基部合生；花瓣5片，稀4片，黄色，倒卵形，长3~5mm，顶端微凹，基部合生；雄蕊通常8枚，或更多，长约12mm，花药黄色；子房无毛，花柱比雄蕊稍长，柱头4~6裂，线形。蒴果卵球形，长约5mm，盖裂；种子细小，多数，偏斜球形，黑褐色，有光泽，直径不及1mm，具小疣状凸起。花期5~8月；果期6~9月。

【生境】生于园地、路旁或旷地上。

【分布】几遍全国。广布世界温带和热带地区。

【采集加工】夏、秋采收，除去残根和杂质，洗净，略蒸或烫后晒干。

【性味归经】味酸，性寒。归肝、大肠经。

【功能主治】清热解毒，凉血止血，止痢。治细菌性痢疾，急性胃肠炎，急性阑尾炎，乳腺炎，痔疮出血，白带。外用治疗疮肿毒，湿疹，带状疱疹。

【用法用量】9~30g，水煎服。外用适量鲜草捣烂敷患处。

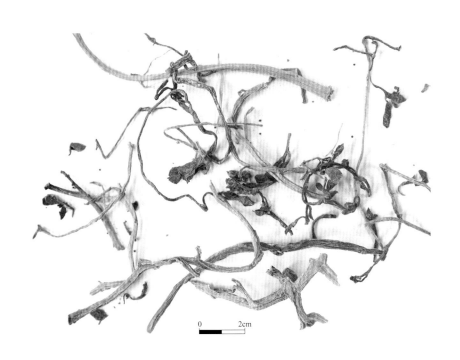

4.29.2　多毛马齿苋

PORTULACAE PILOSAE HERBA

【别名】毛马齿苋

【基原】来源于马齿苋科 Portulacaceae 马齿苋属 Portulaca 多毛马齿苋 Portulaca pilosa L. 全草入药。

【形态特征】一年生或多年生草本，高 5~20cm。茎密丛生，铺散，多分枝。叶互生，叶片近圆柱状线形或钻状狭披针形，长 1~2cm，宽 1~4mm，腋内有长疏柔毛，茎上部较密。花直径约 2cm，无梗，围以 6~9 片轮生叶，密生长柔毛；萼片长圆形，渐尖或急尖；花瓣 5 片，膜质，红紫色，宽倒卵形，顶端钝或微凹，基部合生；雄蕊 20~30 枚，花丝洋红色，基部不连合；花柱短，柱头 3~6 裂。蒴果卵球形，蜡黄色，有光泽，盖裂；种子小，深褐黑色，有小瘤体。花、果期 5~8 月。

【生境】生于海边沙地上，性耐旱喜阳光。

【分布】广东、香港、海南、广西、福建、台湾。全世界热带地区。

【采集加工】夏、秋采收，将全草晒干。

【性味归经】味酸，性寒。

【功能主治】止血消炎。治刀伤出血，狗咬伤，烧、烫伤。

【用法用量】外用适量鲜草捣烂敷患处。

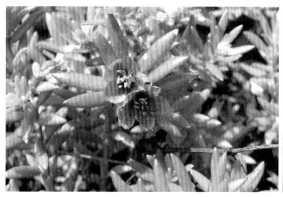
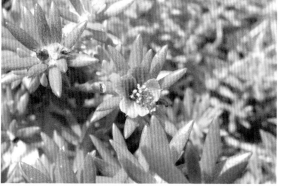
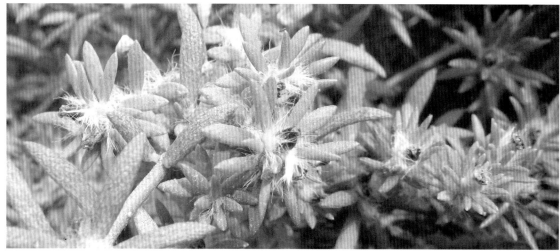

4.29.3 土人参

TALINI PANICULATI RADIX ET FOLIUM

【别名】栌兰

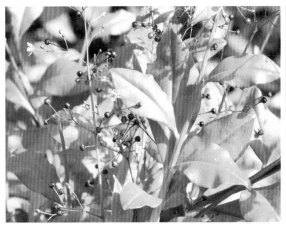 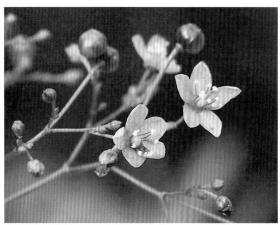

【基原】来源于马齿苋科 Portulacaceae 土人参属 *Talinum* 土人参 *Talinum paniculatum*（Jacq.）Gaertn. 的根和叶入药。

【形态特征】一年生或多年生草本，全株无毛，高 30~100cm。主根粗壮，圆锥形。茎直立，肉质，基部近木质，多少分枝，圆柱形，有时具槽。叶互生或近对生，稍肉质，倒卵形或倒卵状长椭圆形，长 5~10cm，宽 2.5~5cm，顶端急尖，有时微凹，具短尖头，基部狭楔形，全缘；具短柄或近无柄。圆锥花序顶生或腋生，较大型，常二叉状分枝，具长花序梗；花小，直径约 6mm；总苞片绿色或近红色，圆形，顶端圆钝，长 3~4mm；苞片 2 枚，膜质，披针形，顶端急尖，长约 1mm；花梗长 5~10mm；萼片卵形，紫红色，早落；花瓣粉红色或淡紫红色，长椭圆形、倒卵形或椭圆形，长 6~12mm，顶端圆钝，稀微凹；雄蕊 15~20 枚，比花瓣短；花柱线形，长约 2mm，基部具关节；柱头 3 裂，稍开展；子房卵球形，长约 2mm。蒴果近球形，直径约 4mm，3 瓣裂，坚纸质；种子多数，扁圆形，直径约 1mm，黑褐色或黑色，有光泽。花期 6~8 月；果期 9~11 月。

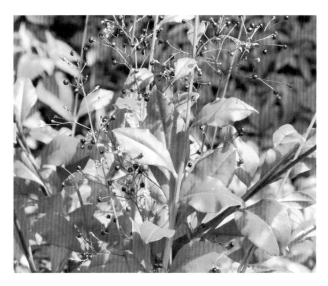

【生境】栽培或野生。多生于村边、路旁、园地上。

【分布】我国长江以南各地。原产热带美洲。

【采集加工】夏、秋采收根和叶晒干。

【性味归经】味甘，性平。归脾、肺、肾经。

【功能主治】补中益气，润肺生津。治气虚乏力，体虚自汗，脾虚泄泻，肺燥咳嗽，乳汁稀少。

【用法用量】15~30g，水煎服。

4.30 蓼科

4.30.1 金线草

ANTENORI FILIFORMIS HERBA

【别名】九龙盘

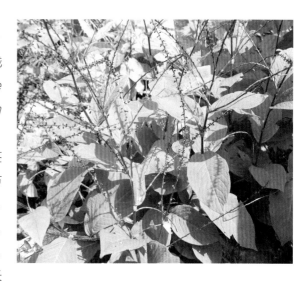

【基原】来源于蓼科 Polygonaceae 金线草属 Antenoron 金线草 Antenoron filiforme (Thunb.) Rob. et Vaut. [Polygonum virginianum L.] 全草入药。

【形态特征】多年生草本。根状茎粗壮。茎直立，高 50~80cm，被糙伏毛，有纵沟，节部膨大。叶椭圆形或长椭圆形，长 6~15cm，宽 4~8cm，顶端短渐尖或急尖，基部楔形，全缘，两面均被糙伏毛；叶柄长 1~1.5cm，被糙伏毛；托叶鞘筒状，膜质，褐色，长 5~10mm，具短缘毛。总状花序呈穗状，通常数个，顶生或腋生，花序轴延伸，花排列稀疏；花梗长 3~4mm；苞片漏斗状，绿色，边缘膜质，具缘毛；花被 4 深裂，红色，花被片卵形，果时稍增大；雄蕊 5 枚；花柱 2 枚，果时伸长，硬化，长 3.5~4mm，顶端呈钩状，宿存，伸出花被之外。瘦果卵形，双凸镜状，褐色，有光泽，长约 3mm，包于宿存花被内。花期 7~8 月；果期 9~10 月。

【生境】生于山地林缘、沟边等湿润处。

【分布】广东、广西、云南、福建、湖南、湖北、江苏、浙江、山西、陕西、山东、河南。越南、朝鲜也有分布。

【采集加工】夏、秋采收，将全草晒干。

【性味归经】味微苦、辛，性凉。归肺、肝、脾、胃经。

【功能主治】凉血止血，祛瘀止痛。治吐血，肺结核咯血，子宫出血，淋巴结结核，胃痛，痢疾，跌打损伤，骨折，风湿痹痛，腰痛。

【用法用量】15~30g，水煎服。

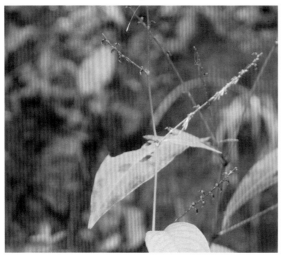
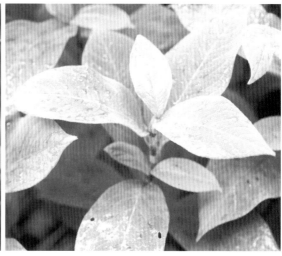

4.30.2 金荞麦

FAGOPYRI DIBOTRYIS RHIZOMA

【别名】苦荞麦、酸荞麦、荞麦七、野荞麦

【基原】来源于蓼科 Polygonaceae 荞麦属 *Fagopyrum* 金荞麦 *Fagopyrum dibotrys*（D. Don）Hara [*Polygonum cymosum* Meissn.] 的根茎入药。

【形态特征】多年生草本。根状茎木质化，黑褐色。茎直立，高 50~100cm，分枝，具纵棱，无毛，有时一侧沿棱被柔毛。叶三角形，长 4~12cm，宽 3~11cm，顶端渐尖，基部近戟形，边

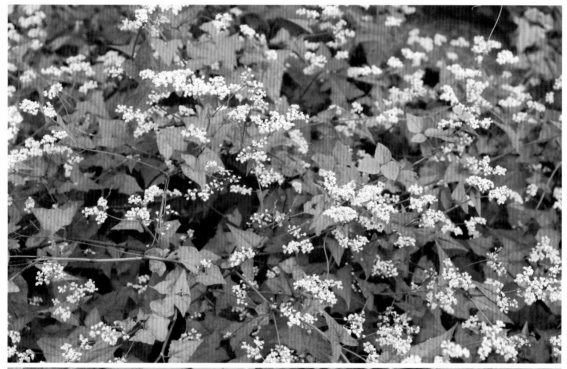

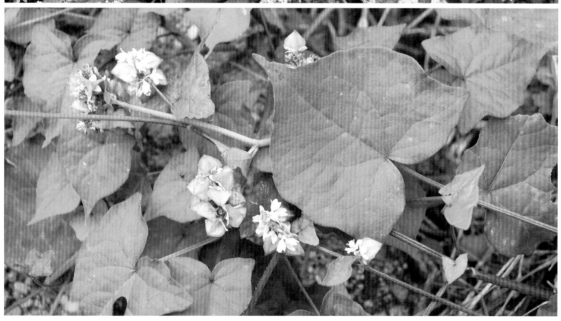

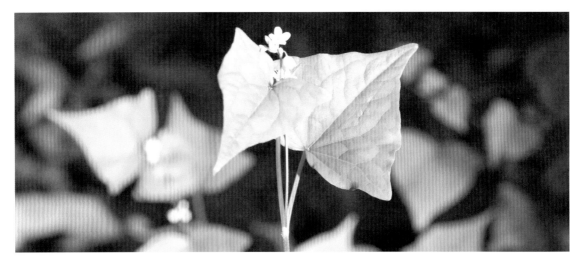

缘全缘，两面具乳头状突起或被柔毛；叶柄长达 10cm；托叶鞘筒状，膜质，褐色，长 5~10mm，偏斜，顶端截形，无缘毛。花序伞房状，顶生或腋生；苞片卵状披针形，顶端尖，边缘膜质，长约 3mm，每苞内具 2~4 花；花梗中部具关节，与苞片近等长；花被 5 深裂，白色，花被片长椭圆形，长约 2.5mm，雄蕊 8 枚，比花被短，花柱 3 枚，柱头头状。瘦果宽卵形，具 3 锐棱，长 6~8mm，黑褐色，无光泽，超出宿存花被 2~3 倍。花期 7~9 月；果期 8~10 月。

【生境】生于水旁、田野边。

【分布】广东、广西、湖南、福建、江西、浙江、云南、贵州、四川等地。

【采集加工】冬季采挖，去除茎和须根，洗净，晒干。

【药材性状】本品呈不规则团块或圆柱状，常有瘤状分枝，顶端有的有茎残基，长 3~15cm，直径 1~4cm。表面棕褐色，有横向环节和纵皱纹，密布点状皮孔，并有凹陷的圆形根痕和残存须根。质坚硬，不易折断，断面淡黄白色或淡棕红色，有放射状纹理，中央髓部色较深。气微，味微涩。

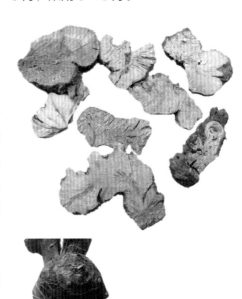

【性味归经】味微辛、涩，性凉。归肺经。

【功能主治】清热解毒，排脓祛瘀。治咽喉肿痛，肺脓疡，脓胸，肺炎，胃痛，肝炎，痢疾，消化不良，盗汗，痛经，闭经，白带。外用治淋巴结结核，痈疖肿毒，跌打损伤。

【用法用量】15~60g，水煎服或用黄酒隔水密闭炖服。外用适量鲜品捣烂敷患处。

【附方】① 治疖肿、外伤感染、急性乳腺炎、蜂窝织炎、深部脓肿：野荞麦，鲜叶捣烂外敷或干叶研粉用水调敷；重者另取鲜叶 30~60g，水煎服，或干粉 9~15g，开水冲服。

② 治闭经：野荞麦鲜叶 90g（干 30g），捣烂，调鸡蛋 4 个，用茶油煎熟，加米酒共煮服。

4.30.3 荞麦

FAGOPYRI ESCULENTI HERBA

【别名】三角麦、花麦

【基原】来源于蓼科 Polygonaceae 荞麦属 *Fagopyrum* 荞麦 *Fagopyrum esculentum* Moench [*Polygonum fagopyrum* L.] 茎、叶及种子入药。

【形态特征】一年生草本。茎直立，高 30~90cm，上部分枝，绿色或红色，具纵棱，无毛或于一侧沿纵棱具乳头状突起。叶三角形或卵状三角形，长 2.5~7cm，宽 2~5cm，顶端渐尖，基部心形，两面沿叶脉具乳头状突起；下部叶具长柄，上部较小近无梗；托叶鞘膜质，短筒状，长约 5mm，顶端偏斜，无缘毛，易破裂脱落。花序总状或伞房状，顶生或腋生，花序梗一侧具小突起；苞片卵形，长约 2.5mm，绿色，边缘膜质，每苞内具 3~5 花；花梗比苞片长，无关节，花被 5 深裂，白色或淡红色，花被片椭圆形，长 3~4mm；雄蕊 8 枚，比花被短，花药淡红色；花柱 3 枚，柱头头状。瘦果卵形，具 3 锐棱，顶端渐尖，长 5~6mm，暗褐色，无光泽，比宿存花被长。花期 5~9 月；果期 6~10 月。

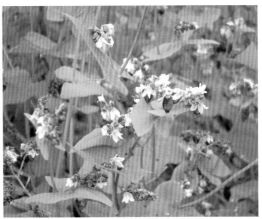

【生境】栽培。

【分布】全国各地均有栽培。广布欧亚两洲。

【采集加工】秋季采收，晒干。

【性味归经】味甘，性寒。归脾、胃、大肠经。

【功能主治】茎、叶：降压，止血。种子：健胃，收敛；外用收敛止汗，消炎。茎、叶：治高血压，毛细血管脆弱性出血，防治脑卒中，视网膜出血，肺出血。种子：止虚汗。

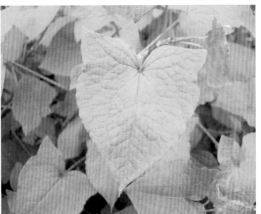

【用法用量】15~60g，水煎服。

【附方】① 治慢性泻痢、妇女白带：荞麦炒后研末，水泛为丸，每服 6g，一日 2 次。

② 治高血压、眼底出血、毛细血管脆性出血、紫癜：鲜荞麦叶 30~60g，藕节 3~4 个，水煎服。

③ 治疮毒、疖毒、丹毒、无名肿毒：荞麦面炒黄，用米醋调如糊状，涂于患部，早晚更换，有消炎、消肿作用。

④ 治出黄汗：荞麦子 500g，磨粉后筛去壳，加红糖烙饼或煮食。

⑤ 治偏正头痛：荞麦子、蔓荆子等份研末，以烧酒调敷患部。

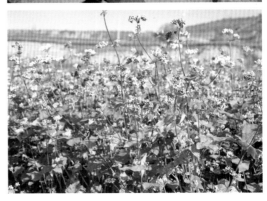

4.30.4　何首乌

POLYGONI MULTIFLORI RADIX

【别名】夜交藤、马肝石、赤葛

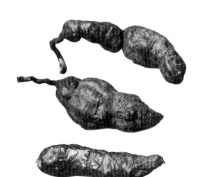

【基原】来源于蓼科 Polygonaceae 何首乌属 *Fallopia* 何首乌 *Fallopia multiflora*(Thunb.)Harald. [*Polygonum multiflorum* Thunb.] 的块根入药。

【形态特征】多年生落叶缠绕藤本。长 3~6m，茎中空，多分枝，下部攀援状而蜿蜒，平滑，有棱角，上部缠绕，呈线状，无毛；根茎块状，横走，近肉质，黑褐色。叶互生，具柄，卵状心形，长 5~9cm，宽 3~5cm，顶端渐尖，基部心形或近心形，边全缘，两面无毛；托叶鞘状，膜质。总状花序排成圆锥状；大而开展；顶生或腋生；苞片卵状披针形。边全缘；花小，多，白色；花梗纤细，呈毛发状；花萼 5 深裂，裂片大小不等，在果时增大，外面 3 片肥厚，背部有翅；雄蕊 8 枚，短于花萼；花柱 3 枚。瘦果椭圆形，有 3 棱，光滑，黑色。花期 7~11 月。

【生境】生于旷野、田边或水旁。

【分布】长江以南各地。日本、中南半岛余部也有分布。

【采集加工】秋、冬二季叶枯萎时采挖，削去两端，洗净，个大的切成块，干燥。

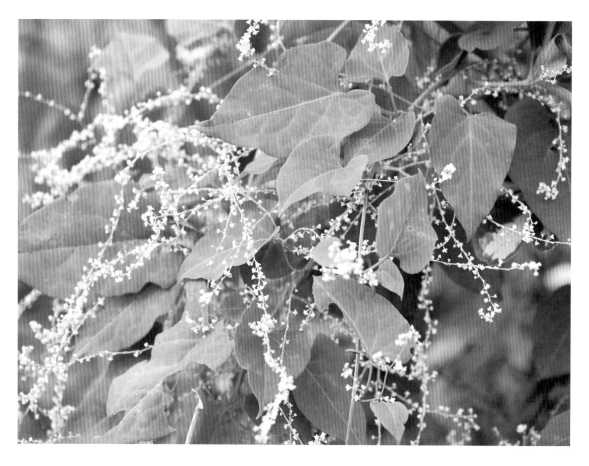

【药材性状】首乌个为团块状或不规则纺锤形，通常长 6~20cm，直径 4~12cm。外表面红棕色或红褐色，皱缩不平，上下端削平面为黄色或淡红棕色，除维管束组织外，皮部常散有云锦状花纹。首乌片为不规则块片，厚 5~7mm，切开面有黄白色筋脉。气微，味微苦而甘涩。首乌个以体重、质坚实、切断面无裂隙者为佳；首乌片以切面黄棕色、有胶状光泽者为佳。

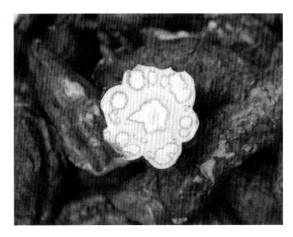

【性味归经】味甘、苦、涩，性温。归肝、心、肾经。

【功能主治】补肝肾，益精血，养心安神。生用润肠，解毒散结。治神经衰弱，贫血，须发早白，头晕，失眠，盗汗，血胆固醇过高，腰膝酸痛，遗精，白带；生用主治阴血不足之便秘，淋巴结结核，痈疖。

【用法用量】9~15g，水煎服。

【附方】① 治血虚发白：何首乌、熟地黄各 15g。水煎服。

② 治腰膝酸痛、遗精：何首乌 15g，牛膝、菟丝子、补骨脂、枸杞子各 9g。水煎服。

③ 治血胆固醇过高症：何首乌片（内含 70% 制何首乌浸膏及 30% 制何首乌粉制成 0.5g 片剂）。每服 5 片，每日 3 次。服药期间固定饮食习惯，服药前与服药后 1~2 周复查胆固醇值，一般用药 2~6 周。

④ 治心绞痛：（心痛汤）何首乌、黄精各 12g，柏子仁 9g，菖蒲、郁金各 6g，延胡索 3g。水煎服，每日 1 剂。

⑤ 治心肌梗死：何首乌、沙参各 15g，麦冬、玉竹、五味子各 9g，水煎服（适用于阴虚型）。

⑥ 治神经衰弱（肾阴虚）：首乌藤、酸枣仁、酢浆草各 15g，茯苓 12g，知母 9g，川芎、甘草各 6g，红枣 6 枚，水煎服。配用安神补心丸或养血安神片。

⑦ 治血虚心悸失眠：制何首乌、北沙参、龙骨、白芍各 9g，水煎服。

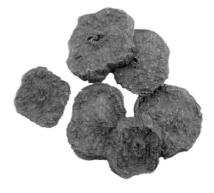

⑧ 治久疟不止：生何首乌 15g，柴胡 9g，黑豆 15g，水煎服。

⑨ 治百日咳：何首乌 15g，水煎，分 2 次服。

⑩ 治血虚津少之便秘：何首乌 15g，水煎服。

⑪ 治疗疮痈肿：鲜何首乌叶捣烂敷患处。

【附注】长时间服用何首乌，对部分人可能造成肝功能损害，请注意别长时间使用。何首乌的藤茎也可入药，味甘，性平。养血安神，祛风通络。藤茎治神经衰弱，失眠，多梦，全身酸痛。外用治疮癣瘙痒。

4.30.5 萹蓄

POLYGONI AVICULARIS HERBA

【别名】扁竹

【基原】来源于蓼科 Polygonaceae 蓼属 *Polygonum* 萹蓄 *Polygonum aviculare* L. 的地上部分入药。

【形态特征】一年生草本。茎平卧、上升或直立，高 10~40cm，自基部多分枝，具纵棱。叶椭圆形、狭椭圆形或披针形，长 1~4cm，宽 3~12mm，顶端钝圆或急尖，基部楔形，边缘全缘，两面无毛，下面侧脉明显；叶柄短或近无柄，基部具关节；托叶鞘膜质，下部褐色，上部白色，撕裂脉明显。花单生或数朵簇生于叶腋，遍布于植株；苞片薄质，具几条不明显的细脉。花小，1~5 朵簇生于叶腋，花梗细，具关节；花被绿色，5 深裂，裂片椭圆形，长 2~2.5mm，绿色，边缘白色或淡红色；雄蕊 8 枚，花丝基部扩展；花柱 3 枚，柱头头状。瘦果卵形，具 3 棱，长 2.5~3mm，黑褐色，密被由小点组成的细条纹，无光泽，与宿存花被近等长或稍超过。花期 5~7 月；果期 6~8 月。

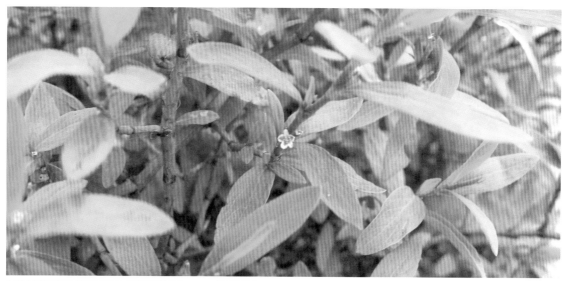

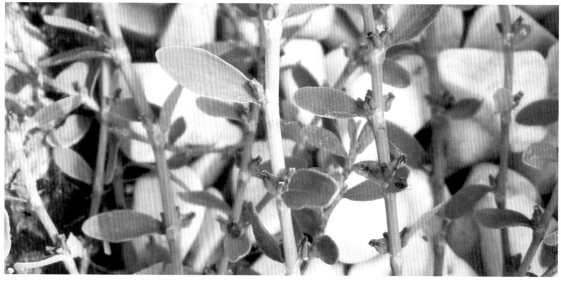

【生境】生于田野、荒地和水边湿地上。

【分布】全国各地。欧洲、亚洲、美洲其他温带及亚热带地区也有分布。

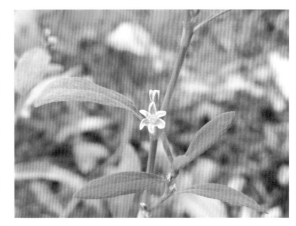

【采集加工】夏季叶茂盛时采收，除去根和杂质，晒干。

【药材性状】长 15~40cm。茎圆柱形而略扁，直径 1.5~3mm，有分枝，灰绿色或棕红色，有细密的纵纹；节部稍膨大，有浅棕色膜质的托叶鞘；质硬，易折断，断面有白色髓部。叶互生，近无柄或具短柄，叶片多脱落，或皱缩破碎，完整者展平后呈披针形，全缘，无毛，两面均呈棕绿色或灰绿色。无臭，味微苦。以质嫩、叶多、色灰绿者为佳。

【性味归经】味苦，性微寒。归膀胱经。

【功能主治】清热利尿，解毒驱虫。治泌尿系感染，结石，肾炎，黄疸，细菌性痢疾，蛔虫病，蛲虫病，疥癣湿痒。

【用法用量】6~15g，水煎服。外用适量，煎洗患处。

【附方】① 治泌尿系感染、尿频、尿急：萹蓄、瞿麦各 15g，滑石 30g，大黄 12g，车前子、木通、栀子、甘草梢各 9g，灯心草 3g，水煎服。孕妇忌服。

② 治输尿管结石伴肾盂积水：萹蓄、生地黄、萆薢各 15g，川续断、补骨脂、杜仲、丹参、泽泻、海金沙各 9g，滑石 50g，水煎服。有感染加虎杖、金银花各 15g。

③ 治细菌性痢疾：萹蓄糖浆（100%），每服 50ml，每日 2~3 次。

④ 治疥癣湿痒：妇女外阴部瘙痒，萹蓄适量，煎汤外洗患处。

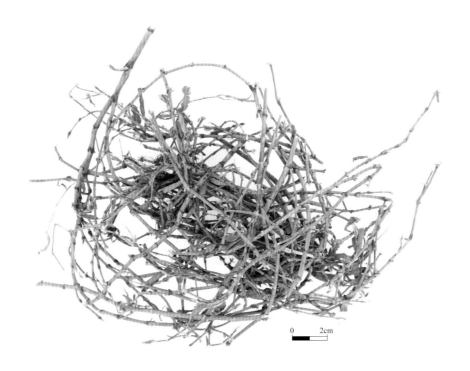

0   2cm

4.30.6 毛蓼

POLYGONI BARBATI HERBA

【别名】水辣蓼

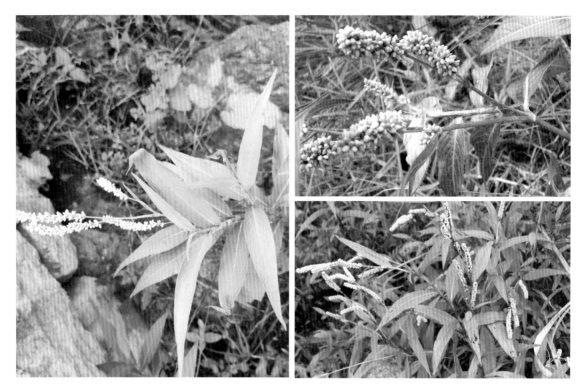

【基原】来源于蓼科 Polygonaceae 蓼属 *Polygonum* 毛蓼 *Polygonum barbatum* L. 的全草入药。

【形态特征】多年生草本，根状茎横走；茎直立，粗壮，高 40~90cm，被短柔毛，不分枝或上部分枝。叶披针形或椭圆状披针形，长 7~15cm，宽 1.5~4cm，顶端渐尖，基部楔形，边缘具缘毛，两面疏被短柔毛；叶柄长 5~8mm，密生细刚毛；托叶鞘筒状，长 1.5~2cm，密被细刚毛，顶端截形，缘毛粗壮，长 1.5~2cm。总状花序呈穗状，紧密，直立，长 4~8cm，顶生或腋生，数个组成圆锥状，稀单生；苞片漏斗状，无毛，边缘具粗缘毛，每苞内具 3~5 花，花梗短；花被 5 深裂，白色或淡绿色，花被片椭圆形，长 1.5~2mm；雄蕊 5~8 枚，花柱 3 枚，柱头头状。瘦果卵形，具 3 棱，黑色，有光泽，长 1.5~2mm，包于宿存花被内。花期 8~9 月；果期 9~10 月。

【生境】生于水旁、路边湿地及林下。

【分布】江苏、安徽、浙江、福建、台湾、广西、广东、贵州和云南等地。印度、缅甸、菲律宾。

【采集加工】夏、秋采收，将全草晒干。

【性味归经】味辛，性温；有毒。归脾、肺经。

【功能主治】消肿，散毒。治疽瘘，瘰疬，疮痈，胃痛，肠炎，痢疾，风湿痹痛，跌打损伤，足癣，皮肤瘙痒，皮肤病。

【用法用量】2~3g，水煎服。外用煎水洗患处。

4.30.7　拳参

BISTORTAE RHIZOMA

【别名】紫参、刀剪药、地虾

【基原】来源于蓼科 Polygonaceae 蓼属 Polygonum 拳参 Polygonum bistorta L. 的根茎入药。

【形态特征】多年生草本。根状茎肥厚，直径 1~3cm，茎高 50~90cm。基生叶宽披针形或狭卵形，长 4~18cm，宽 2~5cm；顶端渐尖，基部截形，沿叶柄下延成翅；茎生叶披针形；托叶筒状，下部绿色，上部褐色。总状花序呈穗状，长 4~9cm，直径 0.8~1.2cm；苞片卵形，顶端渐尖，淡褐色，每苞片内含 3~4 朵花；花被 5 深裂，白色或淡红色，花被片椭圆形，长 2~3mm；雄蕊 8，花柱 3，柱头头状。瘦果椭圆形，两端尖，褐色，有光泽，长约 3.5mm，稍长于宿存的花被。花期 6~7 月；果期 8~9 月。

【生境】生于海拔 800~3000m 的山坡草地、山顶草甸。

【分布】东北、华北各地区及陕西、宁夏、甘肃、河南、江苏、浙江、江西、湖南、湖北、安徽等地。日本、蒙古、哈萨克斯坦、俄罗斯西伯利亚及欧洲余部也有分布。

【采集加工】春初发芽时或秋季茎叶将枯萎时采挖，除去须根和泥沙，晒干。

【药材性状】本品呈扁长条形或扁圆柱状，弯曲，两端稍尖，或一端渐细，长 6~13cm，直径 1~2.5cm。表面紫褐色或紫黑色，粗糙，一面隆起，一面稍平坦或略具凹槽，全体具密环纹，有残存须根或根痕。质硬，断面浅棕红色或棕红色，维管束呈黄白点状，排列成环。气微，味苦、涩。

【性味归经】味苦、涩，性微寒。归肺、肝、大肠经。

【功能主治】清热解毒，消肿，止血。治赤痢热泻、肺热咳嗽、瘰疬、口舌生疮、吐血、衄血、痔疮出血、毒蛇咬伤等。

【用法用量】5~15g，水煎服。外用适量。

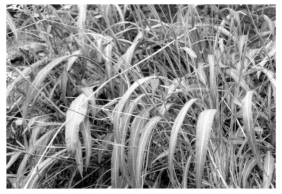

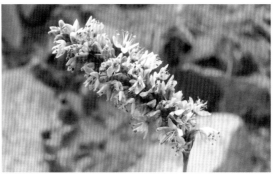

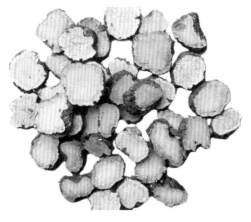

4.30.8 头花蓼

POLYGONI CAPITATI HERBA

【别名】红酸杆、石头花

【基原】来源于蓼科 Polygonaceae 蓼属 *Polygonum* 头花蓼 *Polygonum capitatum* Buch.-Ham. et D. Don 的全草入药。

【形态特征】多年生草本。茎匍匐，丛生，基部木质化，节部生根，节间比叶片短，多分枝，疏生腺毛或近无毛，一年生枝近直立，具纵棱，疏生腺毛。叶卵形或椭圆形，长 1.5~3cm，宽 1~2.5cm，顶端尖，基部楔形，全缘，边缘具腺毛，两面疏生腺毛，叶面有时具黑褐色新月形斑点；叶柄长 2~3mm，基部有时具叶耳；托叶鞘筒状，膜质，长 5~8mm，松散，具腺毛，顶端截形，有缘毛。头状花序，直径 6~10mm，单生或成对，顶生；花序梗具腺毛；苞片长卵形，膜质；花梗极短；花被 5 深裂，淡红色，花被片椭圆形，长 2~3mm；雄蕊 8 枚，比花被短；花柱 3 枚，中下部合生，与花被近等长；柱头头状。瘦果长卵形，具 3 棱，长 1.5~2mm，黑褐色，密生小点，微有光泽，包于宿存花被内。花期 6~9 月；果期 8~10 月。

【生境】生于田野或溪边潮湿处。

【分布】广东、广西、贵州、云南、四川、西藏。印度、尼泊尔、孟加拉国也有分布。

【采集加工】夏、秋采收，将全草晒干。

【性味归经】味酸，性寒。归肾、膀胱经。

【功能主治】清热凉血，利尿。治泌尿系感染，痢疾，腹泻，血尿，尿布疹，黄水疮。

【用法用量】15~30g，水煎服。外用适量，水煎洗患处。

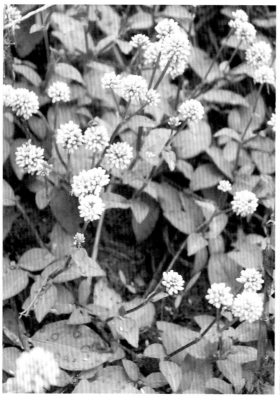
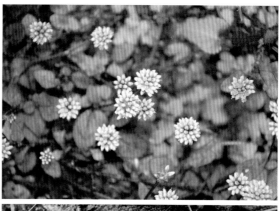
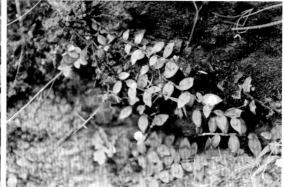

4.30.9　火炭母

POLYGONI CHINENSIS HERBA

【别名】赤地利、火炭星

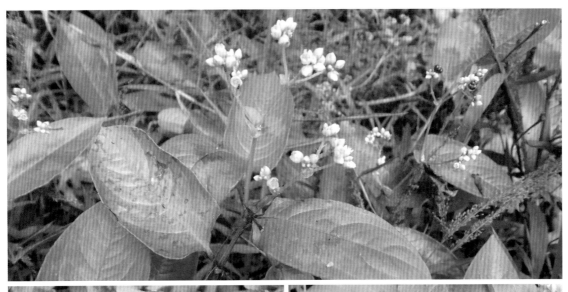

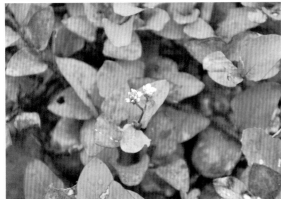
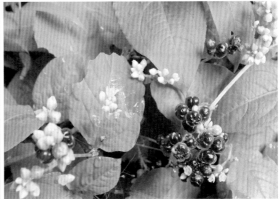

　　【基原】来源于蓼科 Polygonaceae 蓼属 *Polygonum* 火炭母 *Polygonum chinense* L. 的全草入药。

　　【形态特征】多年生匍匐草本。根状茎粗壮。茎长达 3m，常无毛，具纵棱，多分枝，斜上。叶卵形或长卵形，长 4~10cm，宽 2~4cm，顶端短渐尖，基部截形或宽心形，边缘全缘，两面无毛，有时下面沿叶脉疏生短柔毛，下部叶具叶柄，叶柄长 1~2cm，常基部具叶耳，上部叶近无柄或抱茎；托叶鞘膜质，无毛，长 1.5~2.5cm，具脉纹，顶端偏斜，无缘毛。头状花序，常数个排成圆锥状，顶生或腋生，花序梗被腺毛；苞片宽卵形，每苞内具 1~3 花；花被 5 深裂，白色或淡红色，裂片卵形，果时增大，呈肉质，蓝黑色；雄蕊 8 枚，比花被短；花柱 3 枚，中下部合生。瘦果宽卵形，具 3 棱，长 3~4mm，黑色，无光泽，包于宿存的花被。花期 7~9 月；果期 8~10 月。

　　【生境】生于山谷水边湿地。

　　【分布】东南至西南各地。日本、印度至马来西亚也有分布。

　　【采集加工】夏、秋采收，将全草晒干。

【药材性状】本品长 30~100cm。茎扁圆柱形，有分枝，节稍膨大，下部节上有褐色须根，淡绿色或紫褐色，嫩枝紫红色，无毛，有细线棱；质脆，易折断，断面灰黄色，疏松，常中空。叶多卷缩或破碎，完整叶片展平后卵状长圆形，长 5~10cm，基部截形或稍圆，全缘，上面暗绿色，有淡紫色斑块，下面色较浅，两面近无毛；托叶鞘筒状，膜质，抱茎。无臭，味酸、微涩。以叶多，色黄绿者为佳。

【性味归经】味微酸、涩、甘，性凉。归肝、脾经。

【功能主治】清热解毒，利湿消滞，凉血止痒，明目退翳。治痢疾，肠炎，肝炎，消化不良，感冒，扁桃体炎，百日咳，咽喉炎，白喉，角膜云翳，真菌性阴道炎，白带，乳腺炎，疖肿，小儿脓疱疮，湿疹，毒蛇咬伤。

【用法用量】15~30g，水煎服。外用适量鲜品捣烂敷患处。

【附方】① 治急性胃肠炎：火炭母、凤尾草各 9g，海金沙、走马风（六耳苓）各 6g。水煎服，每日 1~2 剂。

② 治白喉：火炭母鲜叶 60g，蜂蜜 5ml。将鲜叶捣烂取汁 30ml，加蜂蜜，为 1 日量，分 5~6 次服。病重者少量多次灌服。疗程一般为 2~4 天。服药期间忌油煎炙炒食品。

③ 治小儿支气管炎：火炭母 30g，野花生（小号野花生）、仙鹤草、紫珠草、鱼腥草各 15~30g，枇杷叶、胡颓叶各 9g，甘草 3g。水煎 2 次，分 3~4 次服。

④ 治防暑：火炭母 2 份，海金沙藤、地胆草各 1 份，甘草适量。成人每次总量 30g，水煎代茶饮。

⑤ 治角膜云翳、白斑：火炭母、十大功劳各 50g，加水 2000ml，煎 4~5h，过滤浓缩至 150ml，再过滤。药液 pH5.5~6。每 2h 滴眼 1 次，疗程 1~2 个月。药液 3~5 天换一次，过期失效。

⑥ 治真菌性阴道炎：火炭母 30g，煎水坐浴；火炭母粉，冲洗后局部喷撒。两者交替使用，3~5 次为一个疗程。

⑦ 治子宫颈癌：火炭母 30g，茅莓 60g，椰榆片 30g，蛇床子 12g。水煎服。先服苏铁叶 120g、红枣 12 枚（水煎服），后服本方。

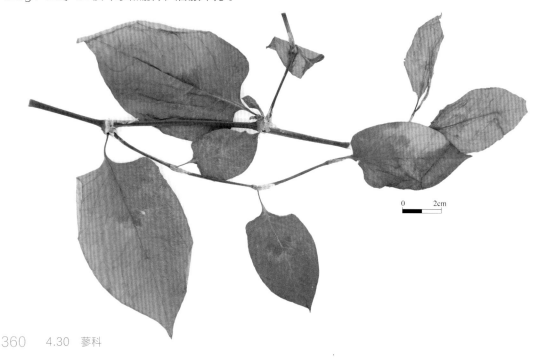

4.30.10　蓼子草

POLYGONI CRIOPOLITANI HERBA

【别名】细叶一枝蓼、小莲蓬、猪蓼子草

【基原】来源于蓼科 Polygonaceae 蓼属 *Polygonum* 蓼子草 *Polygonum criopolitanum* Hance 的全草入药。

【形态特征】一年生草本。茎自基部分枝，平卧，丛生，节部生根，高 10~15cm，被长糙伏毛及稀疏的腺毛。叶狭披针形或披针形，长 1~3cm，宽 3~8mm，顶端急尖，基部狭楔形，两面被糙伏毛，边缘具缘毛及腺毛；叶柄极短或近无柄；托叶鞘膜质，密被糙伏毛，顶端截形，具长缘毛。花序头状，顶生，花序梗密被腺毛；苞片卵形，长 2~2.5mm，密生糙伏毛，具长缘毛，每苞内具 1 花；花梗比苞片长，密被腺毛，顶部具关节；花被 5 深裂，淡紫红色，花被片卵形，长 3~4mm；雄蕊 5 枚，花药紫色；花柱 2 枚，中上部合生，瘦果椭圆形，双凸镜状，长约 2.5mm，有光泽，包于宿存花被内。花期 7~11 月；果期 9~12 月。

【生境】生于田野、水边或山谷湿地上。

【分布】东北、华北及河南、陕西、甘肃、江苏、浙江、湖北、福建、广东、广西、云南等地。

【采集加工】夏、秋季采收，将全草晒干。

【性味归经】味辛，性温。归肺经。

【功能主治】祛风利湿，散瘀止痛，消肿解毒。治痢疾，胃肠炎，腹泻，风湿性关节炎，跌打肿痛，功能性子宫出血。外用治毒蛇咬伤，皮肤湿疹。

【用法用量】15~20g，水煎服。外用适量鲜品捣烂敷患处。

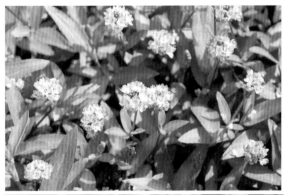
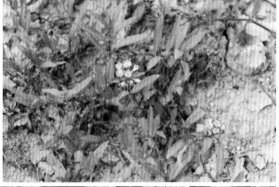
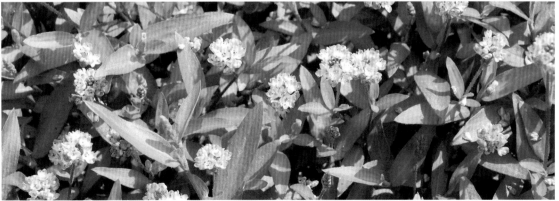

4.30.11 虎杖

POLYGONI CUSPIDATI RHIZOMA ET RADIX

【别名】花斑杖、大叶蛇总管

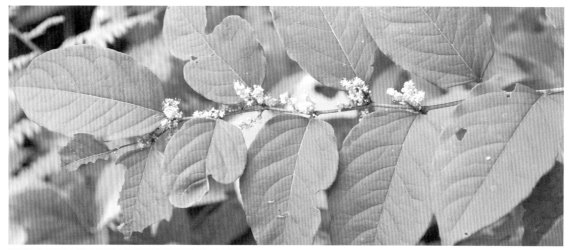

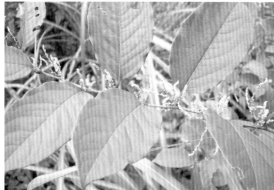
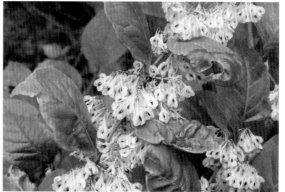

　　【基原】来源于蓼科 Polygonaceae 虎杖属 *Reynoutria* 虎杖 *Reynoutria japonica* Houtt. 的根茎和根入药。

　　【形态特征】多年生草本。根状茎粗壮，横走，黄色。茎直立，高 1~2m，粗壮，空心，具明显的纵棱，具小凸起，无毛，散生红色或紫红斑点。叶宽卵形或卵状椭圆形，长 5~12cm，宽 4~9cm，近革质，顶端渐尖，基部宽楔形、截形或近圆形，边缘全缘，疏生小凸起，两面无毛，沿叶脉具小凸起；叶柄长 1~2cm，具小凸起；托叶鞘膜质，偏斜，长 3~5mm，褐色，具纵脉，无毛，顶端截形，无缘毛，常破裂，早落。花单性，雌雄异株，花序圆锥状，长 3~8cm，腋生；苞片漏斗状，长 1.5~2mm，顶端渐尖，无缘毛，每苞内具 2~4 花；花梗长 2~4mm，中下部具关节；花被 5 深裂，淡绿色，雄花花被片具绿色中脉，无翅，雄蕊 8 枚，比花被长；雌花花被片外面 3 片背部具翅，果时增大，翅扩展下延，花柱 3 枚，柱头流苏状。瘦果卵形，具 3 棱，长 4~5mm，黑褐色，有光泽，包于宿存花被内。花期 8~9 月；果期 9~10 月。

　　【生境】生于山谷溪边。

　　【分布】陕西、甘肃、华东、华中、华南、四川、云南、贵州。朝鲜、日本也有分布。

　　【采集加工】夏、秋季采收，除去须根，洗净，趁鲜切短段或厚片，晒干。

【药材性状】本品为圆柱形短段或不规则块片，长 1~7cm，直径 0.5~3cm，外皮棕褐色或棕红色，有纵皱纹及须根痕；切开面皮部较薄，木质部宽大，棕黄色，有放射状纹理，皮部与木部较易分离。根状茎的髓为隔膜状，成层排列，或隔膜消失，留下一空洞；质坚硬，不易折断。气微，味微苦、涩。以根条多、粗壮、坚实、断面色黄者为佳。

【性味归经】味微苦，性微寒。归肝、胆、肺经。

【功能主治】清热利湿，通便解毒，散瘀活血。治肝炎，肠炎，痢疾，扁桃体炎，咽喉炎，支气管炎，肺炎，风湿性关节炎，急性肾炎，尿路感染，闭经，便秘。外用治烧、烫伤，跌打损伤，痈疖肿毒，毒蛇咬伤。

【用法用量】9~15g，水煎服。外用适量，研粉调敷患处。

【附方】① 治急性肝炎：虎杖 15g，鸡眼草 60g，每日 1 剂，两次煎服，连服 2~15 天。

② 治关节炎：虎杖根 150g，切碎，白酒 0.75kg，泡半月，每服 15g，每日 2 次。

③ 治烧伤：a. 虎杖根浓汁调涂创面，用于重症患者。b. 虎杖根研细粉，食油调涂，用于轻症患者。

④ 治急、慢性支气管炎：虎杖、十大功劳、枇杷叶各 45g。水煎，分 3 次服，每日 1 剂，10 天为 1 个疗程。

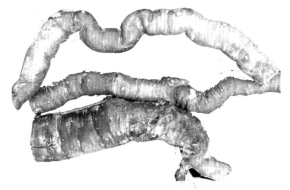

⑤ 治新生儿黄疸：虎杖 6~9g，水两碗煎至 3 汤匙（加入适量糖），分 2 次服。

⑥ 治大叶性肺炎：虎杖（干根）150g，切片，加水 5kg，煎至 1kg。先服 50~100ml，以后每日 2~3 次，每次 50~100ml，热退后酌情减量，肺内炎症消失时停药。

⑦ 治念珠菌阴道炎：虎杖根 60g，加水 500ml，煎成 300ml，待温，冲洗阴道，冲洗后将鹅不食草干粉装入胶囊（每粒含 0.3g），放置阴道，每天 1 次，7 天为 1 个疗程。

⑧ 治急性肾炎：虎杖、车前草、萹蓄各 30g，水煎成 100ml，为 1 日量，分 2 次服。

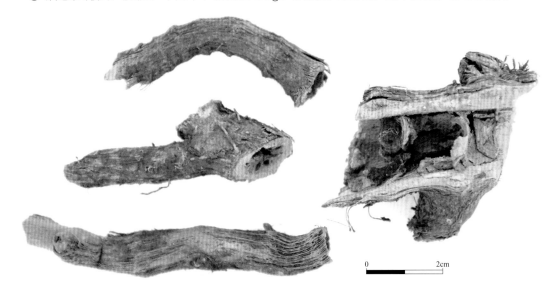

4.30.12 辣蓼

POLYGONI HYDROPIPERIS HERBA

【别名】辣蓼草、蓼子草、水蓼

【基原】来源于蓼科 Polygonaceae 蓼属 Polygonum 辣蓼 Polygonum hydropiper L. 的全草入药。

【形态特征】一年生草本。高 40~70cm。茎直立，多分枝，无毛，节部膨大。叶披针形或椭圆状披针形，长 4~8cm，宽 0.5~2.5cm，顶端渐尖，基部楔形，边缘全缘，具缘毛，两面无毛，被褐色小点，有时沿中脉具短硬伏毛，具辛辣味，叶腋具闭花受精花；叶柄长 4~8mm；托叶鞘筒状，膜质，褐色，长 1~1.5cm，疏生短硬伏毛，顶端截形，具短缘毛，通常托叶鞘内藏有花簇。总状花序呈穗状，顶生或腋生，长 3~8cm，通常下垂，花稀疏，下部间断；苞片漏斗状，长 2~3mm，绿色，边缘膜质，疏生短缘毛，每苞内具 3~5 花；花梗比苞片长；花被 5 深裂，稀 4 裂，绿色，上部白色或淡红色，被黄褐色透明腺点，花被片椭圆形，长 3~3.5mm；雄蕊 6，稀 8，比花被短；

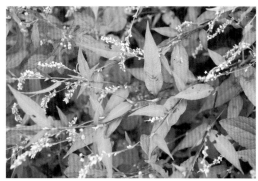

花柱 2~3，柱头头状。瘦果卵形，长 2~3mm，双凸镜状或具 3 棱，密被小点，黑褐色，无光泽，包于宿存花被内。花期 5~9 月；果期 6~10 月。

【生境】生于田边、路旁、沟边、河岸等湿润处。

【分布】东北、华北及河南、陕西、甘肃、江苏、浙江、湖南、湖北、福建、云南、贵州、广西、广东、海南。广布世界温带和热带地区。

【采集加工】夏、秋季采收，将全草晒干。

【性味归经】味辛，性温。归胃、大肠经。

【功能主治】祛风利湿，散瘀止痛，解毒消肿，杀虫止痒。治痢疾，胃肠炎，腹泻，风湿关节痛，跌打肿痛，功能性子宫出血。外用治毒蛇咬伤，皮肤湿疹。

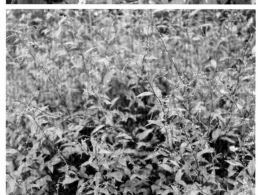

【用法用量】15~30g，水煎服。外用适量，煎水洗患处。

【附方】① 治急性肠炎：a. 辣蓼全草研粉装入胶囊，每服 0.5~0.75g，每日 4 次，小儿酌减。b. 辣蓼干根 60g，水煎 2 次，浓缩至 100ml，1 日 3 次分服。

② 治阿米巴痢疾：辣蓼（全草）9g，白花蛇舌草、仙鹤草各 15g。水煎服，每日 1 剂。

③ 治脚癣：鲜辣蓼 60g，切碎，加水 150ml，煎 30~40min，过滤，滤液加适量苯甲酸作防腐剂贮瓶备用。每天用药液涂患部。

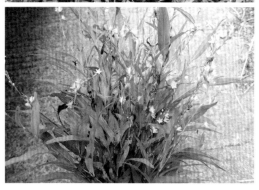

4.30.13　水红花子

POLYGONI ORIENTALIS FRUCTUS

【别名】红蓼、东方蓼、荭草、狗尾巴花

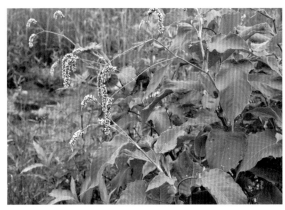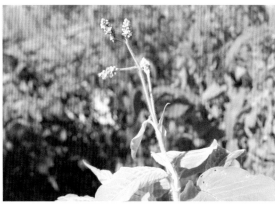

【基原】来源于蓼科 Polygonaceae 蓼属 *Polygonum* 红蓼 *Polygonum orientale* L. 的种子入药。

【形态特征】一年生草本。茎直立，粗壮，高 1~2m，上部多分枝，密被开展的长柔毛。叶宽卵形、宽椭圆形或卵状披针形，长 10~20cm，宽 5~12cm，顶端渐尖，基部圆形或近心形，微下延，边缘全缘，密生缘毛，两面密生短柔毛，叶脉上密生长柔毛；叶柄长 2~10cm，具开展的长柔毛；托叶鞘筒状，膜质，长 1~2cm，被长柔毛，具长缘毛，通常沿顶端具草质、绿色的翅。总状花序呈穗状，顶生或腋生，长 3~7cm，花紧密，微下垂，通常数个再组成圆锥状；苞片宽漏斗状，长 3~5mm，草质，绿色，被短柔毛，边缘具长缘毛，每苞内具 3~5 花；花梗比苞片长；花被 5 深裂，淡红色或白色；花被片椭圆形，长 3~4mm；雄蕊 7，比花被长；花盘明显；花柱 2 枚，中下部合生，比花被长，柱头头状。瘦果近圆形，双凹，直径长 3~3.5mm，黑褐色，有光泽，包于宿存花被内。花期 6~9 月；果期 8~10 月。

【生境】生于村边、路旁和水边湿地上。

【分布】全国各地。朝鲜、日本、俄罗斯、菲律宾、越南、缅甸、印度、欧洲余部和大洋洲也有分布。

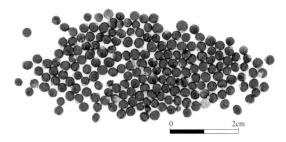

【采集加工】秋季果实成熟时割取果穗，晒干，打下果实，除去杂质。

【药材性状】本品呈扁球形，直径 2~3.5mm，厚 1~1.5mm。表面棕黑色或有时红棕色，有光泽，两面微凹，顶端有短突尖，基部有浅棕色略突起的果梗痕，有时有残存的膜质花被；质硬。气微，味淡。以粒大、饱满、色棕黑者为佳。

【性味归经】味咸，性寒。归肝、胃经。

【功能主治】软坚，活血，消积止痛，利水消肿。治胃痛，腹胀，脾肿大，肝硬化腹水，颈淋巴结结核，腹部肿块，糖尿病。

【用法用量】15~30g，水煎服。外用适量，熬膏敷患处。

4.30.14 掌叶蓼

POLYGONI PALMATI HERBA

【别名】屈草、猪草、大辣蓼、九龙天子

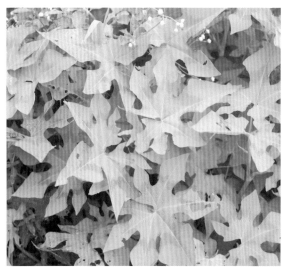
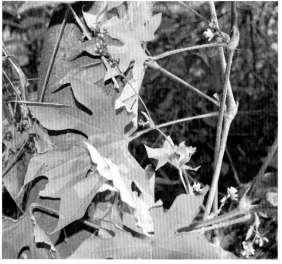

【基原】来源于蓼科 Polygonaceae 蓼属 *Polygonum* 掌叶蓼 *Polygonum palmatum* Dunn 的全草入药。

【形态特征】多年生草本。茎直立，粗壮，高可达 1m，具纵棱，被糙伏毛及短星状毛，上部多分枝。叶掌状深裂，轮廓呈圆形或宽卵形，长 7~15cm，宽 8~16cm，叶面绿色，背面淡绿色，两面被短星状毛及稀疏的糙伏毛，边缘疏生缘毛，基部有时沿叶柄下延成狭翅；裂片 5~7，卵形，顶端渐尖，基部缢缩；叶柄长 5~12cm，被糙伏毛及短星状毛；托叶鞘膜质，短筒状，偏斜，疏松，长 1.5~2.5cm，被糙伏毛及星状毛，边缘疏生缘毛。花序头状，直径约 1cm，通常数个再集成圆锥状，顶生或腋生，花序梗密生短星状毛及糙伏毛；苞片披针形，被星状毛及稀疏的糙伏毛，每苞内具 2~3 花；花梗无毛，比苞片短；花被 5 深裂，淡红色，花被片椭圆形，长 2.5~3mm，雄蕊 8~10；花柱 3，中下部合生。瘦果卵形，具 3 棱，长 3~3.5mm，褐色，具小点，无光泽，包于宿存花被内。花期 7~8 月；果期 9~10 月。

【生境】生于路旁草丛中。

【分布】福建、广东、广西、贵州、云南、湖南、江西、安徽。

【采集加工】夏、秋季采收，将全草晒干。

【性味归经】味苦、酸，性凉。

【功能主治】止血，清热。治吐血、衄血，崩漏，赤痢，外伤出血。

【用法用量】10~15g，水煎服。外用鲜品捣烂敷患处。

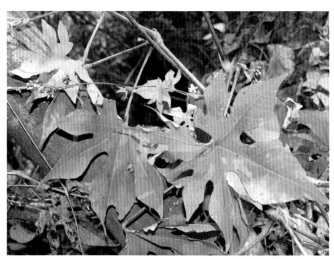

4.30.15 杠板归

POLYGONI PERFOLIATI HERBA

【别名】蛇倒退、犁头刺

【基原】来源于蓼科 Polygonaceae 蓼属 *Polygonum* 杠板归 *Polygonum perfoliatum* L. 的地上部分入药。

【形态特征】一年生草本。茎攀援，长 1~2m，蜿蜒状，有棱，棱上有倒钩刺。叶薄纸质或近膜质，三角形，长 2~10cm，角钝或近急尖，边缘和下面脉上常有小钩刺，无毛；叶柄约与叶片等长，纤细，盾状着生，有倒钩刺；托叶叶状，贯茎，圆形，直径 1.5~3cm，无毛。花白色或青紫色，组成短总状花序；总花梗有钩刺，腋生；苞片膜质，无毛；花萼 5 裂，裂片长圆形，结果时稍增大；雄蕊 8 枚，比花萼稍短；花柱 3 枚，上部分离。瘦果近球形，直径 2~3mm，成熟时黑色，有光泽，包于宿存花被内。花期夏、秋季间。

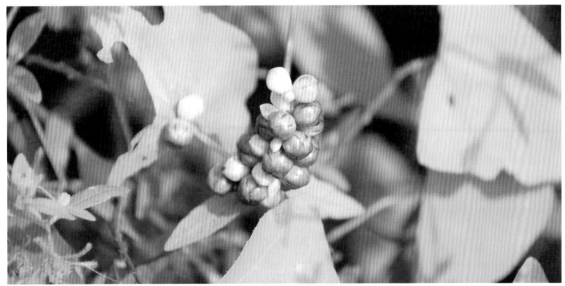

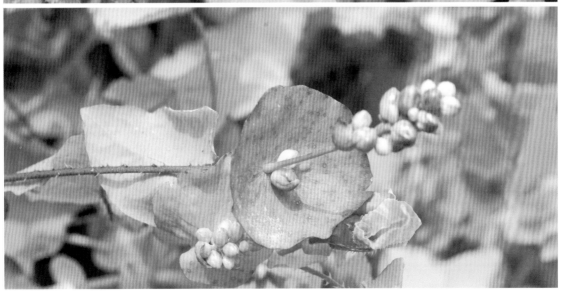

【生境】生于山谷灌丛、荒芜草地、村边篱笆或水沟旁边。

【分布】华南、西南、华北、东北。印度、日本、马来西亚、菲律宾也有分布。

【采集加工】夏季开花时采收，晒干。

【药材性状】本品茎略呈方柱形，有棱角，最长达1m，紫红色或紫棕色，棱角上有倒生钩刺，节略膨大；根断面黄白色，有髓或中空。叶互生，叶柄盾状着生；叶片多皱卷，展平后近等边三角形，灰绿色至红棕色，下表面叶脉及叶柄均有倒生钩刺。总状花序顶生或生于上部叶腋；花小，多卷缩或脱落。气微，茎味淡，叶味酸。以叶多者为佳。

【性味归经】味酸，性微寒。归肺、膀胱经。

【功能主治】清热解毒，利尿消肿，止咳。治肾炎水肿，上呼吸道感染，气管炎，百日咳，急性扁桃体炎，肠炎，痢疾，肾炎水肿。外用治带状疱疹，湿疹，痈疖肿毒，蛇咬伤。

【用法用量】15~30g，水煎服。外用适量鲜品捣烂敷或干品煎水洗患处。

【附方】① 治上呼吸道感染：杠板归、一枝黄花、大蓟、火炭母各30g，桔梗18g，加水200ml，小火煎成100ml，早晚分服。小儿酌减。

② 治百日咳：杠板归30g，炒后加糖适量，水煎代茶饮，每日1剂。

③ 治带状疱疹、湿疹：杠板归适量，食盐少许，捣烂外敷或绞汁涂搽患处。

④ 治慢性气管炎：杠板归15g，车前子、陈皮各9g，薄荷1.5g（后下），鲜小叶榕树叶30g。水煎，浓缩至100ml，分3次服。10天为1个疗程。

⑤ 治毒蛇咬伤：鲜杠板归叶60g，洗净捣汁，甜酒少许调服；外用鲜叶捣烂，酌加红糖，捣匀外敷伤口周围及肿处。

⑥ 治水肿：杠板归150g，水煮熏洗，暖睡取汗。另用冬瓜子、车前子、白茅根、陈葫芦壳、冬瓜皮、海金沙各15g，水煎服。

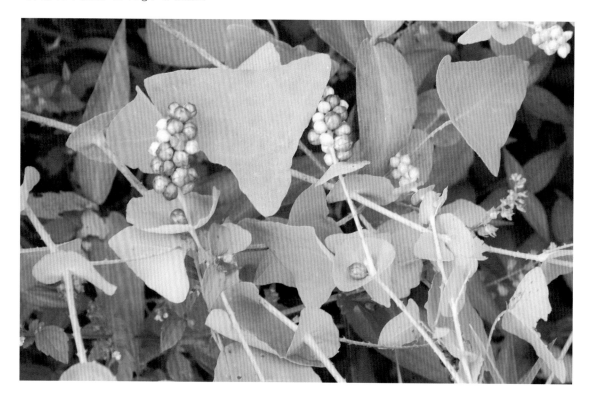

4.30.16 腋花蓼

POLYGONI PLEBEII HERBA

【别名】小萹蓄、习见蓼

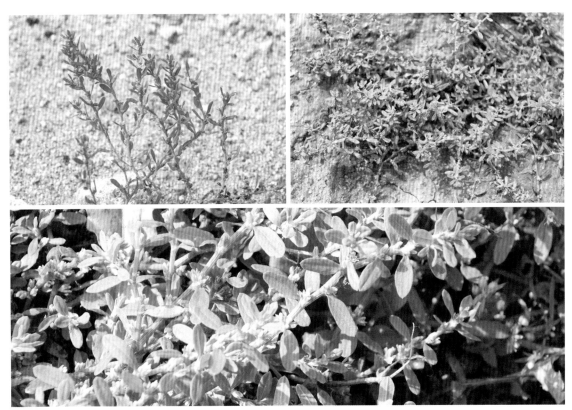

【基原】来源于蓼科 Polygonaceae 蓼属 *Polygonum* 腋花蓼 *Polygonum plebeium* R. Brown 的全草入药。

【形态特征】一年生草本。茎平卧，自基部分枝，长 10~40cm，具纵棱，沿棱具小凸起，通常小枝的节间比叶片短。叶狭椭圆形或倒披针形，长 0.5~1.5cm，宽 2~4mm，顶端钝或急尖，基部狭楔形，两面无毛，侧脉不明显；叶柄极短或近无柄；托叶鞘膜质，白色，透明，长 2.5~3mm，顶端撕裂，花 3~6 朵，簇生于叶腋，遍布于全植株；苞片膜质；花梗中部具关节，比苞片短；花被5 深裂；花被片长椭圆形，绿色，背部稍隆起，边缘白色或淡红色，长 1~1.5mm；雄蕊 5 枚，花丝基部稍扩展，比花被短；花柱 3 枚，稀 2 枚，极短，柱头头状。瘦果宽卵形，具 3 锐棱或双凸镜状，长 1.5~2mm，黑褐色，平滑，有光泽，包于宿存花被内。花期 5~8 月；果期 6~9 月。

【生境】常生于耕地或丢荒的耕地上。

【分布】西南、华南，北至东北。东半球热带和亚热带广布。

【采集加工】春、夏采收，将全草晒干。

【性味归经】味苦，性平。归肝、脾、胃、大肠经。

【功能主治】清热利尿，解毒驱虫。治泌尿系感染，结石，肾炎，黄疸性肝炎，细菌性痢疾，蛔虫病，疥癣湿疹。

【用法用量】10~15g，水煎服。

4.30.17 廊茵

POLYGONI SENTICOSI HERBA

【别名】急解素、蛇不钻、蛇倒退、贯头尖、廊茵蓼

【基原】来源于蓼科 Polygonaceae 蓼属 *Polygonum* 廊茵 *Polygonum senticosum* (Meisn.) Franch. et Savat. 的全草入药。

【形态特征】草本。茎攀援状，长 1~1.5m，多分枝，被短柔毛，四棱形，沿棱具倒生皮刺。叶片三角形或长三角形，长 4~8cm，宽 2~7cm，顶端急尖或渐尖，基部戟形，两面被短柔毛，背面沿叶脉具稀疏的倒生皮刺，边缘具缘毛；叶柄粗壮，长 2~7cm，具倒生皮刺；托叶鞘筒状，边缘具叶状翅，翅肾圆形，草质，绿色，具短缘毛。花序头状，顶生或腋生，花序梗分枝，密被短腺毛；苞片长卵形，淡绿色，边缘膜质，具短缘毛，每苞内具花 2~3 朵；花梗粗壮，比苞片短；花被 5 深裂，淡红色，花被片椭圆形，长 3~4mm；雄蕊 8 枚，2 轮，比花被短；花柱 3，中下部合生；柱头头状。瘦果近球形，微具 3 棱，黑褐色，无光泽，长 2.5~3mm，包于宿存花被内。花期 6~7 月；果期 7~9 月。

【生境】生于沟边、路旁及山谷灌丛中。

【分布】辽宁、河北、山东、浙江、福建、江西、湖北、湖南、贵州、广东、香港、广西。朝鲜、日本也有分布。

【采集加工】夏、秋季采收，将全草晒干。

【性味归经】味酸、微辛，性平。

【功能主治】解毒消肿，利湿止痒，行血散瘀。治湿疹，黄水疮，蛇头疮，顽固性痈疖，婴儿胎毒，蛇咬伤，跌伤，湿疹痒痛，外痔，内痔。

【用法用量】10~15g，水煎服。外用鲜品捣烂敷患处，干品研粉或捣烂敷患处。

【附方】治蛇咬伤：鲜廊茵、鲜蛇含、鲜连钱草各 90~120g，共捣烂，外敷伤口周围。

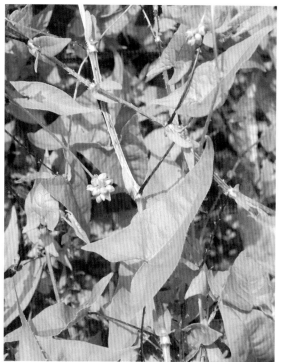
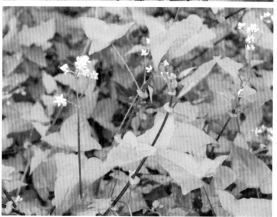
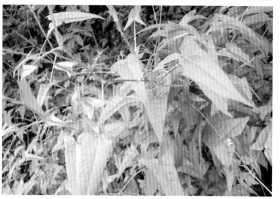

4.30.18　蓼大青叶

POLYGONI TINCTORII FOLIUM

【别名】倒吊莲

【基原】来源于蓼科 Polygonaceae 蓼属 *Polygonum* 蓼蓝 *Polygonum tinctorium* Ait. 的果实和叶入药。

【形态特征】一年生草本。茎、叶柄和叶脉常红色。茎直立，通常分枝，高 50~80cm。叶卵形或宽椭圆形，长 3~8cm，宽 2~4cm，干后呈暗蓝绿色，顶端圆钝，基部宽楔形，边缘全缘，具短缘毛，叶面无毛，背面有时沿叶脉疏生伏毛；叶柄长 5~10mm；托叶鞘膜质，稍松散，长 1~1.5cm，被伏毛，顶端截形，具长缘毛。总状花序呈穗状，长 2~5cm，顶生或腋生；苞片漏斗状，绿色，有缘毛，每苞内含花 3~5；花梗细，与苞片近等长；花被 5 深裂，淡红色，花被片卵形，长 2.5~3mm；雄蕊 6~8，比花被短；花柱 3，下部合生。瘦果宽卵形，具 3 棱，长 2~2.5mm，褐色，有光泽，包于宿存花被内。花期 8~9 月；果期 9~10 月。

【生境】生于山谷潮湿地或水边。

【分布】全国广布。

【采集加工】果实：秋季果实成熟时采收，晒干。叶：夏、秋二季枝叶茂盛时采收两次，除去茎枝及杂质，干燥。

【性味归经】味甘、苦，性寒。归心、胃经。

【功能主治】清热解毒，凉血消斑。治温病高热，吐衄，发斑，咽喉肿痛，疖肿，无名肿毒，疳蚀疮，蜂螫伤。

【用法用量】3~10g，水煎服。外用研粉调敷。

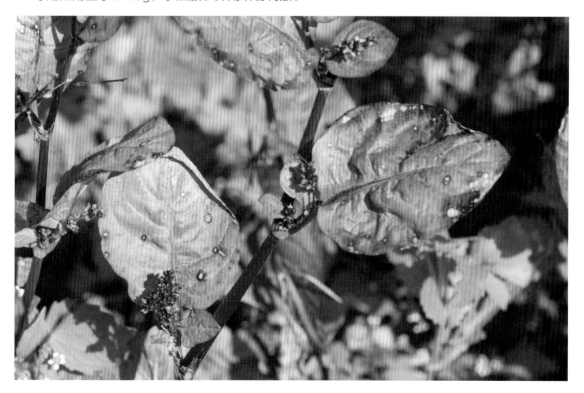

4.30.19 大黄

RHEI RADIX ET RHIZOMA

【别名】西大黄、将军、锦军

【基原】来源于蓼科 Polygonaceae 大黄属 *Rheum* 掌叶大黄 *Rheum palmatum* L.、药用大黄 *Rheum officinale* Baill. 和唐古特大黄 *Rheum tanguticum* Maxim. ex Balf. 的根和根茎入药。

【形态特征】A. 掌叶大黄：多年生草本，高 1~2m；根状茎肥厚；茎直立，光滑无毛。基生叶叶柄粗壮，与叶片近等长，无毛或生短柔毛；叶片阔卵形或近圆形，长、宽近相等，达 35cm，掌状深裂，裂片 3~5，每一裂片常再羽状分裂，上面疏生乳头状小突起，下面有柔毛；茎生叶较小，有短柄；托叶鞘筒状，密生短柔毛。花序大，圆锥状，顶生；花梗纤细，中部以下有关节；花淡黄色，花被片 6，长约 1.5mm，排成 2 轮；雄蕊 9；子房上位，三角形，花柱 3，瘦果有 3 棱，棱上有翅，顶端微凹陷，基部近心形，暗褐色。

【生境】生于山地林缘或草坡，野生或栽培。

【分布】陕西、甘肃、青海和四川。

【形态特征】B. 药用大黄：高大草本，高 1.5~2m，根及根状茎粗壮，内部黄色。茎粗壮，基部直径 2~4cm，中空，具细沟棱，被白色短毛，上部及节较密。基生叶大型，叶片近圆形，稀极宽卵圆形，直径 30~50cm，或长稍大于宽，顶端近急尖形，基部近心形，掌状浅裂，裂片大齿状三角形，基出脉 5~7 条，叶上面光滑无毛，偶在脉上有疏短毛，下面具淡棕色短毛；叶柄粗圆柱状；茎生叶向上逐渐变小，上部叶腋具花序分枝；托叶鞘宽大，长可达 15cm，初时抱茎，后开裂，

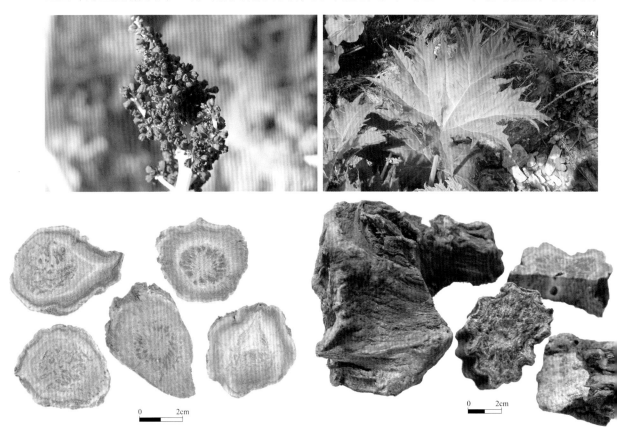

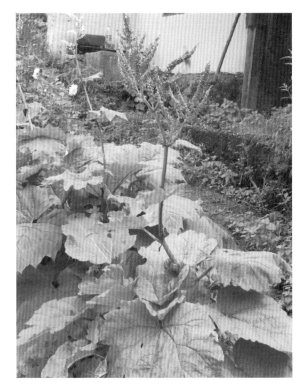
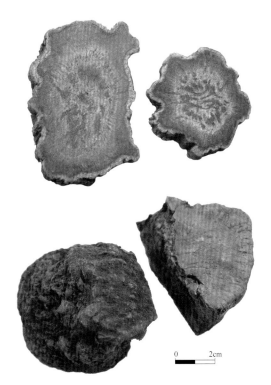

0   2cm

外面密被短毛。大型圆锥花序，分枝开展，花 4~10 朵成簇互生，绿色到黄白色；花梗细长，长 3~3.5mm，关节在中下部；花被片 6，内外轮近等大，椭圆形或稍窄椭圆形，长 2~2.5mm，宽 1.2~1.5mm；雄蕊 9，不外露；花盘薄，瓣状；子房卵形或卵圆形，花柱反曲，柱头圆头状。果实长圆状椭圆形，长 8~10mm，宽 7~9mm，顶端圆，中央微下凹，基部浅心形，翅宽约 3mm。种子宽卵形。花期 5~6 月，果期 8~9 月。

【生境】生于海拔 1200~4000m 山沟或林下。多有栽培。

【分布】陕西、四川、湖北、贵州、云南等地及河南西南部与湖北交界处。

【形态特征】C. 唐古特大黄：高大草本，高 1.5~2m，根及根状茎粗壮，黄色。茎粗，中空，具细棱线，光滑无毛或在上部的节处具粗糙短毛。茎生叶大型，叶片近圆形或宽卵形，长 30~60cm，顶端窄长急尖，基部略呈心形，通常掌状 5 深裂，最基部一对裂片简单，中间三个裂片多为三回羽状深裂，小裂片窄长披针形，基出脉 5 条，叶上面具乳突或粗糙，下面具密短毛；叶柄近圆柱状，与叶片近等长，被粗糙短毛；茎生叶较小，叶柄亦较短，裂片多更狭窄；托叶鞘大型，以后多破裂，外面具粗糙短毛。大型圆锥花序，分枝较紧聚，花小，紫红色稀淡红色；花梗丝状，长 2~3mm，关节位于下部；花被片近椭圆形，内轮较大，长约 1.5mm；雄蕊多为 9，不外露；花盘薄并与花丝基部连合成极浅盘状；子房宽卵形，花柱较短，平伸，柱头头状。果实矩圆状卵形到长圆形，顶端圆或平截，基部略心形，长 8~9.5mm，宽 7~7.5mm，翅宽 2~2.5mm，纵脉近翅的边缘。种子卵形，黑褐色。花期 6 月，果期 7~8 月。

【生境】生于海拔 1600~3000m 高山沟谷中。

【分布】甘肃、青海及西藏与青海交界地区。

【采集加工】秋末茎叶枯萎或春初发芽前采挖，除去细根，刮去外皮，横切或纵切成段块，阴干或烘干。

【药材性状】本品为圆柱形、圆锥形、卵圆形或不规则块状，长 3~17cm，直径 3~10cm；无外皮者表面黄棕色至红棕色，有白色网状纹理和星状小点；未去外皮者，表面棕褐色，有纵横交错皱纹；切开面多凸凹不平，表面淡橙红色，呈颗粒状，髓部可见星状小点，近周围处可见形成层和放射状射线。质坚实，有特殊清香气。味苦微涩，嚼之有砂砾声，唾液染成黄色。以外表黄棕色、断面纹理明显、质坚实、气清香、味苦而微涩、嚼之粘牙者为佳。

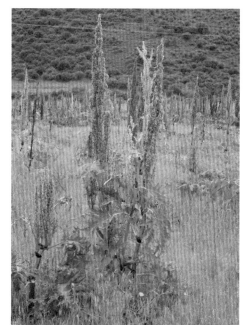

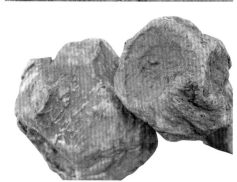

【性味归经】苦，寒。归脾、胃、大肠、肝、心包经。

【功能主治】泻实热，下积滞，行瘀，解毒。治实热便秘，积滞腹痛，湿热黄疸，肠梗阻，血瘀经闭，阑尾炎。

【用法用量】3·12g，水煎服。用于泻下不宜久煎。外用适量，研末敷于患处。

【附方】① 治便秘：a. 大黄 6g，火麻仁 15g，水煎服。用于一般性便秘。b. 酒大黄 45g，桃仁 18g，木香、炒枳实、柴胡各 15g，甘草 12g，共研细末，为蜜丸，早晚各服 6g。用于习惯性便秘。

② 治实热便秘、食积停滞：大黄、厚朴各 9g，枳实 6g，水煎；另加芒硝 6g 冲服。

③ 治急性阑尾炎：大黄 12g，牡丹皮、玄明粉各 9g（玄明粉分 2 次冲服），冬瓜子、桃仁各 15g。每日 1 剂，水煎，分 2 次服。

④ 治急性机械性、粘连性及蛔虫性肠梗阻，气胀较重者：大黄（后下）、赤芍各 12g，炒莱菔子、厚朴各 30g，枳壳、桃仁各 9g，芒硝（冲服）9~15g，水煎服。

⑤ 治疳积：大黄、芒硝、栀子、杏仁各 6g，共研细末，加面粉适量与鸡蛋 1 个，共捣烂成糊状，敷于脐部，24h 后除去，局部呈紫青色即可。

⑥ 治神经性皮炎、脂溢性皮炎、过敏性皮炎：大黄、栀子、白芷各 1000g，黄连、滑石、苍术、青黛、石膏各 500g，甘草 1750g，姜黄 1250g，骨碎补 750g。上药除青黛外，共研粉与青黛混匀备用。取药粉适量，调麻油摊于纱布上敷患处，每日 2~3 次。

⑦ 治脓疱疮：大黄、黄连各 9g，黄柏 3g，煅石膏 6g，共研粉，用香油调搽患处。

⑧ 治牙痛：生大黄 60g，用 75% 酒精或好酒浸泡 1 个月，过滤备用。以棉球蘸药液放于牙痛处，5min 后，取出棉球，每日 2 次。

⑨ 治烧伤：大黄 2500g，陈石灰 3500g。先将陈石灰炒热后，再放入大黄，炒至石灰变成桃红色，大黄变黑灰色时，筛去石灰，将大黄晾凉，研成粉，撒在创面；如只红肿，可将大黄粉调麻油外敷。冷天应注意保暖。

【附注】①汤剂宜后下。②妇女月经期、妊娠期、产前、产后均宜慎用或忌用。

4.30.20　酸模

RUMICIS ACETOSI HERBA

【别名】癣草、山菠菜、酸溜溜

【基原】来源于蓼科 Polygonaceae 酸模属 *Rumex* 酸模 *Rumex acetosa* L. 的全草入药。

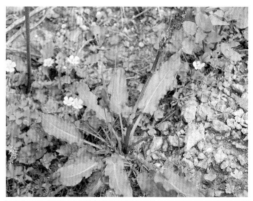

【形态特征】多年生草本。根为须根。茎直立，高 40~100cm，具深沟槽，通常不分枝。基生叶和茎下部叶箭形，长 3~12cm，宽 2~4cm，顶端急尖或圆钝，基部裂片急尖，全缘或微波状；叶柄长 2~10cm；茎上部叶较小，具短叶柄或无柄；托叶鞘膜质，易破裂。花序狭圆锥状，顶生，分枝稀疏；花单性，雌雄异株；花梗中部具关节；花被片 6 片，排成 2 轮，雄花内花被片椭圆形，长约 3mm，外花被片较小，雄蕊 6 枚；雌花内花被片果时增大，近圆形，直径 3.5~4mm，全缘，基部心形，网脉明显，基部具极小的小瘤，外花被片椭圆形，反折，瘦果椭圆形，具 3 锐棱，两端尖，长约 2mm，黑褐色，有光泽。花期 5~7 月；果期 6~8 月。

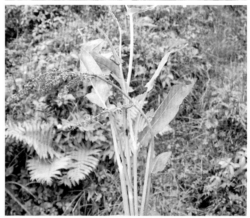

【生境】生于山地潮湿肥沃的地方。

【分布】广东、广西、湖南、福建、江西、四川、江苏、青海、山西、陕西、吉林、新疆。俄罗斯、朝鲜也有分布。

【采集加工】春、夏采收，将全草晒干。

【性味归经】味酸、苦，性寒。归肝、大肠经。

【功能主治】凉血，解毒，通便，杀虫。治内出血，痢疾，便秘，内痔出血。外用治疗癣，疔疮，神经性皮炎，湿疹。

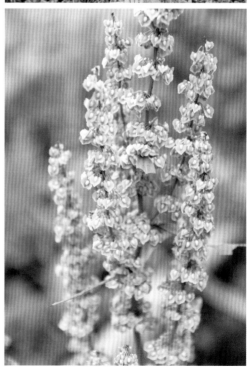

【用法用量】9~15g，水煎服。外用适量，捣汁或干根用醋磨汁涂患处。

【附方】① 治内出血：酸模注射液，每次肌内注射 1~2ml，每日 2 次。

② 治内痔出血：鲜酸模全草 30g，捣烂取汁，调白糖 30~60g 内服。

③ 治疗癣诸疮：酸模（全草）9g，芒硝、百部各 12g，地肤子 15g，水煎，熏洗患处；或用鲜酸模全草适量，捣汁涂患处。

4.31 商陆科

4.31.1 商陆

PHYTOLACCAE RADIX

【别名】山萝卜、见肿消

【基原】来源于商陆科 Phytolaccaceae 商陆属 Phytolacca 商陆 Phytolacca acinosa Roxb. 的肉质根入药。

【形态特征】多年生草本，高 0.5~1.5m，全株无毛。根肥大，肉质，倒圆锥形。茎直立，圆柱形，有纵沟，肉质，绿色或红紫色，多分枝。叶纸质，椭圆形、长椭圆形或披针状椭圆形，长 10~30cm，宽 4.5~15cm，顶端急尖或渐尖，基部楔形，渐狭，两面散生细小白色斑点；叶柄长 1.5~3cm。总状花序顶生或与叶对生，圆柱状，直立，通常比叶短，密生多花；花序梗长 1~4cm；花梗基部的苞片线形，长约 1.5mm，上部 2 枚小苞片线状披针形，膜质；花梗细，长 6~10mm，基部变粗；花两性，直径约 8mm；花被片 5 枚，白色、黄绿色，椭圆形、卵形或长圆形，顶端圆钝，长 3~4mm，宽约 2mm；雄蕊 8~10 枚，与花被片近等长，花丝白色，钻形，基部成片状，宿存，花药椭圆形，粉红色；心皮通常为 8 枚，有时少至 5 或多至 10 枚，分离；花柱短，直立，顶端下弯，柱头不明显。果序直立；浆果扁球形，直径约 7mm，熟时黑色；种子肾形，黑色，长约 3mm，具 3 棱。花期 5~8 月；果期 6~10 月。

【生境】生于林下、村边、路旁的阴湿处。

【分布】我国除内蒙古、新疆、东北外，均有分布。朝鲜、日本、印度也有分布。

【采集加工】秋季至次年春季均可采收。挖取根部，除去须根及泥沙，切成块或片，晒干或阴干。

【性味归经】味苦，性寒；有毒。归肺、脾、肾、大肠经。

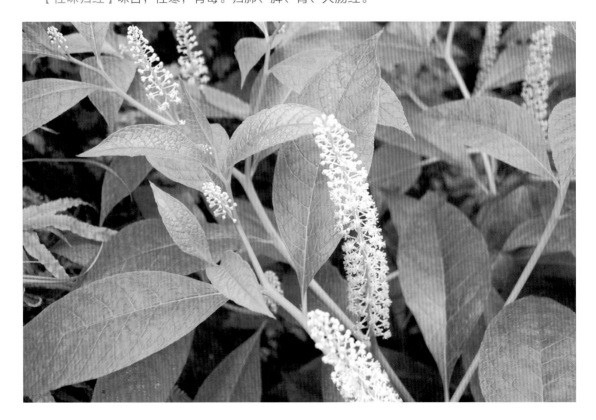

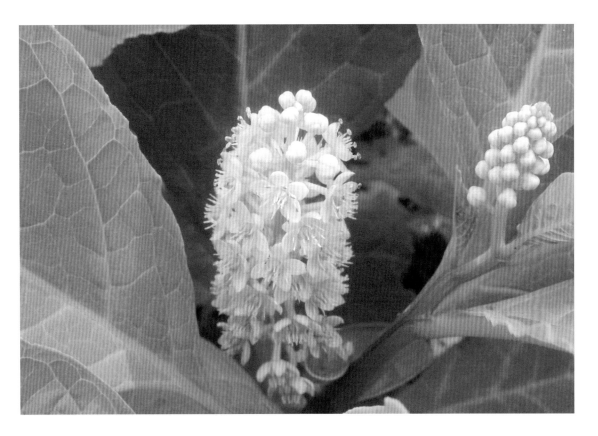

【功能主治】泄水，利尿，消肿。治水肿，腹水，小便不利，子宫颈糜烂，白带过多。外用治痈肿疮毒。

【用法用量】3~9g，水煎服，或可炖鸡或猪肉吃。外用适量，捣烂敷患处。脾胃虚弱者及孕妇均忌内服。

【附方】① 治腹水：商陆 6g，冬瓜皮、赤小豆各 30g，泽泻 12g，茯苓皮 24g。水煎服。

② 治痈疮肿毒：商陆 15g，蒲公英 60g，水煎洗患处。

③ 治子宫颈糜烂、白带多、功能性子宫出血：鲜商陆 36g（干品减半），同母鸡或猪瘦肉煮极烂，放盐少许，分 2~3 次吃。

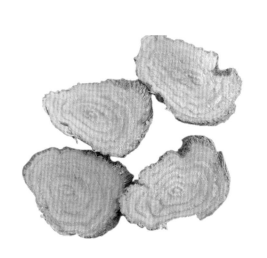

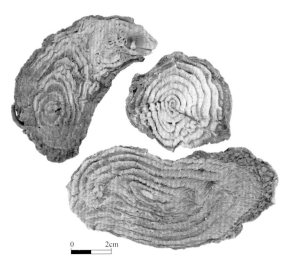

4.31.2 美洲商陆

PHYTOLACCAE AMERICANAE RHIZOMA

【别名】美商陆、山萝卜、见肿消

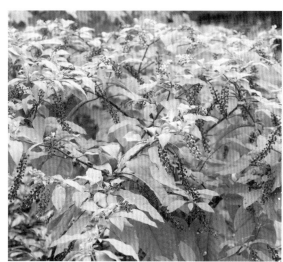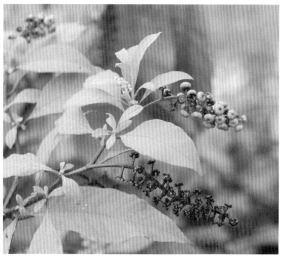

【基原】来源于商陆科 Phytolaccaceae 商陆属 Phytolacca 美洲商陆 Phytolacca americana L. 的根状茎入药。

【形态特征】多年生草本，高 1~2m。根粗壮，肥大，倒圆锥形。茎直立，圆柱形，有时带紫红色。叶片椭圆状卵形或卵状披针形，长 9~18cm，宽 5~10cm，顶端急尖，基部楔形；叶柄长 1~4cm。总状花序顶生或侧生，长 5~20cm；花梗长 6~8mm；花白色，微带红晕，直径约 6mm；花被片 5，雄蕊、心皮及花柱通常均为 10，心皮合生。果序下垂；浆果扁球形，熟时紫黑色；种子肾圆形，直径约 3mm。花期 6~8 月；果期 8~10 月。

【生境】生于林下、村边、路旁的阴湿处。

【分布】广东、海南、广西、湖南、江西、福建等地有引种或逸为野生。原产北美洲。

【采集加工】秋季至次年春季均可采收。挖取根部，除去须根及泥沙，切成块或片，晒干或阴干。

【性味归经】味苦，性寒；有毒。归脾、肾、大肠经。

【功能主治】泄水，利尿，消肿。治水肿，腹水，小便不利，子宫颈糜烂，白带过多。外用治痈肿疮毒。

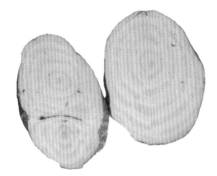

【用法用量】3~9g，水煎服或可炖鸡或猪肉吃。外用适量，捣烂敷患处。脾胃虚弱者及孕妇均忌内服。

【附方】① 治腹水：商陆 6g，冬瓜皮、赤小豆各 30g，泽泻 12g，茯苓皮 24g。水煎服。

② 治痈疮肿毒：商陆 15g，蒲公英 60g，水煎洗患处。

③ 治子宫颈糜烂、白带多、功能性子宫出血：鲜商陆 36g（干品减半），同母鸡或猪瘦肉煮极烂，放盐少许，分 2~3 次吃。

4.32 藜科

4.32.1 土荆芥

CHENOPODII AMBROSIOIDIS HERBA

【别名】臭藜藿、臭草

【基原】来源于藜科 Chenopodiaceae 藜属 *Chenopodium* 土荆芥 *Chenopodium ambrosioides* L. 全草入药。

【形态特征】一年生或多年生草本，高 50~80cm，有强烈香味。茎直立，多分枝，有色条及钝条棱；枝通常细瘦，有短柔毛并兼有具节的长柔毛，有时近于无毛。叶片长圆状披针形至披针形，顶端急尖或渐尖，边缘具稀疏不整齐的大锯齿，基部渐狭具短柄，上面平滑无毛，下面有散生油点并沿叶脉稍有毛，下部的叶长达 15cm，宽达 5cm，上部叶逐渐狭小而近全缘。花两性及雌性，通常 3~5 个团集，生于上部叶腋；花被裂片 5 枚，稀为 3 枚，绿色，果时通常闭合；雄蕊 5 枚，

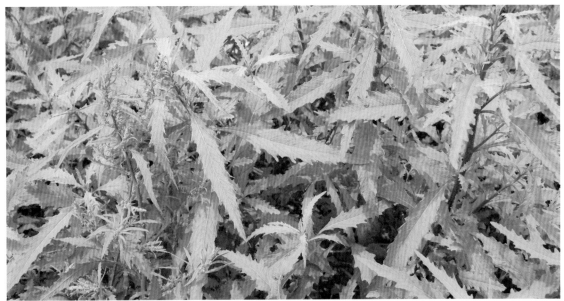

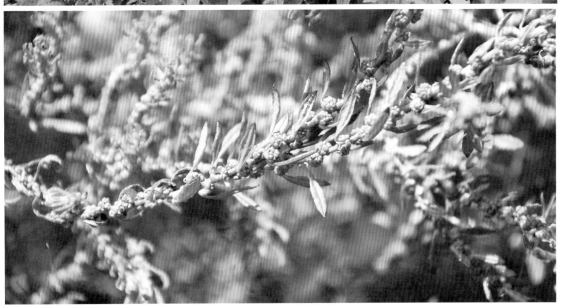

花药长 0.5mm；花柱不明显，柱头通常 3 枚，较少为 4 枚，丝形，伸出花被外。胞果扁球形，完全包于花被内。种子横生或斜生，黑色或暗红色，平滑，有光泽，边缘钝，直径约 0.7mm。花期和果期几全年。

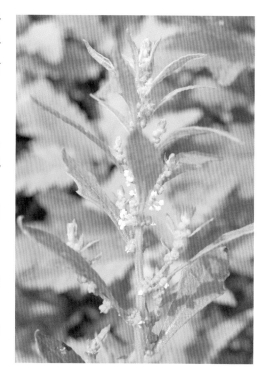

【生境】生于村边旷野、路旁、河岸、溪边等地。

【分布】台湾、福建、江苏、浙江、江西、湖南、广西、广东、云南、贵州、四川。原产热带美洲，现广布全球热带至温带。

【采集加工】夏、秋季采收全草，摊放通风处或捆扎成束，悬挂阴干。

【性味归经】味辛，性微温；有小毒。归脾经。

【功能主治】祛风除湿，杀虫止痒。治蛔虫病，钩虫病，蛲虫病。外用治皮肤湿疹，瘙痒，并杀蛆虫。

【用法用量】3~9g，研粉或制成丸剂，或制成土荆芥油。外用适量，煎水洗患处。

【注意】孕妇忌服。

【附方】① 治钩虫病：鲜土荆芥 5000g，切碎，加水 1500g，水蒸气蒸馏，收集馏出液的上层金黄色液体，即为土荆芥油。成人每次服 0.8~1.2ml，儿童每岁 0.05ml。次晨服硫酸镁 20g。

② 治蛔虫病：土荆芥，研成细末，早晨空腹时服 0.6~2g，连服 2 天。

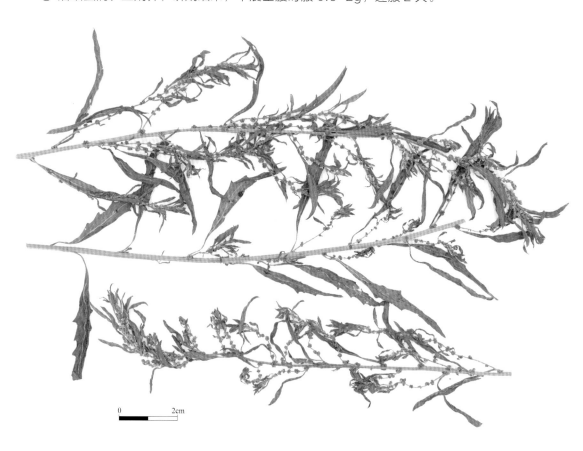

0   2cm

4.32.2　小藜

CHENOPODII FICIFOLII HERBA

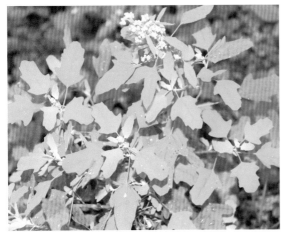
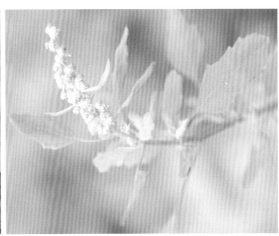

【基原】来源于藜科 Chenopodiaceae 藜属 Chenopodium 小藜 Chenopodium ficifolium Smith [C. serotinum L.] 的全草入药。

【形态特征】一年生草本，高 20~50cm。茎直立，具条棱及绿色色条。叶卵状长圆形，长 2.5~5cm，宽 1~3.5cm，通常三浅裂；中裂片两边近平行，顶端钝或急尖并具短尖头，边缘具深波状锯齿；侧裂片位于中部以下，通常各具 2 浅裂齿。花两性，数个团集，排列于上部的枝上形成较开展的顶生圆锥状花序；花被近球形，5 深裂，裂片宽卵形，不开展，背面具微纵隆脊并有密粉；雄蕊 5 枚，开花时外伸；柱头 2 枚，丝形。胞果包在花被内，果皮与种子贴生；种子双凸镜状，黑色，有光泽，直径约 1mm，边缘微钝，表面具六角形细洼；胚环形。花期 4~6 月。

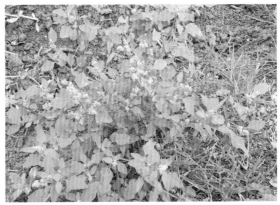

【生境】生于低海拔的空旷荒地或田野。

【分布】全国各地。亚洲和欧洲均有分布。

【采集加工】夏、秋采收，将全草晒干。

【性味归经】味甘、苦，性平。归肾经。

【功能主治】祛风清热，解毒利湿。治风热外感，痢疾，荨麻疹，疮疡肿毒，疥癣，湿疮，白癜风，虫咬伤。

【用法用量】9~15g，水煎服。外用鲜品捣烂敷患处。

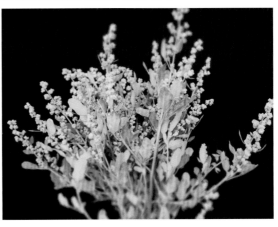

4.32.3　地肤子

KOCHIAE FRUCTUS

【别名】扫帚菜、扫帚苗、地麦、铁扫把子

【基原】来源于藜科 Chenopodiaceae 地肤属 *Kochia* 地肤 *Kochia scoparia*（L.）Schrad.
的干燥成熟果实入药。

【形态特征】一年生草本，高 50~100cm。根略呈纺锤形。茎直立，圆柱状，淡绿色或带紫红
色，有多数条棱，稍有短柔毛或下部几无毛；分枝稀疏，斜上。叶为平面叶，披针形或条状披针
形，长 2~5cm，宽 3~7mm，无毛或稍有毛，顶端短渐尖，基部渐狭入短柄，具 3 条明显的主脉，
边缘有疏生的锈色绢状缘毛；茎上部叶较小，无柄，1 脉。花两性或雌性，1~3 个生于上部叶腋，
构成疏穗状圆锥状花序，花下有时有锈色长柔毛；花被近球形，淡绿色，花被裂片近三角形，无毛或
顶端稍有毛；翅端附属物三角形至倒卵形，有时近扇形，膜质，脉不很明显，边缘微波状或具缺刻；
花丝丝状，花药淡黄色；柱头 2，丝状，紫褐色，花柱极短。胞果扁球形，果皮膜质，与种子离生。
种子卵形，黑褐色，长 1.5~2mm，稍有光泽；胚环形，胚乳块状。花期 7~9 月；果期 8~10 月。

【生境】生于山野荒地、田野路旁。

【分布】黑龙江、吉林、辽宁、河北、山东、山西、陕西、河南、安徽、江苏、甘肃等地。欧洲及
亚洲余部也有分布。

【采集加工】秋季果实成熟时采收植株，晒干，打下果实，除去杂质。

【药材性状】本品呈扁球状五角星形，直径 1~3mm。外被宿存的花被，表面灰绿色或浅棕色，
周围有膜质小翅 5 片，背面中心有微突起的点状果梗痕及放射状脉纹 3~10 条；剥离花被后，可见

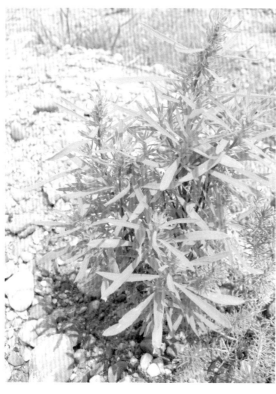
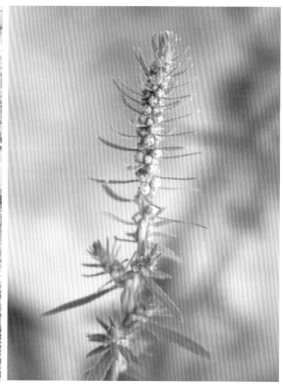

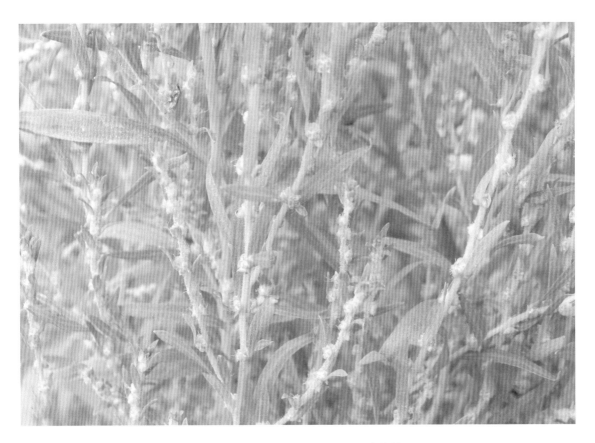

膜质果皮，半透明。种子扁卵形，长约 1mm，黑色。气微，味微苦。

【性味归经】味辛、苦，性寒。归肾、膀胱经。

【功能主治】清热利湿，祛风止痒。治小便涩痛，阴痒带下，风疹，湿疹，皮肤瘙痒。

【用法用量】9~15g，水煎服；外用适量，煎水洗。

【附方】① 治湿热淋证、小便涩痛：地肤子 15g，瞿麦、猪苓各 12g，黄柏、通草各 9g，水煎服。

② 治皮肤湿疹：地肤子 30g，白鲜皮 15g，白矾 9g，煎汤熏洗。

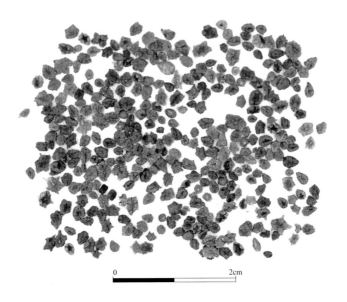

0   2cm

4.33 苋科

4.33.1 土牛膝

ACHYRANTHEI ASPERAE HERBA

【别名】倒叶草、倒刺草、倒钩草

【基原】来源于苋科 Amaranthaceae 牛膝属 Achyranthes 土牛膝 Achyranthes aspera L. 全草入药。

【形态特征】多年生草本，高 20~120cm；茎四棱形，有柔毛，节部稍膨大，分枝对生。叶片纸质，宽卵状倒卵形或椭圆状长圆形，长 1.5~7cm，宽 0.4~4cm，顶端圆钝，具尖头，基部楔形或圆形，全缘或波状缘，两面密生柔毛，或近无毛；叶柄长 5~15mm，密生柔毛或近无毛。穗状花序顶生，直立，长 10~30cm，花期后反折；总花梗具棱角，粗壮，坚硬，密生白色伏贴或开展柔毛；花长 3~4mm，疏生；苞片披针形，长 3~4mm，顶端长渐尖，小苞片刺状，长 2.5~4.5mm，坚硬，光亮，常带紫色，基部两侧各有 1 个薄膜质翅，长 1.5~2mm，全缘，全部贴生在刺部，但易于分离；花被片披针形，长 3.5~5mm，长渐尖，花后变硬且锐尖，具 1 脉；雄

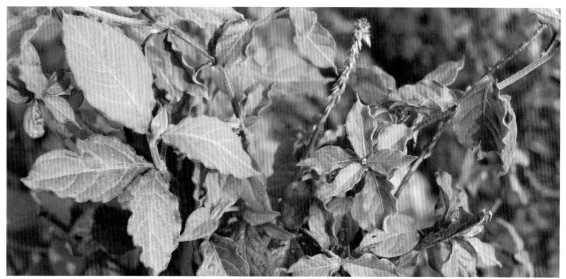

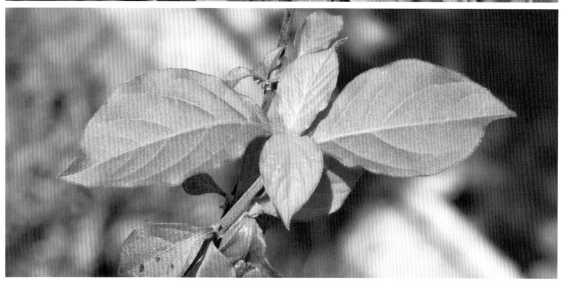

蕊长 2.5~3.5mm；退化雄蕊顶端截状或细圆齿状，有具分枝流苏状长缘毛。胞果卵形，长 2.5~3mm。种子卵形，不扁压，长约 2mm，棕色。花期 6~8 月；果期 10 月。

【生境】生于山坡疏林、村边路旁、园地及空旷草地上。

【分布】广东、海南、广西、云南、四川、台湾。印度、斯里兰卡也有分布。

【采集加工】夏、秋采收，将全草晒干。

【性味归经】味微苦，性凉。归肝、肾经。

【功能主治】通经利尿，清热解毒。治感冒发热，扁桃体炎，白喉，流行性腮腺炎，疟疾，风湿性关节炎，泌尿系结石，肾炎水肿。

【用法用量】15~30g，水煎服。

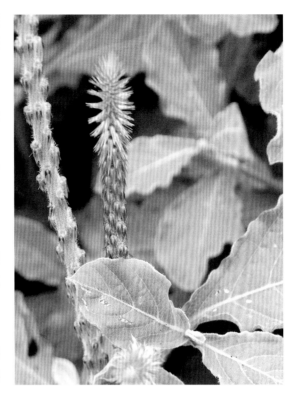

【附方】① 治感冒发热、小儿高热：土牛膝（全草）、狗肝菜、刺针草各 30g。水煎服，每日 1 剂（小儿酌减）。

② 治百日咳：土牛膝根、鹅不食草、马兰各 30g，用米酒汁（酒酿）共煮。每日 1 剂，分 3 次服，服时可加糖适量。

③ 治流行性腮腺炎：土牛膝适量，捣烂敷患处；并取全草适量水煎服。

④ 治白喉：土牛膝 30g，板蓝根、大青叶（或沙氏鹿茸草）各 30g，加水适量，煎成 200ml。成人每日量 200ml，1 次服下；小孩 7~8 岁 150ml，4~5 岁 100ml，幼儿 50ml 左右。

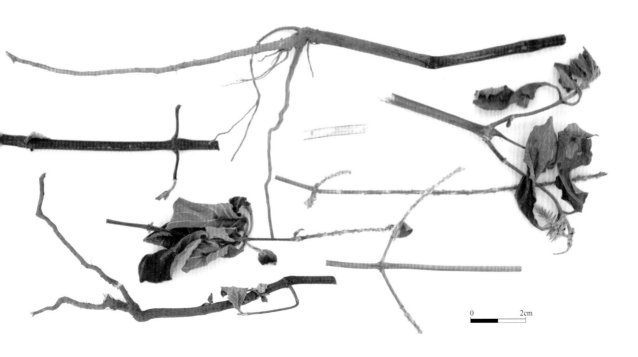

0   2cm

4.33.2 牛膝

ACHYRANTHEI BIDENTATAE RADIX

【别名】怀牛膝、牛髁膝

【基原】来源于苋科 Amaranthaceae 牛膝属 Achyranthes 牛膝 Achyranthes bidentata Bl. 的根入药。

【形态特征】多年生草本。高 70~120cm；根圆柱形，直径 5~10mm，土黄色；茎有棱角或四方形，绿色或带紫色，有白色贴生或开展柔毛，或近无毛，分枝对生。叶片椭圆形或椭圆披针形，少数倒披针形，长 4.5~12cm，宽 2~7.5cm，顶端尾尖，尖长 5~10mm，基部楔形或宽楔形，两面有贴生或开展柔毛；叶柄长 5~30mm，有柔毛。穗状花序顶生及腋生，长 3~5cm，花期后反折；总花梗长 1~2cm，有白色柔毛；花多数，密生，长 5mm；苞片宽卵形，长 2~3mm，顶端长渐尖；小苞片

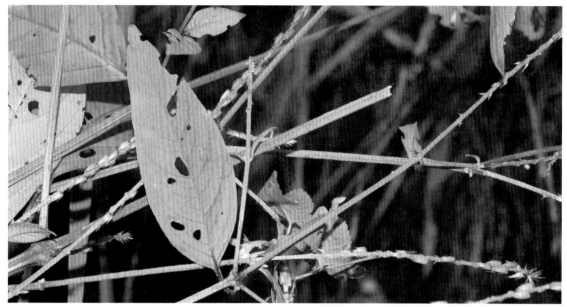

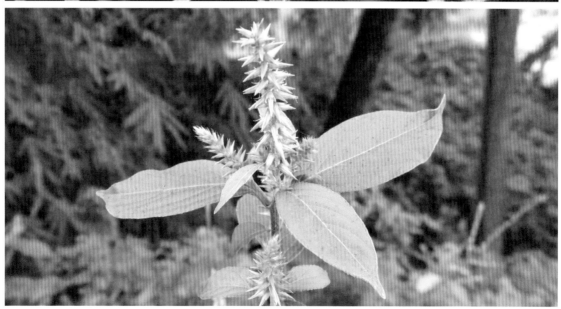

刺状，长 2.5~3mm，顶端弯曲，基部两侧各有 1 卵形膜质小裂片，长约 1mm；花被片披针形，长 3~5mm，光亮，顶端急尖，有 1 中脉；雄蕊长 2~2.5mm；退化雄蕊顶端平圆，稍有缺刻状细锯齿。胞果长圆形，长 2~2.5mm，黄褐色，光滑。种子长圆形，长 1mm，黄褐色。花期 7~9 月；果期 9~10 月。

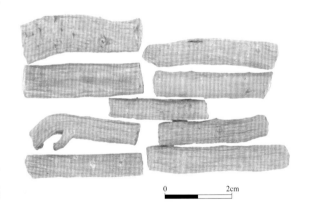

【生境】生于山地或溪边较湿润、荫蔽的肥沃土壤上。

【分布】黄河以南各地。朝鲜、日本、越南、印度、菲律宾、马来西亚、俄罗斯及非洲等地也有分布。

【采集加工】夏、秋季采收，将根晒干。

【药材性状】本品呈细长圆柱形，长 15~70cm，直径 4~10mm。表面灰黄色或淡棕色，有稍扭曲的纵皱纹、排列稀疏的侧根痕和横长皮孔样的突起。质硬脆，易折断，受潮后变软，断面平坦，淡棕色，略呈角质样而油润，中心维管束木质部较大，黄白色，其外周散有多数黄白色点状维管束，断续排列成 2~4 轮。气微，味微甜而稍苦涩。

【性味归经】味苦、甘、酸，性平。归肝、肾经。

【功能主治】鲜用散瘀血，消痈肿；酒制补肝肾、强筋骨。鲜用治咽喉肿痛，高血压病，闭经，胞衣不下，痈肿，跌打损伤；酒制主治肝肾不足，腰膝酸痛，四肢不利，风湿痹痛。

【用法用量】4.5~9g，水煎服。

【注意】孕妇慎用。制剂不宜作静脉注射，以防溶血。

【附方】治腿痛：牛膝 9g，续断、木瓜各 9g，水煎服。或制成 6g 重蜜丸，每服 1 丸，每日 2 次。

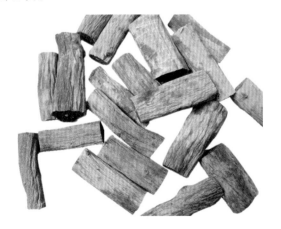

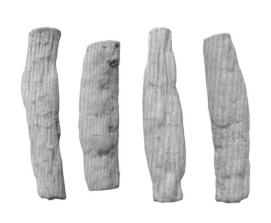

4.33.3 柳叶牛膝

ACHYRANTHEI LONGIFOLIAE RADIX

【别名】长叶牛膝、杜牛膝、白牛膝、对节草、剪刀牛膝

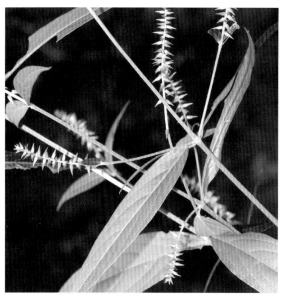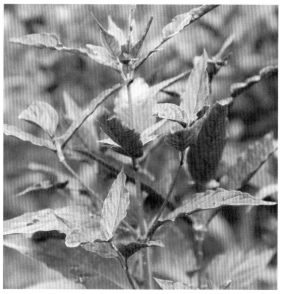

【基原】来源于苋科 Amaranthaceae 牛膝属 Achyranthes 柳叶牛膝 Achyranthes longifolia（Makino）Makino 的根入药。

【形态特征】多年生草本。高 70~120cm；根圆柱形，直径 5~10mm，土黄色；茎有棱角或四方形，绿色或带紫色，有白色贴生或开展柔毛，或近无毛，分枝对生。叶片披针形或宽披针形，长 10~20cm，宽 2~5cm，顶端尾尖，基部楔形，两面有贴生或开展柔毛；叶柄长 5~30mm，有柔毛。穗状花序顶生及腋生，长 3~5cm，花期后反折；总花梗长 1~2cm，有白色柔毛；花多数，密生，长 5mm；苞片宽卵形，长 2~3mm，顶端长渐尖；小苞片针状，长 3.5mm，基部有 2 耳状薄片，仅有缘毛；花被片披针形，长 3~5mm，光亮，顶端急尖，有 1 中脉；雄蕊长 2~2.5mm；退化雄蕊方形，顶端有不显明牙齿。胞果长圆形，长 2~2.5mm，黄褐色，光滑。种子长圆形，长 1mm，黄褐色。花、果期 9~11 月。

【生境】生于村旁、山谷。

【分布】华南、华东、华中和西南各地。日本也有分布。

【采集加工】夏、秋季采收，将根晒干。

【性味归经】味甘、微苦、微酸，性平。归肝、肾经。

【功能主治】鲜用破血行瘀。治经闭，尿血，淋病，痈肿，难产；熟用补肝肾，强腰膝。治肝肾亏虚，腰膝酸痛。

【用法用量】10~15g，水煎服。

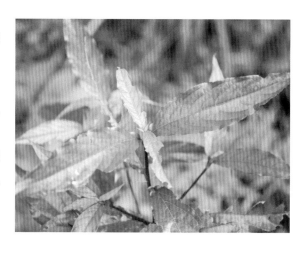

4.33.4　空心莲子草

ALTERNANTHERAE PHILOXEROIDIS HERBA

【别名】空心菜、喜旱莲子草、水花生

【基原】来源于苋科 Amaranthaceae 莲子草属 *Alternanthera* 空心莲子草 *Alternanthera philoxeroides*（Mart.）Griseb. 的全草入药。

【形态特征】多年生草本。茎基部匍匐，上部上升，管状，不明显 4 棱，长 55~120cm，具分枝，幼茎及叶腋有白色或锈色柔毛，茎老时无毛，仅在两侧纵沟内保留。叶片长圆形、长圆状倒卵形或倒卵状披针形，长 2.5~5cm，宽 7~20mm，顶端急尖或圆钝，具短尖，基部渐狭，全缘，两面无毛或上面有贴生毛及缘毛，背面有颗粒状突起；叶柄长 3~10mm，无毛或微有柔毛。花密

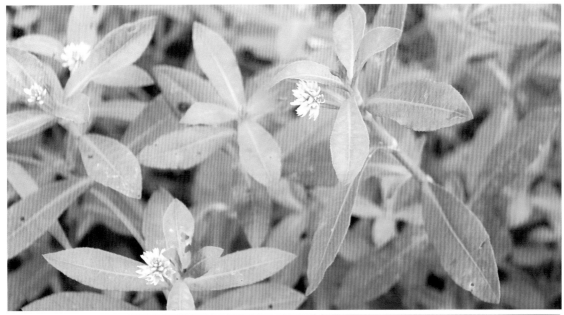

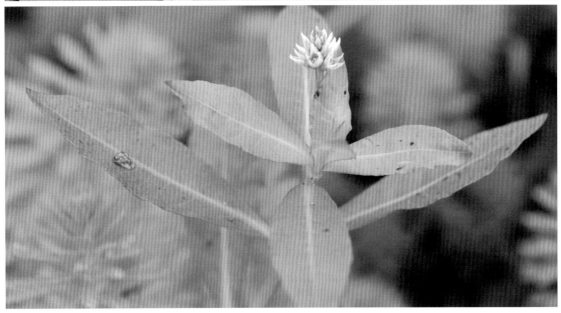

生，成具总花梗的头状花序，单生在叶腋，球形，直径 8~15mm；苞片及小苞片白色，顶端渐尖，具 1 脉；苞片卵形，长 2~2.5mm，小苞片披针形，长 2mm；花被片长圆形，长 5~6mm，白色，光亮，无毛，顶端急尖，背部侧扁；雄蕊花丝长 2.5~3mm，基部连合成杯状；退化雄蕊矩圆状条形，和雄蕊约等长，顶端裂成窄条；子房倒卵形，具短柄，背面侧扁，顶端圆形。花期 5~10 月。

【生境】生于塘边水沟边或沼泽地上。

【分布】现我国河北、江苏、广东等大多数地区逸为野生。原产巴西。

【采集加工】夏、秋季采收，将全草晒干。

【性味归经】味苦、甘，性寒。归脾经。

【功能主治】清热利尿，凉血解毒。治乙型脑炎，流感初期，肺结核咯血。外用治湿疹，带状疱疹，疔疮，毒蛇咬伤，流行性出血性结膜炎。

【用法用量】15~30g。外用鲜全草，取汁外涂，或捣烂调蜜糖外敷。主治眼病时点眼药水，每日 3~4 次。

【附方】① 治流感及感冒发热：鲜空心莲子草 30~60g，水煎服。

② 治肺结核咯血：鲜空心莲子草 60g，水煎冲糖服。

③ 治毒蛇咬伤：鲜空心莲子草 120~240g，捣烂取汁服，渣外敷伤口周围。

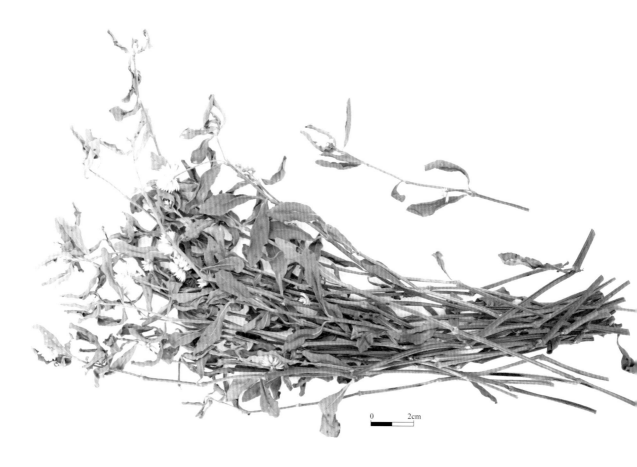

4.33.5 虾钳菜

ALTERNANTHERAE SESSILIS HERBA

【别名】小白花草、莲子草

【基原】来源于苋科 Amaranthaceae 莲子草属 *Alternanthera* 虾钳菜 *Alternanthera sessilis* (L.) R. Brown ex DC. 的全草入药。

【形态特征】多年生草本。高 10~45cm；圆锥根粗，直径可达 3mm；茎上升或匍匐，绿色或稍带紫色，有条纹及纵沟，沟内有柔毛，在节处有一行横生柔毛。叶片形状及大小有变化，条状披针形、长圆形、倒卵形、卵状长圆形，长 1~8cm，宽 2~20mm，顶端急尖、圆形或圆钝，基部渐狭，全缘或有不明显锯齿，两面无毛或疏生柔毛；叶柄长 1~4mm，无毛或有柔毛。头状花序 1~4 个，腋生，无总花梗，初为球形，后渐成圆柱形，直径 3~6mm；花密生，花轴密生白色柔毛；苞片及小苞片白色，顶端短渐尖，无毛；苞片卵状披针形，长约 1mm，小苞片钻形，长 1~1.5mm；花被片卵形，长 2~3mm，白色，顶端渐尖或急尖，无毛，具 1 脉；雄蕊 3 枚；花丝长约 0.7mm，基部连合成杯状，花药长圆形；退化雄蕊三角状钻形，比雄蕊短，顶端渐尖，全缘；花柱极短，柱头短裂。胞果倒心形，长 2~2.5mm，侧扁，翅状，深棕色，包在宿存花被片内。种子卵球形。花期 5~7 月；果期 7~9 月。

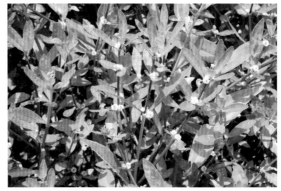

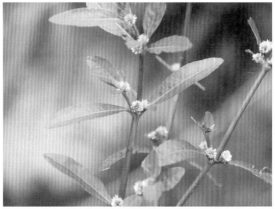

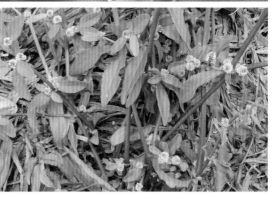

【生境】生于村庄附近的水沟、田间、园地或海边潮湿沙地上。

【分布】长江以南各地。东半球热带余部、亚热带余部也有分布。

【采集加工】夏、秋季采收，将全草晒干。

【性味归经】味微甘、淡，性凉。归心经。

【功能主治】清热凉血，利水消肿。外用拔毒止痒。治痢疾，鼻衄，咯血，便血，尿道炎，咽炎，乳腺炎，小便不利。外用治疮疖肿毒，湿疹，皮炎，体癣，毒蛇咬伤。

【用法用量】15~30g，水煎服，或鲜全草 60~120g，绞汁炖温服。外用适量，鲜全草捣烂敷或水煎浓汁洗患处。

4.33.6　刺苋

AMARANTHI SPINOSI HERBA

【别名】筋苋菜、刺苋菜

【基原】来源于苋科 Amaranthaceae 苋属 Amaranthus 刺苋 Amaranthus spinosus L. 全草入药。

【形态特征】一年生草本，高达 1m；茎直立，圆柱形或钝棱形，多分枝，有纵条纹，绿色或带紫色，无毛或稍有柔毛。叶片菱状卵形或卵状披针形，长 3~12cm，宽 1~5.5cm，顶端圆钝，具微凸头，基部楔形，全缘，无毛或幼时沿叶脉稍有柔毛；叶柄长 1~8cm，无毛，在其旁有 2 刺，刺长 5~10mm。圆锥花序腋生及顶生，长 3~25cm，下部顶生花穗常全部为雄花；苞片在腋生花簇及顶生花穗的基部者变成尖锐直刺，长 5~15mm，在顶生花穗的上部者狭披针形，长 1.5mm，顶端急尖，具凸尖，中脉绿色；小苞片狭披针形，长约 1.5mm；花被片绿色，顶端急尖，具凸尖，边缘透明，中脉绿色或带紫色，在雄花者长圆形，长 2~2.5mm，在雌花者长圆状匙形，长 1.5mm；雄蕊花丝略和花被片等长或较短；柱头 3 枚，有时 2 枚。胞果长圆形，长 1~1.2mm，在中部以下不规则横裂，包裹在宿存花被片内。种子近球形，直径约 1mm，黑色或带棕黑色。花果期 7~11 月。

【生境】为村旁、空旷荒芜地、路旁、草地上常见的野草。

【分布】陕西、河南和华东、华南及西南各地。亚洲余部、非洲、美洲热带和温带。

【采集加工】夏、秋采收，将全草晒干。

【性味归经】味淡、甘，性凉。归胃、脾、大肠经。

【功能主治】清热利湿，解毒消肿，凉血止血。治痢疾，肠炎，胃、十二指肠溃疡出血，痔疮便血。外用治毒蛇咬伤，皮肤湿疹，疔肿脓疡。

【用法用量】30~60g，水煎服。外用适量鲜品捣烂敷患处。

【附方】① 治痢疾、肠炎：刺苋、墨旱莲、凤尾草各 30g。水煎服。

② 治胃、十二指肠溃疡出血：刺苋根 30~60g，水煎 2 次分服。或用鲜刺苋根 250g，水煎，浓缩至 200ml，分 2 次服。

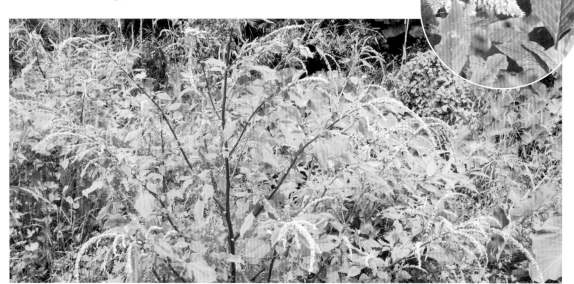

4.33.7 苋菜

AMARANTHI TRICOLORIS HERBA

【别名】老少年、老来少、三色苋

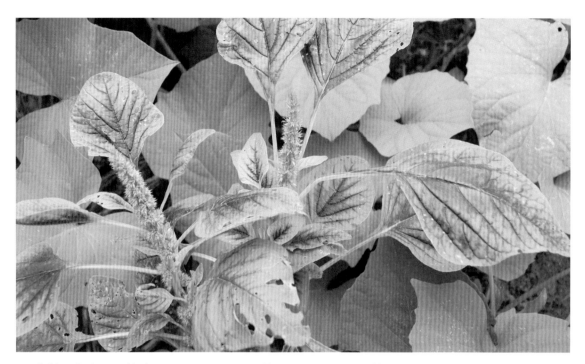

【基原】来源于苋科 Amaranthaceae 苋属 Amaranthus 苋菜 Amaranthus tricolor L. 的全草入药。

【形态特征】一年生草本，高 80~150cm；茎粗壮，绿色或红色，常分枝。叶卵形、菱状卵形或披针形，长 4~10cm，宽 2~7cm，绿色或常成红色、紫色或黄色，或部分绿色加杂其他颜色，顶端圆钝或尖凹，具凸尖，基部楔形，全缘或波状缘，无毛；叶柄长 2~6cm，绿色或红色。花簇腋生，直到下部叶，或同时具顶生花簇，成下垂的穗状花序；花簇球形，直径 5~15mm，雄花和雌花混生；苞片及小苞片卵状披针形，长 2.5~3mm，透明，顶端有 1 长芒尖，背面具 1 绿色或红色隆起中脉；花被片长圆形，长 3~4mm，绿色或黄绿色，顶端有 1 长芒尖，背面具 1 绿色或紫色隆起的中脉；雄蕊比花被片长或短。胞果卵状长圆形，长 2~2.5mm，环状横裂，包裹在宿存花被片内；种子近圆形或倒卵形，直径约 1mm，黑色或黑棕色，边缘钝。花期 5~8 月；果期 7~9 月。

【生境】栽培。

【分布】我国各地有栽培。原产热带美洲。

【采集加工】夏、秋采收，将全株晒干。

【性味归经】味甘，性微寒。归大肠、肺经。

【功能主治】解毒，祛寒湿，利大小便。治红白痢，痔疮，疔疮肿毒。

【用法用量】30~60g，水煎服。外用鲜品捣烂敷患处。

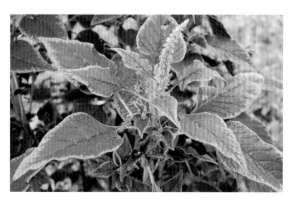

4.33.8 野苋

AMARANTHI VIRIDIS HERBA

【别名】绿苋、皱果苋

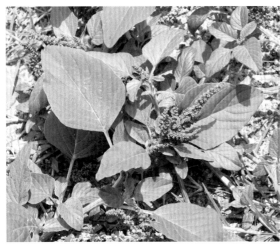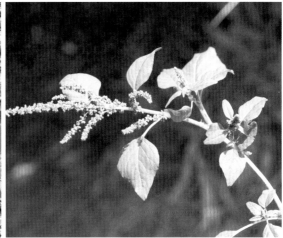

【基原】来源于苋科 Amaranthaceae 苋属 Amaranthus 野苋 Amaranthus viridis L. 的全草入药。

【形态特征】一年生草本，高 40~80cm，全体无毛；茎直立，有不明显棱角，稍有分枝，绿色或带紫色。叶卵形、卵状长圆形或卵状椭圆形，长 3~9cm，宽 2.5~6cm，顶端尖凹或凹缺，少数圆钝，有 1 芒尖，基部宽楔形或近截形，全缘或微呈波状缘；叶柄长 3~6cm，绿色或带紫红色。圆锥花序顶生，长 6~12cm，宽 1.5~3cm，有分枝，由穗状花序形成，圆柱形，细长，直立，顶生花穗比侧生者长；总花梗长 2~2.5cm；苞片及小苞片披针形，长不及

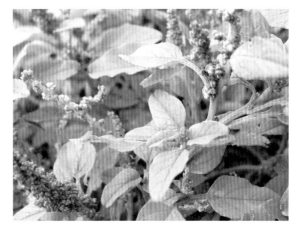

1mm，顶端具凸尖；花被片长圆形或宽倒披针形，长 1.2~1.5mm，内曲，顶端急尖，背部有 1 绿色隆起中脉；雄蕊比花被片短；柱头 3 或 2 枚。胞果扁球形，直径约 2mm，绿色，不裂，极皱缩，超出花被片；种子近球形，直径约 1mm，黑色或黑褐色，具薄且锐的环状边缘。花期 6~8 月；果期 8~10 月。

【生境】为村庄附近空旷地、园地、路旁等湿润处常见的杂草。

【分布】广东、广西、云南、贵州、台湾等地。世界热带和温带地区。

【采集加工】夏、秋采收，将全草晒干。

【性味归经】味甘、淡，性微寒。归小肠、大肠经。

【功能主治】清热利湿。治细菌性痢疾，肠炎，乳腺炎，痔疮肿痛。

【用法用量】30~60g，水煎服。

4.33.9 青葙子

CELOSIAE SEMEN

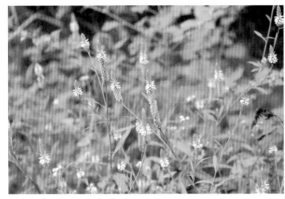 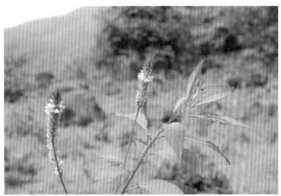

【基原】来源于苋科 Amaranthaceae 青葙属 Celosia 青葙 Celosia argentea L. 的种子入药。

【形态特征】一年生直立草本。茎常带淡红色。叶互生,薄纸质,披针形至长圆状披针形,长5~11cm,顶端长渐尖或渐尖,基部渐狭。花两性,白色或淡红色,组成顶生、密花的穗状花序;苞片长卵形至披针形,长达 5mm,宿存;萼片长圆状披针形,长达 7mm;雄蕊 5 枚,花药 4 室。胞果具宿存花柱,成熟时盖裂;种子多数,扁圆形,直径约 1.5mm,黑色,有光泽。花期 5~8 月;果期 6~10 月。

【生境】生于旷野、田边、村旁。

【分布】我国长江以南各地。广布全世界热带。

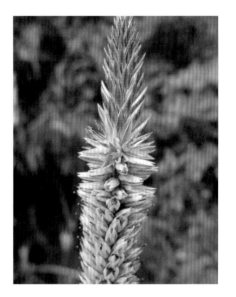

【采集加工】秋季果实成熟时采割植株或摘取果穗,晒干,收集种子,除去杂质。

【药材性状】本品呈扁圆形,少数呈圆肾形,边缘稍薄,直径 1~1.5mm,黑色或棕黑色,有光泽,中间微隆起,侧边微凹处有种脐;种皮薄而脆。无臭,无味。以颗粒饱满、黑色、光亮者为佳。

【性味归经】味苦,性微寒。归肝经。

【功能主治】祛风明目,清肝火。治目赤肿痛,视物不清,哮喘,胃肠炎,角膜炎,角膜云翳,虹膜睫状体炎,眩晕。

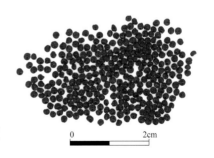

0　　　　　　2cm

【用法用量】9~15g,水煎服。青光眼患者禁服。

【附方】① 治夜盲目翳:青葙子 15g,乌枣 30g。开水冲炖,饭前服。

② 治白带、月经过多:青葙子 15g,响铃草 15g。配瘦猪肉炖服。

4.33.10 鸡冠花

CELOSIAE CRISTATAE INFLORESCENTIA

【基原】来源于苋科 Amaranthaceae 青葙属 Celosia 鸡冠花 Celosia cristata L. 的花序及种子入药。

【形态特征】一年生草本，高达 80cm。叶互生，卵形、卵状披针形或披针形，长 5~12cm，宽 2~6cm，顶端渐尖或急尖，基部楔形，常红色或黄绿色。花多数，极密生，组成扁平肉质鸡冠状、卷冠状或羽毛状的穗状花序，一个大花序下面有数个较小的分枝，圆锥状长圆形，表面羽毛状；花被片红色、紫色、黄色、橙色或红色黄色相间，常仅花序基部的一部分花发育；萼片长披针形，长约 5mm，其余的花不育，萼片变小，且与花序同色。胞果卵形，长约 3mm；种子多颗，扁球形，直径约 1.5mm，黑色，有光泽。花、果期 7~9 月。

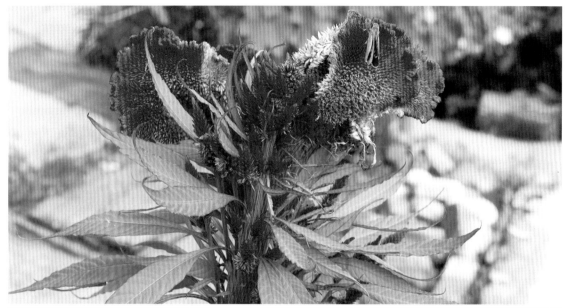

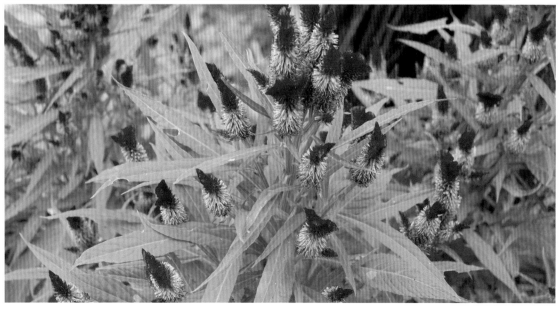

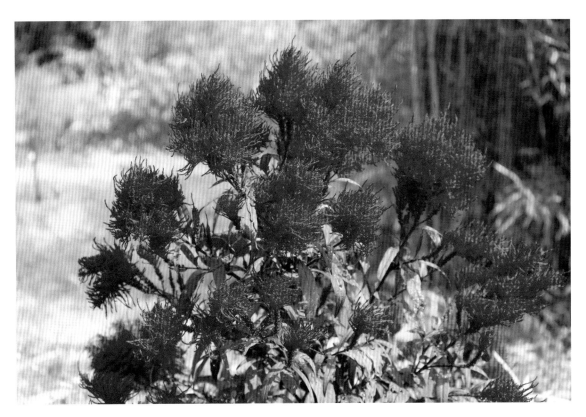

【生境】栽培。

【分布】全国各地。非洲、亚洲和美洲热带地区。

【采集加工】秋季花盛开时采收，将花序、种子晒干。

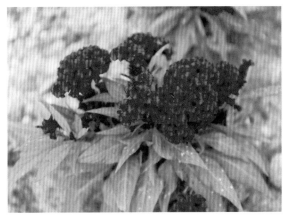

【药材性状】本品为穗状花序，多扁平而肥厚，呈鸡冠状，长 8~25cm，宽 5~20cm，上缘宽，具皱褶，密生线状鳞片，下端渐窄，常残留扁平的茎。表面红色、紫红色或黄白色。中部以下密生多数小花，每花宿存的苞片和花被片均膜质。果实盖裂，种子扁圆肾形，黑色，有光泽。体轻，质柔软。气微，味淡。

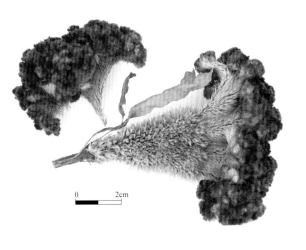

【性味归经】花序味甘、涩，性凉；种子味甘，性寒。归肝、肾经。

【功能主治】花序凉血止血，止带，止痢。种子祛风明目，清肝火。花序治功能性子宫出血，白带过多。种子治目赤肿痛，视物不清，哮喘，胃肠炎，赤白带下。

【用法用量】花序用量：9~15g，种子用量：3~9g，水煎服。

4.33.11 川牛膝

CYATHULAE RADIX

【别名】牛膝

【基原】来源于苋科 Amaranthaceae 杯苋属 Cyathula 川牛膝 Cyathula officinalis Kuan 的根入药。

【形态特征】多年生草本，高 0.5~1m；茎直立，微呈四棱形，多分枝，疏被长硬毛。叶对生，椭圆形或狭椭圆形，长 3~12cm，宽 1.5~5.5cm，顶端渐尖或尾尖，基部楔形，全缘，两面被毛；叶柄长 5~15mm，被密毛。花淡绿色，小而多数，排成多回二歧聚伞花序，聚伞花序密集成一直径 1~1.5cm 的花球团，此等花球团单个或数个成束，于总花梗上排列成顶生的穗状花序状；苞片卵形，长 4~5mm，光亮，顶端刺芒状或钩刺状；不育花生于花球团的两侧，常有 4 片钩刺状的花被片；能育花位于花球团的中央；花被片 5，披针形，顶端锐尖，不等大，内侧 3 片较狭；雄蕊 5 枚，花丝基部合生成环状；退化雄蕊长方形，长 0.3~0.4mm，顶端齿状浅裂；子房圆柱形或倒卵形，长 1.3~1.8mm，花柱长约 1.5mm。胞果长椭圆形，长 2~3mm，淡黄色，种子卵形。花期 6~7 月；果期 8~9 月。

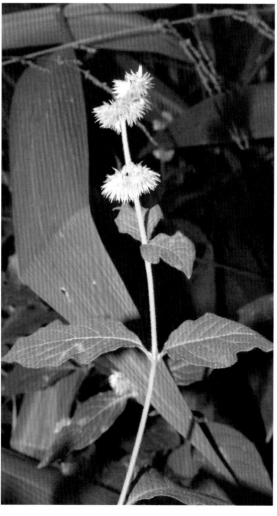
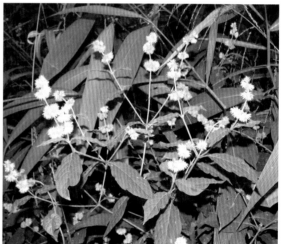
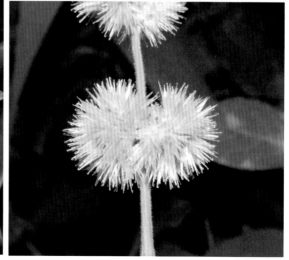

【生境】生于海拔 1500m 以上的山区。

【分布】四川、云南、贵州。

【采集加工】秋、冬二季采挖，除去芦头、须根及泥沙，焙或晒至半干，堆放回润，再焙或晒至足干。

【药材性状】本品呈近圆柱形，肥壮，下端略细，微扭曲，牛尾状，有少数分枝或无分枝，长 30~60cm，直径 0.5~3cm，表面黄棕色或灰褐色，具纵皱纹和支根痕，皮孔突起，横生。质韧，不易折断，断面浅黄色或棕黄色，可见数轮浅黄色小孔。气微，味甜。以根条粗壮、质柔韧、分枝少、断面色浅黄者为佳。

【性味归经】甘、微苦，平。归肝、肾经。

【功能主治】逐瘀通经，通利关节，利尿通淋。治经闭，胞衣不下，关节痹痛，足痿筋挛，尿血，跌打损伤。

【用法用量】3~9g，水煎服。

【附方】① 治大骨节病：a. 川牛膝、制草乌、制川乌各 250g，红花 500g，混合制成散剂。每次服 0.9g，每日 3 次，40 天为一疗程。b. 川牛膝 15g，当归、黄芪各 24g，制川乌、制草乌、防己、桂枝、乳香、没药各 9g，附子 6g。共研粉，炼蜜为丸，每丸 9g。每日 2 次，每次 1 丸，40 天为一疗程。间隔 20~30 天，进行第二疗程。

② 治小儿麻痹后遗症：川牛膝 9g，土鳖虫 7 个，马钱子（油炸黄）0.9g，共研粉末，分成 7 包。每晚临睡前服 1 包，黄酒送服。用于瘫痪期及后遗症期。

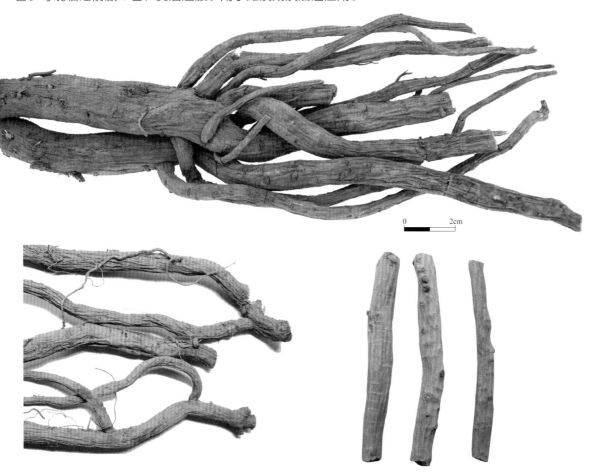

4.33.12 杯苋

CYATHULAE PROSTRATAE HERBA

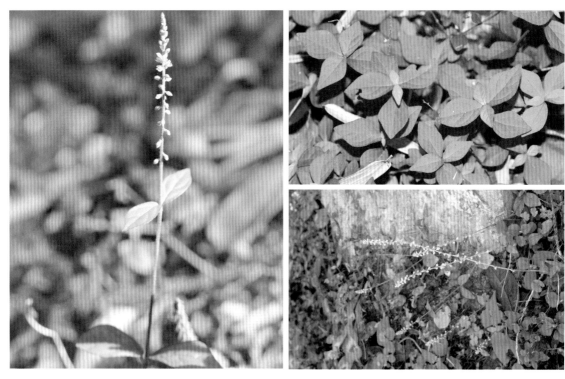

【基原】来源于苋科 Amaranthaceae 杯苋属 Cyathula 杯苋 Cyathula prostrata（L.）Blume 的全草入药。

【形态特征】多年生草本，高 30~50cm；茎上升或直立，钝四棱形，具分枝，有灰色长柔毛，节部带红色。叶菱状倒卵形或菱状长圆形，长 1.5~6cm，宽 6~30mm，顶端圆钝，微凸，中部以下骤然变细，基部圆形，叶面绿色，幼时带红色，背面苍白色，两面有长柔毛，具缘毛；叶柄长 1~7mm，有长柔毛。总状花序顶生和腋生，长 4~20cm；总梗延伸，不分枝，密生灰色柔毛；花丛具长约 1mm 的花梗，初直立，后开展，最后反折，下部花丛由 2~3 朵两性花及数朵不育花而成，愈向花序上部，花丛内的不育花数目愈减少，最上部花丛仅有 1 朵两性花，而无不育花，果实成熟时整个花丛脱落；苞片长 1~2mm，顶端长渐尖，授粉后反折；两性花的花被片卵状长圆形，长 2~3mm，淡绿色，顶端渐尖，具凸尖，外面有白色长柔毛，内面无毛，具 3~5 脉；雄蕊花丝长 3~4mm，基部连合部分仅长 1mm。胞果球形，直径约 0.5mm，无毛，带绿色。花、果期 6~11 月。

【生境】生于山谷或山坡林下荫蔽处。

【分布】云南、广西、海南、广东、香港、台湾。亚洲热带余部、非洲和大洋洲热带地区也有分布。

【采集加工】夏、秋采收，将全株晒干。

【性味归经】味甘、淡，性平。

【功能主治】行气除痰，清热利湿，化积。治小儿疳积，肺结核，瘰疬大热，毒蛇咬伤。

【用法用量】10~15g，水煎服。

4.33.13　千日红

GOMPHRENAE GLOBOSAE INFLORESCETIA

【别名】百日红、千日白

【基原】来源于苋科 Amaranthaceae 千日红属 Gomphrena 千日红 Gomphrena globosa L. 的花序入药。

【形态特征】一年生直立草本，高 20~60cm；茎粗壮，有分枝，枝略成四棱形，被灰色糙毛，幼时更密，节部稍膨大。叶纸质，长椭圆形或长圆状倒卵形，长 3.5~13cm，宽 1.5~5cm，顶端急尖或圆钝，凸尖，基部渐狭，边缘波状，两面有小斑点、白色长柔毛及缘毛，叶柄长 1~1.5cm，被灰色长柔毛。花多数，密生，成顶生球形或长圆形头状花序，单一或 2~3 个，直径 2~2.5cm，常紫红色，有时淡紫色或白色；总苞为 2 绿色对生叶状苞片而成，卵形或心形，长 1~1.5cm，两面有灰色长柔毛；苞片卵形，长 3~5mm，白色，顶端紫红色；小苞片三角状披针形，长 1~1.2cm，紫红色，内面凹陷，顶端渐尖，背棱有细锯齿；花被片披针形，长 5~6mm，不展开，顶端渐尖，外面密被白色绵毛，花期后不变硬；雄蕊花丝连合成管状，顶端 5 浅裂，花药生在裂片的内面，微伸出；花柱条形，比雄蕊管短，柱头 2 枚叉状分枝。胞果近球形，直径 2~2.5mm。种子肾形，棕色，光亮。花、果期 6~9 月。

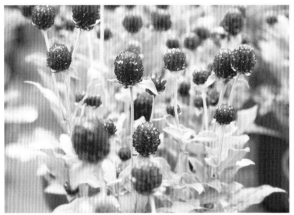

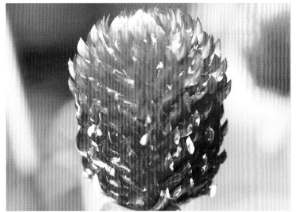

【生境】庭园有栽培。

【分布】我国南北各地均有栽培，亦有逸为半野生。原产美洲热带。

【采集加工】夏、秋两季花开时采收花序，晒干。

【性味归经】味甘、淡，性平。归肺、肝经。

【功能主治】止咳平喘，平肝明目。治哮喘，痢疾，月经不调，跌打损伤，疮疖，慢性气管炎，小儿发热抽搐，癫痫，目赤肿痛。

【用法用量】5~10g，水煎服。

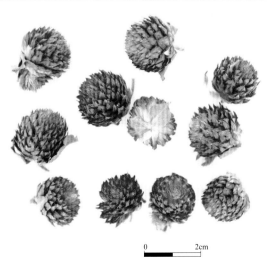

0　　　　2cm

4.34 亚麻科

4.34.1 亚麻子

LINI SEMEN

【别名】鸦麻、壁虱胡麻、山西胡麻

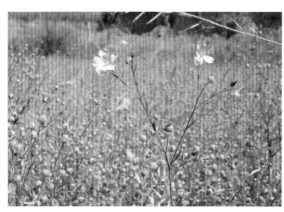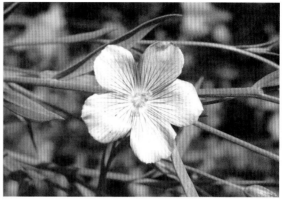

【基原】来源于亚麻科 Linaceae 亚麻属 Linum 亚麻 Linum usilalissimum L. 的种子入药。

【形态特征】一年生草本。茎直立，高 30~120cm，上部分枝，有时自茎基部亦有分枝，但密植则不分枝，基部木质化，无毛，韧皮部纤维强韧弹性。叶互生；叶片线形、线状披针形或披针形，长 2~4cm，宽 1~5mm，顶端锐尖，基部渐狭，无柄，内卷，有 3~5 出脉。花单生于枝顶或枝的上部叶腋，组成疏散的聚伞花序；花直径 15~20mm；花梗长 1~3cm，直立；萼片 5 枚，卵形或卵状披针形，长 5~8mm，顶端凸尖或长尖，有 3~5 脉；中央一脉明显凸起，边缘膜质，无腺点，全缘，有时上部有锯齿，宿存；花瓣 5 片，倒卵形，长 8~12mm，蓝色或紫蓝色，稀白色或红色，顶端啮蚀状；雄蕊 5 枚，花丝基部合生；退化雄蕊 5 枚，钻状；子房 5 室，花柱 5 枚，分离，柱头比花柱微粗，细线状或棒状，长于或几等于雄蕊。蒴果球形，干后棕黄色，直径 6~9mm，顶端微尖，室间开裂成 5 瓣；种子 10 粒，长圆形，扁平，长 3.5~4mm，棕褐色。花期 6~8 月；果期 7~10 月。

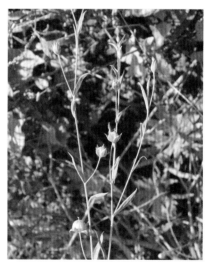

【生境】栽培。

【分布】全国常见栽培。原产地中海。

【采集加工】秋季果实成熟后采集晒干。

【药材性状】本品呈扁平卵圆形，一端钝圆，另一端尖而略偏斜，长 4~6mm，宽 2~3mm。表面红棕色或灰褐色，平滑有光泽，种脐位于尖端的凹入处；种脊浅棕色，位于一侧边缘。种皮薄，胚乳棕色，薄膜状；子叶 2，黄白色，富油性，气微，嚼之有豆腥味。

【性味归经】味甘，性平。归肺、肝、大肠经。

【功能主治】润肠通便，养血祛风。治肠燥便秘，皮肤干燥，瘙痒，脱发。

【用法用量】9~15g，水煎服。注意大便滑泻者禁用。

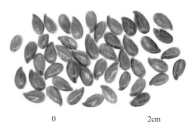

4.35 蒺藜科

4.35.1 蒺藜

TRIBULI FRUCTUS

【别名】刺蒺藜、白蒺藜、硬蒺藜

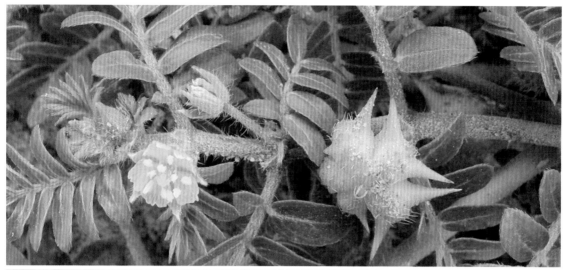

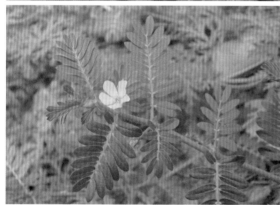
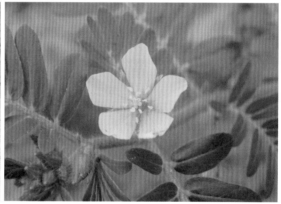

　　【基原】来源于蒺藜科 Zygophyllaceae 蒺藜属 *Tribulus* 蒺藜 *Tribulus terrestris* L. 的干燥成熟果实入药。

　　【形态特征】一年生草本。茎平卧，无毛，被长柔毛或长硬毛，枝长 20~60cm，偶数羽状复叶，长 1.5~5cm；小叶对生，3~8 对，长圆形或斜短圆形，长 5~10mm，宽 2~5mm，顶端锐尖或钝，基部稍偏斜，被柔毛，全缘。花腋生，花梗短于叶，花黄色；萼片 5 枚，宿存；花瓣 5 片；雄蕊 10 枚，生于花盘基部，基部有鳞片状腺体，子房 5 棱，柱头 5 裂，每室 3~4 胚珠。果有分果瓣 5 片，硬，长 4~6mm，无毛或被毛，中部边缘有锐刺 2 枚，下部常有小锐刺 2 枚，其余部位常有小瘤体。花期 5~8 月；果期 6~9 月。

　　【生境】生于海边沙滩或潮湿的沙质草地上。

　　【分布】全国各地，长江以北最为普遍。广布世界温带和热带。

　　【采集加工】秋季果实成熟时采割植物，晒干，打下果实，除去杂质。

　　【药材性状】本品由 5 个分果瓣组成，呈放射状排列，直径 7~12mm。常裂为单一果瓣，分果

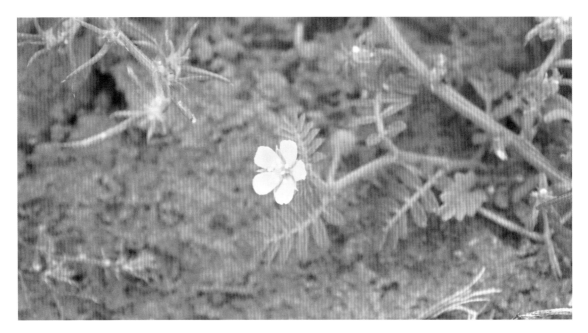

瓣呈斧状，长 3~6mm，背部黄绿色，隆起，有纵棱和多数小刺，并有对称的长刺和短刺各 1 对，两侧面粗糙，有网纹，灰白色。质坚硬。气微，味苦、辛。

【性味归经】味苦、辛，性微温。有小毒。归肝经。

【功能主治】平肝明目，祛风止痒。治头晕，头痛，目赤多泪，气管炎，高血压，皮肤瘙痒，风疹。

【用法用量】6~10g，水煎服。

【附方】① 治老年慢性气管炎：内服刺蒺藜（全草）糖浆，每日 2 次，每次 10ml。10 天为一个疗程。

② 治风疹瘙痒：蒺藜（果）、防风、蝉蜕各 9g，白鲜皮、地肤子各 12g。水煎服。

③ 治急性结膜炎：蒺藜（果）10g，菊花 6g，青葙子、木贼、决明子各 9g，水煎服。

④ 治高血压、目赤多泪：蒺藜（果）10g，菊花 12g，决明子 30g，甘草 6g，水煎服。

⑤ 治角膜溃疡（角膜开始起白点，眼红，流泪，涩痛不欲睁眼）：蒺藜 9g，煎汤一大碗，为一日量，分 3 次熏洗。第一次趁热先熏，稍凉澄清去渣再洗。第二、第三次，临用时再加温。

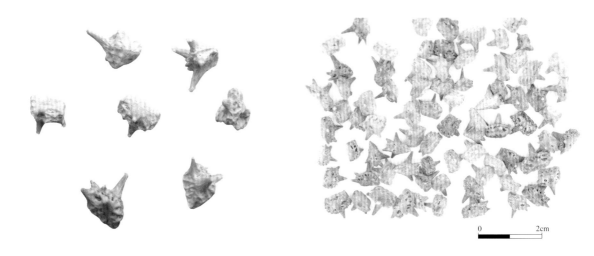

0   2cm

4.36 牻牛儿苗科

4.36.1 野老鹳草

GERANII CAROLINIANI HERBA

【别名】老鹳草

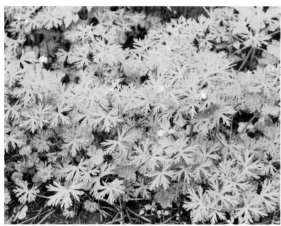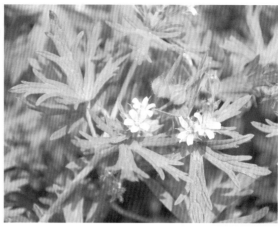

【基原】来源于牻牛儿苗科 Geraniaceae 老鹳草属 *Geranium* 野老鹳草 *Geranium carolinianum* L. 的全草入药。

【形态特征】一年生草本，高 20~60cm。基生叶早枯，茎生叶互生或最上部对生；托叶披针形或三角状披针形，长 5~7mm，宽 1.5~2.5mm，外被短柔毛；茎下部叶具长柄，柄长为叶片的 2~3 倍，被倒向短柔毛，上部叶柄渐短；叶片圆肾形，长 2~3cm，宽 4~6cm，基部心形，掌状 5~7 裂近基部，裂片楔状倒卵形或菱形，下部楔形、全缘，上部羽状深裂，小裂片条状长圆形，顶端急尖，表面被短伏毛，背面主要沿脉被短伏毛。花序腋生和顶生，长于叶，被倒生短柔毛和开展的长腺毛，每总花梗具 2 花，顶生总花梗常数个集生，花序呈伞形；花梗与总花梗相似；苞片钻状，长 3~4mm，被短柔毛；萼片长卵形或近椭圆形，长 5~7mm，宽 3~4mm，顶端急尖，具长约 1mm 尖头，外被短柔毛或沿脉被开展的糙柔毛和腺毛；花瓣淡紫红色，倒卵形，稍长于萼，顶端圆形，基部宽楔形，雄蕊稍短于萼片，中部以下被长糙柔毛；雌蕊稍长于雄蕊，密被糙柔毛。蒴果长约 2cm，被短糙毛。花期 4~7 月；果期 5~9 月。

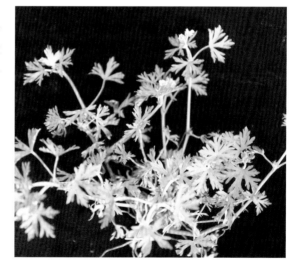

【生境】逸生于平原和低山荒坡杂草丛中。

【分布】山东、安徽、江苏、浙江、江西、湖南、湖北、四川和云南。原产美洲。

【采集加工】夏、秋季采收，将全草晒干。

【性味归经】味苦，性平。归肝、肾、膀胱经。

【功能主治】祛风，活血，清热解毒。治风湿疼痛，拘挛麻木，痈疽，跌打，肠炎，痢疾。

【用法用量】6~15g，水煎服。

4.36.2 尼泊尔老鹳草

GERANII NEPALENSIS HERBA

【别名】老鹳嘴、老牛筋

【基原】来源于牻牛儿苗科 Geraniaceae 老鹳草属 *Geranium* 尼泊尔老鹳草 *Geranium nepalense* Sweet 的全草入药。

【形态特征】多年生草本，高 30~50cm。茎多数，细弱，多分枝，仰卧，被倒生柔毛。叶对生或偶为互生；托叶披针形，棕褐色干膜质，长 5~8mm，外被柔毛；基生叶和茎下部叶具长柄，柄长为叶片的 2~3 倍，被开展的倒向柔毛；叶片五角状肾形，茎部心形，掌状 5 深裂，裂片菱形或菱状卵形，长 2~4cm，宽 3~5cm，顶端锐尖或钝圆，基部楔形，中部以上边缘齿状浅裂或缺刻状，表面被疏伏毛，背面被疏柔毛，沿脉被毛较密；上部叶具短柄，叶片较小，通常 3 裂。2~3 花组成聚伞花序，少有 1 花；苞片披针状钻形，棕褐色干膜质；萼片卵状披针形或卵状椭圆形，长 4~5mm，被疏柔毛，顶端锐尖，具短尖头，边缘膜质；花瓣紫红色或淡紫红色，倒卵形，等于或稍长于萼片，顶端截平或圆形，基部楔形，雄蕊下部扩大成披针形，具缘毛；花柱不明显，柱头分枝长约 1mm。蒴果长 15~17mm，果瓣被长柔毛，喙被短柔毛。花期 4~9 月；果期 5~10 月。

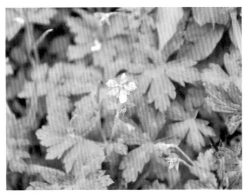

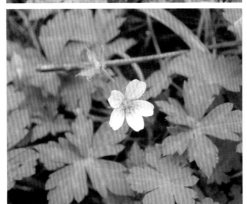

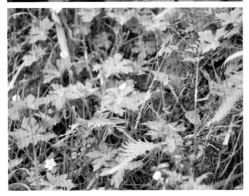

【生境】生于潮湿的山坡、路旁、田野或草丛中。

【分布】我国华东、华中、西南至西北各地。俄罗斯远东，朝鲜和日本、中南半岛余部、孟加拉国、尼泊尔也有分布。

【采集加工】夏、秋采收，将全草晒干。

【性味归经】味苦、微辛，性平。归肝、大肠经。

【功能主治】祛风湿，活血通经，清热止泻。治风湿性关节炎，跌打损伤，坐骨神经痛，急性胃肠炎，痢疾，月经不调，疱疹性角膜炎。

【用法用量】9~15g，水煎服。

【附方】① 治痢疾、肠炎：老鹳草 15g，水煎服。

② 治风湿性关节炎：a. 老鹳草 120g，放入白酒 1000g 中浸泡 5~7 天，过滤，每次服 1 小盅（约 15g）。每日 2 次。或以老鹳草 15g，水煎服。b. 老鹳草、透骨草各 10kg，独活、威灵仙各 2.5kg，防风 4kg，穿山龙 5kg，制草乌 90g（先煎），水煎 2 次，合并滤液浓缩至 20kg，加酒 20kg，每服 15~20ml，每日 3 次。

③ 治疱疹性角膜炎：老鹳草制成 20% 眼药水，每小时点眼一次。同时用 1% 阿托品散瞳。

4.37 酢浆草科

4.37.1 阳桃

AVERRHOA

【别名】五敛子、三敛、杨桃

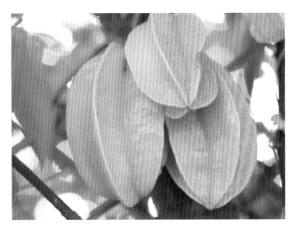

【基原】来源于酢浆草科 Oxalidaceae 阳桃属 *Averrhoa* 阳桃 *Averrhoa carambola* L. 的根、枝、叶、花及果实入药。

【形态特征】乔木，高达 12m，分枝甚多；树皮暗灰色，内皮淡黄色，干后茶褐色，味微甜而涩。奇数羽状复叶，互生，长 10~20cm；小叶 5~13 片，全缘，卵形或椭圆形，长 3~7cm，宽 2~3.5cm，顶端渐尖，基部圆，一侧歪斜，表面深绿色，背面淡绿色，疏被柔毛或无毛，小叶柄甚短。花小，微香，数朵至多朵组成聚伞花序或圆锥花序，自叶腋出或着生于枝干上，花枝和花蕾深红色；萼片 5 枚，长约 5mm，覆瓦状排列，基部合成细杯状，花瓣略向背面弯卷，长 8~10mm，宽 3~4mm，背面淡紫红色，边缘色较淡，有时为粉红色或白色；雄蕊 5~10 枚；子房 5 室，每室有多数胚珠，花柱 5 枚。浆果肉质，下垂，有 5 棱，很少 6 或 3 棱，横切面呈星芒状，长 5~8cm，淡绿色或蜡黄色，有时带暗红色；种子黑褐色。花期 4~12 月；果期 7~12 月。

【生境】栽培。

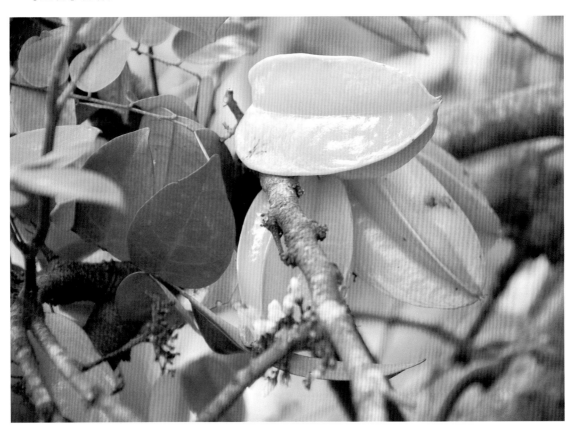

【分布】我国广东、广西、福建、台湾等地均有栽培。原产马来西亚。

【采集加工】夏、秋采收根、枝、叶，秋冬采收花、果实，晒干。

【性味归经】根：味酸、涩，性平。归膀胱、肾经。枝、叶：味酸、涩，性凉。归肝、脾经。花：味甘，性平。归肝、胆经。果：味酸、苦，性平。归肺、胃经。

【功能主治】根：涩精，止血，止痛。枝、叶：祛风利湿，消肿止痛。花：清热。果实：生津止渴。根：治遗精，鼻衄，慢性头痛，关节疼痛。枝、叶：治风热感冒，急性胃肠炎，小便不利，产后水肿，跌打肿痛，痈疽肿毒。花：治寒热往来。果：治风热咳嗽，咽喉痛，疟母。

【用法用量】15~30g，水煎服。

【附方】① 治慢性头痛：阳桃鲜根 30~60g，豆腐 200g，同炖服，每日一次。

② 治寒热往来：干阳桃花 15g，水煎服，一日 2 次。

③ 治疟母（脾脏肿大）：鲜阳桃果 5 个，洗净切碎，捣烂绞汁，以温水冲服。

④ 治跌打伤肿痛、痈疽肿毒：鲜阳桃叶捣烂，敷于患处，能止血止痛，散热拔毒。

⑤ 治骨节风痛、小便热涩、热毒、痔肿出血：鲜阳桃，切碎捣烂，以凉开水冲服。一日 2~3 次，每次 2~3 个。

⑥ 治咽喉痛：生食阳桃，一日 2~3 次，一次 1~2 个。

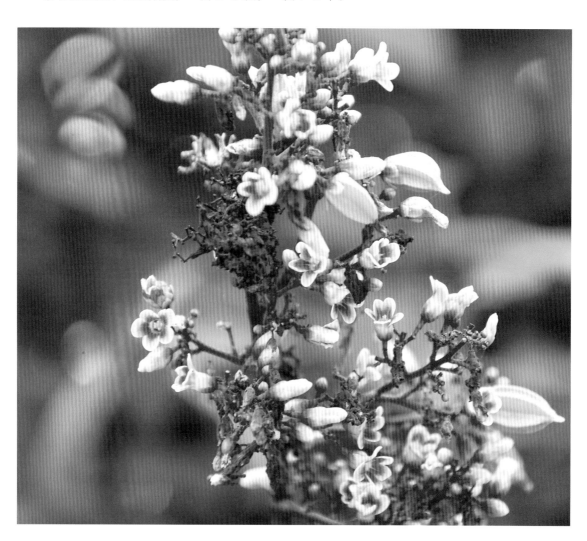

4.37.2 感应草

BIOPHYTI SENSITIVI HERBA

【别名】罗伞草、降落伞

【基原】来源于酢浆草科 Oxalidaceae 感应草属 Biophytum 感应草 Biophytum sensitivum（L.）DC. 的全草入药。

【形态特征】一年生草本，高 5~20cm。茎单生，纤细或粗壮，不分枝，基部木质化，被糙直毛。叶多数，长 3~13cm，聚生于茎顶端；叶轴纤细，被糙直毛；小叶 6~14 对，无柄，触之下垂；小叶片长圆形或倒卵状长圆形而稍弯斜，长 3~15mm，宽 2~7mm，顶端圆形，具短尖头，基部截平，被短伏毛，边缘具糙直毛；小叶由叶轴下部向上渐大，近顶部小叶最大且一侧呈耳状，顶端小叶变成芒。花数朵聚于总花梗顶端呈伞形花序，与叶近等长；花梗极短，与小苞片近等长，被糙直毛，小苞片多数，披针形，长约 2mm，边缘具糙直毛；萼片 5 枚，披针形，长 5~6mm，顶端钻状，宿存，被疏直毛；花瓣 5 片，黄色，长于萼片；雄蕊 10 枚，分离，长短互间；子房近球形，花柱 5 枚，宿存；蒴果椭圆状倒卵形，长 4~5mm，具 5 条纹棱，被毛；种子褐色，卵形，具带状排列的小瘤体。花、果期 7~12 月。

【生境】生于海拔 200~400m 的山地林下或山坡灌木丛中。

【分布】海南、广东、云南、贵州、广西、台湾等地。亚洲热带余部也有分布。

【采集加工】夏、秋季采收，将全草晒干。

【性味归经】味甘、微苦，性平。归肺、膀胱经。

【功能主治】消积利水。治水肿，小儿疳积。

【用法用量】9~15g，水煎服。

【附方】① 治小儿疳积：鲜感应草 9~15g，洗净与肝尖或瘦肉蒸熟，汤肉并食。

② 治水肿：感应草 9~15g，水煎服，或与猪骨炖服。

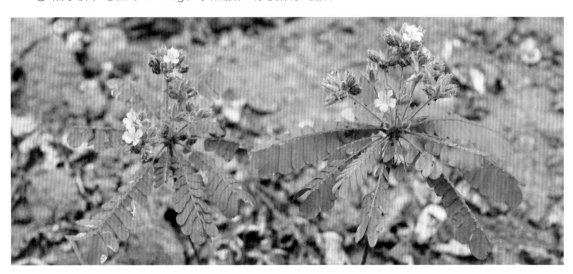

4.37.3　山酢浆草

OXALIS ACETOSELLAE HERBA

【别名】三块瓦、麦子七、大酸梅草

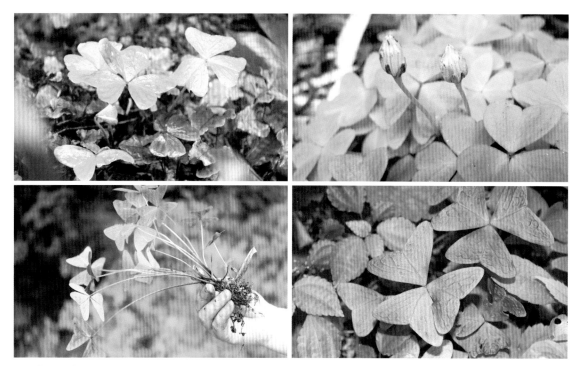

【基原】来源于酢浆草科 Oxalidaceae 酢浆草属 *Oxalis* 山酢浆草 *Oxalis acetosella* L. subsp. *griffithii*（Edgew. et Hook. f.）Hara 的全草入药。

【形态特征】多年生草本，高 8~15cm。茎短缩不明显，基部围以残存覆瓦状排列的鳞片状叶柄基。叶基生；托叶阔卵形，被柔毛或无毛，与叶柄茎部合生；叶柄长 3~15cm，近基部具关节；小叶 3 片，小叶倒三角形或宽倒三角形，顶端凹陷，两侧角钝圆，基部楔形，两面被毛或背面无毛，有时两面均无毛。总花梗基生，单花，与叶柄近等长或更长；花梗长 2~3cm，被柔毛；苞片 2 枚，对生，卵形，长约 3mm，被柔毛；萼片 5，卵状披针形，长 3~5mm，宽 1~2mm，顶端具短尖，宿存；花瓣 5，白色或稀粉红色，倒心形，长为萼片的 1~2 倍，顶端凹陷，基部狭楔形，具白色或带紫红色脉纹；雄蕊 10，长、短互间，花丝纤细，基部合生；子房 5 室，花柱 5，细长，柱头头状。蒴果椭圆形或近球形。种子卵形，褐色或红棕色，具纵肋。花期 7~8 月；果期 8~9 月。

【生境】生于中海拔山地林下较阴湿的地方。

【分布】长江流域及以南各地。

【采集加工】夏、秋采收，将全草晒干。

【性味归经】味酸、涩，性寒。

【功能主治】清热解毒，消肿止痛。治泄泻，痢疾，目赤肿痛，小儿口疮。外用治乳腺炎，带状疱疹。

【用法用量】9~15g，水煎服。外用鲜品适量捣烂敷患处。

【附方】治带状疱疹：山酢浆草（鲜全草）适量，加雄黄、大蒜少许共捣烂，泡菜油，涂患处。

4.37.4　酢浆草

OXALIS CORNICULATAE HERBA

【别名】酸浆草、酸味草

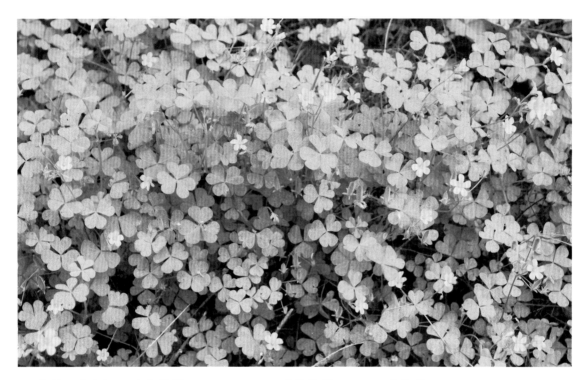

【基原】来源于酢浆草科 Oxalidaceae 酢浆草属 *Oxalis* 酢浆草 *Oxalis corniculata* L.
[*O. repens* Thunb.] 的全草入药。

【形态特征】多年生草本。全株疏被柔毛；茎匍匐或斜升，多分枝。叶互生，掌状复叶，3 小叶，小叶倒心形，无柄，全缘。花黄色，1 至数朵组成腋生的伞形花序，长 2~3cm；花梗长 1~2.5cm；萼片 5 片，长圆形，顶端急尖，被柔毛；花瓣 5 片，倒卵形，比萼片长；雄蕊 10 枚，5 长 5 短，花丝基部合生成筒状；子房 5 室，密被柔毛，柱头 5 枚。蒴果近圆柱形，长 1~2cm，具 5 棱，被短柔毛；种子黑褐色，具皱纹。花、果期几乎全年。

【生境】生于旷地、园地或田边等处。

【分布】我国南北各地。亚洲温带和亚热带余部、欧洲和北美洲也有分布。

【采集加工】夏、秋季采收，将全草晒干备用。

【性味归经】味酸，性凉。归肝、肺、膀胱经。

【功能主治】清热利湿，解毒消肿。治感冒发热，

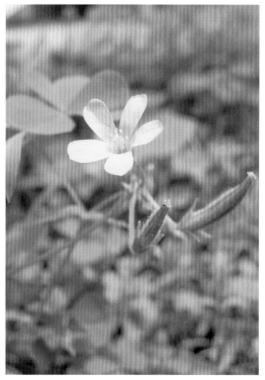

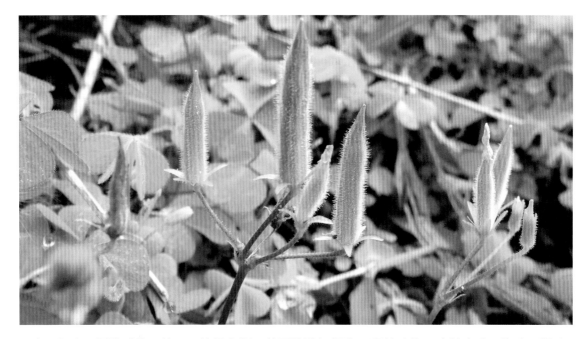

肠炎，肝炎，尿路感染，结石，神经衰弱；外用治跌打损伤，毒蛇咬伤，痈肿疮疖，脚癣，湿疹，烧、烫伤。

【用法用量】15~60g，水煎服。外用适量鲜品捣烂敷患处，或煎水洗。

【附方】① 治神经衰弱失眠：酢浆草 5kg，松针（云南松）1kg，大枣 0.5kg。取鲜酢浆草洗净，与松针加水 8000ml 煎 1h，过滤去渣。另将大枣捣碎加水 2000ml，煎 1h，过滤去渣。将两液混合，加适量糖及防腐剂，分装备用。每服 12~20ml，每日 3 次。

② 治肺炎、扁桃体炎：酢浆草研粉压片，每片 0.3g，每服 5 片，每日 3~4 次。

③ 治急性肝炎：酢浆草、夏枯草、车前草、茵陈各 15g，加水 1000ml，煎成 750ml，再加白糖 100g，待溶解后，3 次分服。小儿用量酌减。

④ 治小儿上呼吸道感染、支气管炎：酢浆草、半边莲、水蜈蚣各 30g，海金沙 9g。水煎，分3 次服，每日 1 剂。

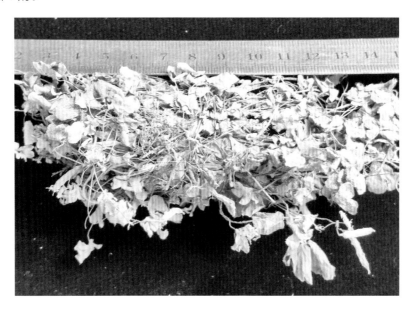

4.38 凤仙花科

4.38.1 大叶凤仙花

IMPATIENTIS APALOPHYLLAE HERBA

【别名】长匙叶凤仙花

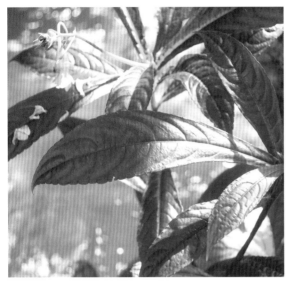 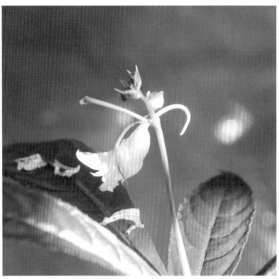

【基原】来源于凤仙花科 Balsaminaceae 凤仙花属 *Impatiens* 大叶凤仙花 *Impatiens apalophylla* Hook. f. 的全草入药。

【形态特征】多年生草本，高 30~60cm，有长根状茎。茎粗壮，直立，不分枝。叶互生，密集于茎上部，长圆状卵形或长圆状倒披针形，长 10~22cm，宽 4~8cm，顶端渐尖，基部楔形，边缘具波状圆齿，齿间有小刚毛，侧脉 9~10 对。总花梗腋生，长达 7~15cm，花 4~10 朵排成总状花序；花梗长约 2cm；花大，黄色；萼片 4 枚，外面 2 个斜卵形，内面 2 个条状披针形；旗瓣椭圆形，顶端圆，有小突尖，背面中肋细；翼瓣短，无柄，2 裂，基部裂片长圆形，顶端渐尖，上部裂片狭长圆形，顶端圆钝，背面的耳宽；唇瓣囊状，基部突然延长成长距，距微弯或有时螺旋状；花药钝。蒴果棒状。

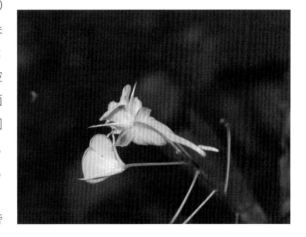

【生境】生于海拔 500~800m 的山谷水旁潮湿地上。

【分布】广东、广西、云南、贵州。

【采集加工】夏、秋季采收，将全草晒干。

【性味归经】味苦，性温。归肝经。

【功能主治】活血化瘀，止痛。治跌打损伤，胸胁痛，经闭腹痛，产后瘀血不尽。

【用法用量】3~9g，水煎服。外用鲜品捣烂敷患处。

4.38.2 急性子

IMPATIENTIS SEMEN

【别名】指甲花、透骨草、急性子、灯盏花

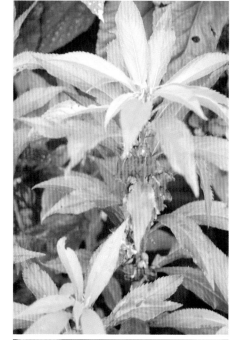

【基原】来源于凤仙花科 Balsaminaceae 凤仙花属 Impatiens 凤仙花 Impatiens balsamina L. 的种子入药。

【形态特征】一年生草本，高达 110cm。茎粗壮，肉质，直立，下部节常膨大。叶互生，最下部叶有时对生；叶片披针形、狭椭圆形或倒披针形，长 4~12cm，宽 1.5~3cm，顶端尖或渐尖，基部楔形，边缘有锐锯齿，向基部常有数对无柄的黑色腺体，两面无毛或被疏柔毛，侧脉 4~7 对；叶柄长 1~3cm，上面有浅沟，两侧具数对具柄的腺体。花单生或 2~3 朵簇生于叶腋，无总花梗，白色、粉红色或紫色，单瓣或重瓣；花梗长 2~2.5cm，密被柔毛；苞片线形，位于花梗的基部；侧生萼片 2 枚，卵形或卵状披针形，长 2~3mm，唇瓣深舟状，长 13~19mm，宽 4~8mm，被柔毛，基部急尖成长 1~2.5cm 内弯的距；旗瓣圆形，兜状，顶端微凹，翼瓣具短柄，长 23~35mm，2 裂，下部裂片小，倒卵状长圆形，上部裂片近圆形，顶端 2 浅裂，外缘近基部具小耳；雄蕊 5，花丝线形，花药卵球形，顶端钝；子房纺锤形，密被柔毛。果纺锤形；种子多数，圆球形，直径 1.5~3mm，黑褐色。花期 7~10 月。

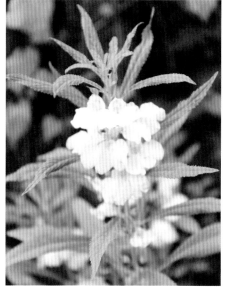

【生境】栽培。

【分布】我国南北各地均有栽培。

【采集加工】夏、秋季果实即将成熟时采收，晒干，除去果皮和杂质。

【药材性状】本品呈椭圆形、扁圆形或卵圆形，长 2~3mm，宽 1.5~2.5mm。表面棕褐色或灰褐色，粗糙，稀有疏的白色或浅黄色小点，种脐位于狭端，稍突出。质坚实，种皮薄，子叶灰白色，半透明，油质。气微，味淡、微苦。

【性味归经】味微苦、辛，性温；有小毒。归肺、肝经。

【功能主治】活血通经，软坚消积。治闭经，难产，骨鲠咽喉，肿块积聚。

【用法用量】6~9g，水煎服；孕妇忌服。

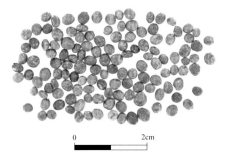

0   2cm

4.38.3 华凤仙

IMPATIENTIS CHINENSIS HERBA

【别名】水凤仙、入冬雪

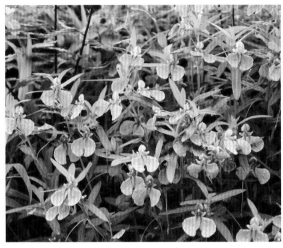 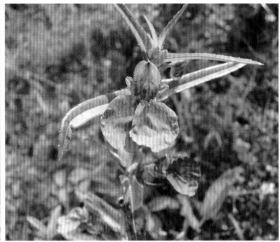

【基原】来源于凤仙花科 Balsaminaceae 凤仙花属 Impatiens 华凤仙 Impatiens chinensis L. 的全草入药。

【形态特征】一年生草本，高 30~60cm。茎纤细，无毛，节略膨大。叶对生，无柄或几无柄；叶硬纸质，线形或线状披针形，长 2~10cm，宽 0.5~1cm，顶端尖或稍钝，基部近心形或截形，有托叶状的腺体，边缘疏生刺状锯齿，上面绿色，被微糙毛，下面灰绿色，无毛，侧脉 5~7 对，不明显。花较大，单生或 2~3 朵簇生于叶腋，无总花梗，紫红色或白色；花梗细，长 2~4cm，一侧常被硬糙毛；苞片线形，位于花梗的基部；侧生萼片 2 枚，线形，长约 10mm，宽约 1mm，顶端尖，唇瓣漏斗状，长约 15mm，具条纹，基部渐狭成内弯或旋卷的长距；旗瓣圆形，直径约 10mm，顶端微凹，背面中肋具狭翅，顶端具小尖，翼瓣无柄，长 14~15mm，2 裂，下部裂片小，近圆形，上部裂片宽倒卵形至斧形，顶端圆钝，外缘近基部具小耳；雄蕊 5 枚，花丝线形，扁，花药卵球形，顶端钝；子房纺锤形，直立，稍尖。蒴果椭圆形，中部膨大，顶端喙尖，无毛；种子数粒，圆球形，直径约 2mm，黑色，有光泽。

【生境】生于田边、水沟旁和沼泽地上。

【分布】浙江、江西、福建、湖南、广东、广西、云南、海南。越南、印度、缅甸也有分布。

【采集加工】夏、秋采收，将全草晒干。

【性味归经】味苦、辛，性平。

【功能主治】清热解毒，活血散瘀，消肿拔脓。治肺结核，颜面及咽喉肿痛，热痢。

【用法用量】15~30g，水煎服。外用治蛇头指疗，痈疮肿毒。用鲜草捣烂敷患处。孕妇慎服。

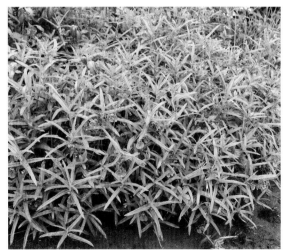

4.38.4 牯岭凤仙花

IMPATIENTIS DAVIDII HERBA

【别名】野凤仙

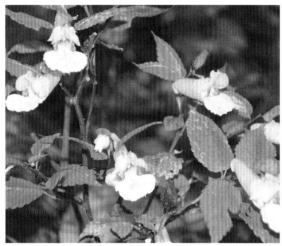
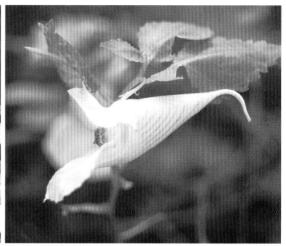

【基原】来源于凤仙花科 Balsaminaceae 凤仙花属 Impatiens 牯岭凤仙花 Impatiens davidii Franch. 的全草入药。

【形态特征】一年生草本，高可达 90cm。茎粗壮，肉质，下部节膨大。叶互生；叶片膜质，卵状长圆形或卵状披针形，长 5~10cm，宽 3~4cm，顶端尾状渐尖，基部楔形或尖，边缘有粗圆齿状齿，齿端具小尖，两面无毛，侧脉 5~7 对；叶柄长 4~8cm。总花梗连同花梗长约 1cm，果时长可达 2cm，仅具 1 花，中上部有 2 枚苞片；苞片草质，卵状披针形，长约 3mm，宿存；花淡黄色；侧生 2 萼片膜质，宽卵形，长约 10mm，宽 5~6mm，顶端具小尖，全缘，有 9 条细脉；旗瓣近圆形，直径约 10mm，顶端微凹，背面中肋具绿色鸡冠状凸起，顶端具短喙尖；翼瓣具柄，长 15~20mm，2 裂，下部裂片小，长圆形，顶端渐尖成长尾状，上部裂片大，斧形，顶端钝；唇瓣囊状，具黄色条纹，基部急狭成长约 8mm 钩状的距，距端 2 浅裂。雄蕊 5 枚，花丝线形，上部略扩大，花药卵球形，顶端钝；子房纺锤形，直立，具短喙尖。蒴果线状圆柱形，长 3~3.5cm。种子多数，近圆球形，褐色，光滑。花期 7~9 月。

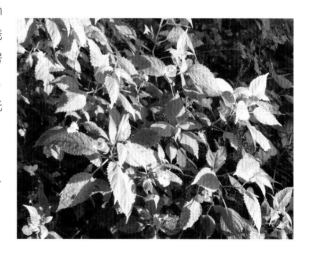

【生境】生于沟边草丛或山谷阴湿处。

【分布】浙江、安徽、福建、江西、湖北、湖南、广东。

【采集加工】夏、秋季采收，将全草晒干。

【性味归经】味辛，性温。

【功能主治】消积，止痛。治小儿疳积，腹痛。

【用法用量】6~9g，水煎服。

4.38.5 水金凤

IMPATIENTIS NOLI-TANGERIS HERBA

【别名】辉菜花

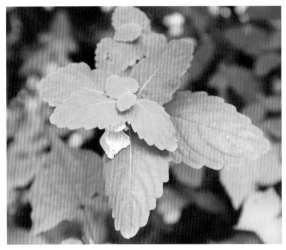
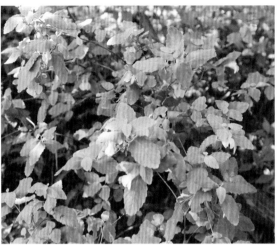

【基原】来源于凤仙花科 Balsaminaceae 凤仙花属 Impatiens 水金凤 Impatiens noli-tangere L. 的全草入药。

【形态特征】一年生草本，高 40~70cm。茎较粗壮，肉质，直立，下部节常膨大。叶互生；叶片卵形或卵状椭圆形，长 3~8cm，宽 1.5~4cm，顶端钝，稀急尖，基部圆钝或宽楔形，边缘有粗圆齿状齿，齿端具小尖，两面无毛；叶柄纤细，长 2~5cm。总花梗长 1~1.5cm，具 2~4 花，排列成总状花序；花梗长 1.5~2mm，中上部有 1 枚苞片；苞片草质，披针形，长 3~5mm，宿存；花黄色；侧生 2 萼片卵形或宽卵形，长 5~6mm，顶端急尖；旗瓣圆形或近圆形，直径约 10mm，顶端微凹，背面中肋具绿色鸡冠状突起；翼瓣无柄，长 20~25mm，2 裂，下部裂片小，长圆形，上部裂片宽斧形，近基部散生橙红色斑点，外缘近基部具钝角状的小耳；唇瓣宽漏斗状，喉部散生橙红色斑点，基部渐狭成长 10~15mm 内弯的距。雄蕊 5 枚，花丝线形，上部稍膨大，花药卵球形，顶端尖；子房纺锤形，直立，具短喙尖。蒴果线状圆柱形，长 1.5~2.5cm。花期 7~9 月。

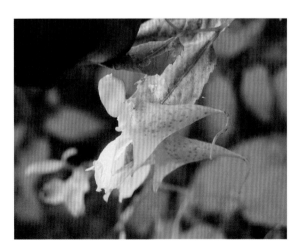

【生境】生于海拔 900~2400m 的水边湿地或山坡林下、林缘草丛。

【分布】华中、华东、西北和东北。朝鲜、日本及俄罗斯远东地区也有分布。

【采集加工】夏、秋季采收，将全草晒干。

【性味归经】味甘，性温。归肺、肝经。

【功能主治】清热解毒，活血通经。治月经不调，痛经，跌打损伤，风湿疼痛，阴囊湿疹。

【用法用量】12~20g，水煎服。外用鲜品捣烂敷患处。

4.38.6　黄金花

IMPATIENTIS SICULIFERAE HERBA

【别名】黄金凤、水指甲

【基原】来源于凤仙花科 Balsaminaceae 凤仙花属 Impatiens 黄金花 Impatiens siculifer Hook. f. 的全草入药。

【形态特征】一年生草本，高 30~60cm。茎细弱，不分枝或有少数分枝。叶互生，通常密集于茎或分枝的上部，卵状披针形或椭圆状披针形，长 5~13cm，宽 2.5~5cm，顶端急尖或渐尖，基部楔形，边缘有粗圆齿，齿间有小刚毛，侧脉 5~11 对；下部叶的叶柄长 1.5~3cm，上部叶近无柄。总花梗生于上部叶腋，花 5~8 朵排成总状花序；花梗纤细，基部有 1 披针形苞片宿存；花黄色；侧生萼片 2，窄长圆形，顶端突尖；旗瓣近圆形，背面中肋增厚成狭翅；翼瓣无柄，2 裂，基部裂片近三角形，上部裂片条形；唇瓣狭漏斗状，顶端有喙状短尖，基部延长成内弯或下弯的长距；花药钝。蒴果棒状。

【生境】生十河边草丛中或林卜阴湿处。

【分布】江西、广东、湖南、湖北、贵州、四川、重庆、云南、广西。

【采集加工】夏、秋季采收，将全草晒干。

【性味归经】味辛、苦，性凉。归心、胃、肝经。

【功能主治】清热解毒，祛风除湿，活血消肿。治风湿麻木，风湿骨痛，跌打损伤，烧、烫伤。

【用法用量】9~15g，水煎服。外用鲜品捣烂敷患处。

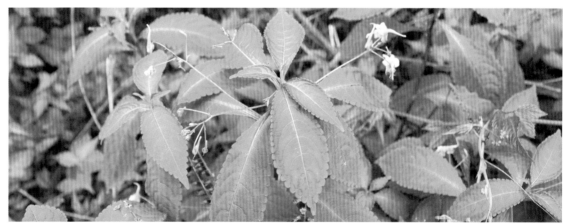

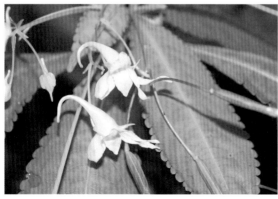
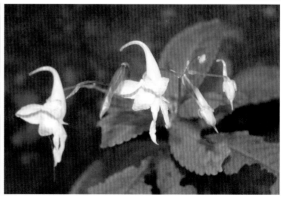

4.39 千屈菜科

4.39.1 耳基水苋

AMMANNIAE ARENARIAE HERBA

【别名】水旱莲

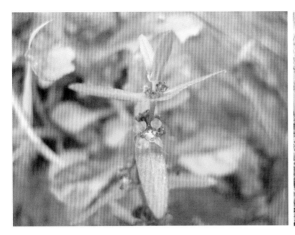 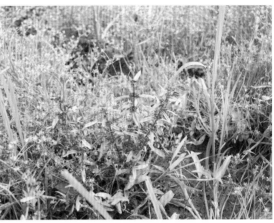

【基原】来源于千屈菜科 Lythraceae 水苋菜属 *Ammannia* 耳基水苋 *Ammannia arenaria* Willdenow 的全草入药。

【形态特征】草本，直立，少分枝，无毛，高 15~60cm，上部的茎 4 棱或略具狭翅。叶对生，膜质，狭披针形或矩圆状披针形，长 1.5~7.5cm，宽 3~15mm，顶端渐尖或稍急尖，基部扩大，多少呈心状耳形，半抱茎；无柄。聚伞花序腋生，通常有花 3 朵，多可至 15 朵；总花梗长约 5mm，花梗极短，长 1~2mm；小苞片，2 枚，线形；萼筒钟形，长 1.5~2mm，最初基部狭，结实时近半球形，有略明显的棱 4~8 条，裂片 4，阔三角形；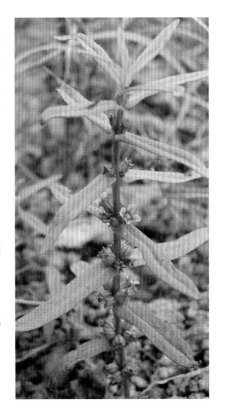花瓣 4，紫色或白色，近圆形，早落，有时无花瓣，雄蕊 4~8，约一半突出萼裂片之上；子房球形，长约 1mm，花柱与子房等长或更长。蒴果扁球形，成熟时约 1/3 突出于萼之外，紫红色，直径 2~3.5mm，成不规则周裂；种子半椭圆形。花期 8~12 月。

【生境】生于水田或湿地上。

【分布】分布于我国南部各地。广布于全世界热带地区。

【采集加工】夏、秋季采挖全草，洗净晒干备用。

【性味归经】味甘、淡，性平。归脾、膀胱经。

【功能主治】健脾利湿，行气散瘀。治脾虚厌食，胸膈满闷，急、慢性膀胱炎，妇女带下，白带过多，跌打肿痛。

【用法用量】12~25g，水煎服。

【附方】① 治脾虚厌食：鲜耳基水苋每次 30g，生葱 3 株，水煎服。

② 治胸膈满闷：耳基水苋研末，每次 6g，泡酒服。

③ 治跌打肿痛：耳基水苋研末，每次 9g，泡酒服。

4.39.2　细叶水苋

AMMANNIAE BACCIFERAE HERBA

【别名】水田基黄

【基原】来源于千屈菜科 Lythraceae 水苋菜属 *Ammannia* 细叶水苋 *Ammannia baccifera* L. 的全草入药。

【形态特征】一年生草本。无毛，高 10~50cm；茎直立，多分枝，带淡紫色，稍呈 4 棱，具狭翅。叶生于下部的对生，生于上部的或侧枝的有时略成互生，长椭圆形、长圆形或披针形，生于茎上的长可达 7cm，生于侧枝的较小，长 6~15mm，宽 3~5mm，顶端短尖或钝形，基部渐狭，侧脉不明显，近无柄。花数朵组成腋生的聚伞花序或花束，结实时梢疏松，儿无总花梗，花梗长 1.5mm；花极小，长约 1mm，绿色或淡紫色；花萼蕾期钟形，顶端平面呈四方形，裂片 4 枚，正三角形，短于萼筒的 2~3 倍，结实时半球形，包围蒴果的下半部，无棱，附属体褶叠状或小齿状；通常无花瓣；雄蕊通常 4 枚，贴生于萼筒中部，与花萼裂片等长或较短；子房球形，花柱极短或无花柱。蒴果球形，紫红色，直径 1.2~1.5mm，中部以上不规则周裂；种子极小，形状不规则，近三角形，黑色。花期 8~10 月；果期 9~12 月。

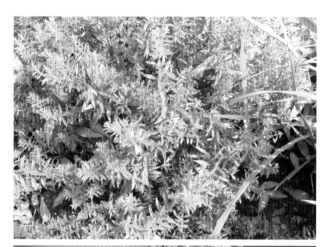

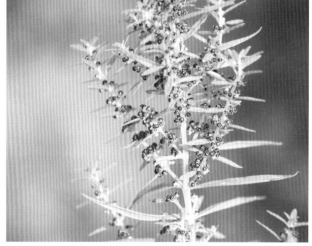

【生境】喜生于湿地或稻田中。

【分布】除东北和西北外，全国各地有分布。非洲热带、亚洲余部和大洋洲也有分布。

【采集加工】夏季采收，将全草晒干。

【性味归经】味甘、淡，性凉。归肝、肾经。

【功能主治】清热利湿，解毒。治肺热咳嗽，痢疾，黄疸肝炎，尿道感染。外用治痈疖肿毒。

【用法用量】8~12g，水煎服。外用鲜草捣烂敷患处。

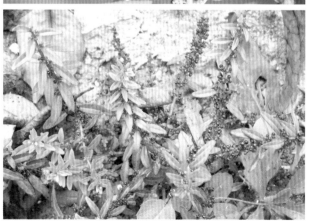

4.39.3 紫薇

LAGERSTROEMIAE INDICAE CORTEX ET FLOS

【别名】搔痒树、紫荆皮、紫金标

【基原】来源于千屈菜科 Lythraceae 紫薇属 *Lagerstroemia* 紫薇 *Lagerstroemia indica* L. 的树皮、花及根入药。

【形态特征】落叶灌木或小乔木，高可达 7m；树皮平滑，灰色或灰褐色；枝干多扭曲，小枝纤细，具 4 棱，略成翅状。叶互生或有时对生，纸质，椭圆形、阔长圆形或倒卵形，长 2.5~7cm，宽 1.5~4cm，顶端短尖或钝形，有时微凹，基部阔楔形或近圆形，无毛或下面沿中脉有微柔毛，侧脉 3~7 对，小脉不明显；无柄或叶柄很短。花淡红色或紫色、白色，直径 3~4cm，常组成 7~20cm 的顶生圆锥花序；花梗长 3~15mm，中轴及花梗均被柔毛；花萼长 7~10mm，外面平滑无棱，但鲜时萼筒有微突起短棱，两面无毛，裂片 6，三角形，直立，无附属体；花瓣 6，皱缩，长 12~20mm，具长爪；雄蕊 36~42 枚，外面 6 枚着生于花萼上，比其余的长得多；子房 3~6 室，无毛。蒴果椭圆状球形或阔椭圆形，长 1~1.3cm，幼时绿色至黄色，成熟时或干燥时呈紫黑色，室背开裂；种子有翅，长约 8mm。花期 6~9 月；果期 9~12 月。

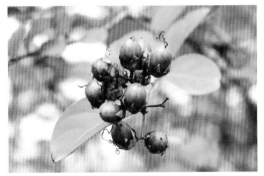

【生境】栽培。

【分布】华东、华中、华南、西南等地。朝鲜、日本、越南、菲律宾和大洋洲。

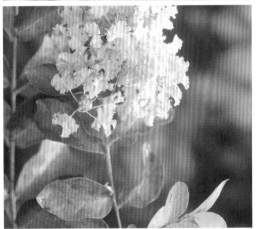

【采集加工】夏、秋采收，将树皮、花、根晒干。

【性味归经】味微苦、涩，性平。归肝经。

【功能主治】活血止血，解毒，消肿。治各种出血症，骨折，乳腺炎，湿疹，肝炎，肝硬化腹水。

【用法用量】树皮、根 15~60g，花 10~15g，水煎服。

【附方】① 治咯血、吐血、便血：紫薇 30g，加水 180ml，煎至 80ml，去渣加防腐剂，每服 30~40ml，每日 2 次。

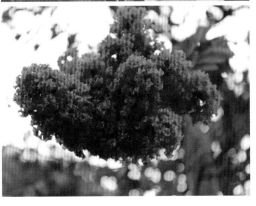

② 治骨折：紫薇、枇杷树根皮（去粗皮）各 30g，鲜白及、川续断各 15g，煅自然铜 9g，共研细粉，每服 3g，每日 2 次，开水送下，小儿减半。同时外用南蛇藤、土牛膝各适量，捣烂，复位后敷患处，小夹板固定。

4.39.4　绒毛千屈菜

LYTHRI SALICARII HERBA

【别名】水滨柳、铁菱角、毛千屈菜

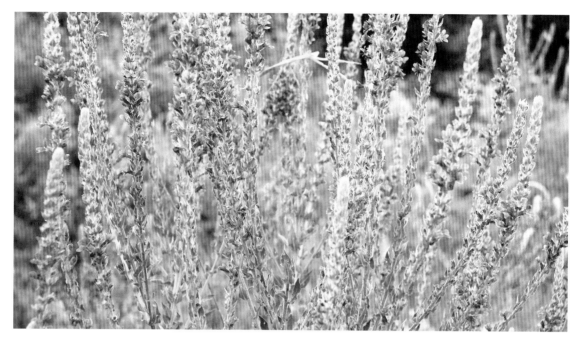

　　【基原】来源于千屈菜科 Lythraceae 千屈菜属 *Lythrum* 绒毛千屈菜 *Lythrum salicaria* L. var. *tomentosum* DC. 的全草、根状茎入药。

　　【形态特征】多年生草本。根茎横卧于地下，粗壮；茎直立，多分枝，高 30~90cm，全株青绿色，略被粗毛或密被茸毛，枝通常具 4 棱。叶对生或 3 叶轮生，披针形或阔披针形，长 4~6cm，宽 8~15mm，顶端钝形或短尖，基部圆形或心形，有时略抱茎，全缘，无柄。穗状花序单生，圆柱形；苞片阔披针形至三角状卵形，长 5~12mm；花多数轮生；萼筒长 5~8mm，有纵棱 12 条，稍被粗毛，裂片 6 枚，三角形；附属体针状，直立，长 1.5~2mm；花瓣 6 片，红紫色或淡紫色，倒披针状长椭圆形，基部楔形，长 7~8mm，着生于萼筒上部，有短爪，稍皱缩；雄蕊 12 枚，6 长 6 短，伸出萼筒之外；子房 2 室，花柱长短不一。蒴果扁圆形。

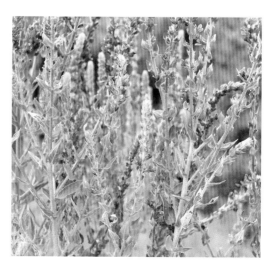

　　【生境】生于水旁湿地上。

　　【分布】山东、安徽、浙江、陕西、四川、贵州、湖南、广东、广西。

　　【采集加工】夏、秋采收，将全草、根状茎晒干。

　　【性味归经】味甘、苦，性凉。

　　【功能主治】清热解毒，凉血止血。全草：治痢疾，血崩，高热。根状茎：外用治宫颈炎、烧、烫伤。

　　【用法用量】全草 9~30g，水煎服。根状茎适量，水煎外洗。

4.39.5 节节菜

ROTALAE INDICAE HERBA

【别名】碌耳草、水马兰、节节草

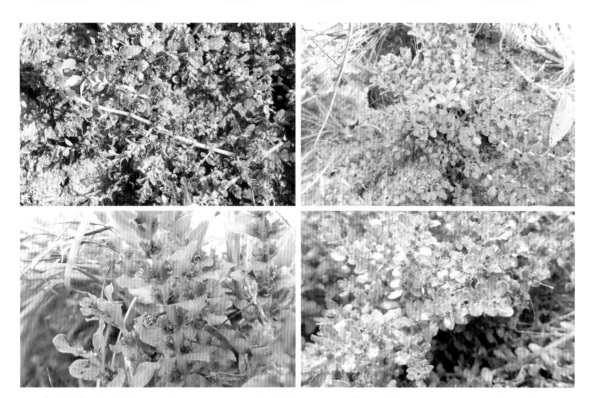

【基原】来源于千屈菜科 Lythraceae 节节菜属 *Rotala* 节节菜 *Rotala indica*（Willd.）Koehne 的全草入药。

【形态特征】一年生草本。多分枝，节上生根，茎常略具 4 棱，基部常匍匐，上部直立或稍披散。叶对生，无柄或近无柄，倒卵状椭圆形或矩圆状倒卵形，长 4~17mm，宽 3~8mm，侧枝上的叶仅长约 5mm，顶端近圆形或钝形而有小尖头，基部楔形或渐狭，背面叶脉明显，边缘为软骨质。花小，长不及 3mm，通常组成腋生的长 8~25mm 的穗状花序，稀单生，苞片叶状，长圆状倒卵形，长 4~5mm，小苞片 2 枚，极小，线状披针形，长约为花萼之半或稍过之；萼筒管状钟形，膜质，半透明，长 2~2.5mm，裂片 4 枚，披针状三角形，顶端渐尖；花瓣 4 片，极小，倒卵形，长不及萼裂片之半，淡红色，宿存；雄蕊 4 枚；子房椭圆形，顶端狭，长约 1mm，花柱丝状，长为子房之半或近相等。蒴果椭圆形，稍有棱，长约 1.5mm，常 2 瓣裂。花期 9~10 月；果期 10 月至次年 4 月。

【生境】生于水田或潮湿地上。

【分布】我国西南部、中部和东部。印度、斯里兰卡、印度尼西亚、越南、菲律宾和日本也有分布。

【采集加工】春、夏采收，将全草鲜用。

【性味归经】味酸、苦，性凉。

【功能主治】清热解毒，止泻。治疮疖肿毒，小儿泄泻。

【用法用量】10~30g，水煎服。外用鲜品捣烂敷患处。

4.39.6 圆叶节节菜

ROTALAE ROTUNDIFOLIAE HERBA

【别名】水苋菜、水马桑

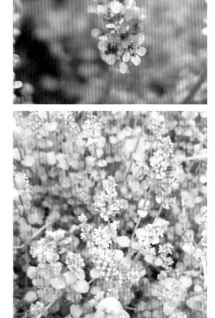

【基原】来源于千屈菜科 Lythraceae 节节菜属 *Rotala* 圆叶节节菜 *Rotala rotundifolia*（Buch.-Ham. ex Roxb.）Koehne 的全草入药。

【形态特征】一年生草本。全株无毛；根茎细长，匍匐地上；茎单一或稍分枝，直立，丛生，高 5~30cm，带紫红色。叶对生，无柄或具短柄，近圆形、阔倒卵形或阔椭圆形，长 5~10mm，有时可达 20mm，宽 3.5~5mm，顶端圆形，基部钝形，或无柄时近心形，侧脉 4 对，纤细。花单生于苞片内，组成顶生稠密的穗状花序，花序长 1~4 cm，每株 1~3 个，有时 5~7 个；花极小，长约 2mm，几无梗；苞片叶状，卵形或卵状长圆形，约与花等长，小苞片 2 枚，披针形或钻形，约与萼筒等长；萼筒阔钟形，膜质，半透明，长 1~1.5mm，裂片 4 枚，三角形，裂片间无附属体；花瓣 4 片，倒卵形，淡紫红色，长约为花萼裂片的 2 倍；雄蕊 4 枚；子房近梨形，长约 2mm，花柱长度为子房的 1/2，柱头盘状。蒴果椭圆形，3~4 瓣裂。花、果期 12 月至次年 6 月。

【生境】为水田中或湿地上的一种常见野草。

【分布】我国华东、华南、华中和西南。印度、斯里兰卡、印度尼西亚、越南、菲律宾、日本也有分布。

【采集加工】春、夏采收，将全草晒干。

【性味归经】味甘、淡，性凉。

【功能主治】清热利湿，解毒。治肺热咳嗽，痢疾，黄疸性肝炎，尿路感染。外用治痈疖肿毒。

【用法用量】15~30g，水煎服。外用适量鲜品捣烂敷患处。

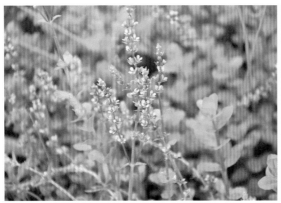

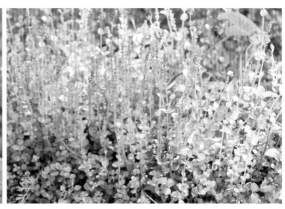

4.40 安石榴科

4.40.1 安石榴

PUNICI GRANATI HERBA

【别名】石榴、石榴皮

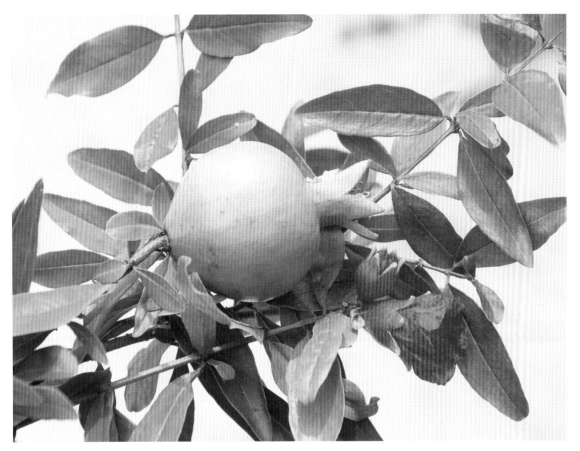

【基原】来源于安石榴科 Punicaceae 安石榴属 Punica 安石榴 Punica granatum L. 的根皮、果皮、花及叶入药。

【形态特征】落叶灌木或乔木，高通常 3~5m，稀达 10m，枝顶常成尖锐长刺，幼枝具棱角，无毛，老枝近圆柱形。叶常对生，纸质，长圆状披针形，长 2~9cm，顶端短尖、钝尖或微凹，基部短尖至稍钝形，上面光亮，侧脉稍细密；叶柄短。花大，1~5 朵生枝顶；萼筒长 2~3cm，通常红色或淡黄色，裂片略外展，卵状三角形，长 8~13mm，外面近顶端有 1 黄绿色腺体，边缘有小乳突；花瓣通常大，红色、黄色或白色，长 1.5~3cm，宽 1~2cm，顶端圆形；花丝无毛，长达 13mm；花柱长超过雄蕊。浆果近球形，直径 5~12cm，通常为淡黄褐色或淡黄绿色，有时白色，稀暗紫色。种子多数，钝角形，红色至乳白色，肉质的外种皮供食用。

【生境】栽培。

【分布】我国南北各地有栽培。原产巴尔干半岛至伊朗及其邻近地区，全世界的温带和热带都有种植。

【采集加工】根皮夏、秋采收，果皮秋冬采收，花、叶夏季采收，晒干。

【性味归经】味酸、涩，性温。归大肠经。

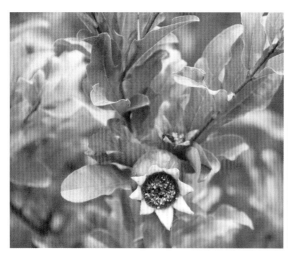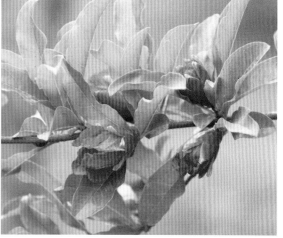

【功能主治】收敛止泻,杀虫。根皮、果皮:治虚寒久泻,肠炎,痢疾,便血,脱肛,血崩,绦虫病,蛔虫病。外用果皮治稻田皮炎。花:治吐血,衄血。外用治中耳炎。叶:治急性肠炎。

【用法用量】根皮、果皮3~9g,花3~9g,叶30~60g,水煎服。外用研粉,用适量吹耳内。

【附方】① 治细菌性痢疾:石榴皮15g。水煎加红糖适量,分2次服,连服3~5天。

② 治脱肛:石榴皮、红枣树皮(炒)各9g,白帆3g。共研细粉,每次便后清洗肛门周围,然后敷患处。

③ 治蛲虫病:石榴皮3g,槟榔4.5g,水煎服;或石榴皮9g,煎汤约100ml,睡前灌肠。

④ 治稻田皮炎:石榴皮120g,水煎浸泡患处。

⑤ 治急性肠炎、水泻不止:石榴树叶60g,生姜15g,食盐30g,炒黑,煎汤代茶,频频饮服。另用葱白、大粒食盐各适量,放锅内炒热,布包敷于腹部。

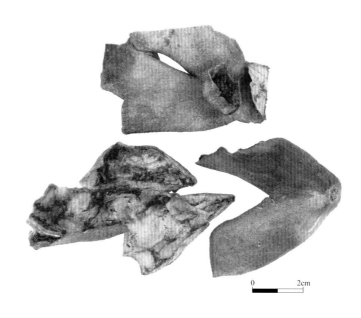

4.41 柳叶菜科

4.41.1 柳叶菜

EPILOBII HIRSUTI HERBA

【别名】水接骨

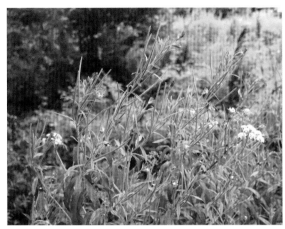 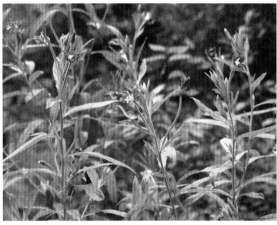

【基原】来源于柳叶菜科 Onagraceae 柳叶菜属 Epilobium 柳叶菜 Epilobium hirsutum L. 的花、根、带根全草入药。

【形态特征】多年生草本，茎高达 1.5m。叶草质，对生，茎上部的互生，无柄，多少抱茎；茎生叶披针状椭圆形，长 4~15cm，宽 0.3~3.5cm，顶端锐尖至渐尖，基部近楔形，边缘每侧具 20~50 枚细锯齿，两面被长柔毛，稀背面密被绵毛或近无毛，侧脉常不明显，每侧 7~9 条。总状花序直立；苞片叶状；花直立，花蕾卵状长圆形，长 4.5~9mm，直径 2.5~5mm；子房灰绿色至紫色，长 2~5cm，密被长柔毛与短腺毛，有时主要被腺毛；花梗长 0.3~1.5cm；花管长 1.3~2mm，直径 2~3mm，在喉部有一圈长白毛；萼片长圆状线形，长 6~12mm，宽 1~2mm，背面隆起呈龙骨状，被毛；花瓣常玫瑰红色，宽倒心形，长 9~20mm，宽 7~15mm，顶端凹缺，深 1~2mm；花药乳黄色，长圆形，长 1.5~2.5mm，宽 0.6~1mm；花柱直立，长 5~12mm，白色或粉红色，无毛，稀疏生长柔毛；柱头白色，4 深裂。蒴果长 2.5~9cm，密被长柔毛与短腺毛；果梗长 0.5~2cm。花期 6~8 月；果期 7~9 月。

【生境】生于沟边或沼泽地。

【分布】吉林、辽宁、内蒙古、河北、山西、山东、河南、陕西、宁夏、青海、甘肃、新疆、安徽、江苏、浙江、江西、广东、湖南、湖北、四川、贵州、云南、西藏。广布欧亚大陆与非洲。

【采集加工】秋季采收，将全草晒干。

【性味归经】味淡，性平。归肝、脾、胃、大肠经。

【功能主治】花：清热消炎，调经止带，止痛。根：理

气活血，止血。带根全草：清热解毒，活血接骨。花：治牙痛，急性结膜炎，咽喉炎，月经不调，白带过多。根：治闭经，胃痛，食滞饱胀。根或带根全草：治骨折，跌打损伤，疔疮痈肿，外伤出血。

【用法用量】花 6~9g，根 9~15g，水煎服。外用适量，捣烂敷或研粉调敷患处。

4.41.2 长籽柳叶菜

EPILOBII PYRRICHOLOPHI HERBA

【基原】来源于柳叶菜科 Onagraceae 柳叶菜属 Epilobium 长籽柳叶菜 Epilobium pyrricholophum Franch. & Savat. 的全草入药。

【形态特征】多年生草本。高达 80cm，圆柱状，密被曲柔毛与腺毛。叶对生，花序上的互生，排列密，长过节间，近无柄，卵形至宽卵形，茎上部的有时披针形，长 2~5cm，宽 0.5~2cm，顶端锐尖或下部的近钝形，基部钝或圆形，有时近心形，边缘每边具 7~15 枚锐锯齿，侧脉每侧 4~6 条，两面尤脉上被曲柔毛，茎上部的还混生腺毛。花序直立，密被腺毛与曲柔毛；花直立；花蕾狭卵状，长 4~8mm，径 2.5~5mm；子房长 1.5~3cm。密被腺毛；花梗长 0.4~0.7cm；花管长 1~1.2cm，径 1.8~3mm，喉部有一环白色长毛；萼片披针状长圆形，长 4~7mm，宽 1~1.2mm，被曲柔毛与腺毛；花瓣粉红色至紫红色，倒卵形至倒心形，长 6~8mm，宽 3~4.5mm，顶端凹缺深 1~1.4mm；花药卵状，长 0.7~1.3mm，宽 0.3~0.6mm；柱头棍棒状或近头状，高 2~3mm，径 1~2.3mm，稍高出外轮雄蕊或近等高。蒴果长 3.5~7cm，被腺毛。花期 7~9 月；果期 8~11 月。

【生境】生于山谷湿地。

【分布】山东、河南、安徽、江苏、浙江、江西、福建、广东、广西、湖南、湖北、四川、贵州。日本、俄罗斯也有分布。

【采集加工】夏、秋采收，将全草晒干。

【性味归经】味苦、辛，性凉。归大肠、小肠经。

【功能主治】清热利湿，止血安胎，解毒消肿。治痢疾，咯血，便血，月经过多，胎动不安，痈疮疖肿，烫伤，跌打损伤，外伤出血。

【用法用量】15~30g，水煎服。

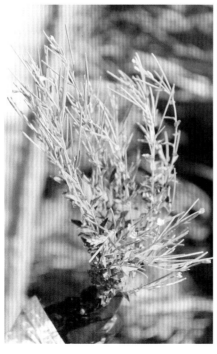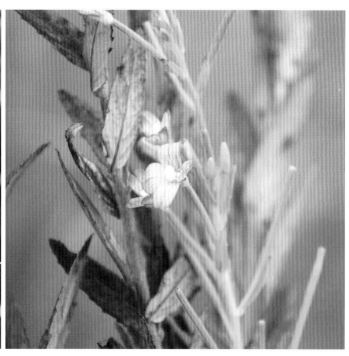

4.41.3　水龙

LUDWIGIAE ADSCENDENTIS HERBA

【别名】过塘蛇、过江龙、过沟龙、过江藤

【基原】来源于柳叶菜科 Onagraceae 丁香蓼属 Ludwigia 水龙 Ludwigia adscendens（L.）Hara [Jussiaea repens L.] 的全草入药。

【形态特征】多年生、浮水或匍匐草本。无毛，其浮水茎每节上常有圆柱状的白色囊状浮器，具多数丝状根入药。叶倒卵形至长圆状倒卵形，长 1.5~5cm，宽 0.5~2.5cm，顶端圆或钝，基部渐狭；侧脉每边 10~12 条；叶柄长 0.3~1cm。花单生于叶腋，5 基数，花梗约与萼管等长；小苞片很小，鳞片状；萼裂片披针形，渐尖，长约 7mm，宽约 2mm，外面疏被长柔毛；花瓣白色，基部淡黄色，倒卵形，长约 12mm，宽约 8mm；雄蕊 10 枚；子房 5 室，下位，外面疏被长柔毛，柱头头状，膨大，5 浅裂。蒴果圆柱形，长 2~3cm，直径约 3mm，有时疏被柔毛，种子多数。花期夏、秋。

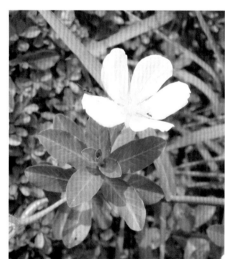

【生境】生于沼泽、水田、浅水池塘或渠中。

【分布】福建、江西、湖南、广东、海南、广西、云南。印度、斯里兰卡、孟加拉国、巴基斯坦、越南、马来西亚、印度尼西亚、澳大利亚也有分布。

【采集加工】夏、秋季采收，将全草切段晒干备用。

【性味归经】味淡，性凉。归肺、膀胱经。

【功能主治】清热利湿，解毒消肿。治感冒发热，麻疹不透，肠炎，痢疾，小便不利；外用治疮疖脓肿，腮腺炎，带状疱疹，黄水疮，湿疹，皮炎，蛇、狗咬伤。

【用法用量】15~30g，水煎服；外用鲜品适量捣烂敷患处，或用干粉调敷。

【附方】① 治腮腺炎：鲜水龙适量捣烂敷患处（可同时煎水内服）。

② 治急性肠炎、急性咽喉炎：水龙 30g，水煎服。

③ 治小儿脓疱疮、急性乳腺炎：鲜水龙适量捣烂敷患处。

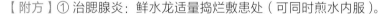

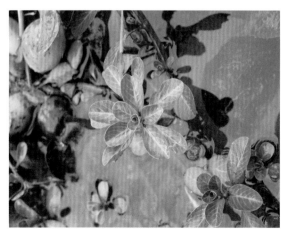

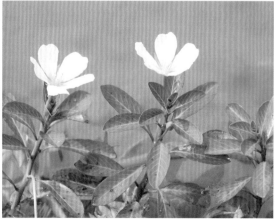

4.41.4 草龙

LUDWIGIAE HYSSOPIFOLIAE HERBA

【别名】化骨溶、假木瓜

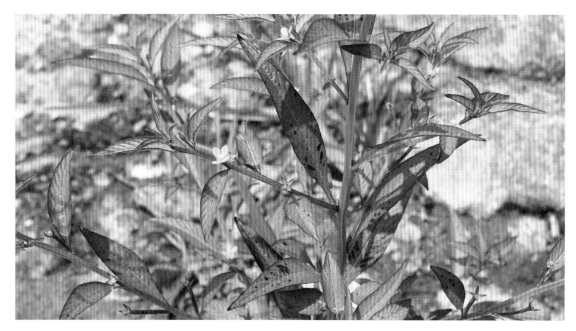

【基原】来源于柳叶菜科 Onagraceae 丁香蓼属 Ludwigia 草龙 Ludwigia hyssopifolia（G. Don）Exell [Jussiaea linifolia Vahl] 全草入药。

【形态特征】半灌木状草本，高达 200cm。叶披针形至线形，长 2~10cm，宽 0.5~1.5cm，顶端渐狭或锐尖，基部狭楔形，侧脉每侧 9~16，下面脉上疏被短毛；叶柄长 2~10mm；托叶三角形，小。花腋生，萼片 4 枚，卵状披针形，长 2~4mm，宽 0.5~1.8mm，常有 3 纵脉；花瓣 4 片，黄色，倒卵形或近椭圆形，长 2~3mm，宽 1~2mm，顶端钝圆，基部楔形；雄蕊 8 枚，淡绿黄色，花丝不等长，对萼生的长 1~2mm，对瓣生的长 0.5~1mm；花盘稍隆起，围绕雄蕊基部有密腺；花柱淡黄绿色，长 0.8~1.2mm；柱头头状，径约 1mm，顶端略凹，浅 4 裂。蒴果近无梗，幼时近四棱形，熟时近圆柱状，长 1~2.5cm，直径 1.5~2mm，上部 1/5~1/3 增粗，被微柔毛，果皮薄。种子在蒴果上部每室排成多列，游离生，在下部排成 1 列，牢固地嵌入在一个近锥状盒子的硬内果皮里，近椭圆状，长约 0.6mm，径约 0.3mm。花果期几乎全年。

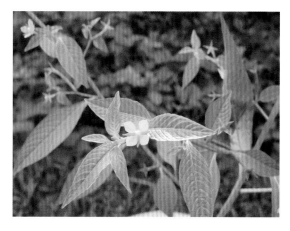

【生境】生于空旷、潮湿处。

【分布】我国西南部至东部各地。

【采集加工】夏、秋采收，将全草晒干。

【性味归经】味淡，性凉。

【功能主治】清热解毒，去腐生肌。治感冒发热，咽喉肿痛，口腔炎，口腔溃疡，痈疮疔肿。

【用法用量】15~30g，水煎服。

4.41.5 毛草龙

LUDWIGIAE OCTOVALVIS HERBA

【别名】扫锅草

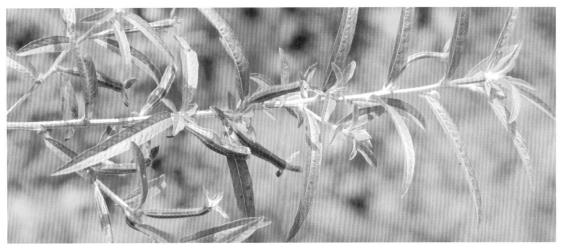

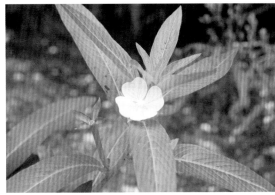
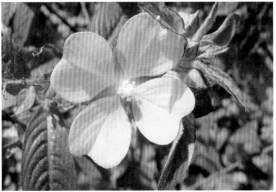

　　【基原】来源于柳叶菜科 Onagraceae 丁香蓼属 *Ludwigia* 毛草龙 *Ludwigia octovalvis* (Jacq.) Raven [*Jussiaea suffruticosa* L.] 的全草入药。

　　【形态特征】半灌木状草本。高 0.4~1.5m，全株通常被粗毛，稀无毛；茎直立，粗壮，圆柱形，稍具纵棱。叶披针形或线状披针形，长 3.5~10cm，宽 0.4~2cm，顶端渐尖，基部渐狭；叶柄短或无。花黄色，腋生，无花梗或近无梗；小苞片不明显；萼裂片 4，卵形，长 6~7mm，短渐尖，具 3 脉；花瓣 4 片，黄色，倒卵状圆形，顶端微凹，具 4 对明显的脉纹，长 8~10mm；子房 4 室。蒴果圆柱形，绿色或淡紫色，长 2~5cm，直径约 5mm，被毛，稀无毛，有 8 条棱，在棱间开裂，宿存的萼裂片长圆状卵形，长 8~10mm；种子多数，近半球形，种脊明显。花期 7~10 月。

　　【生境】生于水塘、水田、沟边及潮湿的旷地上。

　　【分布】我国西南部至东部各地。日本也有分布。

　　【采集加工】夏、秋季采收，将全草切段晒干备用。

　　【性味归经】味淡，性凉。

　　【功能主治】清热解毒，去腐生肌。治感冒发热，咽喉肿痛，口腔炎，口腔溃疡，痈疮疖肿。

　　【用法用量】15~30g，水煎服。

4.41.6　丁香蓼

LUDWIGIAE PROSTRATAE HERBA

【别名】水丁香

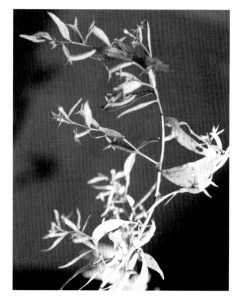

　　【基原】来源于柳叶菜科 Onagraceae 丁香蓼属 *Ludwigia* 丁香蓼 *Ludwigia prostrata* Roxb. 全草入药。

　　【形态特征】一年生直立草本；茎达 60cm，下部圆柱状，上部四棱形。叶狭椭圆形，长 3~9cm，宽 1.2~2.8cm，顶端锐尖或稍钝，基部狭楔形，在下部骤变窄，侧脉每侧 5~11 条，至近边缘渐消失，两面近无毛或幼时脉上疏生微柔毛；叶柄长 5~18mm，稍具翅；托叶几乎全退化。萼片 4 枚，三角状卵形至披针形，长 1.5~3mm，宽 0.8~1.2mm，疏被微柔毛或近无毛；花瓣黄色，匙形，长 1.2~2mm，宽 0.4~0.8mm，顶端近圆形，基部楔形，雄蕊 4 枚，花丝长 0.8~1.2mm；花药扁圆形，宽 0.4~0.5mm；花柱长约 1mm；柱头近卵状或球状，直径约 0.6mm；花盘围绕花柱基部，稍隆起，无毛。蒴果四棱形，长 1.2~2.3cm，粗 1.5~2mm，淡褐色，无毛，熟时迅速不规则室背开裂；果梗长 3~5mm。种子呈一列横卧于每室内，里生，卵状，长 0.5~0.6mm，直径约 0.3mm，顶端稍偏斜，具小尖头。花期 6~7 月；果期 8~9 月。

　　【生境】常生于田边、溪边潮湿处。

　　【分布】我国南北各地均有分布。日本、印度至马来西亚。

　　【采集加工】夏、秋采收，将全草晒干。

　　【性味归经】味苦，性凉。归肝、脾、大肠、肾经。

　　【功能主治】清热解毒，利湿消肿。治肠炎，痢疾，传染性肝炎，肾炎水肿，膀胱炎，白带，痔疮。外用治痈疖疔疮，蛇虫咬伤。

　　【用法用量】15~30g，水煎服，治痢疾，鲜品可用 90~120g。外用适量鲜品捣烂敷患处。

　　【附方】治痢疾：鲜丁香蓼 120g，水煎，加糖，适量服。

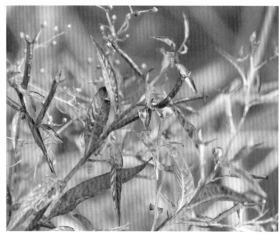
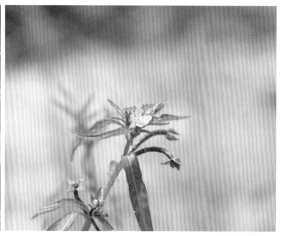

4.42 菱科

4.42.1 菱

TRAPAE BICORNIS FRUCTUS

【别名】菱角、风菱、乌菱

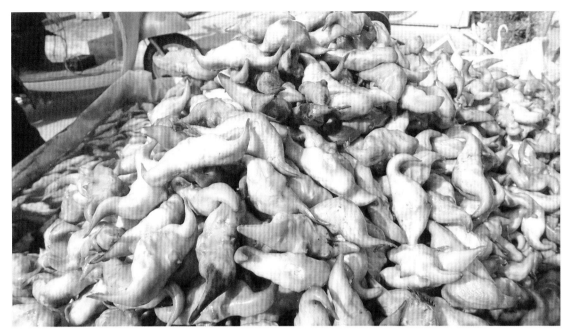

【基原】来源于菱科 Trapaceae 菱属 *Trapa* 菱 *Trapa bicornis* Osbeck 的果实入药。

【形态特征】一年生浮水或半挺水草本。茎圆柱形，细长或粗短。叶二型：浮水叶互生，聚生于茎端，在水面形成莲座状菱盘，叶片阔菱形，长 3~4.5cm，宽 4~6cm，叶面深亮绿色，无毛，背面绿色或紫红色，幼叶密被淡黄褐色短毛，老叶密被灰褐色短毛，边缘中上部具凹形的浅齿，边缘下部全缘，基部阔楔形；叶柄长 2~10.5cm；中上部膨大成海绵质气囊，被短毛；沉水叶小，早落。花小，单生于叶腋，花梗长 1~1.5cm；萼筒 4 裂，仅一对萼裂被毛，其中 2 裂片演变为角；花瓣 4 片，白色，着生于上位花盘的边缘；雄蕊 4 枚，花丝纤细，花药丁字形着生，背着药、内向；雌蕊 2 心皮，2 室，子房半下位，花柱钻状，柱头头状。果具水平开展的 2 肩角，无或有倒刺，顶端向下弯曲，两角间端宽 7~8cm，弯牛角形，果高 2.5~3.6cm，果表幼皮紫红色，老熟时紫黑色，微被极短毛，果喙不明显，果梗粗壮有关节，长 1.5~2.5cm。种子白色，元宝形、两角钝，白色粉质。花期 4~8 月；果期 7~9 月。

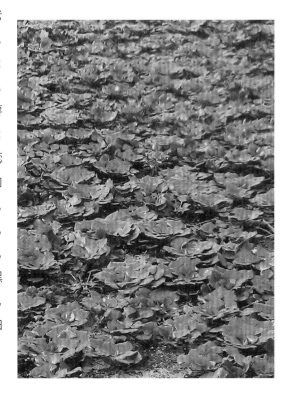

【生境】种植于池塘或水流缓慢的河沟中。

【分布】全国各地不少地方有栽培。中南半岛余部、世界热带余部也常栽培。

【采集加工】秋末采收果实晒干。

【性味归经】味甘、涩，性平。归脾、胃经。

【功能主治】健胃止痢，抗癌。治胃溃疡，痢疾，食管癌，乳腺癌，子宫颈癌。

【用法用量】30~45g，水煎服。菱柄外用治皮肤多发性赘疣；菱壳烧灰外用治黄水疮、痔疮。

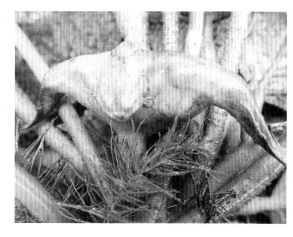

【附方】① 治胃溃疡、食管癌、乳腺癌、子宫颈癌：菱茎叶、果柄或菱壳45g，薏苡仁30g，煎汤代茶，连服数月。

② 治月经过多：鲜菱500g，水煎取汁冲红糖服。

③ 治痢疾、便血：菱壳120~250g，水煎服。

④ 治皮肤多发性赘疣：鲜菱柄捣烂罨并时时擦之，可使之脱落。

⑤ 治痔疾：菱壳烧灰，用菜籽油调敷患处。

⑥ 治小儿走马疳：菱叶晒干研末，外敷患处。

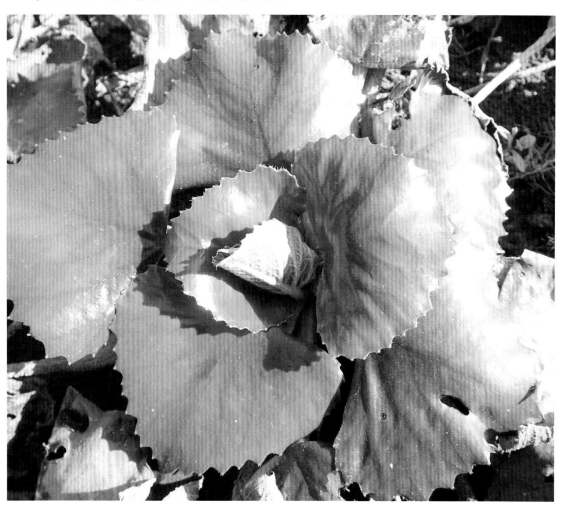

4.43 小二仙草科

4.43.1 黄花小二仙草

HALORAGIS CHINENSIS HERBA

【别名】石崩

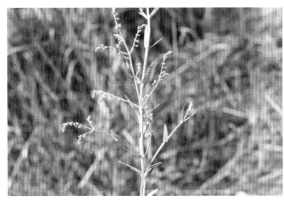
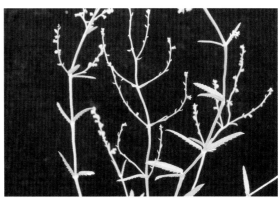

【基原】来源于小二仙草科 Haloragidaceae 小二仙草属 *Haloragis* 黄花小二仙草 *Haloragis chinensis*（Lour.）Merr. 的全草入药。

【形态特征】细弱多年生草本，高 10~60cm。茎四棱形，近直立或披散，多分枝，粗糙而稍被倒粗毛，节上常生不定根。叶对生，近无柄，通常条状披针形至长圆形，长 10~28mm，宽 1~9mm，基部宽楔形，顶端钝尖，边缘具小锯齿，两面粗糙，稍被粗毛，淡绿色；茎上部的叶有时互生，逐渐缩小而变成苞片。花序为纤细的总状花序及穗状花序组成顶生的圆锥花序；花两性，极小，近无柄，长 0.2~0.7mm，基部具 1 苞片；萼筒圆柱形，4 深裂，具棱，裂片披针状三角形，有黄白色硬骨质的边缘；花瓣 4 片，狭距圆形，长 0.5~0.9mm，宽 0.4~0.6mm，黄色，背面疏生毛；雄蕊 8 枚，花丝短，花药狭长圆形，基部着生，纵裂；子房下位，卵状，4 室，每室具一倒垂的胚珠，花柱长 0.1~0.3mm。坚果极小，近球形，长约 1mm，具 8 纵棱，并具粗糙的瘤状物。花期春、夏、秋季；果期夏、秋季。

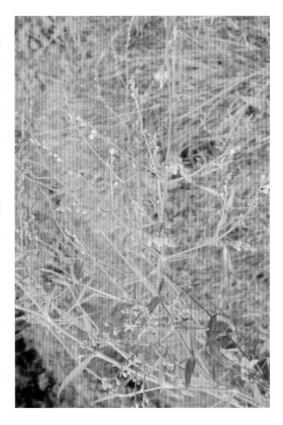

【生境】生于潮湿的荒山草丛中。

【分布】广东、香港、湖北、湖南、江西、福建、台湾、四川、贵州、广西、云南。马来西亚、越南、泰国、印度、澳大利亚也有分布。

【采集加工】夏、秋季采收，将全草晒干。

【性味归经】味苦，性凉。归肝经。

【功能主治】活血消肿，止咳平喘。治跌打骨折，哮喘，咳嗽。

【用法用量】6~15g，水煎服。外用适量鲜品捣烂敷患处。

4.43.2 小二仙草

HALORAGIS MICRANTHAE HERBA

【别名】豆瓣草、船板草

【基原】来源于小二仙草科 Haloragidaceae 小二仙草属 *Haloragis* 小二仙草 *Haloragis micrantha*（Thunb.）R. Br. ex Sieb. & Zucc. 的全草入药。

【形态特征】多年生草本，高达 45cm；茎直立或下部平卧，具纵槽，多分枝，多少粗糙，带赤褐色。叶对生，卵形或卵圆形，长 6~17mm，宽 4~8mm，基部圆形，顶端短尖或钝，边缘具稀疏锯齿，通常两面无毛，淡绿色，背面带紫褐色，具短柄；茎上部的叶有时互生，逐渐缩小而变为苞片。花序为顶生的圆锥花序，由纤细的总状花序组成；花两性，极小，直径约 1mm，基部具 1 苞片与 2 小苞片；萼筒长 0.8mm，4 深裂，宿存，绿色，裂片较短，三角形，长 0.5mm；花瓣 4 片，淡红色，比萼片长 2 倍；雄蕊 8 枚，花丝短，长 0.2mm，花药线状椭圆形，长 0.3~0.7mm；子房下位，2~4 室。坚果近球形，小型，长 0.9~1mm，宽 0.7~0.9mm，有 8 纵钝棱，无毛。花期 4~8 月；果期 5~10 月。

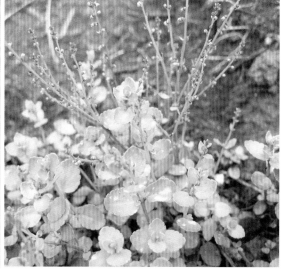

【生境】生于荒山或砂地上。

【分布】广东、广西、云南、四川、贵州、湖南、江西、安徽、福建和台湾等地。日本、朝鲜、泰国、越南、印度、马来西亚、澳大利亚、新西兰也有分布。

【采集加工】夏、秋采收，将全草晒干。

【性味归经】味苦，性凉。归肺、大肠、膀胱、肝经。

【功能主治】清热利湿，止咳平喘，活血调经。治咳嗽哮喘，痢疾，小便不利，月经不调，跌打损伤。

【用法用量】鲜品 30~60g，水煎服。

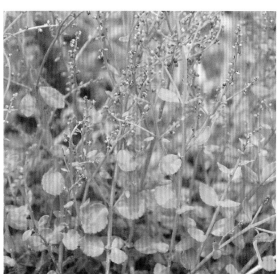

4.44 瑞香科

4.44.1 沉香

AQUILARIAE LIGNUM RESINATUM

【别名】沉香、白木香、女儿香

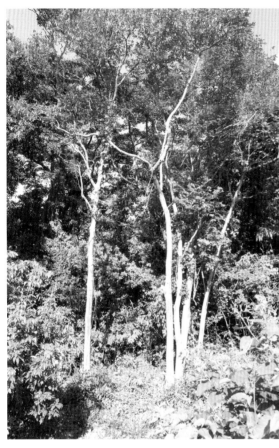

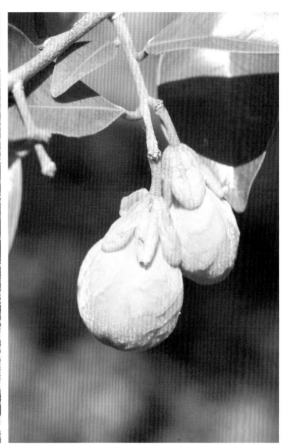

【基原】来源于瑞香科 Thymelaeaceae 沉香属 *Aquilaria* 土沉香 *Aquilaria sinensis*（L.）Gilg. 的茎干受伤后，在真菌感染刺激下含有黑色香树脂凝聚的木质心材部分入药。

【形态特征】乔木，高达 15m。叶革质，椭圆形至长圆形，有时近倒卵形，长 5~9cm，宽 2.8~6cm，顶端锐尖或急尖而具短尖头，基部宽楔形，上面暗绿色或紫绿色，光亮，下面淡绿色，两面均无毛，侧脉每边 15~20，在下面更明显，小脉纤细，近平行，不明显，边缘有时被稀疏的柔毛；叶柄长 5~7mm，被毛。花芳香，黄绿色，多朵，组成伞形花序；花梗长 5~6mm，密被黄灰色短柔毛；萼筒浅钟状，长 5~6mm；花瓣 10 片，鳞片状，着生于花萼筒喉部，密被毛；雄蕊 10 枚，排成 1 轮，花丝长约 1mm，花药长圆形，长约 4mm；子房卵形，密被灰白色毛，2 室，每室 1 胚珠。蒴果果梗短，卵球形，幼时绿色，长 2~3cm，直径约 2cm，顶端具短尖头，基部渐狭，密被黄色短柔毛，2 瓣裂，2 室，每室具有 1 种子，种子褐色，卵

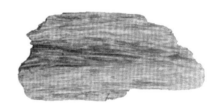

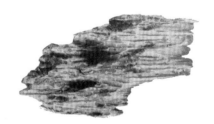

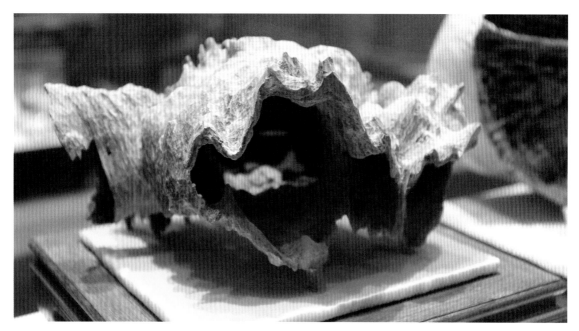

球形，长约 1cm，宽约 5.5mm，疏被柔毛，基部具有附属体，附属体长约 1.5cm，上端宽扁，宽约 4mm，下端成柄状。花期春、夏；果期夏、秋。

【生境】生于土壤深厚、肥沃的低海拔常绿林中。

【分布】广东、香港、海南、广西、福建、台湾。

【采集加工】全年可采，含有黑色香树脂凝聚的木质心材部分晒干。

【药材性状】本品呈不规则块、片状或盔帽状，有的为小碎块。表面凹凸不平，有刀痕，偶有孔洞，可见黑褐色树脂与黄白色木部相间的斑纹，孔洞及凹窝表面多呈朽木状。质较坚实，断面刺状。气芳香，味苦。

【性味归经】味辛、苦，性微温。归脾、胃、肾经。

【功能主治】降气，调中，暖肾，止痛。治胸腹胀痛，呕吐呃逆，气逆喘促。

【用法用量】1~5g，水煎服。

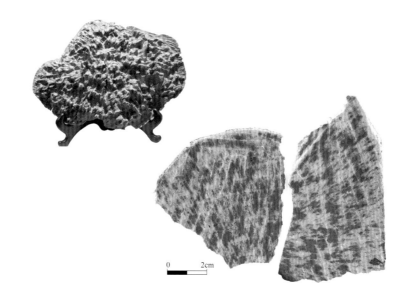

0 2cm

4.44.2 芫花

GENKWA FLOS

【别名】药鱼草、老鼠花、闹鱼花、头痛花、闷头花

【基原】来源于瑞香科 Thymelaeaceae 瑞香属 *Daphne* 芫花 *Daphne genkwa* Sieb. et Zucc. 的花入药。

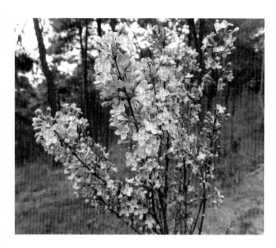

【形态特征】落叶灌木，高 0.3~1m，多分枝。叶对生，稀互生，纸质，卵形或卵状披针形至椭圆状长圆形，长 3~4cm，宽 1~2cm，顶端急尖或短渐尖，基部宽楔形或钝圆形，边缘全缘，叶面绿色，背面淡绿色，幼时密被绢状黄色柔毛，侧脉 5~7 对；叶柄短或几无。花比叶先开放，紫色或淡紫蓝色，无香味，常 3~6 朵簇生于叶腋或侧生，花梗短，具灰黄色柔毛；花萼筒细瘦，筒状，长 6~10mm；雄蕊 8，2 轮；子房长倒卵形，长 2mm，密被淡黄色柔毛，花柱短或无，柱头头状，橘红色。果实肉质，白色，椭圆形，长约 4mm，包藏于宿存的花萼筒的下部，具 1 颗种子。花期 3~5 月；果期 6~7 月。

【生境】生于山坡、路旁、草地上。

【分布】河北、山西、陕西、甘肃、山东、江苏、安徽、浙江、江西、福建、台湾、河南、湖北、湖南、四川、贵州等地。

【采集加工】春、秋花未开时采摘花朵，除去杂质，晒干备用。

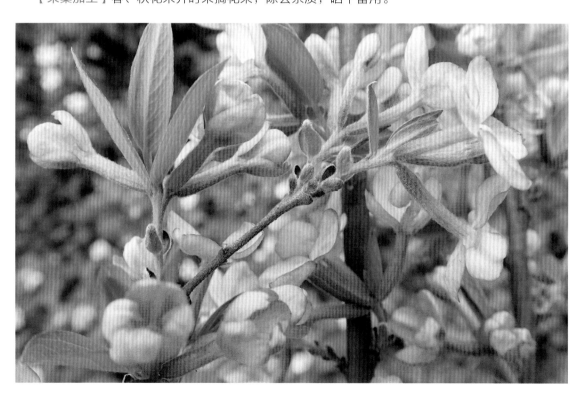

【药材性状】本品常 3~7 朵花簇生于短花轴上，基部有苞片 1~2 片，多脱落为单朵。单朵呈棒槌状，多弯曲，长 1~1.7cm，直径约 1.5mm；花被筒表面淡紫色或灰绿色，密被短柔毛，顶端 4 裂，裂片淡紫色或黄棕色。质软。气微，味甘、微辛。

【性味归经】味苦、辛，性温；有毒。归脾、肺、肾经。

【功能主治】泄水逐饮；外用杀虫疗疮。治水肿胀满，胸腹积水，痰饮积聚，气逆咳喘，二便不利；外治疥癣秃疮，痈肿，冻疮。

【用法用量】1.5~3g，水煎服。

【注意】孕妇禁用；不宜与甘草同用。

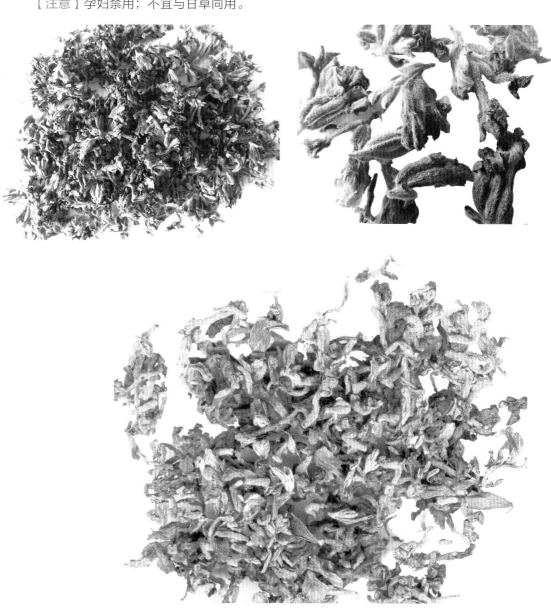

4.44.3 白瑞香

DAPHNES PAPYRACEAE RADIX

【别名】软皮树、一朵云、小构皮

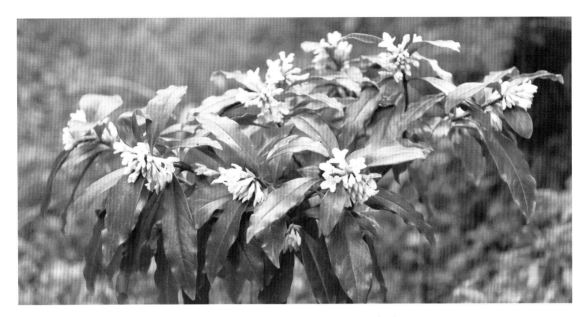

【基原】来源于瑞香科 Thymelaeaceae 瑞香属 *Daphne* 白瑞香 *Daphne papyracea* Wall. ex Steud. 的根及茎皮入药。

【形态特征】常绿灌木，高 1~1.5m。叶互生，密集于小枝顶端，膜质或纸质，长椭圆形至长的长圆形，长 6~16cm，宽 1.5~4cm，顶端钝形或长渐尖至尾状渐尖，基部楔形，边缘全缘，有时微反卷，叶面绿色，背面淡绿色，两面无毛，侧脉 6~15 对，纤细；叶柄长 4~15mm，几无毛。花白色，多花簇生于小枝顶端成头状花序；花序梗与花梗各长 2mm，密被黄绿色丝状毛；花萼筒漏斗状，长 10~12mm，喉部宽 2.6mm，外面具淡黄色丝状柔毛，裂片 4 枚，卵状披针形至卵状长圆形，长 5~7mm，宽 2~4mm，顶端渐尖或钝形，外面中部至顶端散生白色短柔毛；雄蕊 8 枚，2 轮，下轮着生于花萼筒中部，上轮着生于花萼筒的喉部，花丝短，花药 1/3 伸出于喉部以外，花药长圆形，长 1.5~2mm；花盘杯状，长 0.8mm，边缘微波状；子房圆柱形，高 2~4mm。果实为浆果，成熟时红色，卵形或倒梨形，长 0.8~1cm，直径 0.6~0.8mm。花期 11 月至翌年 1 月；果期 4~5 月。

【生境】生于山谷密林中。

【分布】福建、江西、湖南、广东、广西、云南。

【采集加工】夏、秋采收，将根及茎皮晒干。

【性味归经】味甘、淡、微辛，性微温；有小毒。

【功能主治】祛风除湿，活血止痛。治风湿麻木，筋骨疼痛，跌打损伤，癫痫，月经不调，痛经，经期手足冷痛。

【用法用量】根 3~6g，水煎服。

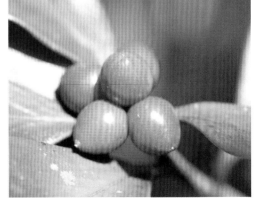

4.44.4 结香

EDGEWORTHIAE CHRYSANTHAE RADIX

【别名】蒙花球、野蒙花、新蒙花

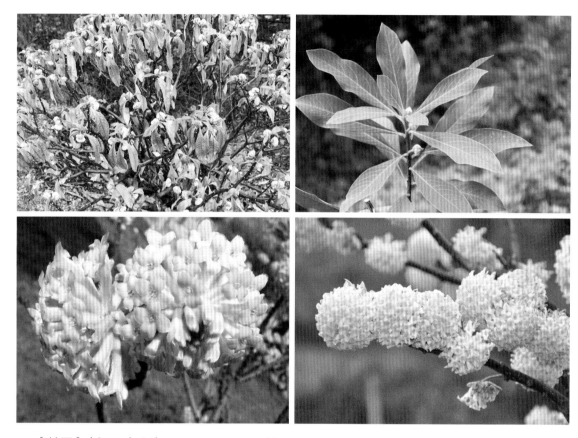

【基原】来源于瑞香科 Thymelaeaceae 结香属 *Edgeworthia* 结香 *Edgeworthia chrysantha* Lindl. 的根和花蕾入药。

【形态特征】高达 2m，幼枝被绢状柔毛，枝条粗壮，棕红色，常呈三叉状分枝，有皮孔。叶纸质，椭圆状长圆形或椭圆状披针形，长 8~16cm，宽 2~4.5cm，基部楔形、下延，顶端急尖或钝；叶面疏被柔毛，叶背被长硬毛。花黄色，多数，芳香，集成下垂的头状花序；总苞片披针形，长达 3cm；花萼筒状，外面密被绢状柔毛，无花瓣；雄蕊 8 枚，2 轮排列；子房椭圆形，顶端被毛，花柱细长。核果卵形，通常包于花被基部。花期 3~4 月；果期约 8 月。

【生境】生于山地林下阴湿、土壤肥沃处。

【分布】长江流域及以南各地。

【采集加工】夏、秋季采收，将根、茎、花蕾晒干备用。

【性味归经】味甘，性温。

【功能主治】根：舒筋活络，消肿止痛。花：祛风明目。根：治风湿性关节痛，腰痛；外用治跌打损伤，骨折。花：治目赤疼痛，夜盲。

【用法用量】根 9~15g；花 6~9g，水煎服。外用适量，捣烂敷患处。

【附方】治肺虚久咳：结香花 9g，水煎服。

4.44.5　了哥王

WIKSTROEMIAE INDICAE RADIX

【别名】山雁皮、地棉皮、山棉皮、黄皮子

　　【基原】来源于瑞香科 Thymelaeaceae 荛花属 *Wikstroemia* 了哥王 *Wikstroemia indica*（L.）C. A. Mey. 的根皮、根入药。

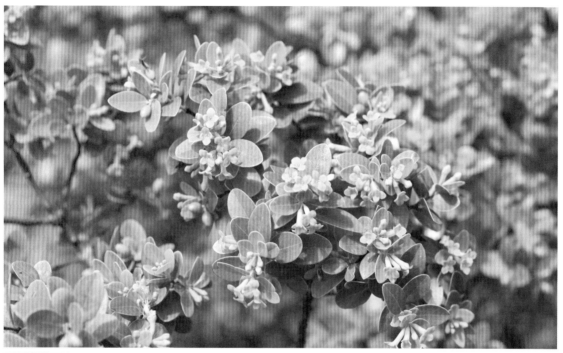

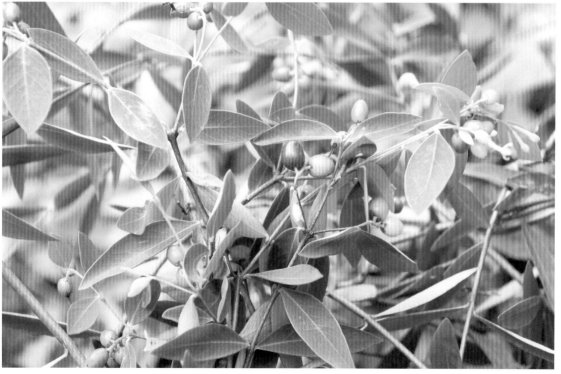

【形态特征】灌木，高 0.5~2m 或过之；小枝红褐色，无毛。叶对生，纸质至近革质，倒卵形、椭圆状长圆形或披针形，长 2~5cm，宽 0.5~1.5cm，顶端钝或急尖，基部阔楔形或窄楔形，干时棕红色，无毛，侧脉细密，极倾斜；叶柄长约 1mm。花黄绿色，数朵组成顶生头状总状花序，花序梗长 5~10mm，无毛，花梗长 1~2mm，花萼长 7~12mm，近无毛，裂片 4 枚；宽卵形至长圆形，长约 3mm，顶端尖或钝；雄蕊 8 枚，2 列，着生于花萼管中部以上，子房倒卵形或椭圆形，无毛或在顶端被疏柔毛，花柱极短或近于无，柱头头状，花盘鳞片通常 2 或 4 枚。果椭圆形，长 7~8mm，成熟时红色至暗紫色。花、果期夏、秋间。

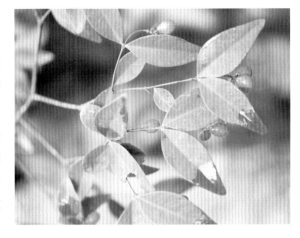

【生境】生于山坡丘陵、旷野、路旁的灌丛中。

【分布】长江流域以南各地。越南、印度也有分布。

【采集加工】夏、秋季采收，将根皮、根晒干。

【药材性状】本品根为条状圆柱形，弯曲不直，常有分枝，直径 0.5~3cm，黄棕色或暗棕色，有突起的支根痕、不规则的纵沟纹及少数横裂纹。断面皮部灰白色，易剥离，木部淡黄色。根皮为扭曲的条带状，厚 1.5~4mm，表皮常剥落，撕裂成绵毛状，纤维强韧。气微，味微苦甘，嚼后有持久的灼热不适感。以条粗、皮厚者为佳。

【性味归经】味微苦、辛，性寒；有大毒。归肺、胃经。

【功能主治】消炎止痛，拔毒，止痒。治跌打损伤、风湿骨痛、恶疮、烂肉溃疡、淋巴结结核、哮喘、腮腺炎、扁桃体炎、毒蛇、蜈蚣咬伤、疥癣等。

【用法用量】根 15~30g，根皮 9~20g，水煎服，本品有毒内服宜久煎。外用鲜根捣烂敷患处或干燥根浸酒敷患处。

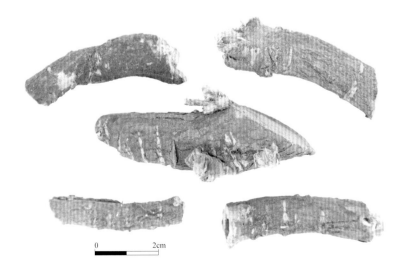

0   2cm

4.45 紫茉莉科

4.45.1 黄细心

BOERHAVIAE DIFFUSAE RADIX

【别名】沙参

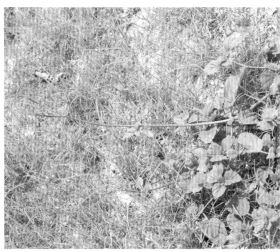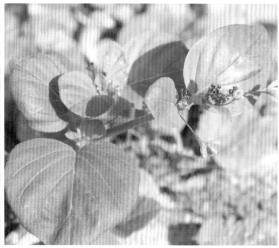

【基原】来源于紫茉莉科 Nyctaginaceae 黄细心属 *Boerhavia* 黄细心 *Boerhavia diffusa* L. 的根入药。

【形态特征】多年生蔓性草本，长可达 2m。根肥粗，肉质。茎无毛或被疏短柔毛。叶片卵形，长 1~5cm，宽 1~4cm，顶端钝或急尖，基部圆形或楔形，边缘微波状，两面被疏柔毛，下面灰黄色，干时有皱纹；叶柄长 4~20mm。头状聚伞圆锥花序顶生；花序梗纤细，被疏柔毛；花梗短或近无梗；苞片小，披针形，被柔毛；花被淡红色或亮紫色，长 2.5~3mm，花被筒上部钟形，长 1.5~2mm，薄而微透明，被疏柔毛，具 5 肋，顶端皱褶，浅 5 裂，下部倒卵形，长 1~1.2mm，具 5 肋，被疏柔毛及黏腺；雄蕊 1~3 枚，稀 4 或 5 枚，不外露或微外露，花丝细长；子房倒卵形，花柱细长，柱头浅帽状。果实棍棒状，长 3~3.5mm，具 5 棱，有黏腺和疏柔毛。花、果期夏、秋间。

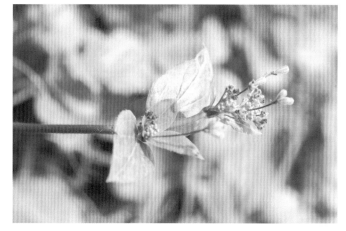

【生境】生于旷地上。

【分布】广东、海南、香港、广西、四川、贵州、云南。越南、马来西亚至澳大利亚也有分布。

【采集加工】夏、秋季采收根，将根晒干备用。

【性味归经】味苦、辛，性温。归肾、肝、脾经。

【功能主治】活血散瘀，调经止带，健脾消疳。治筋骨疼痛，月经不调，白带，胃纳不佳，脾肾虚水肿，小儿疳积。

【用法用量】3~9g，水煎服。

4.46 山龙眼科

4.46.1 小果山龙眼

HELICIAE COCHINCHINENSIS RADIX ET FOLIUM

【别名】红叶树、羊屎树

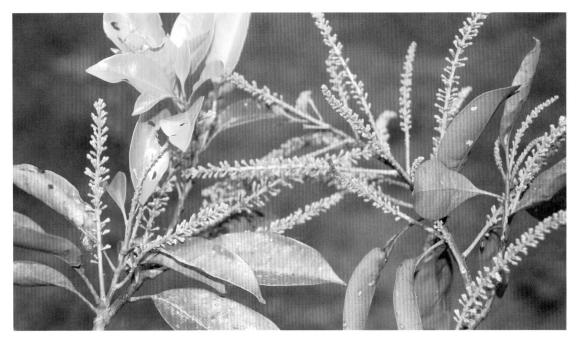

【基原】来源于山龙眼科 Proteaceae 山龙眼属 *Helicia* 小果山龙眼 *Helicia cochinchinensis* Lour. 的根和叶入药。

【形态特征】乔木，高达 20m，树皮灰褐色或暗褐色；枝和叶均无毛。叶薄革质或纸质，长圆形、倒卵状椭圆形、长椭圆形或披针形，长 5~12cm，宽 2.5~4cm，顶端短渐尖、尖头或钝，基部楔形，稍下延，全缘或上半部叶缘具疏生浅锯齿；侧脉 6~7 对，两面均明显；叶柄长 0.5~1.5cm。总状花序，腋生，长 8~14cm，无毛，有时花序轴和花梗初被白色短毛，后全脱落；花梗常双生，长 3~4mm；苞片三角形，长约 1mm；小苞片披针形，长 0.5mm；花被管长 10~12mm，白色或淡黄色；花药长 2mm；腺体 4 枚，有时连生呈 4 深裂的花盘；子房无毛。果椭圆状，长 1~1.5cm，直径 0.8~1cm，果皮干后薄革质，厚不及 0.5mm，蓝黑色或黑色。花期 6~10 月；果期 11 月至翌年 3 月。

【生境】生于山坡、山谷的疏林或密林中。

【分布】长江以南各地。越南也有分布。

【采集加工】夏、秋采收，将根、叶晒干。

【性味归经】味苦，性凉。归肝经。

【功能主治】行气活血，祛瘀止痛。治跌打损伤，肿痛，外伤出血。

【用法用量】外用适量鲜品捣烂取汁或干叶研粉，调冷开水涂患处。

【注意】孕妇忌服。

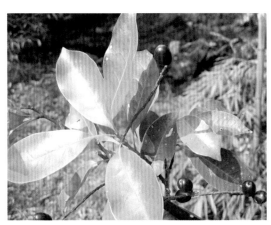

4.46.2 网脉山龙眼

HELICIAE RETICULATAE RADIX

【别名】豆腐渣果

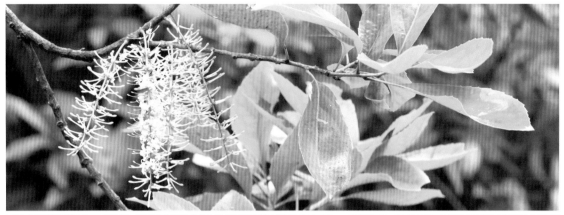

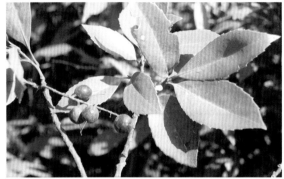
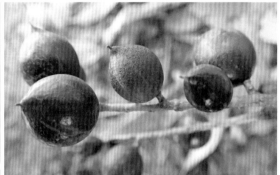

【基原】来源于山龙眼科 Proteaceae 山龙眼属 *Helicia* 网脉山龙眼 *Helicia reticulata* W. T. Wang 的根和叶入药。

【形态特征】乔木，高 3~10m，树皮灰色；芽被褐色或锈色短毛，小枝和成长叶均无毛。叶革质，长圆形、卵状长圆形、倒卵形或倒披针形，长 6~27cm，宽 3~10cm，顶端短渐尖、急尖或钝，基部楔形，边缘具疏生锯齿或细齿；中脉和 6~10 对侧脉在两面均隆起或凸起，网脉两面均凸起或明显；叶柄长 0.5~1.5cm。总状花序腋生或生于小枝已落叶腋部，长 10~15cm，无毛或被疏短柔毛，毛不久脱落；花成对并生，浅黄白色，花梗长 3~5mm，基部或下半部彼此贴生；苞片披针形，长 1.5~2mm；小苞片长约 0.5mm；花被管长 13~16mm，白色或浅黄色；花药长 3mm；花盘 4 裂；子房无毛。果椭圆状，长 1.5~1.8cm，直径约 1.5cm，顶端具短尖，果皮干后革质，厚约 1mm，黑色。花期 5~7 月；果期 10~12 月。

【生境】生于山地杂木林中。

【分布】广西、云南、江西、海南、广东、湖南、福建、贵州等地。

【采集加工】夏、秋采收，将根、叶晒干。

【性味归经】味涩，性凉。归心、肝经。

【功能主治】收敛，消炎解毒。治肠炎腹泻，食物中毒，蕈中毒，农药"六六六"中毒。

【用法用量】10~20g，水煎服。外用适量鲜品捣烂取汁或干叶研粉，调冷开水涂患处。

4.47 第伦桃科

4.47.1 锡叶藤

TETRACERAE ASIATICAE CAULIS ET FOLIUM

【别名】涩叶藤、红藤头

【基原】来源于第伦桃科 Dilleniaceae 锡叶藤属 Tetracera 锡叶藤 Tetracera asiatica（Lour.）Hoogl. 的根、叶及茎藤入药。

【形态特征】常绿木质藤本，长达 20m，幼嫩时被毛，老枝秃净。叶革质，极粗糙，长圆形，长 4~12cm，宽 2~5cm，顶端钝或圆，有时略尖，基部阔楔形或近圆形，常不等侧，上下两面初时有刚毛，不久脱落，留下刚毛基部矽化小突起，侧脉 10~15 对，在下面显著突起，侧脉之间相隔 3~6mm，全缘或上半部有小钝齿；叶柄长 1~1.5cm，粗糙，有毛。圆锥花序顶生或生于侧枝顶，长 6~25cm，被贴生柔毛，花序轴常为"之"字形屈曲；苞片 1 个，线状披针形，长 4~6mm，被柔毛；小苞片线形，长 1~2mm；花多数，直径 6~8mm；萼片 5 枚，离生，宿存，广卵形，大小不相等，长 4~5mm，顶端钝，无毛或偶有疏毛，边缘有睫毛；花瓣 3 片，白色，卵圆形，约与萼片等长；雄蕊多数，比萼片稍短，花丝线形，干后黑色，花药"八"字形排在膨大药隔上，干后灰色；心皮 1 枚，无毛，花柱突出雄蕊之外。果实长约 1cm，成熟时黄红色，干后果皮薄革质，稍发亮，有残存花柱；种子 1 颗，黑色。花期 4~5 月。

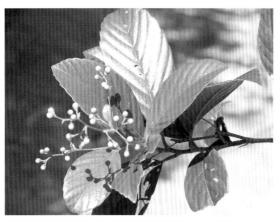

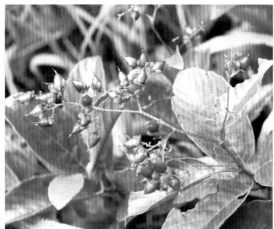

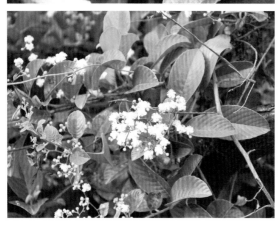

【生境】多生于低海拔山地疏林或灌丛中。

【分布】广东、香港、广西、海南。泰国、越南也有分布。

【采集加工】夏、秋采收，将根、叶、茎藤晒干。

【性味归经】味酸、涩，性平。归脾、肝、大肠经。

【功能主治】收敛止泻，消肿止痛。治腹泻，便血，肝脾肿大，子宫脱垂，白带，风湿关节痛。

【用法用量】15~30g，水煎服。

【附方】治腹泻：锡叶藤 15g，大飞扬 30g，水煎服。

4.48 海桐花科

4.48.1 短萼海桐

PITTOSPORI BREVICALYCIS CORTEX

【别名】万里香

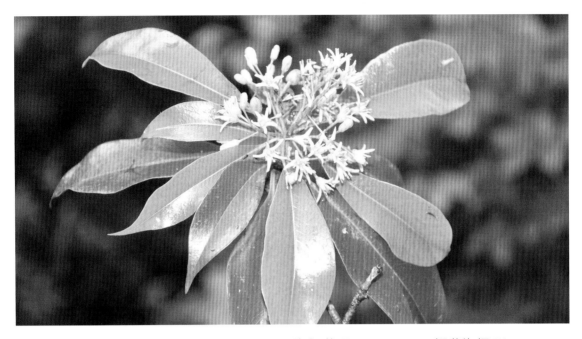

【基原】来源于海桐花科 Pittosporaceae 海桐花属 *Pittosporum* 短萼海桐 *Pittosporum brevicalyx*（Oliver）Gagnep. 的树皮入药。

【形态特征】常绿灌木或小乔木，高达 10m，小枝无毛，或幼嫩时有微毛。叶簇生于枝顶，薄革质，倒卵状披针形，稀为倒卵形或长圆形，长 5~12cm，宽 2~4cm；顶端渐尖，或急剧收窄而长尖，基部楔形；上面深绿色，发亮，背面幼时有微毛，不久变秃净；侧脉 9~11 对，在叶面明显，在背面略突起；边缘平展；叶柄长 1~1.5cm，有时更长。伞房花序 3~5 条生于枝顶叶腋内，长 3~4cm，被微毛，花序柄长 1~1.5cm，花梗长约 1cm，苞片狭窄披针形，长 4~6mm，有微毛；萼片长约 2mm，卵状披针形，有微毛；花瓣长 6~8mm，分离；雄蕊比花瓣略短，有时仅为花瓣的一半；子房卵形，被毛，花柱被微毛，侧膜胎座 2 个，胚珠 7~10 颗。蒴果近圆球形，压扁，直径 7~8mm，2 片裂开，果片薄。

【生境】生于山地疏林中。

【分布】湖北、江西、湖南、广东、广西、贵州、云南。

【采集加工】夏、秋采收，将树皮晒干。

【性味归经】味辛、苦，性凉。

【功能主治】祛风活血，消肿镇痛，解毒。治小儿惊风，腰痛，跌打损伤，疔疮肿毒，毒蛇咬伤。

【用法用量】15~30g，水煎服。外用研粉调敷患处。

4.48.2　光叶海桐

PITTOSPORI GLABRATI RADIX

【别名】山枝条、山枝仁、一朵云

【基原】来源于海桐花科 Pittosporaceae 海桐花属 Pittosporum 光叶海桐 Pittosporum glabratum Lindl. 的根、叶和种子入药。

【形态特征】常绿灌木，高 2~3m；嫩枝无毛，老枝有皮孔。叶聚生于枝顶，薄革质，二年生，窄长圆形，或为倒披针形，长 5~10cm，有时更长，宽 2~3.5cm，顶端尖锐，基部楔形，上面绿色，发亮，下面淡绿色，无毛，侧脉 5~8 对，与网脉在上面不明显，在下面隐约可见，干后稍突起，网眼宽 1~2mm，边缘平展，有时稍皱褶，叶柄长 6~14mm。花序伞形，1~4 枝簇生于

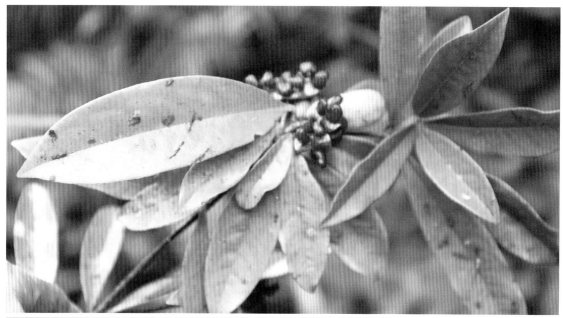

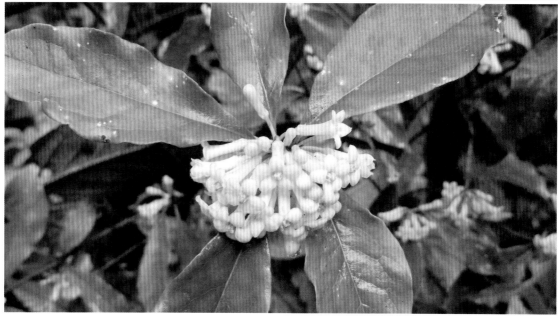

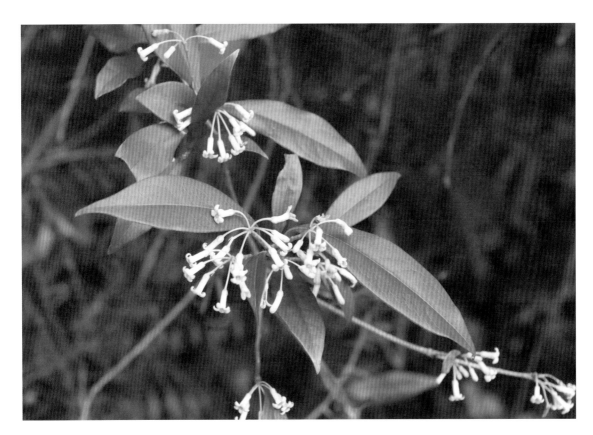

枝顶叶腋，多花；苞片披针形，长约 3mm；花梗长 4~12mm，有微毛或秃净；萼片卵形，长约 2mm，通常有睫毛；花瓣分离，倒披针形，长 8~10mm；雄蕊长 6~7mm，有时仅 4mm；子房长卵形，绝对无毛，花柱长 3mm，柱头略增大，侧膜胎座 3 个，每个胎座约有胚珠 6 个。蒴果椭圆形，长 2~2.5mm，有时为长筒形，长达 3.2cm，3 片裂开，果片薄，革质，每片有种子约 6 个，均匀分布于纵长的胎座上；种子大，近圆形，长 5~6mm，红色，种柄长 3mm；果梗短而粗壮，有宿存花柱。花期 4~5 月；果期秋后。

【生境】生于山谷、山坡、林下。

【分布】广东、广西、湖南、福建、江西、贵州、四川等地。

【采集加工】根、叶夏、秋季采收，种子秋冬季采收，晒干，备用。

【性味归经】根：味苦，性温。叶：味苦、辛，性微温。种子：味苦，性寒。归心、肾经。

【功能主治】根祛风活络，散瘀止痛。叶解毒，止血。种子涩肠固精。根：治风湿性关节炎、坐骨神经痛，骨折，胃痛，牙痛，高血压，神经衰弱，梦遗滑精。叶：外用治毒蛇咬伤，疮疖，外伤出血。种子：治咽痛，肠炎，白带，滑精。

【用法用量】根 15~30g，种子 4.5~9g，水煎服；叶外用适量，捣烂敷患处。

【附方】① 治原发性高血压病：光叶海桐根皮适量切细，加白酒至浸没为度，封闭浸泡 7 天后启用。每服 5~15ml。每日 3 次。

② 治神经衰弱：光叶海桐根 90g，首乌藤（夜交藤）、草本水杨梅各 60g，五味子、甘草各 15g。加水 500ml，煎 2 次去渣，煎液浓缩至 600ml，加入适量单糖浆即成。成人每服 10ml，每日 3 次。

③ 治虚热口渴：光叶海桐 15g，水煎服。

4.48.3 少花海桐

PITTOSPORI PAUCIFLORI RADIX

【别名】邦博、满山香、山石榴、疏花海桐

【基原】来源于海桐花科 Pittosporaceae 海桐花属 Pittosporum 少花海桐 Pittosporum pauciflorum Hook. et Arn. 的根入药。

【形态特征】常绿灌木，嫩枝无毛，老枝有皮孔。叶散布于嫩枝上，有时呈假轮生状，革质，狭窄长圆形或狭窄倒披针形，长 5~8cm，宽 1.5~2.5cm，顶端急锐尖，基部楔形，上面深绿色，发亮，下面在幼嫩时有微毛，以后变秃净，侧脉 6~8 对，与网脉在上面稍下陷，在下面突起，边缘干后稍反卷，叶柄长 8~15mm，初时有微毛，以后变秃净。花 3~5 朵生于枝顶叶腋内，呈假伞形状；花梗长约 1cm，秃净或有微毛；苞片线状披针形，长 6~7mm；萼片窄披针形，长 4~5mm，有微毛，边缘有睫毛；花瓣长 8~10mm；雄蕊长 6~7mm；子房长卵形，被灰茸毛，子房柄短，花柱长 2~3mm，有侧膜胎座 3 个，胚珠约 18 个。蒴果椭圆形或卵形，长约 1.2cm，被疏毛，3 片裂开，果片阔椭圆形，厚约 1mm，木质，胎座位于果片中部，各有种子 5~6 个；种子红色，长 4mm，种柄长 2mm，稍压扁。

【生境】生于山地常绿阔叶林中。

【分布】广东、江西、广西。

【采集加工】夏、秋季采收根，晒干备用。

【性味归经】味辛、苦，性温。

【功能主治】祛风活络，散寒止痛。治风湿性神经痛，坐骨神经痛，牙痛，胃痛，毒蛇咬伤。

【用法用量】10~15g，水煎服。

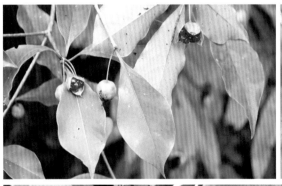
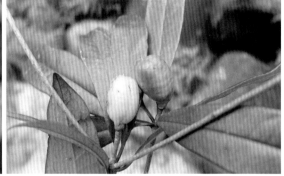
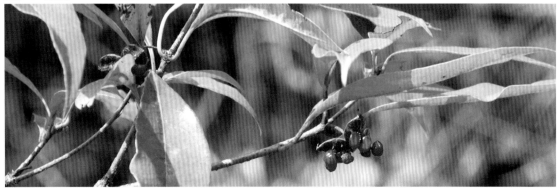

4.48.4　海桐

PITTOSPORI TOBIRI FOLIUM

【别名】海桐花、七里香、宝珠香、山瑞香

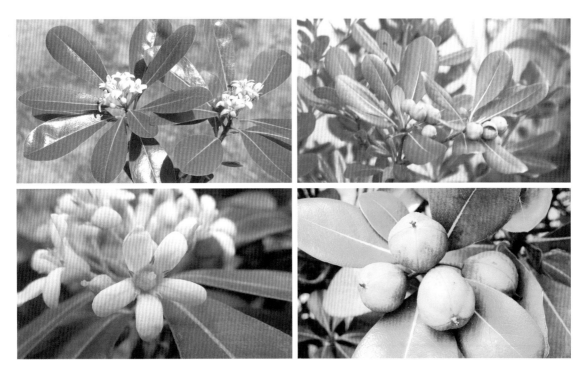

【基原】来源于海桐花科 Pittosporaceae 海桐花属 *Pittosporum* 海桐 *Pittosporum tobira* (Thunb.) Ait. 的叶入药。

【形态特征】常绿灌木或小乔木，高达 6m，嫩枝被褐色柔毛，有皮孔。叶聚生于枝顶，二年生，革质，嫩时两面有柔毛，以后变秃净，倒卵形或倒卵状披针形，长 4~9cm，宽 1.5~4cm，叶面深绿色，发亮、干后暗晦无光，顶端圆形或钝，常微凹入或为微心形，基部窄楔形，侧脉 6~8 对，在靠近边缘处相结合，网脉稍明显，网眼细小，全缘，干后反卷，叶柄长达 2cm。伞形花序顶生或近顶生，密被黄褐色柔毛，花梗长 1~2cm；苞片披针形，长 4~5mm。花白色，有芳香，后变黄色；萼片卵形，长 3~4mm，被柔毛；花瓣倒披针形，长 1~1.2cm，离生；雄蕊 2 型，退化雄蕊的花丝长 2~3mm，花药近于不育；正常雄蕊的花丝长 5~6mm，花药长圆形，长 2mm，黄色；子房长卵形，密被柔毛，侧膜胎座 3 个，胚珠多数，2 列着生于胎座中段。蒴果圆球形，有棱或呈三角形，直径 12mm，多少有毛，子房柄长 1~2mm，3 片裂开，果片木质，厚 1.5mm，内侧黄褐色，有光泽，具横格。

【生境】栽培。

【分布】长江以南各地。日本、朝鲜也有分布。

【采集加工】全年可采，叶鲜用。

【性味归经】味苦，性凉。

【功能主治】杀虫，解毒。治疗疮，肿毒。

【用法用量】外用鲜叶捣烂敷患处或煎水洗。

4.49 大风子科

4.49.1 大叶刺篱木

FLACOURTIAE RUKAM FRUCTUS

【别名】山桩、牛牙果、罗庚梅

【基原】来源于大风子科 Flacourtiaceae 刺篱木属 Flacourtia 大叶刺篱木 Flacourtia rukam Zoll. et Mor. 的幼果和叶入药。

【形态特征】乔木，高达 20m。叶近革质，卵状长圆形或椭圆状长圆形，长 8~15cm，宽 4~7cm，顶端渐尖至急尖，基部圆形至宽楔形，边缘有钝齿，上面深绿色，下面淡绿色，中脉在上面凹，在下面突起，侧脉 5~7 对，斜出，细脉彼此平行；叶柄长 6~8mm，无毛或有锈色茸毛。花小，黄绿色；总状花序腋生，长 0.5~1cm，或为由总状花序组成的顶生圆锥花序，被短柔毛；花梗长 3~4mm；萼片 4~5，卵形，基部稍连合，两面疏被短毛；花瓣缺。雄花：雄蕊多数，花丝丝状，长 3~4mm，花药小，黄色；花盘肉质，橘红至淡黄色，8 裂。雌花：花盘圆盘状，边缘微波状；子房瓶状，侧膜胎座 4~6 个，每个胎座有胚珠 2 颗，花柱 4~6，柱头 2 裂；退化雄蕊常缺。浆果球形到扁球形或卵球形，直径 2~2.5cm，干后有 4~6 条沟槽或棱角；果梗长 5~8mm，亮绿色至桃红色或为紫绿色到深红色，果肉带白色，顶端有宿存花柱；种子约 12 粒。花期 4~5 月；果期 6~10 月。

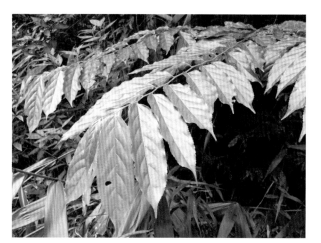

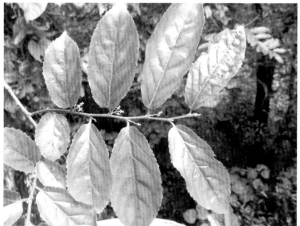

【生境】生于山谷林中。

【分布】香港、广东、海南、广西。中南半岛余部、菲律宾也有分布。

【采集加工】夏季采收，将幼果晒干备用，叶鲜用。

【性味归经】味微涩、苦，性平。归胃、大肠经。

【功能主治】幼果止泻。幼果治慢性腹泻；叶汁治眼炎。

【用法用量】9~12g，水煎服。

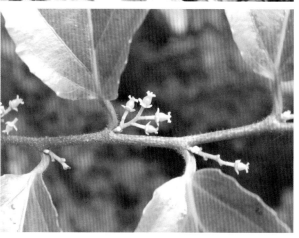

4.49.2 海南大风子

HYDNOCARPI HAINANENSIS SEMEN

【别名】龙角、高根、乌壳子

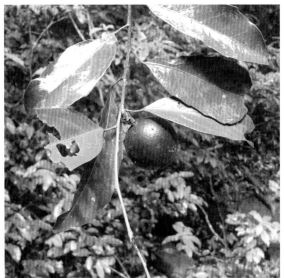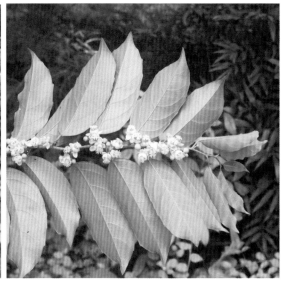

【基原】来源于大风子科 Flacourtiaceae 大风子属 *Hydnocarpus* 海南大风子 *Hydnocarpus hainanensis*（Merr.）Sleum. 的种子入药。

【形态特征】常绿乔木，高 6~9m；树皮灰褐色；小枝圆柱形，无毛。叶薄革质，长圆形，长 9~13cm，宽 3~5cm，顶端短渐尖，有钝头，基部楔形，边缘有不规则浅波状锯齿，两面无毛，近同色，侧脉 7~8 对，网脉明显；叶柄长约 1.5cm，无毛。花 15~20 朵，呈总状花序，长 1.5~2.5cm，腋生或顶生；花序梗短；花梗长 8~15mm，无毛；萼片 4 枚，椭圆形，直径约 4mm，无毛；花瓣 4 片，肾状卵形，长 2~2.5mm，宽 3~3.5mm，边缘有睫毛，内面基部有肥厚鳞片，鳞片不规则 4~6 齿裂，被长柔毛。雄花：雄蕊约 12 枚，花丝基部粗壮，有疏短毛，花药长圆形，长 1.5~2mm。雌花：退化雄蕊约 15 枚；子房卵状椭圆形，密生黄棕色茸毛，1 室，侧膜胎座 5，胚珠多数，花柱缺，柱头 3 裂，裂片三角形，顶端 2 浅裂。浆果球形，直径 4~5cm，密生棕褐色茸毛，果皮革质，果梗粗壮，长 6~7mm；种子约 20 粒，长约 1.5cm。花期春末至夏季；果期夏季至秋季。

【生境】生于低海拔林中。

【分布】海南、广西。越南也有分布。

【采集加工】夏季采收，种子晒干。

【性味归经】味辛，性热；有毒。归肝、脾经。

【功能主治】祛风，燥湿，杀虫止痒。治麻风，梅毒，诸疮肿毒，疥癣，手背龟裂。

【用法用量】外用研粉调敷患处，阴虚者禁用。

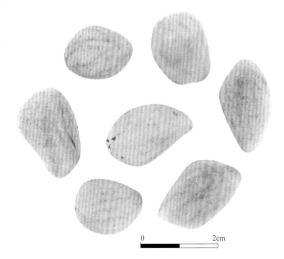

4.49.3 山桐子

DESIAE POLYCARPAE FRUCTUS

【别名】水冬瓜

【基原】来源于大风子科 Flacourtiaceae 山桐子属 *Idesia* 山桐子 *Idesia polycarpa* Maxim. 的果实入药。

【形态特征】落叶乔木，高达 21m。叶薄革质或厚纸质，卵形、心状卵形或宽心形，长 13~18cm，宽 12~15cm，顶端渐尖或尾状，基部通常心形，边缘有粗的齿，齿尖有腺体，叶面深绿色，光滑无毛，背面有白粉，沿脉有疏柔毛，脉腋有丛毛，基部脉腋更多，通常 5 基出脉；叶柄长 6~12cm，下部有 2~4 个紫色、扁平腺体，基部稍膨大。花单性，雌雄异株或杂性，黄绿色，芳香，花瓣缺，排列成顶生下垂的圆锥花序，花序梗有疏柔毛，长 10~20cm 或更长；雄花比雌花稍大，直径约 1.2cm；萼片 3~6 片，长卵形，长约 6mm，宽约 3mm，密被毛；花药椭圆形，有退化子房；雌花直径约 9mm；萼片 3~6 片，通常 6 片，卵形，长约 4mm，宽约 2.5mm，外面有密毛，内面有疏毛；子房上位，圆球形，无毛，花柱 5 或 6 枚，柱头倒卵圆形。浆果成熟期紫红色，扁圆形，高 3~5mm，直径 5~7mm，宽过于长，果梗细小，长 0.6~2cm；种子红棕色，圆形。花期 4~5 月；果熟期 10~11 月。

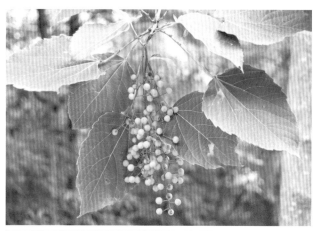

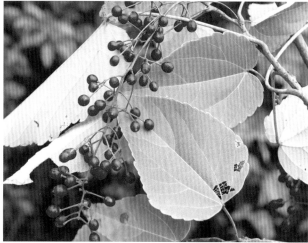

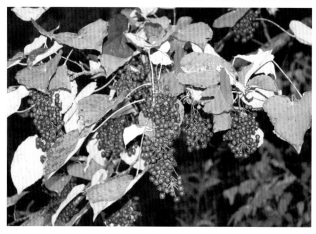

【生境】生于山谷疏林、路旁。

【分布】广西、湖南、四川、云南、陕西、甘肃、河南、华东地区。日本、朝鲜也有分布。

【采集加工】夏季采收，将果实晒干。

【性味归经】味苦、涩，性凉。

【功能主治】清热利湿，散瘀止血。治麻风，神经性皮炎，风湿，肠炎，手癣。

【用法用量】外用研粉调敷患处。

4.49.4 南岭柞木

XYLOSMATIS CONTROVERSI RADIX ET FOLIUM

【别名】大叶柞木、米多鸡、牛黄刺

【基原】来源于大风子科 Flacourtiaceae 柞木属 Xylosma 南岭柞木 Xylosma controversum Clos 的根和叶入药。

【形态特征】常绿灌木或小乔木，高4~10m；树皮灰褐色，不裂；小枝圆柱形，被褐色长柔毛。叶薄革质，椭圆形至长圆形，长5~15cm，宽3~6cm，顶端渐尖或急尖，基部楔形，边缘有锯齿，上面无毛或沿主脉疏被短柔毛，深绿色，干后褐色，有光泽，下面密或疏被柔毛，淡绿色，中脉在上面凹，下面突起，侧脉5~9对，弯拱上升，两面均明显；叶柄短，长0.7~1cm，被棕色毛。花多数，总状花序或圆锥花序，腋生，花序梗长1.5~3cm，被棕色柔毛；花梗长2~3mm；苞片披针形，外面有毛；花直径4~5mm；萼片4枚，卵形，长约2.5mm，外面有毛，内面无毛；边缘有睫毛；花瓣无。雄花：有多数雄蕊，长约2mm，插生于花盘内面；花盘8裂。雌花：子房卵球形，长约2mm，无毛，1室，侧膜胎座2个，每个胎座上有胚珠2~3颗，花柱细长，长约1.5mm，柱头2裂。浆果圆形，直径3~5mm，花柱宿存。花期4~5月；果期8~9月。

【生境】生于山地林中。

【分布】我国东南部和西南部各地。中南半岛余部和印度也有分布。

【采集加工】秋冬季采收，将根和叶晒干。

【性味归经】味辛、甘，性寒。

【功能主治】清热凉血，散瘀消肿。治骨折，烧、烫伤，外伤出血，吐血。

【用法用量】9~12g，水煎服。外用鲜品捣烂敷患处。

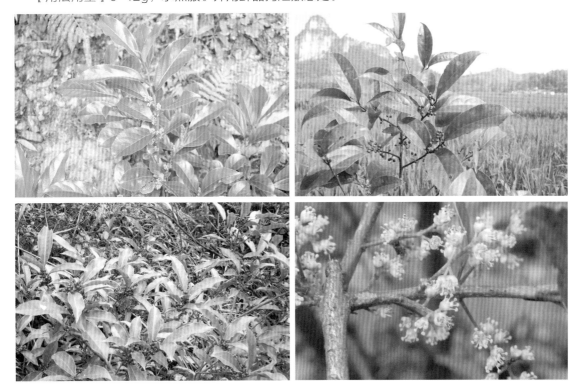

4.49.5 长叶柞木

XYLOSMATIS LONGIFOLII RADIX

【别名】柞树、柞木皮

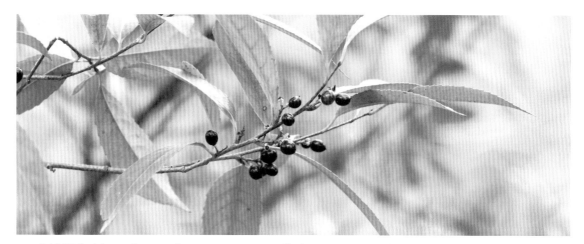

【基原】来源于大风子科 Flacourtiaceae 柞木属 Xylosma 长叶柞木 Xylosma longifolium Clos 的根皮、茎皮和叶入药。

【形态特征】常绿小乔木或大灌木，高 4~7m；树皮灰褐色；小枝有枝刺，无毛。叶革质，长圆状披针形或披针形，长 5~12cm，宽 1.5~4cm，顶端渐尖，基部宽楔形，边缘有锯齿，两面无毛，叶面深绿色，有光泽，背面淡绿色，干后灰褐色，侧脉 6~7 对，两面突起；叶柄长 5~8cm。花小，淡绿色，多数，总状花序，长 1~2cm，花序梗和花梗无毛或近于无毛；苞片小，卵形；花直径 2.5~3.5mm；萼片 4~5 枚，卵形或披针形，长 2~4mm，外面有毛，内面无毛；花瓣缺。雄花：雄蕊多数，生在花盘的内面，花丝丝状，长约 4.5mm，花药圆形，花盘 8 裂。雌花：子房圆形，长 3.5~4mm，1 室，侧膜胎座 2 个，每个胎座上有 2~3 颗胚珠，花柱短，柱头 2 裂。浆果球形，黑色，直径 4~6mm，无毛；种子 2~5 粒。花期 4~5 月；果期 6~10 月。

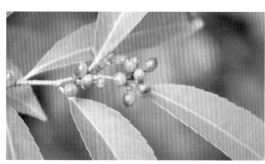

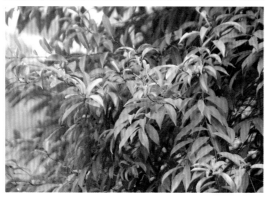

【生境】生于路旁、山谷疏林或干燥的灌丛中。

【分布】福建、广东、海南、广西、云南。

【采集加工】夏、秋季采收，将根皮、叶、茎皮晒干。

【性味归经】味苦、涩，性寒。归肝、脾经。

【功能主治】清热利湿，散瘀止血，消肿止痛。根皮、茎皮：治黄疸水肿，死胎不下。叶：治跌打肿痛，骨折，脱臼，外伤出血。

【用法用量】9~12g，水煎服。外用适量，捣烂敷患处；或用叶以 35% 的乙醇制成 30% 的搽剂，供外搽或湿敷用。

4.49.6 柞木

XYLOSMATIS RACEMOSI CORTEX ET FOLIUM

【别名】凿子树、蒙子树

【基原】来源于大风子科 Flacourtiaceae 柞木属 Xylosma 柞木 Xylosma racemosum（Sieb. et Zucc.）Miq. [X. japonicum（Walp.）A.Gray] 的根皮、茎皮和叶入药。

【形态特征】常绿大灌木或小乔木，高 4~15m；树皮棕灰色，不规则从下面向上反卷呈小片，裂片向上反卷；幼时枝有刺，结果株无刺。叶薄革质，雌雄株稍有区别，常雌株的叶有变化，菱状椭圆形至卵状椭圆形，长 4~8cm，宽 2.5~3.5cm，顶端渐尖，基部楔形或圆形，边缘有锯齿，两面无毛或在近基部中脉被污毛；叶柄短，长约 2mm，被短毛。花小，总状花序腋生，长 1~2cm，花梗极短，长约 3mm；花萼 4~6 片，卵形，长 2.5~3.5mm，外面被短毛；花瓣缺；雄花有多数雄蕊，花丝细长，长约 4.5mm，花药椭圆形，底着药；花盘由多数腺体组成，包围着雄蕊；雌花的萼片与雄花相同；子房椭圆形，无毛，长约 4.5mm，1 室，有 2 侧膜胎座，花柱短，柱头 2 裂；花盘圆形，边缘稍波状。浆果黑色，球形，顶端有宿存花柱，直径 4~5mm；种子 2~3 粒，卵形，长 2~3mm，鲜时绿色，干后褐色，有黑色条纹。花期春季；果期冬季。

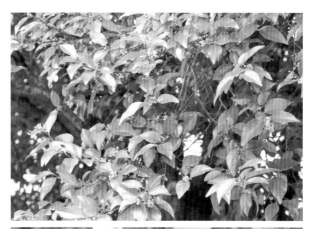

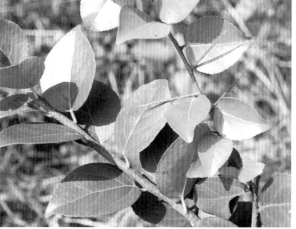

【生境】生于村旁荒地或丘陵灌丛。

【分布】广西、湖南、福建、江西、安徽、湖北、四川。日本、朝鲜也有分布。

【采集加工】夏、秋采收，根皮、茎皮、叶晒干。

【性味归经】味苦、涩，性寒。归心经。

【功能主治】清热利湿，散瘀止血，消肿止痛。根皮、茎皮：治黄疸水肿，死胎不下。根、叶：治跌打肿痛，骨折，脱臼，外伤出血。

【用法用量】9~12g，水煎服。外用适量，捣烂敷患处；或用叶以 35% 的乙醇制成 30% 的搽剂，供外搽或湿敷用。

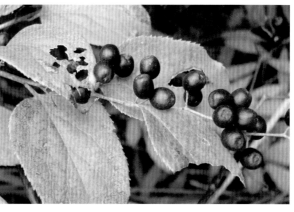

4.50 柽柳科

4.50.1 柽柳

TAMARICIS CHINENSIS RAMULUS ET FOLIUM

【别名】西河柳、西湖柳

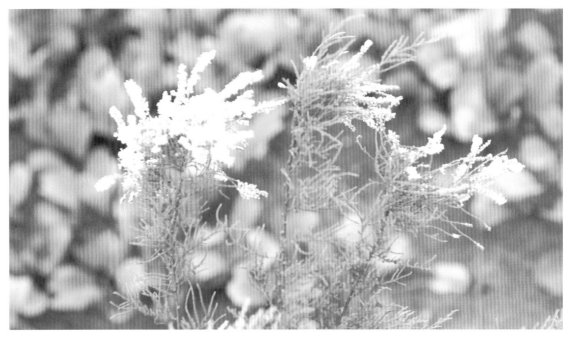

【基原】来源于柽柳科 Tamaricaceae 柽柳属 *Tamarix* 柽柳 *Tamarix chinensis* Lour. 嫩枝及叶入药。

【形态特征】灌木或小乔木；嫩枝繁密纤细，悬垂。叶鲜绿色，老枝上生出的绿色营养枝上的叶长圆状披针形或长卵形，长 1.5~1.8mm，稍开展，顶端尖，基部背面有龙骨状隆起，常呈薄膜质；上部绿色营养枝上的叶钻形或卵状披针形，半贴生，顶端渐尖而内弯，基部变窄，长 1~3mm，背面有龙骨状突起。每年开花两三次。春季开花：总状花序侧生在去年生木质化的小枝上，长 3~6cm，宽 5~7mm，花大而少，较稀疏而纤弱下垂，小枝亦下倾；花梗纤细，较萼短；花 5 出；萼片 5 枚；花瓣 5 片，粉红色，常卵状椭圆形或椭圆状倒卵形，稀倒卵形，长约 2mm，较花萼微长，果时宿存；花盘 5 裂，裂片顶端圆或微凹，紫红色，肉质；雄蕊 5 枚，长于或略长于花瓣，花丝着生在花盘裂片间，自其下方近边缘处生出；子房圆锥

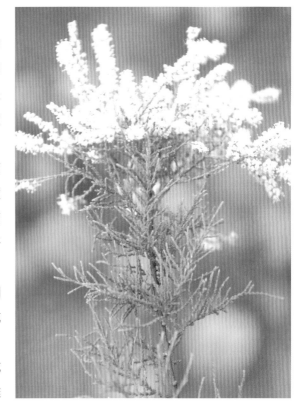

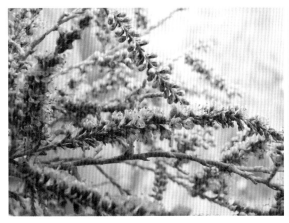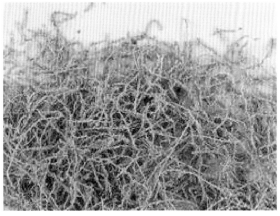

状瓶形，花柱 3 枚，棍棒状，长约为子房之半。蒴果圆锥形。花期 3~9 月。

【生境】常生于海边盐碱地。

【分布】自华北至长江中下游各地，向西南直至云南均有栽培或逸生。

【采集加工】夏、秋采收，嫩枝及叶晒干。

【性味归经】味甘，性平。归心、肺、胃经。

【功能主治】发汗透疹，解毒，利尿。治感冒，麻疹不透，风湿关节痛，小便不利。外用治风疹瘙痒。

【用法用量】3~9g，水煎服。外用适量，煎水洗。

【附方】① 治感冒：柽柳 9g，薄荷、荆芥各 6g，生姜 3g。水煎服。

② 治麻疹不透：柽柳、芫荽、浮萍、樱桃核各 6g。水煎服。

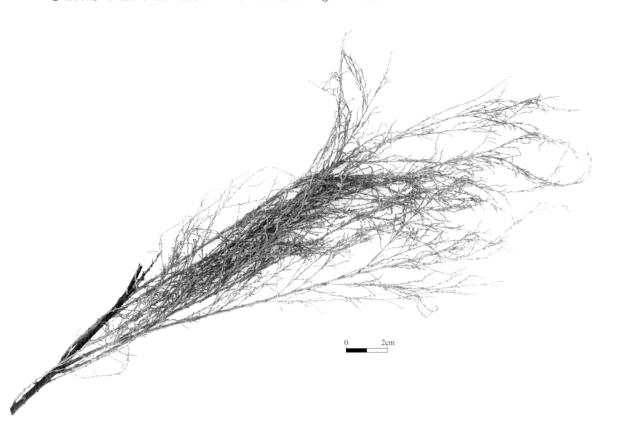

4.51 西番莲科

4.51.1 蒴莲

ADENIAE CHEVALIERI RADIX

【别名】云龙党、过山参

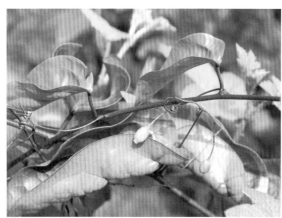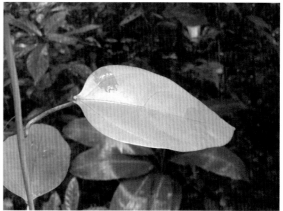

【基原】来源于西番莲科 Passifloraceae 蒴莲属 *Adenia* 蒴莲 *Adenia chevalieri* Gagnep. 的根入药。

【形态特征】藤本。叶纸质，宽卵形至卵状长圆形，长 7~15cm，宽 8~12cm，顶端短渐尖，基部圆形或短楔形，全缘，间有 3 裂，无毛；叶脉羽状，侧脉 4~5 对，小脉横出，明显可见，叶为 3 裂者，中间裂片卵形，侧裂片较窄；叶柄长 4~7cm，无毛，顶端与叶基之间具 2 个盘状腺体。聚伞花序有 1~2 朵花；花梗长达 6cm；苞片鳞片状，细小。花单性，雄花：花梗长 8~10mm；花萼管状，长 9~12mm，顶端 5 裂，裂片小，宽三角形，长 0.5mm；花瓣 5 枚，披针形，长 0.6mm，具 3 条

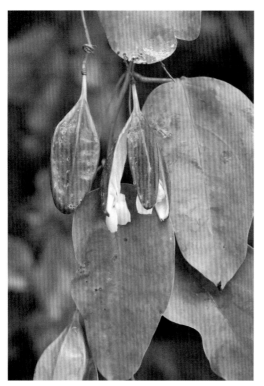

脉纹，生于萼管的基部，具 5 个附属物；雄蕊 5 枚，花丝极短，花药顶端渐尖；子房退化，无胚珠，具短柄。雌花：较雄花为大，萼管长 8~9mm，裂片三角形，长与宽 1~1.5mm；花瓣 5 枚，披针形或椭圆形，长约 5mm，生于萼管的下部，等高或稍高于萼齿，萼管基部具 5 枚膜质附属物，长圆形；子房椭圆球形，具柄，有 3 个粗壮柱头。蒴果纺锤形，长 8~12cm，老熟时红色。花期 1~7 月；果期 8~10 月。

【生境】生于山谷疏林或林缘，攀援于树上或灌丛中。

【分布】广东、香港、海南、广西南部。

【采集加工】夏、秋季采收，将根晒干。

【性味归经】味甘、微苦，性凉。

【功能主治】滋补强壮，祛风湿，通经络。治风湿痹痛，胃脘痛，子宫脱垂。

【用法用量】15~30g，水煎服。

4.51.2 西番莲

PASSIFLORAE CAERULEAE CAULIS ET FRUCTUS

【别名】转心莲、转子莲

【基原】来源于西番莲科 Passifloraceae 西番莲属 *Passiflora* 西番莲 *Passiflora caerulea* L.
根、藤和果入药。

【形态特征】茎圆柱形并微有棱角；叶纸质，长 5~7cm，宽 6~8cm，基部心形，掌状 5 深裂；叶柄长 2~3cm，中部有 2~4 细小腺体；托叶较大，肾形，抱茎，长达 1.2cm，边缘波状。聚伞花序退化仅存 1 花，与卷须对生；花大，淡绿色，直径大，6~8cm；花梗长 3~4cm；苞片宽卵形，长 3cm，全缘；萼片 5 枚，长 3~4.5cm，外面淡绿色，内面绿白色，外面顶端具 1 角状附属器；花瓣 5 枚，淡绿色，与萼片近等长；外副花冠裂片 3 轮，丝状，外轮与中轮裂片长达 1~1.5cm，顶端天蓝色，中部白色，下部紫红色，内轮裂片丝状，长 1~2mm，顶端具 1 紫红色头状体，下部淡绿色；内副花冠流苏状，裂片紫红色，其下具 1 密腺环；具花盘，高 1~2mm；雌雄蕊柄长 8~10mm；雄蕊 5 枚，花丝分离，长约 1cm，扁平；花药长圆形，长约 1.3cm；子房卵圆球形；花柱 3 枚，分离，紫红色，长约 1.6cm；柱头肾形。浆果卵圆球形至近圆球形，长约 6cm，熟时橙黄色或黄色。花期 5~10 月。

【生境】栽培。

【分布】我国热带、亚热带地区常见栽培，原产南美。

【采集加工】夏、秋采收，根、藤和果晒干。

【性味归经】味苦，性温。归肺经。

【功能主治】祛风除湿，活血止痛。治风湿骨痛，疝痛，痛经。外用治骨折。

【用法用量】15~24g，水煎服。外用适量，捣烂调酒敷患处。

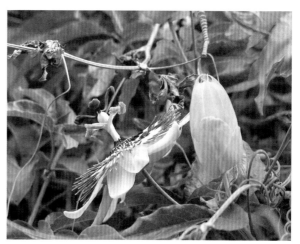
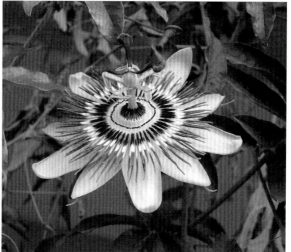
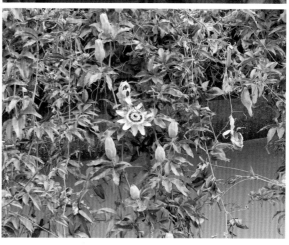

4.51.3　杯叶西番莲

PASSIFLORAE CUPIFORMIS HERBA

【别名】半截叶、燕尾草、羊蹄暗消、蝴蝶暗消、马蹄暗消

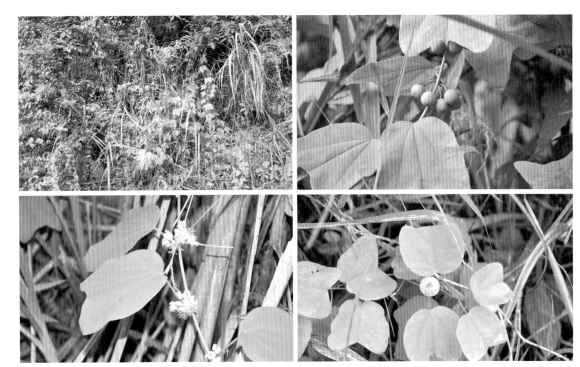

【基原】来源于西番莲科 Passifloraceae 西番莲属 *Passiflora* 杯叶西番莲 *Passiflora cupiformis* Mast. 全草或根入药。

【形态特征】藤本。长达 6m；茎渐变无毛。叶坚纸质，长 6~12cm，宽 4~10cm，顶端截形至 2 裂，基部圆形至心形，叶面无毛，背面被稀疏粗伏毛并具有 6~25 枚腺体，裂片长达 3~8cm，顶端圆形或近钝尖；叶柄长 3~7cm，被疏毛，从基部往上 1/8 至 1/4 处具 2 个盘状腺体。花序近无梗，有 5 至多朵花，被棕色毛；花梗长 2~3cm；花白色，直径 1.5~2cm；萼片 5 枚，长 8~10mm，外面顶端通常具 1 枚腺体（有时缺）或长达 1mm 的角状附属器，被毛；花瓣长 7~8.5mm；外副花冠裂片 2 轮，丝状，外轮长 8~9mm，内轮长 2~3mm；内副花冠褶状，高约 1.5mm；具花盘，高约 1/4mm；雌雄蕊柄长 3~5mm；雄蕊 5 枚，花丝分离，长 4.5~6mm，花药长圆形，长 2.5mm；子房近卵球形，无柄，长约 2mm，无毛；花柱 3 枚，分离，长约 4mm。浆果球形，直径 1~1.6cm，熟时紫色，无毛；种子多数，三角状椭圆形，长约 5mm，扁平，深棕色。花期 4 月；果期 9 月。

【生境】生于路旁草丛和山沟灌木丛中。

【分布】广东、广西、贵州、四川等地。越南也有分布。

【采集加工】夏、秋季采收，全草或根晒干。

【性味归经】味甘、微涩，性温。归心、肾经。

【功能主治】活血散瘀，祛风除湿。治肺病，跌打，蛇伤；叶治痧，疔疮。

【用法用量】10~15g，水煎服。

4.51.4 龙珠果

PASSIFLORAE FOETIDAE HERBA

【别名】龙须果

【基原】来源于西番莲科 Passifloraceae 西番莲属 *Passiflora* 龙珠果 *Passiflora foetida* L. 全草入药。

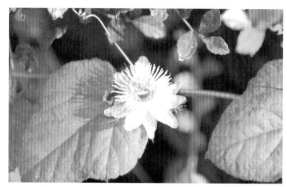

【形态特征】草质藤本。叶膜质，宽卵形至长圆状卵形，长 4.5~13cm，宽 4~12cm，顶端 3 浅裂，基部心形，边缘呈不规则波状，上面被丝状伏毛，并混生少许腺毛，背面被毛并有较多小腺体，叶脉羽状，侧脉 4~5 对，网脉横出；叶柄长 2~6cm，密被平展柔毛和腺毛，不具腺体；托叶半抱茎，深裂，裂片顶端具腺毛。聚伞花序退化仅存 1 花，与卷须对生。花白色或淡紫色，具白斑，直径 2~3cm；苞片 3 枚，一至三回羽状分裂，裂片丝状，顶端具腺毛；萼片 5 枚，长 1.5cm，外面近顶端具 1 角状附属器；花瓣 5 枚，与萼片等长；外副花冠

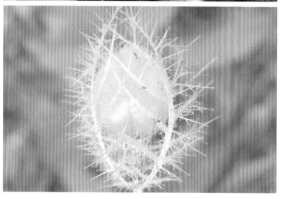

裂片 3~5 轮，丝状，外 2 轮裂片长 4~5mm，内 3 轮裂片长约 2.5mm；内副花冠非褶状，膜质，高 1~1.5mm；具花盘，杯状，高 1~2mm；雌雄蕊柄长 5~7mm；雄蕊 5 枚，花丝基部合生，扁平；花药长圆形，长约 4mm；子房椭圆球形，长约 6mm，具短柄，被稀疏腺毛或无毛。浆果卵圆球形，直径 2~3cm，无毛。花期 7~8 月；果期翌年 4~5 月。

【生境】生于海拔 20~500m 的荒山草坡或灌丛中。

【分布】香港、广东、海南、云南、广西、福建和台湾。原产西印度群岛。

【采集加工】夏、秋采收，将全草晒干。

【性味归经】味甘、酸，性平，气香。归肺经。

【功能主治】清热凉血，润燥除痰。治外伤性眼角膜或结膜炎，淋巴结炎。

【用法用量】9~21g，水煎服。外用鲜品捣烂敷患处。

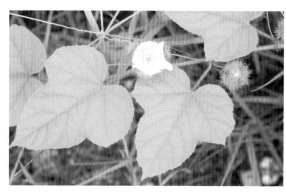

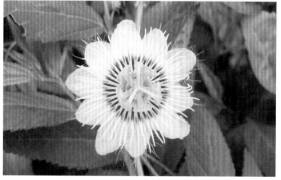

4.51.5 广东西番莲

PASSIFLORAE KWANGTUNGENSIS HERBA

【基原】来源于西番莲科 Passifloraceae 西番莲属 *Passiflora* 广东西番莲 *Passiflora kwangtungensis* Merr. 的全草入药。

【形态特征】草质藤本。叶膜质，互生，披针形至长圆状披针形，长 6~13cm，宽 2~5cm，顶端长渐尖，基部心形，全缘，下面被不明显的短柔毛，无腺体，基生三出脉，侧脉内弯，网脉疏散而不显著；叶柄长 1~2cm，上部或近中部具 2 个盘状小腺体。花序无梗，成对生于纤细卷须的两侧，有 1~2 朵花；花小型，白色，直径达 1.5~2cm；萼片 5 枚，膜质，窄长圆形，长 8~9mm，宽约 2.5mm，外面顶端不具角状附属器；花瓣 5 枚，与萼片近似，等大；外副花冠裂片 1 轮，丝状，长 2~3mm，顶端近尖，内副花冠褶状、高 1.5mm；花盘高 0.3mm；雌雄蕊柄长 4.5mm，无毛；雄蕊 5 枚，花丝扁平，长 3.5mm，花药长圆形，长 2.5mm；子房无柄，椭圆球形，长 2.5mm，被散生柔毛与稀疏白色腺体；花柱 3 枚，长 3~4mm，外弯，柱头头状。浆果球形，直径 1~1.5cm，无毛；种子多数，椭圆形，淡棕黄色，长约 3mm，扁平，顶端具小尖头。花期 3~5 月；果期 6~7 月。

【生境】生于海拔 350~880m 的山地疏林中或灌丛中。

【分布】广东、广西、湖南、江西。

【采集加工】夏、秋采收，将全草晒干。

【性味归经】味苦，性寒。

【功能主治】清热解毒，除湿，消肿。治痈疮肿毒，湿疹。

【用法用量】外用鲜品捣烂敷患处，或研粉调敷患处。

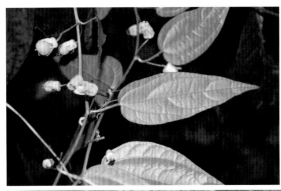
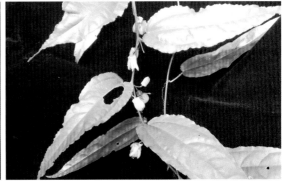
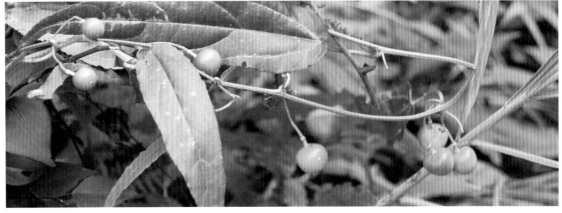

4.51.6　蛇王藤

PASSIFLORAE MOLUCCANAE HERBA

【别名】双目灵、治蛇灵

【基原】来源于西番莲科 Passifloraceae 西番莲属 *Passiflora* 蛇王藤 *Passiflora moluccana* Reiw. ex Blume var. *teysmanniana*（Miq.）de Willd. 的全株入药。

【形态特征】草质藤本，长达 6m。叶革质，线形、线状长圆形或椭圆形，长 4~14cm，宽 1~6cm，顶端圆形，基部近心形，上面无毛，背面密被短茸毛，具 4~6 枚腺体，叶脉羽状，侧脉 5~6 对，疏离，网脉不显；叶柄长 7~15mm，从叶片基部处具 2 枚腺体。聚伞花序近无梗，单生于卷须与叶柄之间，有 1~2 朵花；苞片线形；花梗长 2.5~4.5cm，被毛；花白色，直径 3.5~5cm；萼片 5 枚，长 1.5~2cm，被柔毛，外面顶端无角状附属器；花瓣 5 枚，长约 1.6cm；外副花冠裂片 2 轮，丝状，外轮长 1~1.5cm，内轮长 1~3mm，内副花冠褶状，高 1.5~2mm；花盘高 0.5mm；雄蕊 5 枚，花丝长 6~10mm，扁平、分离，花药长圆形，长约 5mm；子房密被柔毛，球形；花柱 3 枚，反折。浆果近球形，直径 1.5~2.5cm，近无毛；种子多数，三角状椭圆形，暗黄色。

【生境】生于沟谷林缘或山坡灌丛中，常攀援于其他树上。

【分布】广西、广东、海南。

【采集加工】夏、秋采收，将全株晒干。

【性味归经】味辛、苦，性凉。归心、肝经。

【功能主治】清热解毒，消肿止痛。治毒蛇咬伤，胃及十二指肠溃疡。外用治痈疽、疮痈。

【用法用量】9~30g，水煎服。外用适量，鲜叶捣烂敷患处，蛇伤除内服外，同时敷伤口周围。

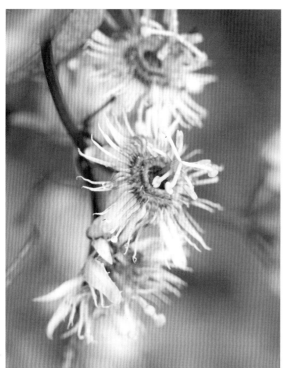
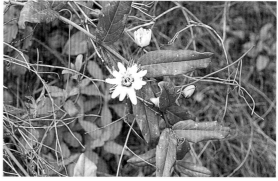
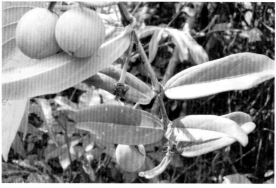

4.52 葫芦科

4.52.1 盒子草

ACTINOSTEMMI TENERI HERBA

【别名】合子草、黄丝藤、葫篓棵子、天球草

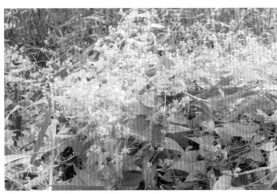
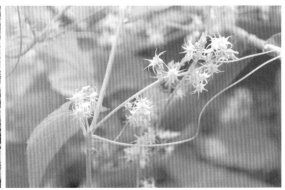

【基原】来源于葫芦科 Cucurbitaceae 盒子草属 Actinostemma 盒子草 Actinostemma tenerum Griff. 的全草入药。

【形态特征】柔弱草质藤本。叶柄细，长 2~6cm，被短柔毛；叶形变异大，心状戟形、心状狭卵形，不分裂或 3~5 裂，边缘波状或具小圆齿或具疏齿，基部弯缺半圆形、长圆形、深心形，裂片顶端狭三角形，顶端稍钝或渐尖，有小尖头，两面被疏散疣状凸起，长 3~12cm，宽 2~8cm。卷须细，2 歧。雄花总状，有时圆锥状，小花序基部具长 6mm 的叶状 3 裂总苞片，罕 1~3 花生于短缩的总梗上；花序轴细弱，长 1~13cm，被短柔毛；苞片线形，长约 3mm，密被短柔毛，长 3~12mm；花萼裂片线状披针形，边缘有疏小齿，长 2~3mm，宽 0.5~1mm；花冠裂片披针形；雄蕊 5 枚，花丝被柔毛或无毛，长 0.5mm，花药长 0.3mm，药隔稍伸出于花药成乳头状；雌花单生、双生或雌雄同序；雌花梗具关节，长 4~8cm，花萼和花冠同雄花；子房卵状，有疣状凸起。果实绿色，卵形、阔卵形、长圆状椭圆形，长 1.6~2.5cm，直径 1~2cm，具种子 2~4 枚。花期 7~9 月；果期 9~11 月。

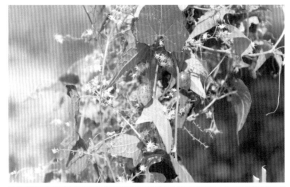

【生境】生于水边或山地草丛中、路旁。

【分布】我国大部分地区。南亚、东南亚、东亚余部也有分布。

【采集加工】夏、秋采收，将全草晒干。

【性味归经】味苦，性寒；有小毒。归肾、膀胱经。

【功能主治】清热解毒，利尿消肿。治毒蛇咬伤，腹水，脓疱疮，天疱疮，小儿疳积。

【用法用量】9~15g，水煎服。外用鲜品煎水熏洗患处，也可捣烂外敷。

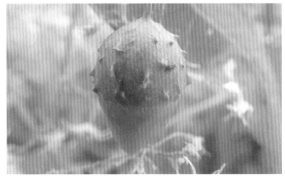

4.52.2　冬瓜

BENINCASAE SEMEN ET EXOCARPIUM

【基原】来源于葫芦科 Cucurbitaceae 冬瓜属 *Benincasa* 冬瓜 *Benincasa hispida*（Thunb.）Cogn. 的种子和瓜皮入药。

【形态特征】草质藤本。叶肾状近圆形，宽 15~30cm，5~7 浅裂或有时中裂，裂片宽三角形或卵形，顶端急尖，边缘有小齿，基部深心形，表面深绿色，稍粗糙，有疏柔毛；背面粗糙，灰白色，有粗硬毛，叶脉密被毛；叶柄粗壮，长 5~20cm，被黄褐色的硬毛和长柔毛。卷须 2~3 歧，被粗硬毛和长柔毛。雌雄同株；花单生；雄花梗长 5~15cm，基部具一苞片，苞片卵形或宽

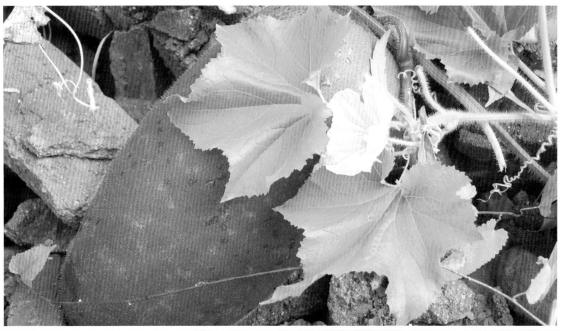

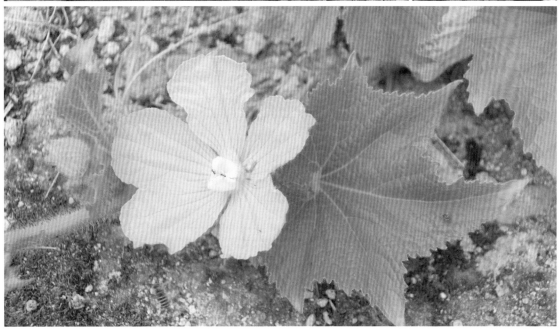

长圆形，长 6~10mm，顶端急尖，有短柔毛；花萼筒宽钟形，宽 12~15mm，密生刚毛状长柔毛，裂片披针形，长 8~12mm，有锯齿，反折；花冠黄色，辐状，裂片宽倒卵形，长 3~6cm，宽 2.5~3.5cm，两面有稀疏的柔毛，顶端钝圆，具 5 脉；雄蕊 3 枚，离生，花丝长 2~3mm，基部膨大，被毛，花药长 5mm，宽 7~10mm，药室 3 回折曲，雌花梗长不及 5cm，密生黄褐色硬毛和长柔毛；子房卵形或圆筒形，密生黄褐色茸毛状硬毛，长 2~4cm。果实长圆柱状或近球状，大型，有硬毛和白霜，长 25~60cm，径 10~25cm。

【生境】栽培。

【分布】我国各地栽培。亚洲热带及亚热带余部、澳大利亚、马达加斯加。

【采集加工】秋冬采收，种子、瓜皮晒干。

【药材性状】种子：种子卵形，白色或淡黄色，压扁，有边缘，长 10~11mm，宽 5~7mm，厚 2mm。冬瓜皮：为不规则的碎片，常向内卷曲，大小不一。外表面灰绿色或黄白色，被有白霜，有的较光滑而无白霜；内表面较粗糙，有的有筋脉状维管束。体轻，质脆。气微，味淡。

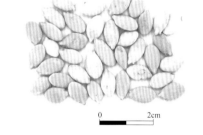

【性味归经】味甘，性凉。归脾、大小肠经。

【功能主治】种子清热化痰，消痈排脓；冬瓜皮清热解毒，利尿消肿。种子治肺热咳嗽，肺脓疡，阑尾炎；冬瓜皮治水肿胀满，小便不利，急性肾炎水肿。

【用法用量】15~30g，水煎服。

【附方】治肺脓疡：冬瓜子、芦根、薏苡仁各 30g，金银花 15g，桔梗 9g，水煎服。

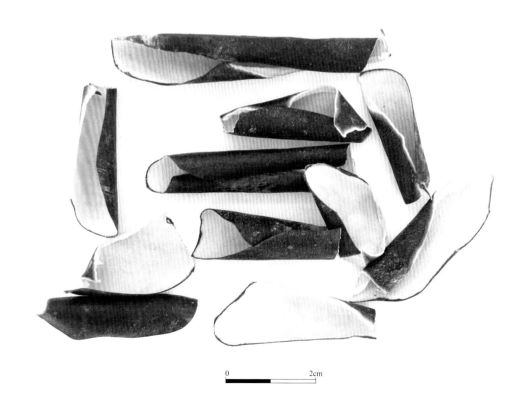

4.52.3 绞股蓝

GYNOSTEMMATIS PENTAPHYLLI HERBA

【别名】五叶参、七叶胆、甘茶蔓

【基原】来源于葫芦科 Cucurbitaceae 绞股蓝属 *Gynostemma* 绞股蓝 *Gynostemma pentaphyllum*（Thunb.）Makino 的全草入药。

【药材基源】绞股蓝为草质藤本；茎柔弱，常被毛，有螺旋状、2 分叉或不分叉的卷须。叶互生，鸟足状，有长 2~4cm 的叶柄；小叶通常 5~7 片，卵状长圆形或长圆状披针形，长 4~14cm，宽 1.5~4cm，顶端短尖，基部楔形，边缘有锯齿。花夏、秋季开，较细小，黄绿色，单性，雌雄异株，排成长 10~30cm 的腋生圆锥花序；花萼裂片 5，三角形；花冠辐状，5 深裂，裂片披针形；雄蕊 5，着生于花萼基部，花丝短，基部合生；花柱 3，柱头 2 裂。蒴果球形，直径 5~8mm，成熟时黑色；种子 1~3 颗，阔卵形，两面有小疣状凸起。

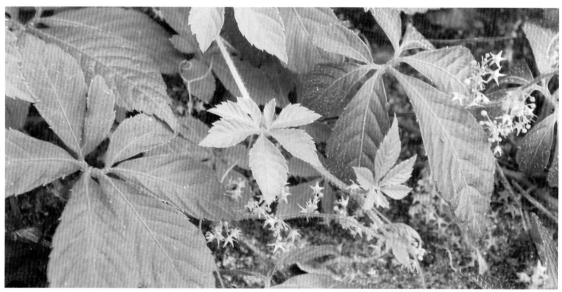

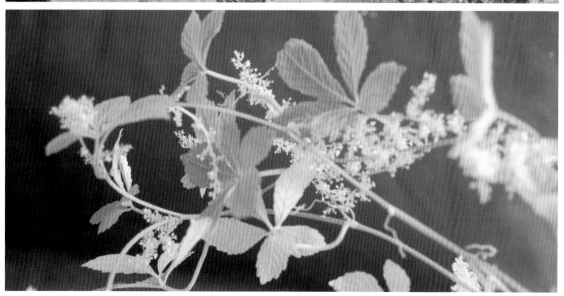

【生境】生于沟旁、山谷林下或灌丛中。

【分布】长江流域以南各地。日本、越南、印度和印度尼西亚也有。

【采集加工】夏季和冬初各采收一次，割取地上部分，晒干。

【性味归经】味甘、苦，性寒。归肺、脾、肾经。

【功能主治】止咳平喘，清热解毒，降血脂，抗衰老。治慢性支气管炎，肺热咳嗽，高脂血症，传染性肝炎，肾盂肾炎，肠胃炎。

【用法用量】9~12g，水煎服。

【附注】绞股蓝含多种皂苷以及糖类和色素等。其中有些成分与人参皂苷相同或相似。故广泛用于制保健饮料和化妆品。

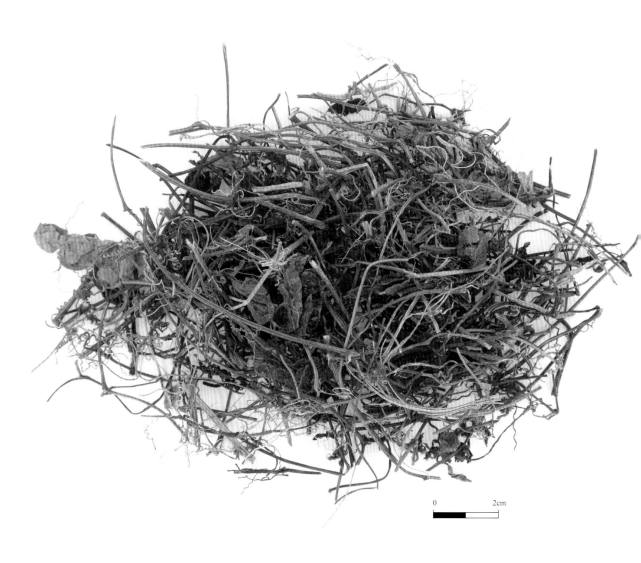

0　　　　2cm

4.52.4 葫芦

LAGENARIAE SICERARIAE PERICARPIUM

【别名】抽葫芦、壶芦、蒲芦

【基原】来源于葫芦科 Cucurbitaceae 葫芦属 *Lagenaria* 葫芦 *Lagenaria siceraria*（Mollina）Standl. 的干燥成熟果皮入药。

【形态特征】一年生攀援草本；茎、枝、叶柄、花梗及幼果被软毛；腋生卷须 2 叉分枝。叶大，心状卵形或肾状卵形，长、宽 10~40cm，边缘浅裂或不裂，顶端锐尖，边缘具锯齿，基部心形；叶柄长 5~30cm，顶端具 2 腺体。花单性，雌雄同株，1~2 朵腋生，具长梗；花萼筒漏斗形，

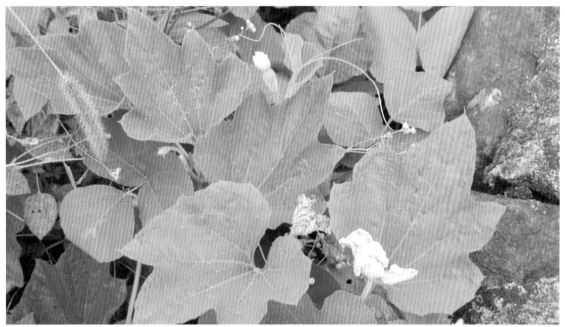

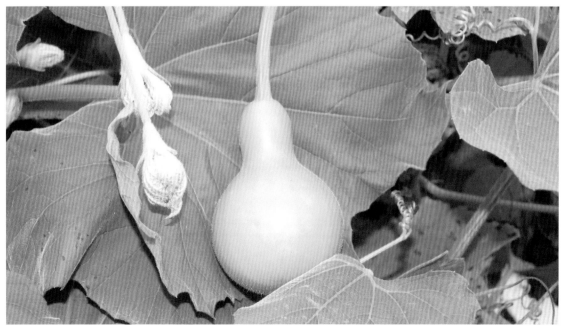

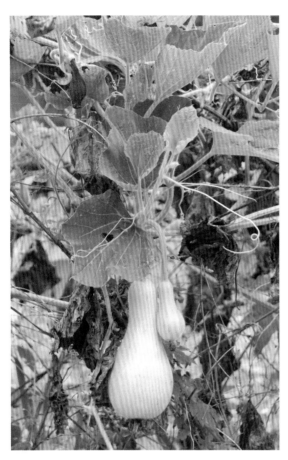

具 5 萼齿；花瓣 5，白色，广卵形或倒卵形，长 3~4cm，边皱曲；雄花具 3 枚雄蕊，药室折曲；雌花具长椭圆形的下位子房，花柱短，柱头 3，2 裂，侧膜胎座。瓠果大，下垂，成熟时中间缢缩，果壳木质化，坚硬；种子多数，白色。花期夏季；果期秋季。

【生境】栽培。

【分布】全国各地均有栽培。全世界温带、热带地区常有种植。

【采集加工】秋季采收成熟果实，除去果瓢及种子，晒干。

【药材性状】本品呈瓢状，多破裂成块片，厚 0.5~1.5cm，外表面黄棕色，较光滑，内表面黄白色或灰黄色，松软。体轻，质硬，断面黄白色。气微，味淡。以色黄棕、片块厚而大者为佳。

【性味归经】味甘，性平。归脾经。

【功能主治】利尿消肿。治水肿，腹水，颈淋巴结结核。

【用法用量】15~30g，水煎服。

【附方】急性肾炎水肿：a. 陈葫芦壳（抽葫芦）15~30g，水煎服，每日 1 剂。b. 抽葫芦 1 个，焙微黄，研末，每服 9g，白开水调服，每日 2~3 次。

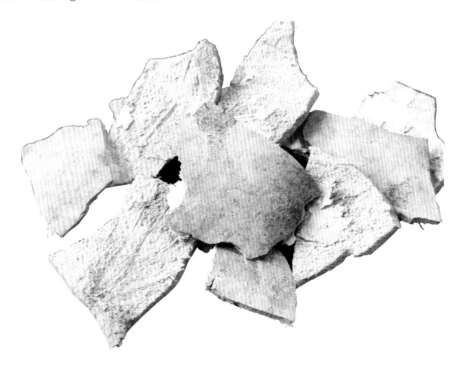

4.52.5 广东丝瓜

LUFFAE ACUTANGULAE RETINERVUS

【别名】棱角丝瓜

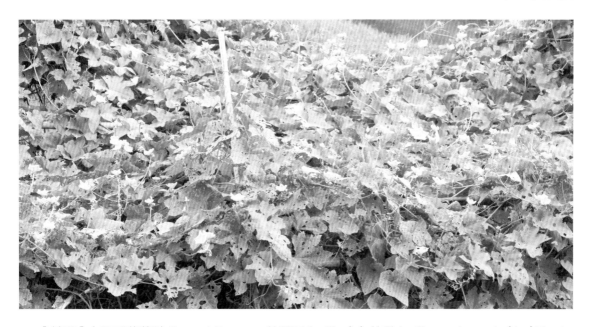

【基原】来源于葫芦科 Cucurbitaceae 丝瓜属 *Luffa* 广东丝瓜 *Luffa acutangula*（L.）Roxb. 的丝瓜络、藤、叶、根、种子入药。

【形态特征】一年生草质藤本。卷须粗壮，常 3 歧，有短柔毛。叶柄粗壮，棱上具柔毛，长 8~12cm；叶片近圆形，膜质，长、宽均为 15~20cm，常为 5~7 浅裂，中间裂片宽三角形，边缘疏生锯齿，基部弯缺近圆形，深 2~2.5cm，宽 1~2cm，叶面深绿色，粗糙，背面苍绿色。雌雄同株；通常 17~20 朵花生于总梗顶端，呈总状花序，总花梗长 10~15cm，花梗长 1~4cm；花萼筒钟形，长 0.5~0.8cm，直径约 1cm，外面有短柔毛；花冠黄色，辐状，裂片倒心形，长 1.5~2.5cm，宽 1~2cm，顶端凹陷，两面近无毛，外面具 3 条隆起脉，脉上有短柔毛；雄蕊 3 枚，离生，1 枚 1 室，2 枚 2 室，花丝长 4~5mm，基部有髯毛，花药有短柔毛，药室 2 回折曲。雌花：单生，与雄花序生于同一叶腋；子房棍棒状，具 10 条纵棱。果实圆柱状或棍棒状，具 8~10 条纵向的锐棱和沟，长 15~30cm，直径 6~10cm。花、果期夏、秋季。

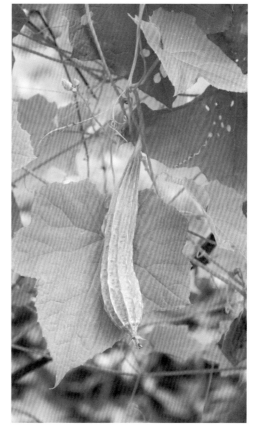

【生境】栽培。

【分布】全国各地普遍栽培。世界其他热带地区也有栽培。

【采集加工】秋冬季采收，丝瓜络、藤、根、种子晒干。

【性味归经】丝瓜络：味甘，性平。丝瓜叶：味苦、酸，性微寒。丝瓜藤：味苦，性微寒。种子：味微甘，性平。丝瓜根：味甘，性平。归肺、肝、胃经。

【功能主治】丝瓜络：清热解毒，活血通络，利尿消肿。丝瓜叶：止血，清热解毒，化痰止咳。种子：清热化痰，润燥，驱虫。丝瓜藤：通经活络，止咳化痰。丝瓜根：清热解毒。丝瓜络：治筋骨酸痛，胸胁痛，闭经，乳汁不通，乳腺炎，水肿。丝瓜叶：治百日咳，咳嗽，暑热口渴。外用治创伤出血，疥癣，天疱疮。种子：治咳嗽痰多，蛔虫病，便秘。丝瓜藤：治腰痛，咳嗽，鼻炎，支气管炎。丝瓜根：治鼻炎，副鼻窦炎。

【用法用量】丝瓜络、丝瓜叶 9~15g，种子 6~9g，丝瓜藤 30~60g，丝瓜根 15~30g，水煎服。

【附方】① 治蛔虫病：黑生丝瓜子 40~50 粒，剥去壳，取其仁嚼烂，空腹时用温开水送服（或将丝瓜子仁捣烂装入胶囊服），儿童每服 30 粒，每日 1 次，连服 2 日。

② 慢性支气管炎：经霜丝瓜藤 60g，水煎服，每日 1 剂，10 天为 1 个疗程，连服 2 个疗程。

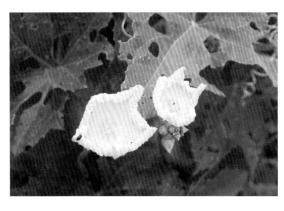

③ 治支气管炎：丝瓜藤 60g，切碎，水煎 2 次，合并滤液，浓缩至 100~150ml，1 日分 3 次服，10 天为 1 个疗程。

④ 治慢性鼻窦炎：a. 丝瓜藤切碎，焙至半焦，研粉吹入鼻腔内，每日 2~3 次，2~4 天为 1 个疗程。b. 丝瓜藤，取近根 3 尺，于摘瓜后切碎，晒干，炒至微焦，研末，制成 2 钱重蜜丸，每服 1 丸，每日 3 次，可较长时间服用。

⑤ 治鼻炎：丝瓜根 500g，黄栀子 250g。共研细粉，每服 9g，每日 3 次。

⑥ 治水肿、腹水：丝瓜络 60g，水煎服。

⑦ 治神经性皮炎：鲜丝瓜叶洗净，研细后在患处摩搽，直到局部发红，甚至见隐血为止。每 7 天 1 次，2 次为 1 个疗程。

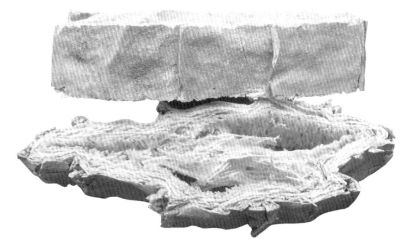

4.52.6 丝瓜络

LUFFAE FRUCTUS RETINERVUS

【别名】水瓜、丝瓜

【基原】来源于葫芦科 Cucurbitaceae 丝瓜属 *Luffa* 丝瓜 *Luffa aegyptiaca* Mill. [*Luffa cylindrica*（L.）Roem.] 老熟果实的网状纤维入药。

【形态特征】一年生攀援状草本；茎柔弱，粗糙；卷须稍被毛，2~4 叉；叶柄强壮而粗糙；叶片轮廓三角形或近圆形，通常掌状 5 裂，边缘有锯齿。花单性，雌雄同株，雄花组成总状花序，雌花单生叶腋；花萼裂片卵状披针形，长约 1cm；花冠黄色，直径 5~9cm，裂片长圆形；雄蕊 5 枚，药室

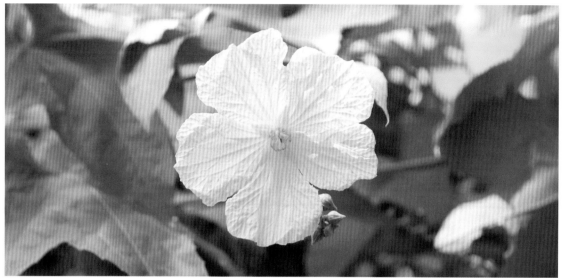

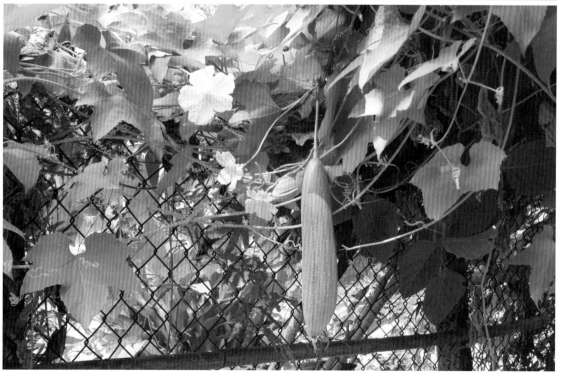

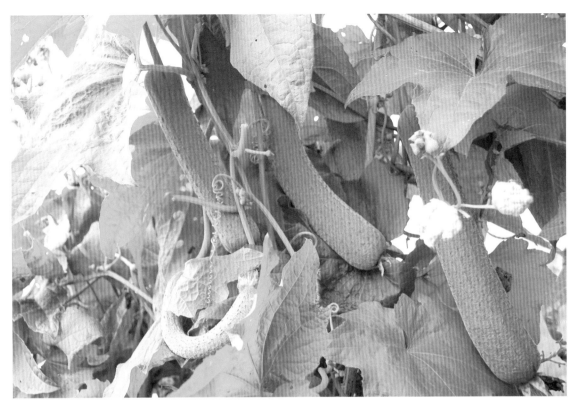

多回折曲；子房长圆柱状，柱头 3，膨大。果实圆柱状，长 15~50cm，有纵向浅槽或条纹，未成熟时肉质，成熟后干燥，里面有网状纤维，充分成熟后，由顶端盖裂；种子黑色，扁平，边缘狭翼状。花、果期夏、秋季。

【生境】栽培。

【分布】全国各地普遍栽培。世界其他热带地区也有栽培。

【采集加工】夏、秋二季果实成熟、果皮变黄、内部干枯时采摘，除去外皮及果肉，洗净，晒干，除去种子。

【药材性状】本品为纤维交织而成的网状物，多呈长梭形或圆柱形，略弯曲，常稍扁，长 30~70cm，直径 7~10cm，淡黄白色。体轻，质韧，有弹性，不能折

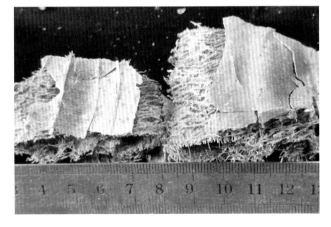

断。横切面有腔室 3 个。气微，味淡。以筋络清晰、质韧、色淡黄白者为佳。

【性味归经】味甘，性平。归肝、胃经。

【功能主治】清热解毒，活血通络，利尿消肿。治筋骨酸痛，胸胁胀痛，肢体酸痛，闭经，乳汁不通，乳腺炎，水肿。

【用法用量】9~15g，水煎服。

【附方】治水肿、腹水：丝瓜络 60g，水煎服。

4.52.7　苦瓜干

MOMORDICAE CHARANTIAE FRUCTUS

【别名】凉瓜、癞瓜、苦瓜

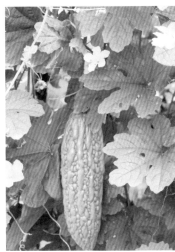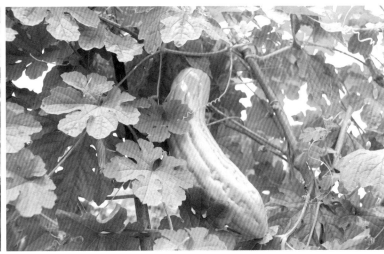

【基原】来源于葫芦科 Cucurbitaceae 苦瓜属 Momordica 苦瓜 Momordica charantia L. 的果实入药。

【形态特征】一年生攀援草本；茎、枝、叶柄及花梗被柔毛；卷须腋生，不分叉。叶近圆形或近肾形，直径 3~12cm，掌状 5~7 深裂，裂片椭圆形，具深或浅裂齿。花春末夏初开，雌雄同株，单朵腋生或数朵排成聚伞花序；花梗或总花梗长，中部常具一肾形或圆形的苞片叶；花萼管钟状，上端具 5 萼齿；花冠幅状，黄色，裂片倒卵形；雄花具 3 枚雄蕊，药室弯曲褶皱；雌花子房下位，纺锤形，密生瘤状凸起。瓠果长椭圆形，成熟时肉质，表面具多数不整齐瘤状突起；种子长圆形，成熟时红色。花、果期 5~11 月。

【生境】栽培。

【分布】我国南北各地有栽培。

【采集加工】夏、秋间选取青绿色鲜苦瓜，切成约 1cm 厚片块，晒干。

【药材性状】本品为椭圆形或长圆形片块，厚 0.2~0.3cm，长 3~15cm，宽 2~4cm；切口边缘皮部青绿色，皱缩不平，中间瓤部白色或黄白色，少数红色，柔软而微有弹性，其内嵌生近长圆形而扁的种子 5~10 枚，种子脱落

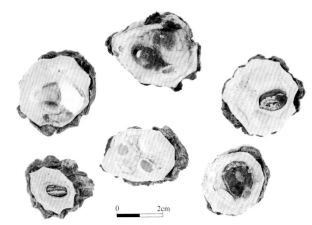

后常留下孔洞。质略韧，不易断。气微，味苦，以青边、肉白、片薄、种子少者为佳。

【性味归经】味苦，性寒。归心、肺、脾、胃经。

【功能主治】消暑涤热，明目，解毒，健胃。治癍痧发热，热病烦渴，中暑，痢疾，赤眼疼痛，糖尿病，痈肿丹毒，恶疮。

【用法用量】5~15g，水煎服。

4.52.8　木鳖子

MOMORDICAE SEMEN

【别名】木别子、漏苓子

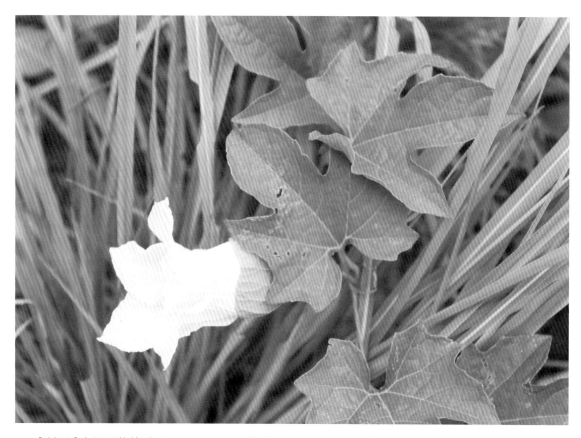

【基原】来源于葫芦科 Cucurbitaceae 苦瓜属 *Momordica* 木鳖子 *Momordica cochinchinensis*（Lour.）Spreng. 的根、叶和种子入药。

【形态特征】粗壮大藤本。叶柄粗壮，长 5~10cm，在基部或中部有 2~4 个腺体；叶片卵状心形或宽卵状圆形，长、宽均 10~20cm，3~5 中裂至深裂或不分裂，中间的裂片最大，长 6~10cm，宽 3~8cm，顶端急尖或渐尖，有短尖头，边缘有波状小齿。卷须颇粗壮，光滑无毛，不分歧。雌雄异株。雄花：单生于叶腋或有时 3~4 朵，花梗粗壮，近无毛，长 3~5cm，若单生时花梗长 6~12cm，顶端生一大型苞片；苞片无梗，兜状，圆肾形，长 3~5cm，宽 5~8cm；花萼筒漏斗状，裂片宽披针形或长圆形，长 12~20mm，宽 6~8mm；花冠黄色，裂片卵状长圆形，长 5~6cm，宽 2~3cm，顶端急尖或渐尖，基部有齿状黄色腺体；雄蕊 3 枚，2 枚 2 室，1 枚 1 室，药室 1 回折曲。雌花：单生于叶腋，花梗长 5~10cm，近中部生一苞片；苞片兜状，长、宽均为 2mm；花冠、花萼同雄花；子房卵状长圆形，长约 1cm，密生刺状毛。果实卵球形，顶端有 1 短喙，基部近圆，长达 12~15cm，成熟时红色，肉质，密生长 3~4mm 的具刺尖的突起。

【生境】生于低海拔灌木丛中。

【分布】我国南部和东部各地。

【采集加工】夏、秋季采收根、叶，秋冬季采收种子晒干。

【性味归经】味苦、微甘，性寒；有毒。归肝、脾、胃经。

【功能主治】解毒，消肿止痛。治化脓性炎症，乳腺炎，淋巴结炎，头癣，痔疮。

【用法用量】1~1.5g，水煎服。外用适量。研末，醋调涂患处。本品以外用为主，内服宜慎。

【附方】① 治头癣：木鳖子仁适量，研细末，用醋调匀涂患处。

② 治急性乳腺炎：木鳖子1~2个，去壳，研成末，取鸡蛋1个，打1小孔，将木鳖子末装入蛋内，用纸封上，蒸熟，去蛋壳服之，每日3次，每次1个鸡蛋。

③ 治酒渣鼻、顽癣、湿疹：木鳖子、大风子、胡桃仁、樟脑、水银、蛇床子各9g。将木鳖子、大风子去壳取仁，同其他药共捣成泥，以水银不见星为度。患处先用花椒15g、艾叶50g煎汤洗净，待干后将上药薄薄涂上一层，每日1~2次。

④ 治痈疮疔毒、无名肿毒、淋巴结炎、粉刺、雀斑：木鳖子鲜根或叶，加盐少许捣烂敷药患处，或用种子磨醋涂患处。

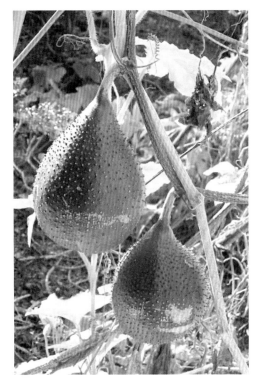

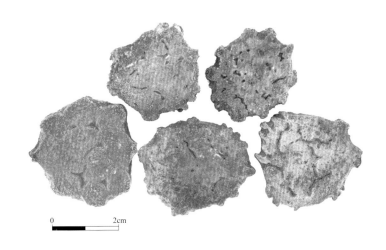

0   2cm

4.52.9 棒锤瓜

NEOALSOMITRAE INTEGRIFOLIOLAE RADIX ET CAULIS

【别名】赛金刚、穿山龙

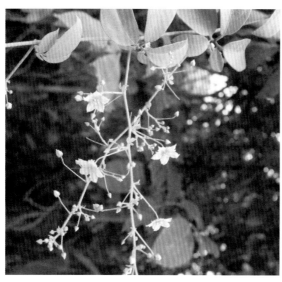
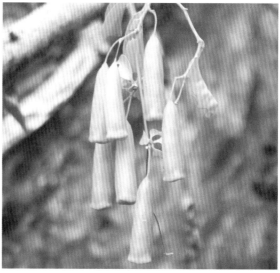

【基原】来源于葫芦科 Cucurbitaceae 棒锤瓜属 Neoalsomitra 棒锤瓜 Neoalsomitra integrifoliola（Cogn.）Hutch. 的根和茎入药。

【形态特征】草质藤本。卷须细长，疏被短柔毛，近顶端 2 歧。叶片膜质或薄纸质，鸟足状，具 5 小叶；叶柄长 1.5~2cm；小叶片长圆形，中间小叶长 7~14cm，宽 3~5.5cm，侧生小叶较小，顶端渐尖，基部钝，有时具 2 腺体，全缘，叶面绿色，背面淡绿色，两面沿脉被短柔毛，侧脉 4~5 对；小叶柄细，长 0.5~1cm，密被短柔毛。花雌雄异株；雄花排列成腋生圆锥花序，长 20cm，主轴和侧轴细，具纵条纹，被短柔毛，侧轴基部具鸟足状 5 小叶；花梗毛发状，长 5~8mm，疏被短柔毛状红色腺体；花萼筒短，5 深裂，裂片卵状披针形，长约 2mm，宽约 1mm，疏被长硬毛状柔毛；花冠辐状，白色，5 深裂，裂片卵形，长约 4mm，宽约 3mm，顶端急尖，外面密被短柔毛；雄蕊 5 枚，分离，花丝长约 8mm，外弯，花药卵形，直径约 0.5mm；雌花组成较小的圆锥花序，花萼与花冠同雄花；子房近圆柱形，长约 10mm，被短柔毛，花柱 3 枚，柱头 2 裂。瓠果圆柱形，长 4~6.5cm，直径 1.5~2cm。

【生境】生于沟谷雨林中。

【分布】海南、广西、贵州、台湾。缅甸、泰国、柬埔寨、老挝、越南、马来西亚、菲律宾也有分布。

【采集加工】夏、秋季采收，将根、茎晒干。

【性味归经】味苦，性凉，有毒。归肝、胃、脾经。

【功能主治】清热解毒，健胃止痛。治疟疾，感冒头痛，咽喉炎，黄疸性肝炎，胃痛，毒蛇咬伤。

【用法用量】10~15g，水煎服。

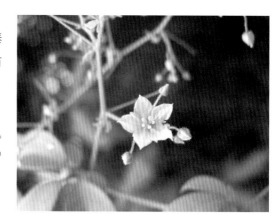

4.52.10 　罗汉果

SIRAITIAE FRUCTUS

【别名】光果木鳖

　　【基原】来源于葫芦科 Cucurbitaceae 罗汉果属 *Siraitia* 罗汉果 *Siraitia grosvenorii*（Swingle）C. Jeffrey ex A. M. Lu et Z. Y. Zhang [*Momordica grosvenorii* Swingle] 的干燥成熟果实入药。

　　【药材基源】草质攀援藤本。长 2~5m。密被黄褐色柔毛和黑色疣状腺鳞，有直棱。卷须 2 歧，在分叉处的上下均旋卷。单叶互生，膜质，卵状心形或三角状卵形，长 12~23cm，宽 5~17cm，顶端渐尖，基部深心形，全缘或具小钝齿，有缘毛，上面疏被柔毛和黑色腺鳞；叶柄长 2~7cm。花雌雄异株，雄花序总状，有花 6~10 朵；花萼钟状，上部直径 8mm，裂片 5；花冠黄色，直径 2~3cm，有黑色腺鳞；雄蕊 5 枚，药室二回折曲；雌花单生或 2~5 朵聚生，常有退化雄蕊 5 枚。果实球形或椭圆形，直径 4~8cm，果皮薄，干后质脆易破碎；种子多数，扁圆形，有沟纹，直径 10~12mm。花期 5~7 月；果期 7~9 月。

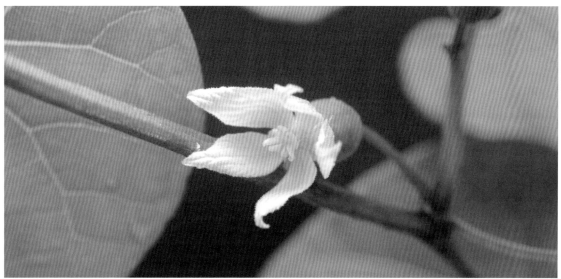

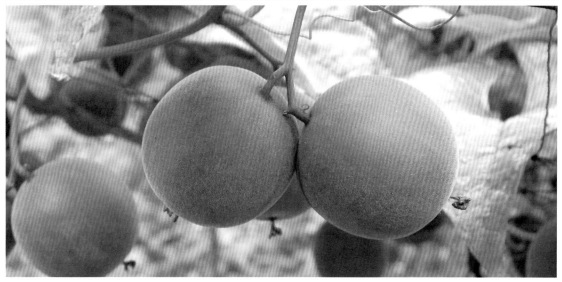

【生境】生于山谷林中较阴湿处。

【分布】海南、广东、广西、贵州、湖南、江西等地。

【采集加工】立秋后果实由嫩绿转为深绿色时采摘，剪去果柄，晾数天后，炭火低温焙干。

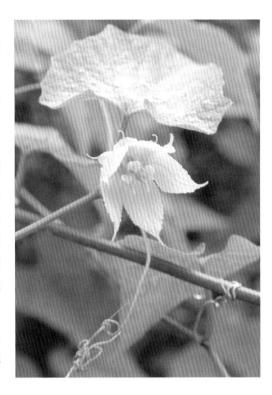

【药材性状】本品呈圆球形、长卵形或椭圆形，长 4.5~8.5cm，直径 3.5~6cm。表面黄褐色、灰褐色或绿褐色，有深色斑块和残留的稀疏短柔毛，微具光泽，有的可见纵条纹 6~11 条。顶端浑圆，中央有花柱基残痕，基部有果柄痕。体轻，果皮薄，质脆，易破碎，果皮内表面黄白色，果瓤疏松，海绵状，内有排列整齐的种子多数。种子扁平，椭圆形或近圆形，少数呈三角形，表面常棕红色，边缘较厚，两面中部均微凹陷，四周有放射状沟纹，边缘有槽。气微香，味极甜，尤以种子的甜度更大。以个大、完整、无破裂、摇之不响、无焦黑者为佳。

【性味归经】味甘，性凉。归肺、大肠经。

【功能主治】清肺止咳，润肠通便。治肺燥实热，咽痛失音，急、慢性支气管炎，急、慢性扁桃体炎，咽喉炎，急性胃炎，大便秘结。

【用法用量】10~15g，开水泡服或水煎服。

【附方】① 治喉痛失音：罗汉果 1 个，切片，水煎待冷后，频频饮服。

② 治肺燥咳嗽痰多：罗汉果半个，陈皮 6g，瘦猪肉 100g。先将陈皮浸软，后去白，然后与罗汉果、猪肉共炖汤，饮汤食肉。

【附注】脾胃虚寒者忌服；服药期间忌烟、酒及辛辣、生冷、油腻、煎炸刺激性食品；不宜在服药期间同时服用滋补性中药。

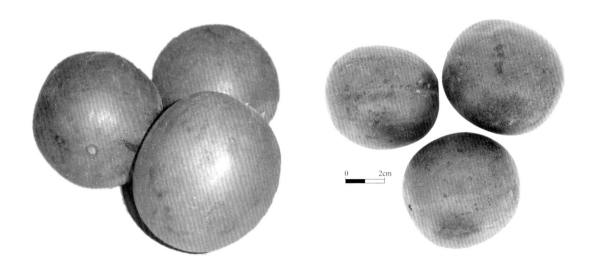

4.52.11 茅瓜

SOLENAE AMPLEXICAULIS RADIX

【别名】老鼠拉冬瓜

【基原】来源于葫芦科 Cucurbitaceae 茅瓜属 Solena 茅瓜 Solena amplexicaulis（Lam.）Gandhi [Melothria heterophylla（Lour.）Cogn.] 的根入药。

【形态特征】攀援草本。叶柄纤细，短，长仅 0.5~1cm；叶片薄革质，多型，变异极大，卵形、长圆形、卵状三角形或戟形等，不分裂、3~5 浅裂至深裂，裂片长圆状披针形，长 8~12cm，宽 1~5cm，顶端钝或渐尖，叶面深绿色，稍粗糙，脉上有微柔毛，背面灰绿色，叶脉凸起，几无毛，基部心形，边缘全缘或有疏齿。卷须纤细，不分歧。雌雄异株；雄花：10~20 朵生于 2~5mm 长的花序梗顶端，呈伞房状花序；花极小，花梗纤细，长 2~8mm，几无毛；花萼筒钟状，基部圆，长 5mm，直径 3mm，外面无毛，裂片近钻形，长 0.2~0.3mm；花冠黄色，外面被短柔毛，裂片开展，三角形，长 1.5mm，顶端急尖；雄蕊 3 枚。雌花：单生于叶腋；花梗长 5~10mm，被微柔毛；子房卵形，长 2.5~3.5mm，直径 2~3mm，无毛或疏被黄褐色柔毛，柱头 3 枚。果实红褐色，长圆状或近球形，长 2~6cm，直径 2~5cm，表面近平滑。

【生境】生于山坡、路旁的疏林或灌丛中。

【分布】台湾、福建、广东、海南、江西、广西、云南、贵州、四川、西藏等地。越南、印度、印度尼西亚也有分布。

【采集加工】夏、秋季采收，根晒干。

【性味归经】味甘、苦、微涩，性寒。归肺、肝、脾经。

【功能主治】清热除湿，消肿，化痰散结。治结膜炎，疖肿，咽喉炎，腮腺炎，淋巴结结核，淋病，胃痛，腹泻，赤白痢。

【用法用量】15~30g，水煎服。外用鲜品捣烂敷患处。

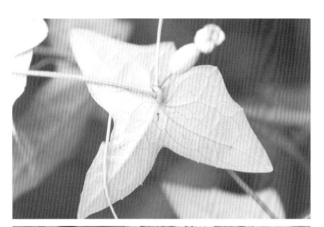
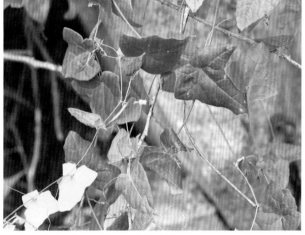
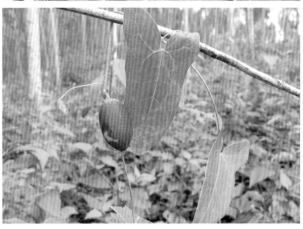

4.52.12　长叶赤瓟

THLADIANTHAE LONGIFOLIAE RADIX

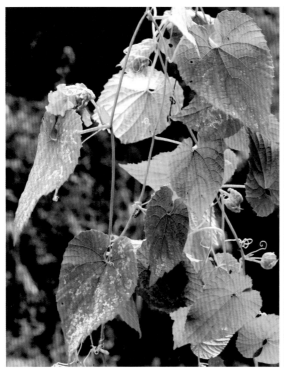
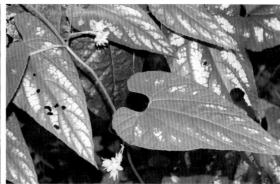
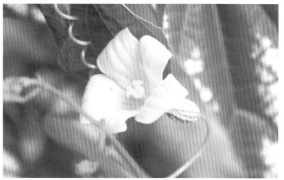

【基原】来源于葫芦科 Cucurbitaceae 赤瓟属 *Thladiantha* 长叶赤瓟 *Thladiantha longifolia* Cogn. ex Oliv. 的根入药。

【形态特征】草质藤本。叶柄纤细，长 2~7cm；叶片膜质，卵状披针形或长卵状三角形，长 8~18cm，下部宽 4~8cm，顶端急尖或短渐尖，边缘具小齿，基部深心形，弯缺开张，半圆形，深 1.5~2cm，宽 1.5~2.5cm，基部叶脉不沿弯缺边缘；叶面有短刚毛，显得十分粗糙，叶背稍光滑，无毛。卷须纤细，单一。雌雄异株；雄花：3~9（12）朵花生于总花梗上部成总状花序，总花梗细弱，长 2~2.5cm；花梗纤细，长 1~2cm；花萼筒浅杯状，顶端宽 0.6cm，脉上生短柔毛，裂片三角状披针形，长 7~8mm，1 脉；花冠黄色，裂片长 1.5~2cm，宽约 1cm，顶端稍钝，具 5 脉；雄蕊 5 枚，两两成对，1 枚离生，花药长圆形，长 2.5~3mm。雌花：单生或 2~3 朵生于一短的总花梗上，花梗长 2~4cm；花萼和花冠与雄花同；子房长卵形，两端狭，基部内凹且有小裂片，表面多皱褶，花柱柱状，顶端分 3 叉，柱头膨大，圆肾形。果实阔卵形，长达 4cm，果皮有瘤状凸起，基部稍内凹。

【生境】生于山谷林下。

【分布】湖北、四川、贵州、广东、湖南、广西等地。

【采集加工】夏、秋季采收，根晒干。

【性味归经】味苦，性凉。

【功能主治】清热解毒，通乳。治胃寒腹痛，痈疖，乳汁不下。

【用法用量】15~20g，水煎服。

4.52.13 南赤瓟

THLADIANTHAE NUDIFLORAE RADIX ET FOLIUM

【别名】野丝瓜、丝瓜南

【基原】来源于葫芦科 Cucurbitaceae 赤瓟属 Thladiantha 南赤瓟 Thladiantha nudiflora Hemsl. ex Forbes et Hemsl. 的根和叶入药。

【形态特征】草质藤本。叶柄粗壮，长3~10cm；叶片质稍硬，卵状心形、宽卵状心形，长5~15cm，宽4~12cm，顶端渐尖或锐尖，边缘具细锯齿，基部弯缺开放或有时闭合，弯缺深2~2.5cm，宽1~2cm，叶面深绿色，粗糙，有短而密的细刚毛，背面色淡，密被淡黄色短柔毛。卷须稍粗壮，密被硬毛。雌雄异株；雄花为总状花序；花序轴纤细，长4~8cm；花梗纤细，长1~1.5cm；花萼筒部宽钟形，上部宽5~6mm；花冠黄色，裂片卵状长圆形，长1.2~1.6cm，宽0.6~0.7cm，顶端急尖或稍钝，5脉；雄蕊5枚，着生在花萼筒的檐部，花丝有微柔毛，长4mm，花药卵状长圆形，长2.5mm；雌花单生，花梗细，长1~2cm，有长柔毛；花萼和花冠同雄花，但较之为大；子房狭长圆形，长1.2~1.5cm，直径0.4~0.5cm。果梗粗壮，长2.5~5.5cm；果实长圆形，干后红色或红褐色，长4~5cm，直径3~3.5cm。

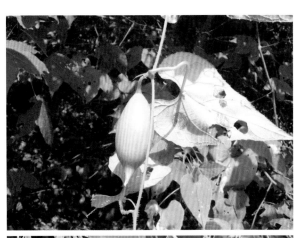

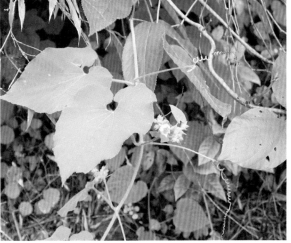

【生境】生于山谷林中。

【分布】台湾、广东、江西、湖南、湖北、江苏、安徽、浙江、河南、陕西、甘肃、广西、云南、四川、贵州、西藏等地。越南也有分布。

【采集加工】夏、秋季采收，根、叶晒干。

【性味归经】味苦，性凉。归胃、大肠经。

【功能主治】清热解毒，消食化滞。治痢疾，肠炎，消化不良，脘腹胀闷，毒蛇咬伤。

【用法用量】9~15g，水煎服。外用鲜品捣烂敷患处。

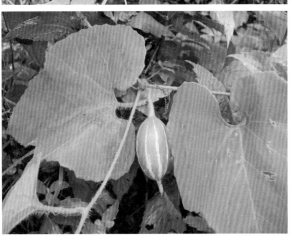

4.52.14　瓜蒌

TRICHOSANTHIS FRUCTUS

【别名】栝楼、药瓜

　　【基原】本品为葫芦科 Cucurbitaceae 栝楼属 Trichosanthes 栝楼 Trichosanthes kirilowii Maxim. 或中华栝楼（双边栝楼）Trichosanthes rosthornii Harms 的成熟果实入药。

　　【形态特征】A. 栝楼：多年生草质藤本。块根圆柱状，富含淀粉。茎有直棱及直槽，被柔毛，多分枝，长达 10m；卷须 2~3 歧，分叉处以上旋卷。单叶互生，轮廓近圆形或心形，长宽均 8~20cm，掌状 5~7 深裂，边缘浅裂或具粗齿，叶基心形，两面粗糙，有长硬毛，上面有白色小斑点。花白色，单性异株；雄花单生或 3~8 朵总状排列，雌花单生；花萼筒状，长约 2.5cm，裂片披针形；

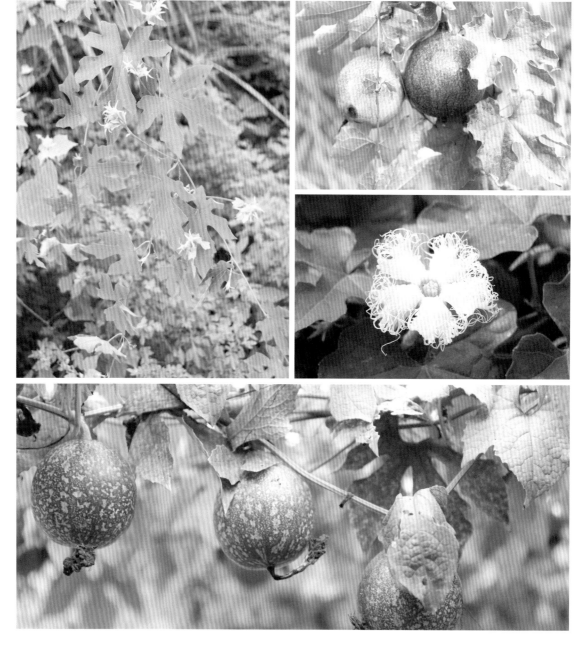

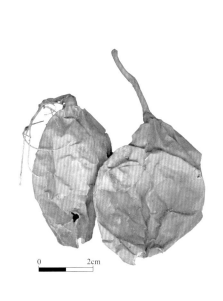

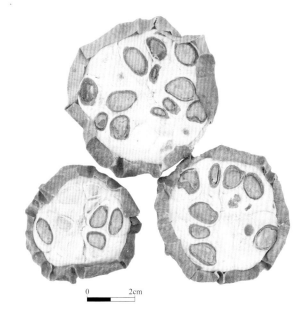

花冠直径约 3.5cm；裂片 5，倒卵形，边缘有丝状流苏；雄蕊 3，花药靠合，药室对折；子房下位，花柱长约 2cm。瓠果肉质，椭圆形或球形，直径 6~10cm，成熟时黄褐色；种子卵状椭圆形，压扁。花期 5~8 月；果期 8~10 月。

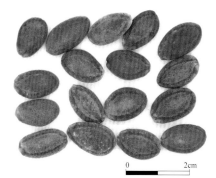

【生境】生于海拔 1800m 以下的山坡林下、灌丛、草地、村旁田边。

【分布】辽宁、华北、华中、陕西、甘肃、四川、云南、贵州等地。

【形态特征】B. 中华栝楼：攀援藤本。块根条状，肥厚，淡灰黄色，具横瘤状突起。叶片纸质，轮廓阔卵形至近圆形，长 8~12cm，宽 7~11cm，3~7 深裂，叶基心形，弯缺深 1~2cm；叶柄长 2.5~4cm。卷须 2~3 歧。花雌雄异株，雄花或单生，或为总状花序；总花梗长 8~10cm，顶端具 5~10 花；小花梗长 5~8mm；花萼筒狭喇叭形，长 2.5~3cm，被短柔毛；花冠白色，裂片倒卵形，长约 15mm，宽约 10mm，被短柔毛，顶端具丝状长流苏；花药柱长圆形，长 5mm，径 3mm，花丝长 2mm，被柔毛。雌花单生，子房椭圆形，长 1~2cm，径 5~10mm，被微柔毛。果实球形或椭圆形，长 8~11cm，径 7~10cm，光滑无毛，成熟时果皮及果瓤均橙黄色；果梗长 4.5~8cm。种子卵状椭圆形，扁平，长 15~18mm，宽 8~9mm，厚 2~3mm，褐色。花期 6~8 月；果期 8~10 月。

【生境】生于山谷林中或灌丛。

【分布】广东、江西、湖北、云南、四川、贵州、陕西、甘肃等地。日本也有分布。

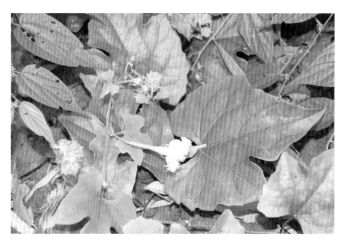

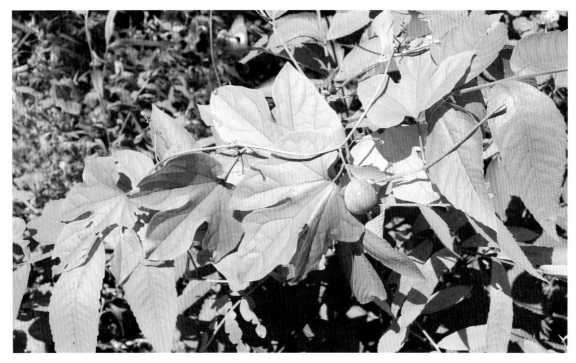

【采集加工】秋季果实成熟时连果梗剪下，置通风处阴干。

【药材性状】本品呈宽椭圆状球形或圆球形，长 6~10cm。外表面橙红色或橙黄色，皱缩或平滑，顶部有圆形花柱残基，基部有残存果梗。质脆，易破裂，内表面黄白色，有橙红色筋脉，果瓤橙黄色，黏稠，与种子黏结成团。具焦糖气，味微酸甜。以大小均匀、完好无破损、色橙红者为佳。

【性味归经】味甘、微苦，性寒。归肺、胃、大肠经。

【功能主治】消热除痰，宽胸散结，润燥滑肠。治肺热咳嗽，痰浊黄稠，胸痹心痛，结胸痞满，乳痈，肺痈，肠痈肠痛，大便秘结，心绞痛，便秘，乳腺炎。

【用法用量】9~24g。

【附方】① 治咳嗽痰喘：瓜蒌 15g，半夏、陈皮、杏仁各 9g，水煎服。

② 治胸膈满闷作痛：瓜蒌 15g，薤白、半夏各 9g，白酒适量。水煎服。

③ 治心绞痛：a. 瓜蒌 24g，薤白、红花各 6~9g，桃仁 9~15g，水煎服。胸闷压迫感为主者加沉香粉 0.6g，郁金粉 0.9g，每日 2~3 次；胸痛为主者加三棱粉、莪术粉各 0.75g，每日 2~3

次。b. 瓜蒌、薤白、香附、五灵脂各 9g，丹参30g，生槐花 15g，桃仁 12g，远志 4.5g，水煎服。

④ 治急性乳腺炎：瓜蒌 15g，蒲公英 100g，水煎服。

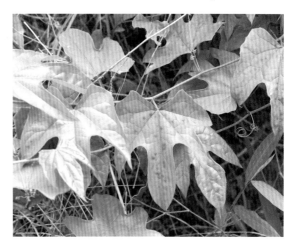

【附注】本品的干燥肉质块根称为天花粉，功能生津止渴、消肿排脓。本品的干燥成熟种子称为瓜蒌子，功能润肺化痰、滑肠通便；本品的干燥果皮称为瓜蒌皮，功能清热化痰、利气宽胸。

4.52.15 长萼栝楼

TRICHOSANTHIS LACERIBRACTEAE FRUCTUS

【别名】裂苞栝楼、槭叶栝楼、长萼栝楼、广花粉、圆子栝楼

【基原】来源于葫芦科 Cucurbitaceae 栝楼属 Trichosanthes 长萼栝楼 Trichosanthes laceribractea Hayata [T. schizostroma Hayata] 的果实入药。

【形态特征】草本藤本。单叶互生，叶片纸质，形状变化较大，轮廓近圆形或阔卵形，长 5~16cm，宽 4~15cm，常 3~7 浅至深裂，上表面深绿色，密被短刚毛状刺毛，背面淡绿色，掌状脉 5~7 条；叶柄长 1.5~9cm。卷须 2~3 歧。花雌雄异株；雄花：总状花序腋生，总梗粗壮，长 10~23cm；小苞片阔卵形，内凹，长 2.5~4cm，宽近于长，顶端长渐尖，边缘具长细裂片；花梗长 5~6mm；花萼筒狭线形，长约 5cm，顶端扩大，直径 12~15mm，基部及中部宽约 2mm，裂片卵形，长 10~13mm，宽约 7mm，直伸，顶端渐尖，边缘具狭的锐尖齿；花冠白色，裂片倒卵形，长 2~2.5cm，宽 12~15mm，顶端钝圆，基部楔形，边缘具纤细长流苏；花药柱长约 12mm；雌花单生，花梗长 1.5~2cm，被微柔毛；花萼筒圆柱状，长约 4cm，直径约 5mm，萼齿线形，长 1~1.3cm，全缘；花冠同雄花；子房卵形，长约 1cm，直径约 7mm，无毛。果实球形至卵状球形，直径 5~8cm。

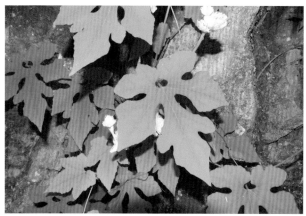
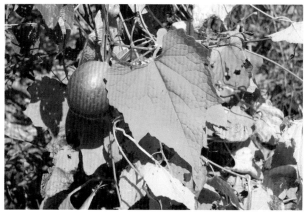
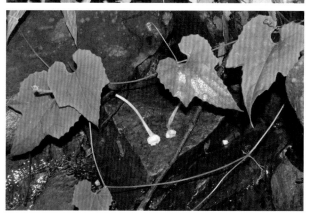

【生境】生于山谷林中。

【分布】台湾、广东、江西、湖南、湖北、广西、贵州、四川等地。日本、越南也有分布。

【采集加工】秋季果实成熟采收，晒干备用。

【性味归经】味甘、苦，性寒。归肺、胃、大肠经。

【功能主治】润肺，化痰，散结，滑肠。治痰热咳嗽，结胸，消渴，便秘。

【用法用量】9~20g，水煎服。

4.52.16 马㼎儿

ZEHNERIAE INDICAE RADIX ET FOLIUM

【别名】老鼠拉冬瓜

【基原】来源于葫芦科 Cucurbitaceae 马㼎儿属 Zehneria 马㼎儿 Zehneria indica（Lour.）Keraudren [Melothria indica Lour.] 的根和叶入药。

【形态特征】草质藤本。叶膜质，多型，三角状卵形，不分裂或 3~5 浅裂，长 3~5cm，宽 2~4cm，中裂片较长，三角形或披针状长圆形；侧裂片较小，三角形或披针状三角形，上面深绿色，粗糙，背面淡绿色，无毛；顶端急尖或稀短渐尖，基部弯缺半圆形，边缘微波状或有疏齿，脉掌状；叶柄细，长 2.5~3.5cm。雌雄同株；雄花：单生或稀 2~3 朵；花梗丝状，长 3~5mm，无

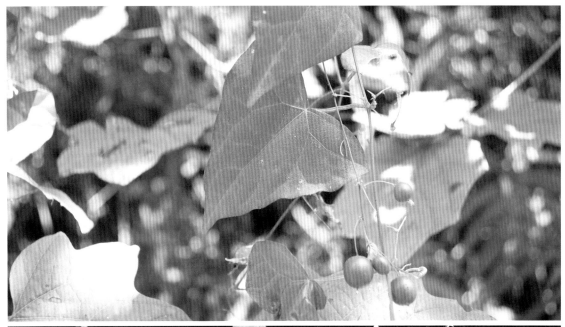

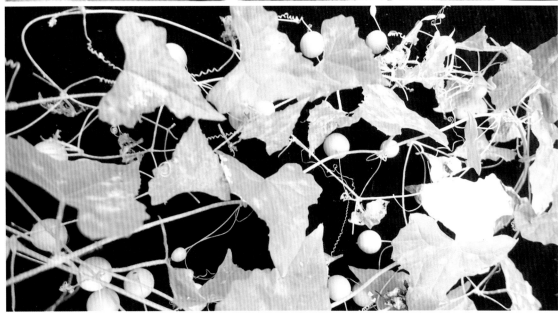

毛；花萼宽钟形，基部急尖或稍钝，长 1.5mm；花冠淡黄色，有极短的柔毛，裂片长圆形或卵状长圆形，长 2~2.5mm，宽 1~1.5mm；雄蕊 3 枚，2 枚 2 室，1 枚 1 室，花药长 1mm，药室稍弓曲，有毛，药隔宽，稍伸出。雌花：在与雄花同一叶腋内单生或稀双生；花梗丝状，无毛，长 1~2cm，花冠阔钟形，直径 2.5mm，裂片披针形，顶端稍钝，长 2.5~3mm，宽 1~1.5mm；子房狭卵形，有疣状凸起，长

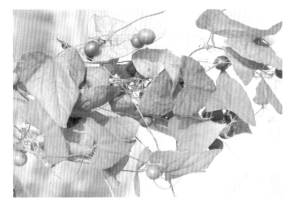

3.5~4mm，直径 1~2mm，花柱短，长 1.5mm，柱头 3 裂。果实长圆形或狭卵形，两端钝，外面无毛，长 1~1.5cm。

【生境】常生于荒地、林缘、溪边等处，缠绕于灌木或绿篱上。

【分布】长江以南各地。日本、朝鲜、越南、印度半岛、印度尼西亚（爪哇）、菲律宾等也有分布。

【采集加工】夏、秋采收，根或叶晒干。

【性味归经】味甘、苦，性凉。归肺、肝、脾经。

【主治功能】清热解毒，散结消肿。治咽喉肿痛，结膜炎。外用治疮疡肿毒，淋巴结结核，睾丸炎，皮肤湿疹。

【用法用量】9~15g。外用适量，鲜根、叶捣烂敷患处。

【附方】治红斑狼疮：马㼎儿根 15g，用水大半碗，煎沸片刻，每日服 1~2 次。

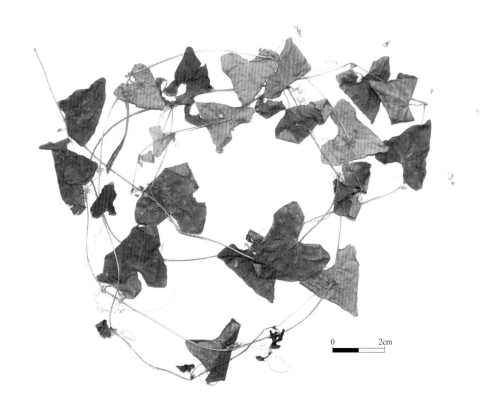

4.52.17　钮子瓜

ZEHNERIAE MAYSORENSIS HERBA

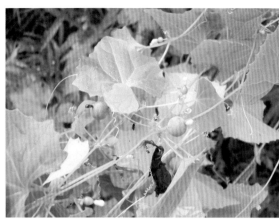
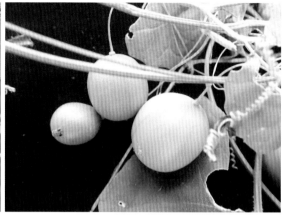

【基原】来源于葫芦科 Cucurbitaceae 马㼎儿属 *Zehneria* 钮子瓜 *Zehneria maysorensis* (Wight et Arn.) Arn. 全草入药。

【形态特征】草质藤本。叶膜质，阔卵形或稀三角状卵形，长、宽均为 3~10cm，叶面深绿色，粗糙，被短糙毛，背面苍绿色，近无毛，顶端急尖或短渐尖，基部弯缺半圆形，深 0.5~1cm，宽 1~1.5cm，稀近截平，边缘有小齿，脉掌状；叶柄细，长 2~5cm，无毛。卷须丝状，单一，无毛。

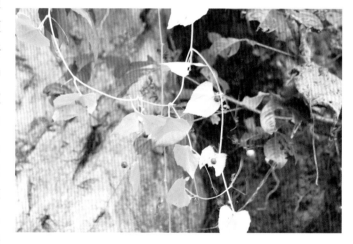

雌雄同株；雄花：常 3~9 朵生于总梗顶端呈近头状或伞房状花序，花序梗纤细，长 1~4cm，无毛；雄花梗开展，极短，长 1~2mm；花萼筒宽钟状，长 2mm，宽 1~2mm，无毛或被微柔毛，裂片狭三角形，长 0.5mm；花冠白色，裂片卵形或卵状长圆形，长 2~2.5mm，顶端近急尖，上部常被柔毛；雄蕊 3 枚，2 枚 2 室，1 枚 1 室，有时全部为 2 室。雌花：单生，子房卵形。果实球状或卵状，直径 1~1.4cm。花期 4~8 月；果期 8~11 月。

【生境】常生于海拔 500~1000m 的山林潮湿处。

【分布】四川、贵州、云南、广西、广东、湖南、福建、江西、海南。印度半岛、中南半岛余部、苏门答腊、菲律宾和日本也有分布。

【采集加工】夏、秋采收，将全草晒干。

【性味归经】味甘，性平。归膀胱经。

【功能主治】清热，镇痉，解毒。治发热，头痛，咽喉肿痛，疮疡肿毒，淋证，小儿高热抽筋。

【用法用量】9~15g，水煎服。外用鲜品捣烂敷患处。

4.53 秋海棠科

4.53.1 盾叶秋海棠

BEGONIAE CAVALERIEI HERBA

【别名】昌感秋海棠

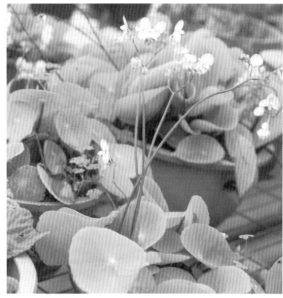
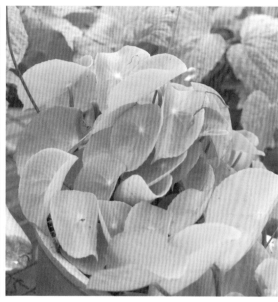

【基原】来源于秋海棠科 Begoniaceae 秋海棠属 Begonia 盾叶秋海棠 Begonia cavaleriei Lévl. 全草入药。

【形态特征】多年生草本。叶盾形，基生，具长柄；叶片厚纸质，两侧略不相等，轮廓近圆形，长 8~15cm，宽 5~13cm，顶端渐尖至长渐尖，基部略偏呈圆形，窄侧宽 1.5~4.8cm，宽侧宽 3~7cm，边全缘常带浅波状，上面褐绿色，下面淡褐绿色，近无毛，脉 6~8 条；叶柄长 7~25cm。花莛高约 20cm，有棱，无毛；花淡粉红色，数朵，呈聚伞状。雄花：花梗长 2~3cm，无毛；花被片 4 枚，外面 2 枚宽卵形至卵形，长 1.7~2cm，宽 1.3~1.5cm，顶端圆，外面无毛，内面 2 枚长圆形，长约 1.2cm，宽约 5mm，顶端圆钝；雄蕊多数，花丝长 1.5~2cm。雌花：花被片 3 枚，外面 2 枚宽卵形或近圆形，长 17~18mm，宽 15~17mm，顶端圆钝，无毛，内面 1 枚，长圆形，长约 8.5mm，宽约 4mm，顶端圆钝；子房长圆形，长约 2mm。蒴果下垂，果梗长约 3.5cm，无毛；轮廓长圆形，长约 2.9mm，无毛，具不等 3 翅，翅呈新月形，大的长约 7mm，小的长仅 2~3mm，均无毛。

【生境】生于林下潮湿岩石上。

【分布】广西、海南、广东、贵州、云南。

【采集加工】夏、秋采收，将全草晒干。

【性味归经】味酸、微涩，性温。归肝、肾经。

【功能主治】舒筋活络，消肿止痛。治跌打损伤，瘀血肿痛。

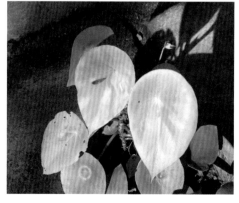

【用法用量】9~15g，水煎服。外用鲜品捣烂敷患处。

4.53.2　粗喙秋海棠

BEGONIAE CRASSIROSTRIS HERBA

【别名】肉半边莲、黄疸草

【基原】来源于秋海棠科 Begoniaceae 秋海棠属 *Begonia* 粗喙秋海棠 *Begonia crassirostris* Irmsch. 的全草入药。

【形态特征】多年生草本。茎高 0.9~1.5m。叶互生，具柄；叶片两侧极不相等，轮廓披针形至卵状披针形，长 8.5~17cm，宽 3.4~7cm，顶端渐尖至尾状渐尖，基部极偏斜，呈微心形，窄侧宽楔形至微心形，宽侧向下延长 1.5~5cm，宽 2.5~5.8cm，呈宽圆耳垂状，边缘浅齿，齿尖有短芒，叶面褐绿色，背面淡绿色，掌状 7~8 条脉；叶柄长 2.5~4.7cm。花白色，2~4 朵，腋生，二歧聚伞状，一次分枝长 1.2~1.5cm，二次分枝长约 3mm；花梗长 8~12mm，近无毛；苞片膜质，披针形，长 5~10mm，顶端渐尖，无毛，早落。雄花：花被 4 片，外轮 2 枚呈长方形，长约 8.5mm，宽 5~6mm，顶端平，内轮 2 枚长圆形，长约 6mm，宽约 4.5mm，顶端平；雄蕊多数，花丝离生，长 1~1.5mm，花药长圆形，长约 1.8mm，顶端微凹。雌花：花被 4 片，和雄花被片相似；子房近球形，顶端具长约 3mm 的粗喙，3 室。蒴果下垂，果梗长约 12mm；轮廓近球形，直径 17~18mm，无毛。顶端具粗厚长喙，无翅，无棱。

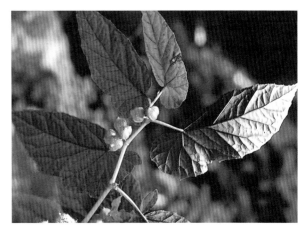
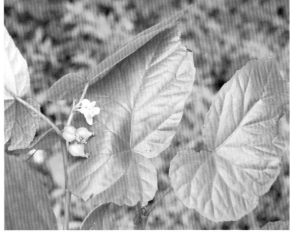
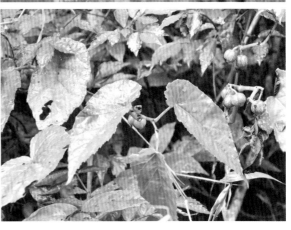

【生境】生于山地林下岩石上。

【分布】湖南、广东、广西、云南等地。

【采集加工】夏、秋季采收，将全草晒干。

【性味归经】味酸、涩，性凉。

【功能主治】清热解毒，消肿止痛。治咽喉炎，牙痛，淋巴结结核，毒蛇咬伤。外用治烧、烫伤。

【用法用量】15~24g，水煎服。外用适量，根或全草捣烂敷患处。

4.53.3　秋海棠

BEGONIAE EVANSIANAE RADIX

【别名】八香、无名相思草

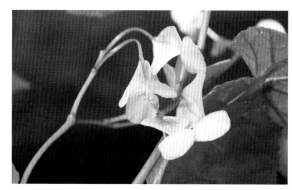
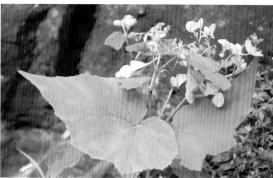

【基原】来源于秋海棠科 Begoniaceae 秋海棠属 Begonia 秋海棠 Begonia evansiana Andr. 的块根和果实入药。

【形态特征】多年生草本。茎生叶互生，两侧不相等，轮廓宽卵形至卵形，长 10~18cm，宽 7~14cm，顶端渐尖至长渐尖，基部心形，偏斜，窄侧宽 1.6~4cm，宽侧向下延伸长达 3~6.5cm，宽 4~8cm，边缘浅齿，叶面褐绿色，常有红晕，背面色淡，带红晕或紫红色；叶柄长 4~13.5cm。花葶高 7.1~9cm；花粉红色，多数，2~4 回二歧聚伞状，花序基部常有 1 小叶。雄花：花梗长约 8mm，无毛，花被片 4 枚，外面 2 枚宽卵形或近圆形，长 1.1~1.3cm，宽 7~10mm，顶端圆，内面 2 枚倒卵形至倒卵长圆形，长 7~9mm，宽 3~5mm，顶端圆或钝，基部楔形，无毛；雄蕊多数。雌花：花梗长约 2.5cm，无毛，花被片 3 枚，外面 2 枚近圆形或扁圆形，长约 12mm，宽和长几相等，顶端圆，内面 1 枚，倒卵形，长约 8mm，宽约 6mm，顶端圆；子房长圆形，长约 10mm，直径约 5mm，无毛，3 室，具不等 3 翅或 2 短翅退化呈檐状，花柱 3 枚。蒴果下垂；长圆形，长 10~12mm，直径约 7mm，无毛，具不等 3 翅，大的斜长圆形或三角长圆形，长约 1.8cm。

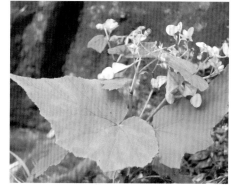

【生境】生于山地林下阴湿处。

【分布】长江以南各地。

【采集加工】夏、秋采收，块根、果晒干。

【性味归经】味酸、涩，性凉。归心、肺、肠经。

【功能主治】凉血止血，散瘀，调经。治吐血、衄血、咯血，崩漏，白带，月经不调，痢疾，跌打损伤。

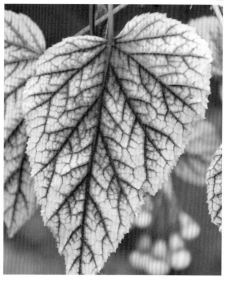

【用法用量】3~9g，水煎服。外用适量，研粉敷患处。

4.53.4 紫背天葵

BEGONIAE FIMBRISTIPULAE HERBA

【别名】散血子

【基原】来源于秋海棠科 Begoniaceae 秋海棠属 Begonia 紫背天葵 Begonia fimbristipula Hance 的全草入药。

【形态特征】多年生无茎草本。叶均基生，具长柄；叶片两侧略不相等，轮廓宽卵形，长6~13cm，宽 4.8~8.5cm，顶端急尖，基部略偏斜，心形至深心形，边缘有锯齿，叶面散生短毛，背面淡绿色，沿脉被毛，掌状 7（8）条脉，叶柄长 4~11.5cm，被卷曲长毛。花葶高 6~18cm，无毛；花粉红色，数朵，2~3 回二歧聚伞状花序。雄花：花梗长 1.5~2cm，无毛；花被片 4 枚，红色，外面 2 枚宽卵形，长 11~13mm，宽 9~10mm，顶端钝至圆，内面 2 枚倒卵长圆形，长 11~12.5mm，宽 4~5mm，顶端圆，基部楔形；雄蕊多数，花丝长 1~1.3mm。雌花：花梗长 1~1.5cm，无毛，花被片 3，外面 2 枚宽卵形至近圆形，长 6~11mm，近等宽，内面的倒卵形，长 6.5~9.2mm，宽 3~4.2mm，基部楔形，子房长圆形，长 5~6mm，直径 3~4mm，无毛，3 室，每室胎座具 2 裂片，具不等 3 翅。蒴果下垂，果梗长 1.5~2mm，无毛，轮廓倒卵长圆形，长约 1.1mm，直径 7~8mm，无毛，具有不等 3 翅，大的翅近舌状，长 1.1~1.4cm，宽约 1cm，上方的边平。

【生境】生于山谷林下岩石上。

【分布】广东、海南、香港、福建、浙江、江西、湖南、广西、云南。

【采集加工】夏、秋采收，将全草晒干。

【性味归经】味甘、淡，性凉。

【功能主治】清热凉血，止咳化痰，散瘀消肿。治中暑发热，肺热咳嗽，咯血，淋巴结结核，血瘀腹痛。外用治扭伤挫伤，骨折，烧、烫伤。

【用法用量】6~9g，水煎服。外用适量鲜品捣烂敷患处。

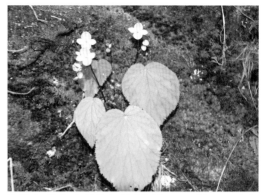
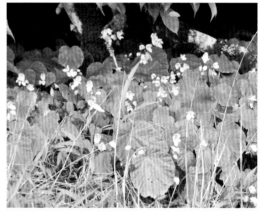
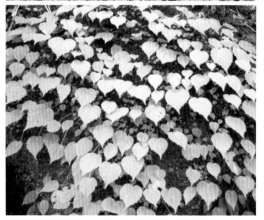
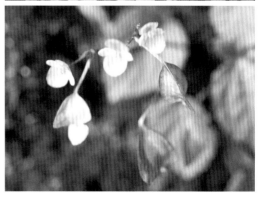

4.53.5 裂叶秋海棠

BEGONIAE PALMATAE HERBA

【基原】来源于秋海棠科 Begoniaceae 秋海棠属 *Begonia* 裂叶秋海棠 *Begonia palmata* D. Don [*B. laciniata* Roxb.] 的全草入药。

【形态特征】多年生具茎草本，高达 50cm。茎生叶互生，具柄；叶片两侧不相等，轮廓斜卵形或偏圆形，长 12~20cm，宽 10~16cm，顶端渐尖至长渐尖，基部微心形至心形，掌状 3~7 浅、中至深裂，通常又再浅裂，上面深绿色，散生短小硬毛，下面淡绿色，沿脉较密；掌状 5~7 条脉；叶柄长 5~10cm；托叶膜质。花玫瑰色、白色至粉红色，4 至数朵，呈 2~3 回二歧聚伞状花序；苞片大，外面被褐色茸毛。雄花：花梗长 1~2cm，被褐色毛；花被片 4 枚，外面 2 枚宽卵形至宽椭圆形，长 1.5~1.7cm，宽约 8mm，顶端圆，外面被柔毛，内轮 2 枚，宽椭圆形，长约 8mm，宽约 6mm，顶端圆，雄蕊多数，花丝离生，长约 1.5mm。雌花：花被片 4~5 枚，外面宽卵形，长 8~10mm，外面被柔毛，向内逐渐变小；子房长圆倒卵形，被褐色的毛。蒴果下垂，倒卵球形，长约 1.5cm，直径约 8mm，近无毛，具不等 3 翅，大的长圆形或斜三角形，长 1.1~2cm，有明显纵纹，无毛，其余 2 个窄。花期 8 月，果期 9 月开始。

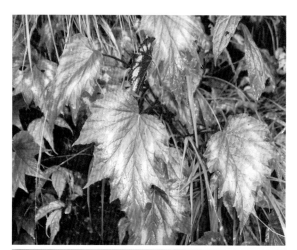

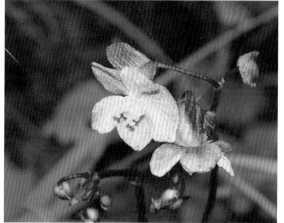

【生境】生于山地林下或阴湿的岩石上。

【分布】广东、福建、台湾、广西、云南、四川、贵州、湖南、浙江等地。

【采集加工】夏、秋采收，将全草晒干。

【性味归经】味酸，性凉。归肝经。

【功能主治】清热解毒，散瘀消肿。治感冒，急性支气管炎，风湿性关节炎，跌打内伤瘀血，闭经，肝脾肿大。外用治毒蛇咬伤，跌打肿痛。

【用法用量】9~15g，水煎服。外用适量鲜品捣烂敷患处。

【附方】治风湿性关节炎：裂叶秋海棠 1500g，臭牡丹 1000g，瓜子金 180g。共研细粉，炼蜜为丸，早晚各服 15g，用开水或酒送服。

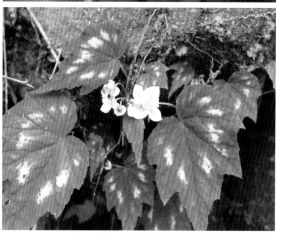

4.53.6 掌裂叶秋海棠

BEGONIAE PEDATIFIDAE HERBA

【别名】水八角、水蜈蚣、红八角莲

【基原】来源于秋海棠科 Begoniaceae 秋海棠属 Begonia 掌裂叶秋海棠 Begonia pedatifida Lévl. 的全草入药。

【形态特征】草本。叶扁圆形至宽卵形，长 10~17cm，基部截形至心形，5~6 深裂，几达基部，中间 3 裂片再中裂，裂片均披针形，顶端渐尖，两侧裂片再浅裂，叶面深绿色，散生短硬毛，背面淡绿色，沿脉有短硬毛，掌状脉 6~7 条；叶柄长 12~25cm。花莛高 7~15cm，疏被或密被长毛；花白色或带粉红，4~8 朵，呈二歧聚伞状，首次分枝长约 1cm；苞片早落。雄花：花梗长 1~2cm，被毛或近无毛，花被片 4 片，外面 2 枚宽卵形，长 1.8~2.5cm，宽 1.2~1.8cm，顶端钝或圆，内面 2 枚长圆形，长 14~16mm，宽 7~8mm，顶端钝或圆，无毛；雄蕊多数。雌花：花梗长 1~2.5cm，被毛或近无毛；花被片 5 片，不等大，外面的宽卵形，长 18~20mm，宽 10~20mm，顶端钝，内面的小，长圆形，长 9~10mm，宽 5~6mm；子房倒卵球形，长约 8mm，直径 4~6mm，2 室。蒴果下垂，具不等 3 翅，大的三角形或斜舌状，长约 1.2cm，宽约 1cm，上方的边斜，顶端圆钝，其余 2 翅短，三角形，长 4~5mm，顶端钝。

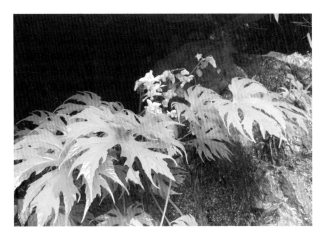

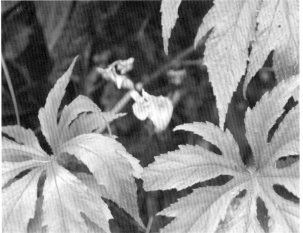

【生境】生于山沟林下潮湿处。

【分布】广东、江西、湖北、湖南、广西、四川、贵州、云南等地。

【采集加工】夏、秋季采收，根状茎晒干。

【性味归经】味酸，性平。归肝、肾经。

【功能主治】散瘀消肿，止血止痛。治吐血，子宫出血，胃痛，风湿性关节炎。外用治跌打肿痛、毒蛇咬伤。

【用法用量】9~15g，水煎服。外用适量鲜品捣烂敷患处。

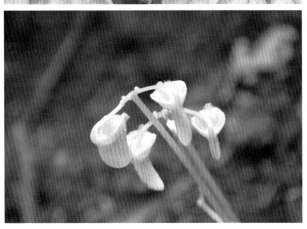

4.54 仙人掌科

4.54.1 仙人掌

OPUNTIAE STRICTAE HERBA

【别名】霸王树、山巴掌

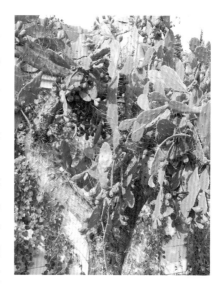

【基原】来源于仙人掌科 Cactaceae 仙人掌属 *Opuntia* 仙人掌 *Opuntia stricta* Haw. var. *dillenii*（Ker-Gawl.）L. D. Benson [*O. dillenii*（Ker-Gawl.）Haw.] 的全株入药。

【形态特征】丛生肉质灌木。上部分枝宽倒卵形，长 10~35cm，宽 7.5~25cm，厚达 1.2~2cm，顶端圆形，基部楔形或渐狭，绿色至蓝绿色，无毛；小窠疏生，直径 0.2~0.9cm，明显突出，每小窠具 3~10 根刺，密生短绵毛和倒刺刚毛；刺黄色，有淡褐色横纹，粗钻形，多少开展并内弯，基部扁，坚硬，长 1.2~5cm，宽 1~1.5mm；倒刺刚毛暗褐色，长 2~5mm，直立，多少宿存；短绵毛灰色，短于倒刺刚毛，宿存。叶钻形，长 4~6mm，绿色，早落。花辐状，直径 5~6.5cm；瓣状花被片倒卵形或匙状倒卵形，长 25~30mm，宽 12~23mm，顶端圆形、截形或微凹，边缘全缘或浅啮蚀状；花丝淡黄色，长 9~11mm；花药长约 1.5mm，黄色；花柱长 11~18mm，直径 1.5~2mm，淡黄色；柱头 5 枚，长 4.5~5mm，黄白色。浆果倒卵球形，顶端凹陷，基部多少狭缩成柄状，长 4~6cm，直径 2.5~4cm，表面平滑无毛，紫红色，每侧具 5~10 个突起的小窠，小窠具短绵毛、倒刺刚毛和钻形刺。

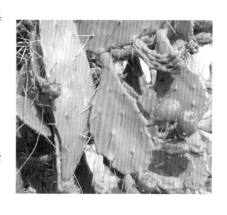

【生境】常见于沿海干旱的沙滩或旷地上。

【分布】我国南方各地常有栽培或野生。原产美洲。

【采集加工】全年可采，全株鲜用。

【性味归经】味苦，性凉。归肺、胃、大肠经。

【功能主治】清热解毒，散瘀消肿，健胃止痛，镇咳。治胃、十二指肠溃疡，急性痢疾，咳嗽。外用治流行性腮腺炎，乳腺炎，痈疖肿毒，蛇咬伤，烧、烫伤。

【用法用量】鲜品 30~60g，水煎服。外用鲜品适量，去刺捣烂敷患处。

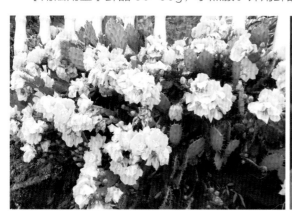

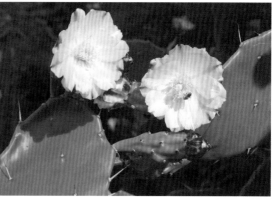

4.55 山茶科

4.55.1 杨桐

ADINANDRAE MILLETTII RADIX

【别名】黄瑞木、毛药红淡

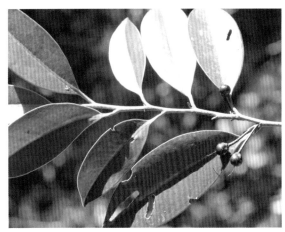
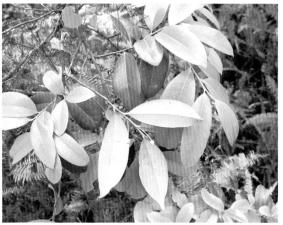

【基原】来源于山茶科 Theaceae 杨桐属 *Adinandra* 杨桐 *Adinandra millettii*（Hook. et Arn.）Benth. et Hook. f. ex Hance 的根及嫩叶入药。

【形态特征】灌木或小乔木。叶互生，革质，长圆状椭圆形，长 4.5~9cm，宽 2~3cm，顶端短渐尖或近钝形，稀可渐尖，基部楔形，边全缘，极少沿上半部疏生细锯齿，叶面亮绿色，无毛，背面淡绿色或黄绿色，初时疏被平伏短柔毛；侧脉 10~12 对，两面隐约可见；叶柄长 3~5mm，疏被短柔毛或几无毛。花单朵腋生，花梗纤细，长约 2cm；萼片 5 枚，卵状披针形或卵状三角形，长 7~8mm，宽 4~5mm，顶端尖，边缘具纤毛和腺点，外面疏被平伏短柔毛或几无毛；花瓣 5 片，白色，卵状长圆形至长圆形，长约 9mm，宽 4~5mm，顶端尖，外面全无毛；雄蕊约 25 枚，长 6~7mm，花丝长约 3mm，分离或几分离，着生于花冠基部，无毛或仅上半部被毛；花药线状长圆形，长 1.5~2.5mm，被丝毛，顶端有小尖头；子房圆球形，被短柔毛，3 室，胚珠每室多数，花柱单一，长 7~8mm，无毛。果圆球形，疏被短柔毛，直径约 1cm，熟时黑色，宿存花柱长约 8mm。

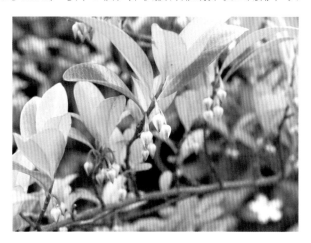

【生境】生于海拔 100~1300m 疏林和密林中。

【分布】安徽、浙江、江西、福建、台湾、湖南、广东、广西、贵州。

【采集加工】夏、秋采收，根及嫩叶晒干。

【性味归经】味苦，性凉。

【功能主治】凉血止血，解毒消肿。治衄血，尿血，传染性肝炎，腮腺炎，疖肿，蛇虫咬伤。

【用法用量】15~30g，水煎服。外用鲜品捣烂敷患处。

4.55.2 茶梨

ANNESLEAE FRAGRANTIS CORTEX ET FOLIUM

【别名】红楣、香叶树

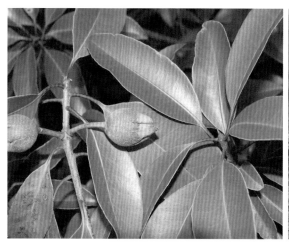
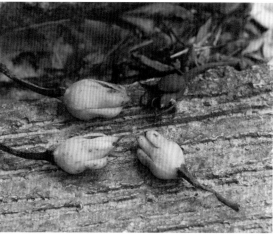

【基原】来源于山茶科 Theaceae 茶梨属 Anneslea 茶梨 Anneslea fragrans Wall. 的树皮、叶入药。

【形态特征】乔木。高达 15m。叶革质，叶形变异很大，常为椭圆形或长圆状椭圆形至狭椭圆形，长 8~13cm，宽 3~6cm，顶端短渐尖，有时短尖，基部楔形或阔楔形，边全缘或具稀疏浅钝齿，叶面深色、有光泽，背面淡绿白色、密被红褐色腺点；侧脉 10~12 对，有时稍隆起；叶柄长 2~3cm。花数朵至 10 多朵，花梗长 3~5cm；

苞片 2 枚；萼片 5 枚，质厚，淡红色，阔卵形或近于圆形，长 1~1.5cm，顶端略尖或近圆形，无毛，边缘在最外 1 片常具腺点或齿裂状，其余的近全缘；花瓣 5 片，基部连合，长 5~7mm，裂片 5 枚，阔卵形，长 13~15mm，顶端锐尖，基部稍窄缩；雄蕊 30~40 枚，花丝基部与花瓣基部合生达 5mm，花药线形，基部着生，药隔顶端长、突出；子房半下位，无毛，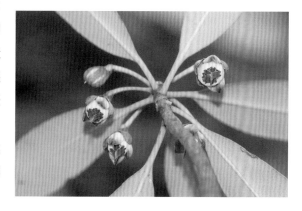

2~3 室，胚珠每室数个，花柱长 1.5~2mm，顶端 2~3 裂。果实浆果状，圆球形或椭圆状球形，直径 2~3.5cm，2~3 室，不开裂或熟后呈不规则开裂，花萼宿存，厚革质。

【生境】生于山谷、溪边的疏林中。

【分布】云南、贵州、广西、福建、江西、湖南等地。

【采集加工】夏、秋季采收，树皮、叶晒干。

【性味归经】味涩、微苦，性凉。

【功能主治】消食健胃，舒肝退热。治消化不良，肠炎，肝炎。

【用法用量】用叶研粉，每服 0.9~1.5g；肝炎，用皮 30~60g，水煎服。

4.55.3 山茶

CAMELLIAE JAPONICAE RADIX ET FLOS

【别名】茶花

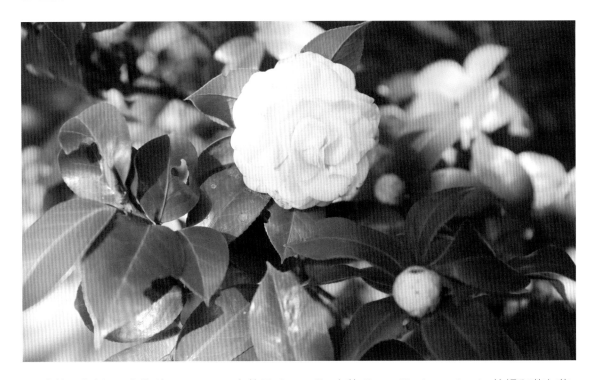

【基原】来源于山茶科 Theaceae 山茶属 Camellia 山茶 Camellia japonica L. 的根和花入药。

【形态特征】灌木或小乔木，高 9m，嫩枝无毛。叶椭圆形，革质，长 5~10cm，宽 2.5~5cm，顶端略尖，或急短尖而有钝尖头，基部阔楔形，上面深绿色，干后发亮，无毛，下面浅绿色，无毛；侧脉 7~8 对，在上下两面均能见，边缘有相隔 2~3.5cm 的细锯齿。叶柄长 8~15mm，无毛。花顶生，红色，无柄；苞片及萼片约 10 片，组成长 2.5~3cm 的杯状苞被，半圆形至圆形，长 4~20mm，外面有绢毛，脱落；花瓣 6~7 片，外侧 2 片近圆形，几离生，长 2cm，外面有毛，内侧 5 片基部连生约 8mm，倒卵圆形，长 3~4.5cm，无毛；雄蕊 3 轮，长 2.5~3cm，外轮花丝基部连生，花丝管长 1.5cm，无毛；内轮雄蕊离生，稍短，子房无毛，花柱长 2.5cm，顶端 3 裂。蒴果圆球形，直径 2.5~3cm，2~3 室，每室有种子 1~2 个，3 爿裂开，果爿厚木质。花期

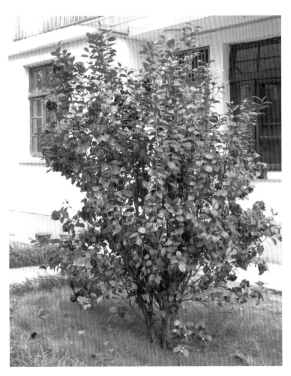

1~4 月。

【生境】栽培。

【分布】广东、海南、云南、四川、山东、江西、浙江、台湾、福建等地常有栽培。朝鲜、日本也有分布。

【采集加工】秋、冬采收，根、花晒干。

【性味归经】味苦、微辛，性寒。归肺、肝经。

【功能主治】收敛止血，凉血。治吐血，衄血，便血，血崩。外用治烧、烫伤，创伤出血。

【用法用量】6~9g，水煎服。外用适量，研末麻油调敷。

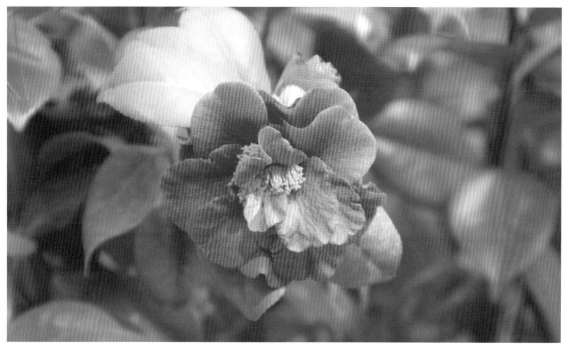

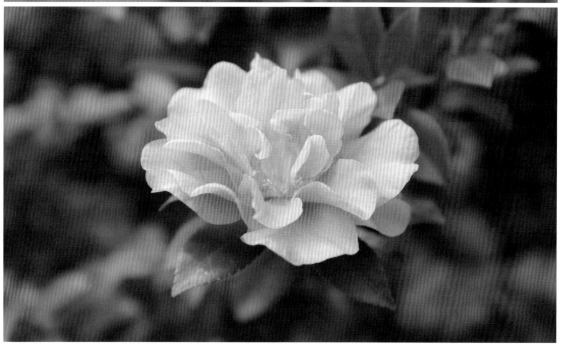

4.55.4 油茶

CAMELLIAE OLEIFERAE RADIX ET FURFUR

【别名】油茶树、茶子树

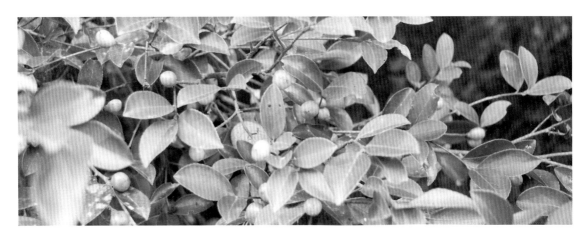

【基原】来源于山茶科 Theaceae 山茶属 *Camellia* 油茶 *Camellia oleifera* Abel [*C. oleosa* (Lour.) Rehd.] 的根和茶子饼入药。

【形态特征】灌木或中乔木；嫩枝有粗毛。叶革质，椭圆形，顶端尖而有钝头，有时渐尖或钝，基部楔形，长 5~7cm，宽 2~4cm，有时较长，上面深绿色，发亮，中脉有粗毛或柔毛，下面浅绿色，无毛或中脉有长毛，侧脉在上面能见，边缘有细锯齿，有时具钝齿，叶柄长 4~8mm，有粗毛。花顶生，近于无柄，苞片与萼片约 10 片，由外向内逐渐增大，阔卵形，长 3~12mm，背面有贴紧柔毛或绢毛，花后脱落，花瓣白色，5~7 片，倒卵形，长 2.5~3cm，宽 1~2cm，有时

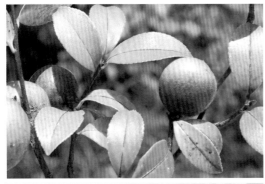

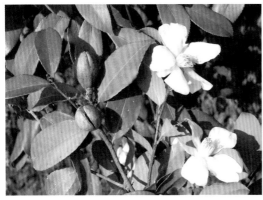

较短或更长，顶端凹入或 2 裂，基部狭窄，近于离生，背面有丝毛，至少在最外侧的有丝毛；雄蕊长 1~1.5cm，外侧雄蕊仅基部略连生，偶有花丝管长达 7mm 的，无毛，花药黄色，背部着生；子房有黄长毛，3~5 室，花柱长约 1cm，无毛，顶端不同程度 3 裂。蒴果球形或卵圆形，直径 2~4cm。花期冬春间；果期冬季。

【生境】生于山地林中或栽培。

【分布】长江流域及其以南各地盛行栽培。

【采集加工】秋、冬采收，根和茶子饼晒干。

【性味归经】味苦，性平；有小毒。归大肠经。

【功能主治】清热解毒，活血散瘀，止痛。根：治急性咽喉炎，胃痛，扭挫伤。茶子饼外用治皮肤瘙痒。

【用法用量】10~15g，水煎服。茶子饼外用煎水洗患处。

4.55.5 茶

CAMELLIAE SINENSIS RADIX ET FOLIUM

【别名】茶叶、茶树

【基原】来源于山茶科 Theaceae 山茶属 *Camellia* 茶 *Camellia sinensis*（L.）O. Kuntze 的叶和根入药。

【形态特征】灌木或小乔木。嫩枝无毛；叶革质，长圆形或椭圆形，长 4~12cm，宽 2~5cm，顶端钝或锐尖，基部楔形，叶面发亮，背面无毛或初时有柔毛，边缘有锯齿，侧脉 5~7 对，边缘有锯齿，叶柄长 3~8mm，无毛。花 1~3 朵腋生，白色，花柄长 4~6mm，有时稍长；苞片 2 片，早落；萼片 5 片，阔卵形至圆形，长 3~4mm，无毛，宿存；花瓣 5~6 片，阔卵形，长 1~1.6cm，基部略连合，背面无毛，有时有短柔毛；雄蕊长 8~13mm，基部连生 1~2mm；子房密生白毛；花柱无毛，顶端 3 裂，裂片长 2~4mm。蒴果 3 球形或 1~2 球形，高 1.1~1.5cm，每

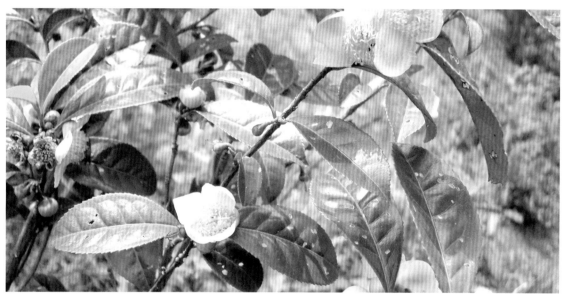

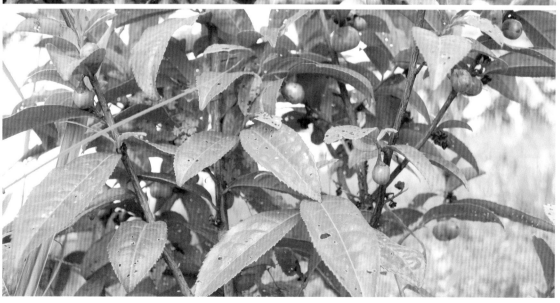

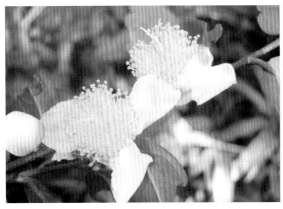
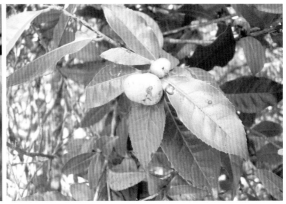

球有种子 1~2 粒。花期 10 月至翌年 2 月。

【生境】栽培。

【分布】长江流域及其以南各地盛行栽培。

【采集加工】夏、秋季采收，叶和根晒干。

【性味归经】叶：味苦、甘，性微寒。根：味苦，性平。归肺经。

【功能主治】强心利尿，抗菌消炎，收敛止泻。叶：治肠炎，痢疾，小便不利，水肿，嗜睡症。外用治烧、烫伤。根：治肝炎，心源性水肿。

【用法用量】叶 9~15g，根 9~18g，水煎服。外用适量研末，加麻油调敷患处。

【附方】① 治痢疾：绿茶细末 1.8g，每日 4 次。

② 治心力衰竭：老茶树根 18g。加糯米酒、清水适量，小火煎，睡前服。

③ 治急性肠炎、水泻不止：茶叶 9g，生姜 6g，加水 2 碗，浓煎半碗，一次服下（本方适用于泄泻清稀、面色萎黄、舌淡苔白等症）。

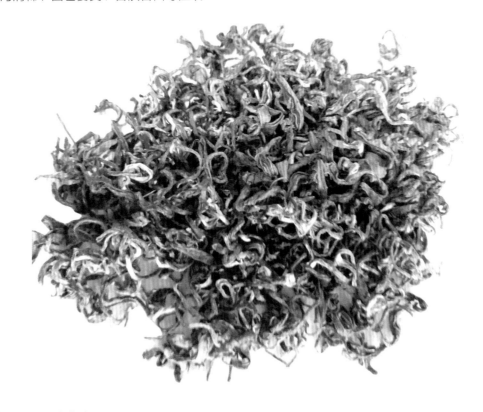

4.55.6 米碎花

EURYAE CHINENSIS FRUTEX

【别名】岗茶、华柃

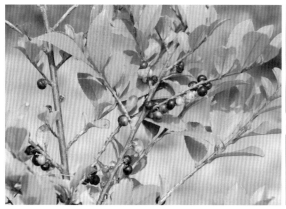
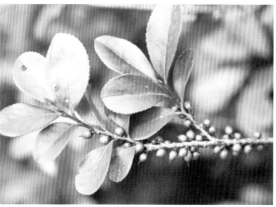

【基原】来源于山茶科 Theaceae 柃属 *Eurya* 米碎花 *Eurya chinensis* R. Br. 的全株入药。

【形态特征】灌木，高 1~3m，多分枝；嫩枝具 2 棱，被短柔毛。叶薄革质，倒卵形或倒卵状椭圆形，长 2~5.5cm，宽 1~2cm，顶端钝而有微凹或略尖，偶有近圆形，基部楔形，边缘密生细锯齿，有时稍反卷，叶面鲜绿色，有光泽，背面淡绿色，无毛或初时疏被短柔毛，后变无毛，中脉在上面凹下，侧脉 6~8 对，两面均不甚明显；叶柄长 2~3mm。花 1~4 朵簇生于叶腋，花梗长约 2mm，无毛。雄花：小苞片 2 枚，细小，无毛；萼片 5 枚，卵圆形或卵形，长 1.5~2mm，顶端近圆形，无毛。花瓣 5 片，白色，倒卵形，长 3~3.5mm，无毛；雄蕊约 15 枚，花药不具分格，退化子房无毛。雌花的小苞片和萼片与雄花同，但较小；花瓣 5 片，卵形，长 2~2.5mm，子房卵圆形，无毛，花柱长 1.5~2mm，顶端 3 裂。果实圆球形，有时为卵圆形，成熟时紫黑色，直径 3~4mm；种子肾形，稍扁，黑褐色，有光泽，表面具细蜂窝状网纹。花期 11~12 月；果期次年 6~7 月。

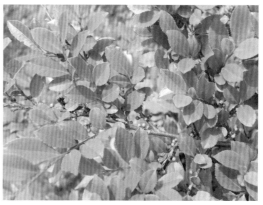

【生境】生于海拔 30~800m 的荒山、草坡、村旁、河边灌木丛中。

【分布】江西、福建、台湾、广东、广西、湖南等地。

【采集加工】夏、秋采收，将全株晒干。

【性味归经】味甘、淡、微涩，性凉。归肺经。

【功能主治】清热解毒，除湿敛疮。预防流行性感冒。外用治烧、烫伤，脓疱疮。

【用法用量】15~30g，水煎服。外用适量煎水洗或研粉麻油调擦患处。

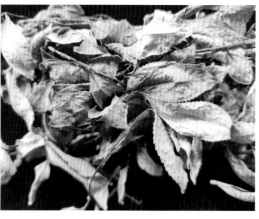

4.55.7 二列叶柃

EURYAE DISTICHOPHYLLAE RADIX

【别名】二列柃

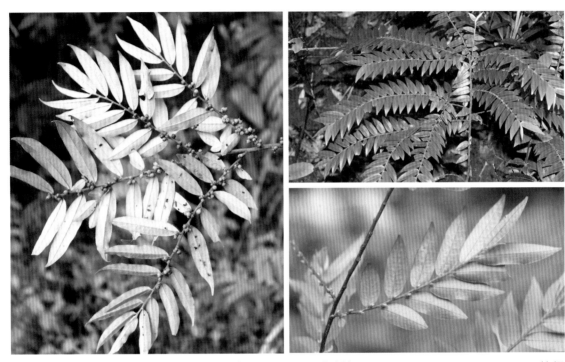

【基原】来源于山茶科 Theaceae 柃属 *Eurya* 二列叶柃 *Eurya distichophylla* Hemsl. 的根入药。

【形态特征】灌木或小乔木，高 1.5~7m；小枝稍纤细，当年生新枝密被厚柔毛或披散柔毛。叶纸质或薄革质，卵状披针形或卵状长圆形，长 3.5~6cm，宽 1.1~1.8cm，顶端渐尖或长渐尖，基部圆形，两侧稍不等，边缘有细锯齿，叶面绿色，稍有光泽，无毛，背面淡绿色，密生贴伏毛，中脉在上面凹下，下面凸起，侧脉 8~11 对，纤细，上面不明显，下面隐约可见；叶柄短，长约 1mm，被柔毛。花 1~3 朵簇生于叶腋，花梗长约 1mm，被柔毛。雄花：小苞片 2，卵形，细小；萼片 5 枚，卵形，长约 1.5mm，顶端略尖或钝，外面密被长柔毛；花瓣 5 片，白色，边缘稍带蓝色，倒卵状长圆形至倒卵形，长约 4mm，顶端圆；雄蕊 15~18 枚。雌花：萼片 5 枚，卵形，长约 1mm，顶端尖或钝尖，外面密被柔毛；花瓣 5 片，披针形，长 2~2.5mm；子房卵形，密被柔毛，3 室，花柱长 3~4mm，顶端深 3 裂，有时几达基部。果实圆球形或卵球形，直径 4~5mm，被柔毛，成熟时紫黑色。

【生境】生于海拔 200~1300m 的山谷疏林、密林和灌丛中。

【分布】香港、广东、江西、福建、广西、贵州。越南北部也有分布。

【采集加工】夏、秋采收，根晒干。

【性味归经】味甘、微涩，性凉。归肺、胃经。

【功能主治】清热解毒，消炎止痛。治急性扁桃体炎，咽炎，口腔炎，支气管炎，水火烫伤。

【用法用量】根 9~15g，水煎服。外用鲜全株适量捣烂敷患处。

4.55.8 凹脉柃

EURYAE IMPRESSINERVIS FRUCTUS ET FOLIUM

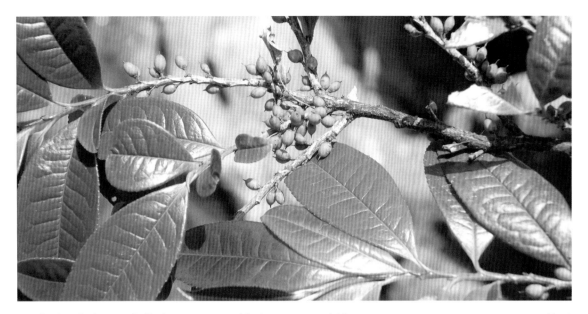

【基原】来源于山茶科 Theaceae 柃属 Eurya 凹脉柃 Eurya impressinervis Kobuski 的叶和果实入药。

【形态特征】灌木或小乔木，高 3~10m，全株无毛；树皮灰褐色或褐黑色，稍平滑；嫩枝具 4 棱，小枝灰褐色；顶芽长锥形。叶纸质，长圆形或长圆状椭圆形，长 7~11cm，宽 2~3.4cm，顶端渐尖，基部楔形，边缘有细锯齿，叶面绿色，背面淡绿色，两面均无毛，中脉在上面凹下，下面凸起，侧脉 10~13 对，在上面显著凹下，下面隆起；叶柄长 3~5mm。花 1~4 朵簇生于叶腋，花梗长 2~3mm，无毛。雄花：小苞片 2 枚，萼片状，圆形；萼片 5 枚，膜质，近圆形，长约 2mm，顶端圆，并有小尖头，无毛；花瓣 5 片，白色，倒卵形，长约 5mm；雄蕊 15~19 枚，花药具数分格，退化子房无毛；雌花的小苞片和萼片与雄花几同形，但较小；花瓣 5 片，长圆形，长约 3mm；子房长卵形，3 室，无毛，花柱长 2~2.5mm，顶端 3 裂。果实卵形或卵圆形，直径 4~5mm，成熟时紫黑色；种子肾圆形，稍扁，亮红褐色，有光泽，表面具密网纹。花期 11~12 月；果期翌年 8~10 月。

【生境】多生于海拔 600~1300m 的山谷沟边林或山坡疏密林下。

【分布】广西、广东、湖南。

【采集加工】夏、秋季采收，叶、果实晒干。

【性味归经】味辛，性平。

【功能主治】祛风，消肿，止血。治风湿痹痛，疮疡肿痛，外伤出血。

【用法用量】10~30g，水煎服。外用鲜品捣烂敷患处。

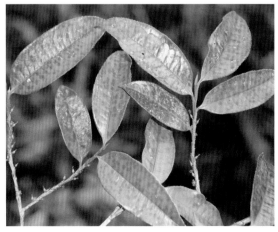

4.55.9 细齿叶柃

EURYAE NITIDAE CORTEX ET FOLIUM

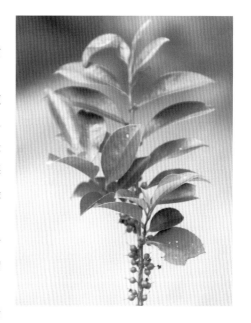

【基原】来源于山茶科 Theaceae 柃属 *Eurya* 细齿叶柃 *Eurya nitida* Korthals 的茎、叶和花入药。

【形态特征】灌木或小乔木，高 2~5m，全株无毛；嫩枝具 2 棱，黄绿色；顶芽线状披针形，长达 1cm，无毛。叶薄革质，椭圆形、长圆状椭圆形或倒卵状长圆形，长 4~6cm，宽 1.5~2.5cm，顶端渐尖或短渐尖，尖头钝，基部楔形，有时近圆形，边缘密生锯齿或细钝齿，叶面深绿色，有光泽，背面淡绿色，两面无毛，中脉在上面稍凹下，下面凸起，侧脉 9~12 对，在上面不明显，下面稍明显；叶柄长约 3mm。花 1~4 朵簇生于叶腋，花梗较纤细，长约 3mm。雄花：小苞片 2 枚，萼片状，近圆形，长约 1mm，无毛；萼片 5 枚，几膜质，近圆形，长 1.5~2mm，顶端圆，无毛；花瓣 5 片，白色，倒卵形，长 3.5~4mm，基部稍合生；雄蕊 14~17 枚，花药不具分格，退化子房无毛；雌花的小苞片和萼片与雄花同；花瓣 5 片，长圆形，长 2~2.5mm，基部稍合生；子房卵圆形，无毛，花柱细长，长约 3mm，顶端 3 浅裂。果实圆球形，直径 3~4mm，成熟时蓝黑色。花期 11 月至翌年 1 月；果期翌年 7~9 月。

【生境】常见于常绿阔叶林或灌木、草丛中。

【分布】长江以南各地。越南、缅甸、斯里兰卡、印度、菲律宾及印度尼西亚也有分布。

【采集加工】夏、秋季采收，茎、叶、花晒干。

【性味归经】味苦、涩，性平。归肝、胃、大肠经。

【功能主治】祛风除湿，杀虫，解毒。治疮口溃烂，泄泻，风湿痹痛，无名肿毒，疮疡溃烂，外伤出血。

【用法用量】6~15g，水煎服。外用适量，煎汤熏洗；研末调敷或鲜品捣敷患处。

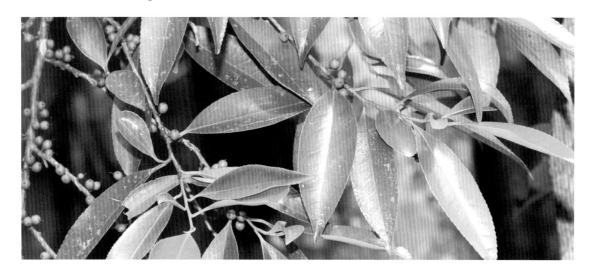

4.55.10 银木荷

SCHIMAE ARGENTEAE RADIX

【别名】银荷木

【基原】来源于山茶科 Theaceae 木荷属 *Schima* 银木荷 *Schima argentea* Pritz. ex Diels 的根皮入药。

【形态特征】乔木。高达 20m；嫩枝被柔毛，老枝有白色皮孔。叶厚革质，长圆形或长圆状披针形，长 8~12cm，宽 2~3.5cm，顶端锐尖，基部阔楔形，叶面发亮，绿色，背面有银白色蜡被，被柔毛或秃净，侧脉 7~9 对，在两面明显，边缘全缘；叶柄长 1.5~2cm。花数朵生枝顶，白色，直径 3~4cm，花柄长 1.5~2.5cm，被毛；苞片 2 枚，卵形，长 5~7mm，被毛；萼片圆形，长 2~3mm，外面被绢毛；花瓣长 1.5~2cm，最外 1 片较短，被绢毛；雄蕊多数，长约 1cm；子房被毛，花柱长约 7mm。蒴果直径 1.2~1.5cm。花期 7~8 月。

【生境】生于山地林中。

【分布】广东、湖南、贵州、四川、江西、云南、广西。越南也有分布。

【采集加工】夏、秋季采收，根皮晒干。

【性味归经】味苦，性平；有毒。归大肠经。

【功能主治】清热止痢，驱虫。治痢疾，蛔虫病，绦虫病。

【用法用量】3~9g，水煎服。

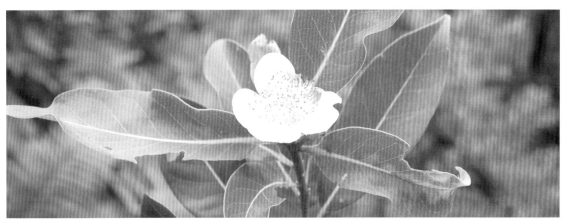

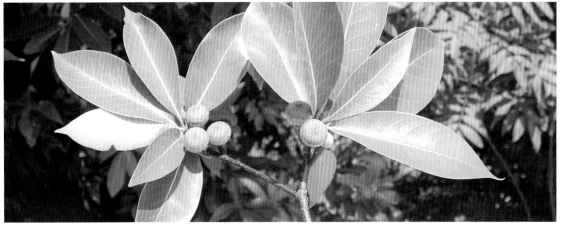

4.55.11 木荷

SCHIMAE SUPERBAE RADIX

【别名】荷树、荷木

【基原】来源于山茶科 Theaceae 木荷属 Schima 木荷 Schima superba Gardn. et Champ. 的根皮入药。

【形态特征】大乔木。高达 25m，嫩枝通常无毛。叶革质或薄革质，椭圆形，长 7~12cm，宽 4~6.5cm，顶端锐尖，有时略钝，基部楔形，叶面绿色，干后发亮，背面浅绿色，无毛，侧脉 7~9 对，在叶两面明显，边缘有钝齿；叶柄长 1~2cm。花生于枝顶叶腋，常多朵排成总状花序，直径 3cm，白色，花柄长 1~2.5cm，纤细，无毛；苞片 2 枚，贴近萼片，长 4~6mm，早落；萼片半圆形，长 2~3mm，外面无毛，内面被绢毛；花瓣长 1~1.5cm，最外 1 片风帽状，边缘多少被毛；子房被毛。蒴果直径 1.5~2cm。花期 6~8 月。

【生境】生于山地次生林中。

【分布】台湾、浙江、海南、福建、江西、湖南、广东、广西及贵州。

【采集加工】全年可采，根皮鲜用。

【性味归经】味辛，性温，有毒。归脾经。

【功能主治】解毒，消肿。

【用法用量】治疗疮，无名肿毒。外用鲜品捣烂敷患处。

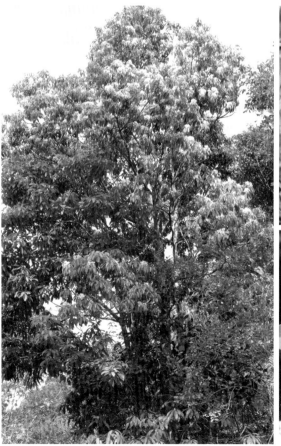
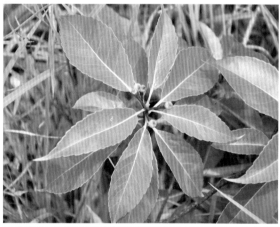
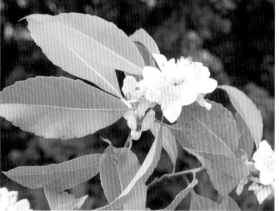

4.55.12 厚皮香

TERNSTROEMIAE GYMNANTHERAE FRUCTUS

【别名】秤杆红、红果树、白花果

【基原】来源于山茶科 Theaceae 厚皮香属 *Ternstroemia* 厚皮香 *Ternstroemia gymnanthera* (Wight. et Arn.) Bedd. 的果实和叶入药。

【形态特征】灌木或小乔木。高 1.5~15m，全株无毛。叶革质或薄革质，椭圆形、椭圆状倒卵形至长圆状倒卵形，长 5.5~9cm，宽 2~3.5cm，顶端短渐尖或急窄缩成短尖，尖头钝，基部楔形，边全缘，稀有上半部疏生浅疏齿，叶面深绿色或绿色，有光泽，背面浅绿色，干后常呈淡红褐色，中脉在叶面稍凹下，在背面隆起，侧脉 5~6 对；叶柄长 7~13mm。花两性或单性，开花时直径 1~1.4cm，通常生于当年生无叶的小枝上或生于叶腋，花梗长约 1cm，稍粗壮。两性花：小苞片 2 枚，三角形或三角状卵形，长 1.5~2mm，顶端尖，边缘具腺状齿突；萼片 5 枚，卵圆形或长圆卵形，长 4~5mm，宽 3~4mm，顶端圆，边缘通常疏生线状齿突，无毛；花瓣 5 片，淡黄白色，倒卵形，长 6~7mm，宽 4~5mm，顶端圆，常有微凹；雄蕊约 50 枚；子房圆卵形，2 室。果实圆球形，长 8~10mm，直径 7~10mm，果梗长 1~1.2cm，宿存花柱长约 1.5mm，顶端 2 浅裂。花期 5~7 月；果期 8~10 月。

【生境】多生于海拔 200~1400m 的山地林中。

【分布】安徽、浙江、江西、福建、湖北、湖南、广东、广西、云南、贵州、四川。日本、越南、老挝、泰国、柬埔寨、尼泊尔、不丹、印度也有分布。

【采集加工】夏、秋季采收，果实、叶晒干。

【性味归经】味苦，性凉，果有小毒。归肺经。

【功能主治】清热解毒，消痈肿。治疮疡痈肿、乳腺炎，捣烂外敷。花揉烂擦癣可止痒痛。

【用法用量】外用适量，捣烂外敷。

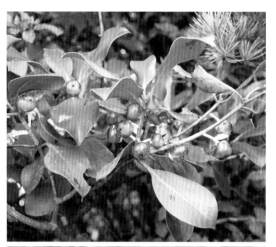

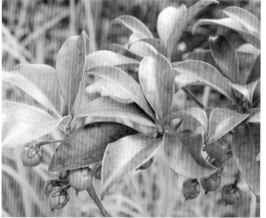

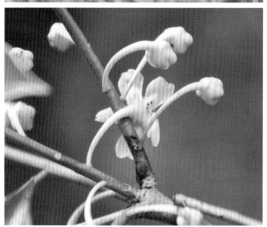

4.55.13 厚叶厚皮香

TERNSTROEMIAE KWANGTUNGENSIS RADIX

【别名】广东厚皮香、华南厚皮香

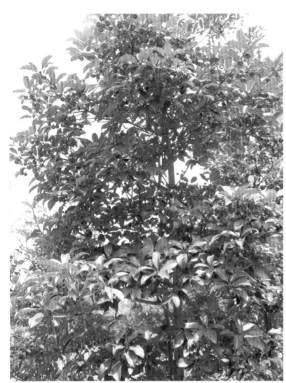
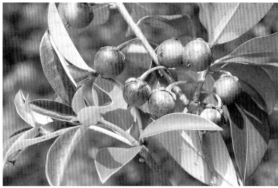
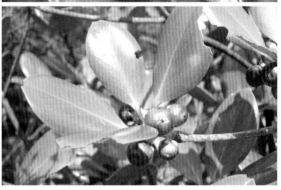

【基原】来源于山茶科 Theaceae 厚皮香属 *Ternstroemia* 厚叶厚皮香 *Ternstroemia kwangtungensis* Merr. 的根入药。

【形态特征】乔木。高 2~10m，全株无毛。叶互生，厚革质，椭圆状卵圆形、阔椭圆形、倒卵形、倒卵圆形至近圆形，长 6~11cm，宽 3~6cm，顶端急短尖，尖顶钝或近圆形，稀为短渐尖，基部阔楔形或钝形，边全缘，干后反卷，有时上半部疏生腺状齿突，叶面深绿色，有光泽，背面浅绿色，密被红褐色或褐色腺点，侧脉 5~7 对，两面均不明显或有时在上面稍明显；叶柄粗壮，长 1~2cm。花单朵生于叶腋，杂性，花梗长 1.5~2cm，稍弯曲。雄花：小苞片 2 枚，卵圆形、卵状三角形或卵形，长 4~5mm，宽约 3mm；萼片 5 枚，卵圆形或近圆形，长、宽各为 6~8mm，顶端圆，边缘有腺状齿突，无毛；花瓣 5 片，白色，倒卵形或长圆状倒卵形，长约 10mm，宽约 8mm，顶端圆而有微凹；雄蕊多数，长约 6mm，花药卵圆形，长约 3mm。果实扁球形，长 1.5~1.8cm，直径 1.6~2cm，通常 3~5 室；宿存萼片近圆形，长、宽各 6~7mm，果梗粗壮，长 1.5~2cm，粗约 3mm。

【生境】多生于海拔 750~1200m 的山地林中或灌丛中。

【分布】香港、江西、湖南、广东、广西有分布。越南北部也有分布。

【采集加工】夏、秋季采收，根切片晒干。

【性味归经】味苦，性寒。

【功能主治】清热解毒。治牙痛，痈疔。

【用法用量】10~15g，水煎服。

4.56 猕猴桃科

4.56.1 京梨猕猴桃

ACTINIDIAE CALLOSAE RADIX

【基原】来源于猕猴桃科 Actinidiaceae 猕猴桃属 *Actinidia* 京梨猕猴桃 *Actinidia callosa* Lindl. var. *henryi* Maxim. 的根皮、果实入药。

【形态特征】落叶藤本。叶卵形、倒卵形或卵状椭圆形，长 8~10cm，宽 4~5.5cm，顶端急尖，基部圆形或微心形，稀楔形，边缘有小齿，叶面深绿色，无毛，背面仅侧脉腋上有髯毛，侧脉 6~8 对；叶柄长 2~8cm，洁净无毛。花序有花 1~3 朵，通常 1 花单生；花序柄 7~15mm，花柄 11~17mm，均无毛；花白色，直径约 15mm；萼片 5 片，卵形，长 4~5mm，无毛；花瓣 5 片，倒卵形，长 8~10mm，花丝丝状，长 3~5mm，花药黄色，卵形箭头状，长 1.5~2mm；子房近球形，高约 3mm，被灰白色茸毛，花柱比子房稍长。浆果墨绿色，近圆柱形至倒卵状长圆形，长 3~5cm，直径 1~1.7cm，有显著的淡褐色圆形斑点，具反折的宿存萼片。种子长 2~2.5mm。花期 5~6 月；果期 7~9 月。

【生境】喜生山谷溪涧边或湿润处。

【分布】我国长江以南各地，甘肃、陕西也有少量分布。

【采集加工】秋季采果，晒干。根皮：全年均可采，剥取根皮，鲜用或晒干。

【性味归经】味涩，性凉。归肺经。

【功能主治】清热解毒，消肿。治周身肿亮，背痈红肿，肠痈绞痛。

【用法用量】50~100g，水煎服。外用鲜品捣烂敷患处。

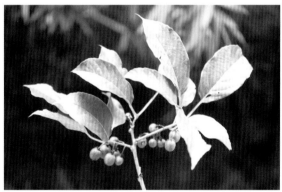
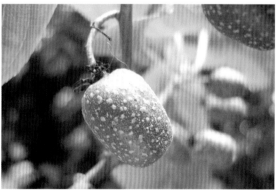
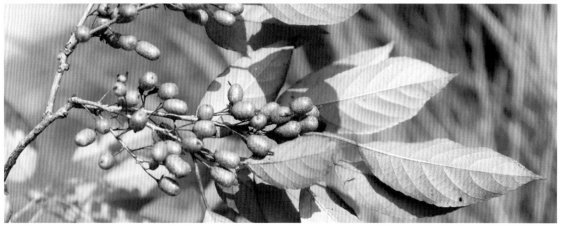

4.56.2 中华猕猴桃

ACTINIDIAE CHINENSIS RADIX ET FRUCTUS

【别名】白毛桃、毛梨子

【基原】来源于猕猴桃科 Actinidiaceae 猕猴桃属 *Actinidia* 中华猕猴桃 *Actinidia chinensis* Planch. 的果实和根、根皮入药。

【形态特征】落叶藤本。叶纸质，倒阔卵形至倒卵形，长 6~17cm，宽 7~15cm，顶端截平或凹入或具突尖、急尖至短渐尖，基部钝圆形、截平形至浅心形，边缘具睫状小齿，叶面深绿色，无毛或仅中脉或侧脉上疏被短糙毛，背面苍白色，密被灰白色或淡褐色星状茸毛。侧脉 5~8 对；叶柄长 3~6cm，密被白色茸毛。聚伞花序有花 1~3 朵；萼片 3~7 片，阔卵形至卵状长圆形，长 6~10mm；花瓣 5 片，阔倒卵形，有短距，长 10~20mm，宽 6~17mm；雄蕊极多，花丝狭条形，长 5~10mm，花药黄色，长圆形，长 1.5~2mm；子房球形，直径约 5mm，密被金黄色茸毛。果黄褐色，近球形、圆柱形、倒卵形或椭圆形，长 4~5cm，被柔软的茸毛，具小的淡褐色斑点；宿存萼反折；种子纵径 2.5mm。

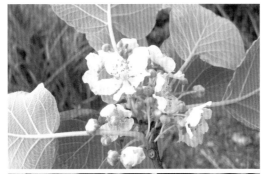

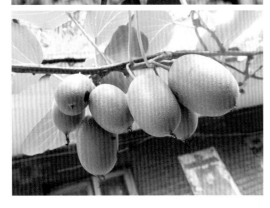

【生境】生于林缘或灌丛中。

【分布】长江流域以南各地，北到西北、河南。

【采集加工】夏、秋季采收，根、果晒干备用。

【性味归经】果：味酸、甘，性寒。根、根皮：味苦、涩，性寒。归脾、胃经。

【功能主治】果：调中理气，生津润燥，解热除烦。根、根皮：清热解毒，活血消肿，祛风利湿。果：治消化不良，食欲不振，呕吐，烧、烫伤。根、根皮：治风湿性关节炎，跌打损伤，丝虫病，肝炎，痢疾，淋巴结结核，痈疖肿毒，癌症。

【用法用量】15~60g，水煎服；果适量，鲜食或榨汁服。

【附方】① 治丝虫病：猕猴桃根 30~60g，水煎取汁，调猪瘦肉汤或鸡汤服。

② 治胃癌：猕猴桃根 60g，水杨梅根 90g，蛇葡萄根、半枝莲（并头草）各 30g，白茅根、凤尾草、半边莲各 15g。水煎服。

③ 治乳腺癌：猕猴桃根、野葡萄根各 30g，八角金盘、生天南星各 30g。水煎服，每日 1 剂。

④ 治麻风病：猕猴桃 120g，鹿蹄草、葎草、牯岭勾儿茶各 30g，天葵子 15g；眼红鼻衄加野菊花 9g。水煎服，每日 1 剂。

4.56.3 毛花猕猴桃

ACTINIDIAE ERIANTHAE RADIX ET FRUCTUS

【别名】毛花杨桃

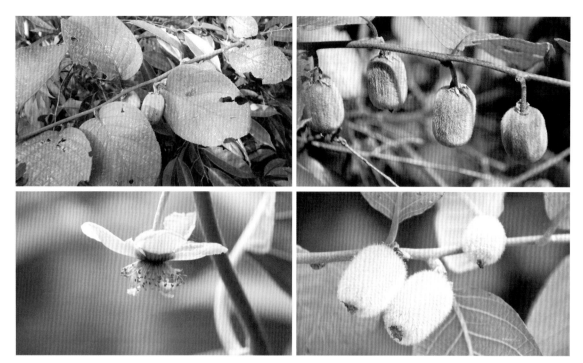

【基原】来源于猕猴桃科 Actinidiaceae 猕猴桃属 *Actinidia* 毛花猕猴桃 *Actinidia eriantha* Benth. 的根、根皮和叶入药。

【形态特征】大藤本。叶纸质，卵形至阔卵形，长 8~16cm，宽 6~11cm，顶端短尖至短渐尖，基部圆形、截形或浅心形，边缘具硬尖小齿，叶面草绿色，幼嫩时散被糙伏毛，成熟后很快秃净，仅余中脉和侧脉上有少数糙毛，背面粉绿色，密被乳白色或淡污黄色星状茸毛，侧脉 7~8 对，横脉发达，显著可见；叶柄短且粗，长 1.5~3cm，被毛。聚伞花序简单，1~3 花，被毛较蓬松，花序柄长 5~10mm，花柄长 3~5mm；苞片钻形，3~4mm；花直径 2~3cm；萼片 2~3 片，淡绿色，瓢状阔卵形，长约 9mm，两面密被茸毛，外面被毛松而厚，内面被毛紧而薄；花瓣顶端和边缘橙黄色，中央和基部桃红色，倒卵形，长约 14mm；雄蕊极多，可达 240 枚（♂花），花药黄色，长圆形，长约 1mm；子房球形，密被白色茸毛，花柱长 3~4mm。果柱状卵球形，长 3.5~4.5cm，直径 2.5~3cm，密被不脱落的乳白色茸毛，宿存萼片反折，果柄长达 15mm。花期 5~6月；果期 11月。

【生境】生于海拔 100~1400m 山地林缘、溪边、路旁或灌丛中。

【分布】浙江、广东、江西、福建、湖南、广西、贵州。

【采集加工】夏、秋采收，根、根皮、叶晒干。

【性味归经】味微辛，性寒。

【功能主治】抗癌，消肿解毒。根：治胃癌，乳腺癌，食管癌，腹股沟淋巴结炎，疮疖，皮炎。根皮：外用治跌打损伤。叶：外用治乳腺炎。

【用法用量】根 30~60g，水煎服；根皮、叶外用适量，捣烂敷患处。

4.56.4 多花猕猴桃

ACTINIDIAE LATIFOLIAE CAULIS ET FOLIUM

【别名】阔叶猕猴桃、羊奶子、多果猕猴桃

【基原】来源于猕猴桃科 Actinidiaceae 猕猴桃属 Actinidia 多花猕猴桃 Actinidia latifolia (Gardn. et Champ.) Merr. 的茎和叶入药。

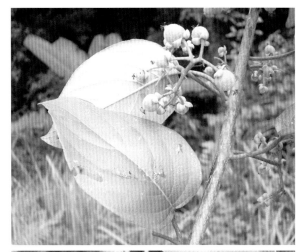

【形态特征】藤本。叶坚纸质，阔卵形，长 8~13cm，宽 5~8.5cm，顶端短尖至渐尖，基部浑圆或浅心形、截平形和阔楔形，边缘具小齿，叶面草绿色或橄榄绿色，无毛，有光泽，背面密被灰色至黄褐色紧密的星状茸毛，侧脉 6~7 对，横脉显著可见；叶柄长 3~7cm。花序为 3~4 歧多花的大型聚伞花序，花序柄长 2.5~8.5cm，化柄 0.5~1.5cm，果期伸长并增大，雄花花序远较雌性花的为长，从上至下厚薄不均地被黄褐色短茸毛；苞片小，条形，长 1~2mm；花有香气，直径 14~16mm；萼片 5 片，淡绿色，瓢状卵形，长 4~5mm，宽 3~4mm，花开放时反折，两面均被污黄色短茸毛，内面较薄；花瓣 5~8 片，前半部及边缘部分白色，下半部的中央部分橙黄色，长圆形或倒卵状长圆形，长 6~8mm，宽 3~4mm，开放时反折；子房圆球形，长约 2mm，密被污黄色茸毛，花柱长 2~3mm。果暗绿色，圆柱形或卵状圆柱形，长 3~3.5cm，直径 2~2.5cm，具斑点，无毛或仅在两端有少量残存茸毛。

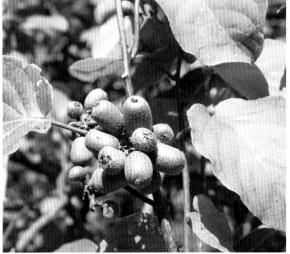

【生境】生于海拔 50~1400m 的山地灌丛或疏林中。

【分布】长江以南各地。越南、老挝、柬埔寨、马来西亚也有分布。

【采集加工】夏、秋季采收，茎、叶晒干。

【性味归经】味淡、涩，性平。

【功能主治】清热除湿，解毒，消肿止痛。治咽喉肿痛，泄泻。

【用法用量】15~30g，水煎服。治痈疮肿痛，外用鲜叶适量煎水洗或捣烂敷患处。

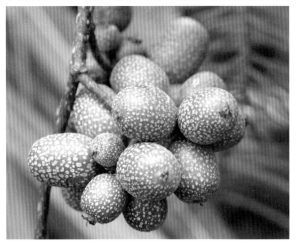

4.57　水东哥科

4.57.1　水东哥

SAURAUIAE TRISTYLAE RADIX ET FOLIUM

【别名】米花树、山枇杷

【基原】来源于水东哥科 Saurauiaceae 水东哥属 *Saurauia* 水东哥 *Saurauia tristyla* DC. 的根和叶入药。

【形态特征】灌木或小乔木，高常 3~6m，稀达 12m；小枝无毛或被茸毛，被爪甲状鳞片或钻状刺毛。叶纸质或薄革质，倒卵状椭圆形、倒卵形、长卵形，稀阔椭圆形，长 10~28cm，宽 4~11cm，顶端短渐尖至尾状渐尖，基部楔形，稀钝，叶缘具刺状锯齿，稀为细锯齿；侧脉 8~20 对，两面中、侧脉具钻状刺毛或爪甲状鳞片，叶面侧脉内具 1~3 行偃伏刺毛或无；叶柄具钻状刺毛，有茸毛或否。聚伞式花序，1~4 枚簇生于叶腋或老枝落叶叶腋，被毛和鳞片，长 1~5cm，分枝处具苞片 2~3 枚，苞片卵形，花柄基部具 2 枚近对生小苞片；小苞片披针形或卵形，长 1~5mm；花粉红色或白色，小，直径 7~16mm；萼片阔卵形或椭圆形，长 3~4mm；花瓣卵形，长 8mm，顶部反卷；雄蕊 25~34 枚；子房卵形或球形，无毛，花柱 3~4 枚，稀 5 枚，中部以下合生。果球形，白色，绿色或淡黄色，直径 6~10mm。

【生境】生于低山、丘陵、山谷林下或沟边阴湿处。

【分布】云南、广西、广东、海南、香港、福建等地。

【采集加工】夏、秋采收，将根、叶晒干。

【性味归经】味微苦，性凉。归肺经。

【功能主治】清热解毒，止咳，止痛。治风热咳嗽，风火牙痛。

【用法用量】根 9~15g，水煎服。治烧、烫伤，用叶研粉调香油或用药膏外搽患处。

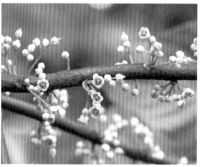

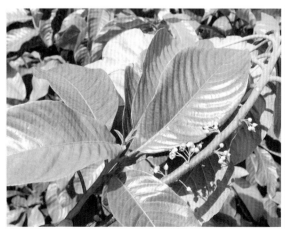

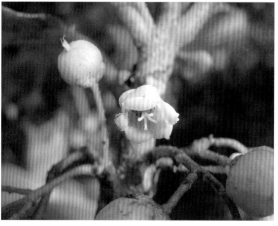

4.58 桃金娘科

4.58.1 岗松

BAECKEAE FRUTESCENTIS RAMUS FRUCTIFER ET FLORIFER

【别名】扫把枝、铁扫把

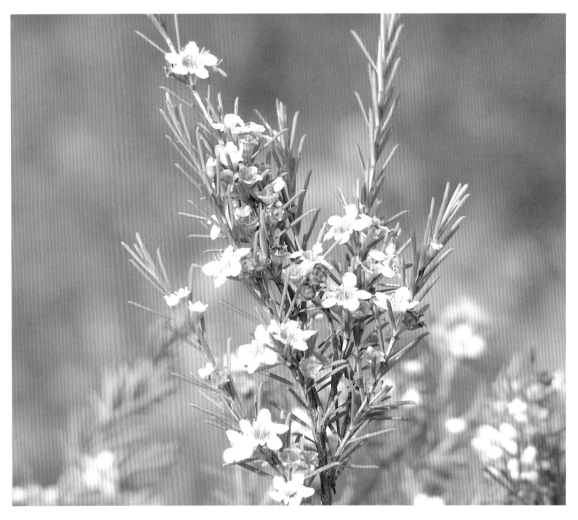

　　【基原】来源于桃金娘科 Myrtaceae 岗松属 *Baeckea* 岗松 *Baeckea frutescens* L. 的带花、果的枝、叶入药。

　　【形态特征】灌木，有时为小乔木；嫩枝纤细，多分枝。叶小，无柄，或有短柄，叶片狭线形或线形，长 5~10mm，宽 1mm，顶端尖，上面有沟，下面突起，有透明油腺点，干后褐色，中脉 1 条，无侧脉。花小，白色，单生于叶腋内；苞片早落；花梗长 1~1.5mm；萼管钟状，长约 1.5mm，萼齿 5 枚，细小三角形，端急尖；花瓣圆形，分离，长约 1.5mm，基部狭窄成短柄；雄蕊 10 枚或稍少，成对与萼齿对生；子房下位，3 室，花柱短，宿存。蒴果小，长约 2mm；种子扁平，有角。花期夏、秋季。

　　【生境】生于旷野、荒山、山坡、山岗上。

　　【分布】我国南部。东南亚余部也有分布。

　　【采集加工】夏季花开时将枝叶及花、果采下，阴干。

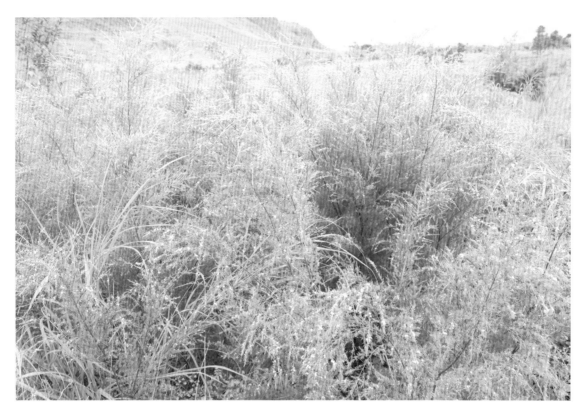

【药材性状】本品叶有短柄，叶片线形或线状钻形，长 0.5~1cm，宽 0.3~0.5mm，黄绿色，顶端短尖，基部渐狭，全缘，密生透明圆形油点，上面有直槽，下面隆起。通常杂有细小、黄白色的花朵和长约 1mm 的蒴果。气微香，味苦、涩。以叶色绿、气香者为佳。

【性味归经】味辛、苦、涩，性凉。归肺、脾经。

【功能主治】祛风除湿，解毒利尿，止痛止痒。内服治急性肠胃炎。外用治滴虫阴道炎和皮肤湿疹。

【用法用量】15~30g，水煎服。外用适量，捣敷或煎汤洗。

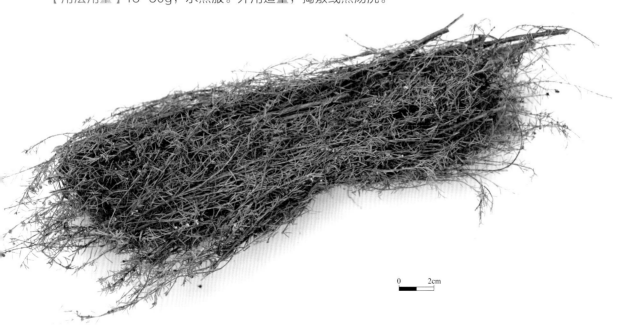

0   2cm

4.58.2 水翁

CLEISTOCALYCIS OPERCULATI CORTEX ET FLOS

【别名】水榕、大蛇药

【基原】来源于桃金娘科 Myrtaceae 水翁属 *Cleistocalyx* 水翁 *Cleistocalyx operculatus* Merr. et Perry 的树皮、根、花蕾及叶入药。

【形态特征】乔木，高 15m，树皮灰褐色，颇厚；树干多分枝，嫩枝压扁，有沟。叶薄革质，长圆形至椭圆形，长 11~17cm，宽 4.5~7cm，顶端急尖或渐尖，基部阔楔形或略圆，两面多透明腺点，侧脉 9~13 对，脉间相隔 8~9mm，以 45°~65° 开角斜向上，网脉明显，边脉离边缘 2mm；叶柄长 1~2cm。圆锥花序生于无叶的老枝上，长 6~12cm。花 2~3 朵簇生，无柄；花蕾卵形，长 5mm，

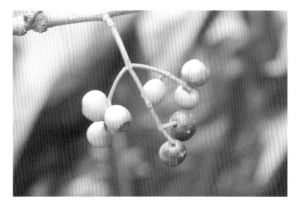

宽 3~5mm，萼管半球形，长 3mm，帽状体长 2~3mm，顶端有短喙；雄蕊长 5~8mm；花柱长 3~5mm。聚生浆果阔圆卵形，长 10~12mm，宽 10~14mm，成熟时紫黑色。花期 5~6 月。

【生境】生于河涌水边、溪旁等地。

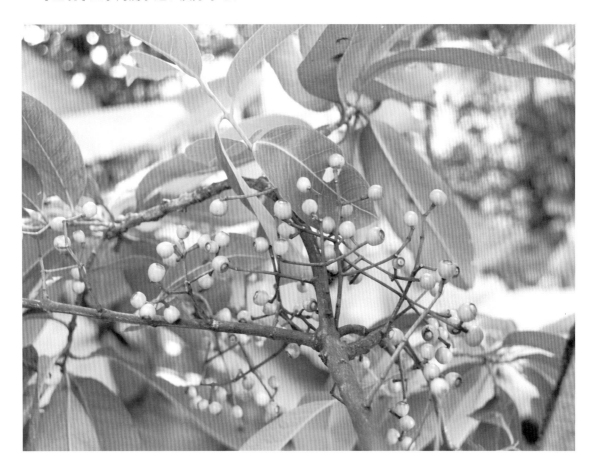

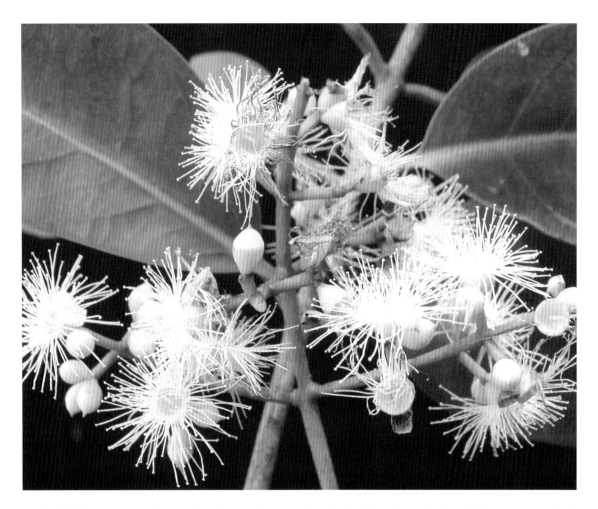

【分布】广东、福建、香港、海南、广西、云南。中南半岛余部、印度、印度尼西亚及大洋洲等地也有分布。

【采集加工】树皮、叶夏、秋季采收，花蕾夏初采收，根全年可采挖，晒干备用。

【性味归经】味苦，性寒。归肺、脾、胃经。

【功能主治】清暑解表，祛湿消滞，消炎止痒。花蕾：治感冒发热，细菌性痢疾，急性胃肠炎，消化不良。根：治黄疸性肝炎。树皮：外用治烧伤，麻风，皮肤瘙痒，脚癣。叶：外用治急性乳腺炎。

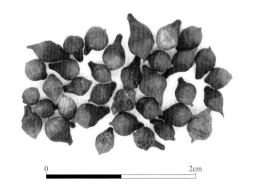

0   2cm

【用法用量】花蕾 9~15g，根 15~30g，水煎服；树皮、叶外用适量鲜品捣烂或水煎洗。

【附方】① 治夏季感冒、消化不良、腹部闷胀：水翁花（花蕾）15g，水煎服。

② 治烧伤：水翁树皮适量，在水中搓 20~30min，使皮汁充分挤出，过滤，取汁液澄清，去掉上层清液，取底层浓液，消毒后备用。用鸭毛或棉花蘸浓液涂患处，每天涂 4~5 次。

③ 治黄疸型传染性肝炎：水翁花根适量，洗净切片，水煎 3 次，浓缩成膏状，低温干燥成固体，研成粉末。每服 0.5g，加白糖适量冲服。每日 3 次。

4.58.3 柠檬桉

EUCALYPTAE CITRIODORAE FOLIUM

【别名】香桉

【基原】来源于桃金娘科 Myrtaceae 桉属 *Eucalyptus* 柠檬桉 *Eucalyptus citriodora* Hook. f. 的叶入药。

【形态特征】大乔木，高达 28m，树干通直，树皮光滑，灰蓝色。幼态叶披针形，稍弯曲，两面有黑色腺点，有浓厚的柠檬气味，有时盾状着生；成长叶狭披针形，顶端渐尖，基部楔形。圆锥花序腋生，花 1~3 朵生于花序分枝上；花梗长 3~4mm，具棱；花蕾倒卵形，长 6~7mm；萼管长约 5mm，帽状体顶端圆形；雄蕊 2 列，花药椭圆形，背部着生，药室平行。蒴果壶形，长 10~12mm，果瓣内藏。花期 4~9 月。

【生境】栽培于山地或路旁。

【分布】华南地区有栽培。原产澳大利亚。

【采集加工】夏、秋季采收，叶晒干备用。

【性味归经】味苦、辛，性温。归脾、胃、肝经。

【功能主治】治痢疾。外用煎汤洗疮疖、皮肤诸病及风湿痛。

【用法用量】10~25g，水煎服。

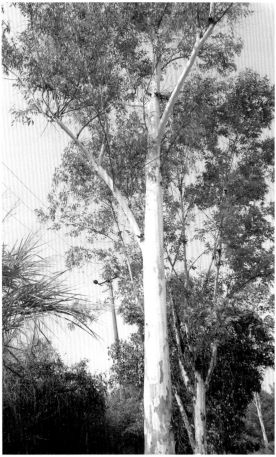
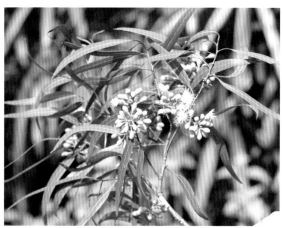
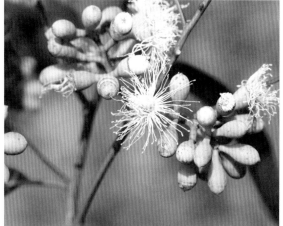

4.58.4　大叶桉

EUCALYPTAE ROBUSTAE RAMULUS

【别名】大叶有加利

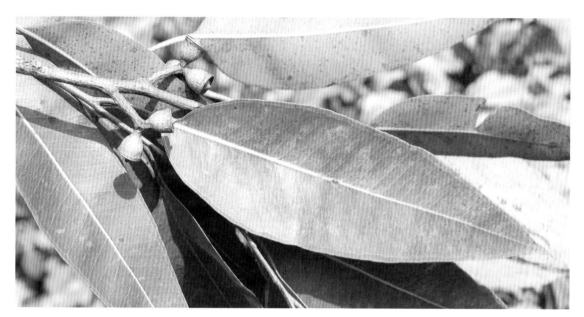

【基原】来源于桃金娘科 Myrtaceae 桉属 *Eucalyptus* 大叶桉 *Eucalyptus robusta* Smith 的叶及小枝入药。

【形态特征】常绿大乔木，高达 20m 或更高；树皮深褐色，厚 2cm，松软，有不规则裂沟；嫩枝有棱。叶互生，但幼态叶对生，革质，卵形或卵状披针形，长 8~15cm，宽达 7cm，顶端渐尖或短渐尖，基部多少不对称，两面有腺点；侧脉多而明显，距边缘 1~1.5mm 连成封闭的边脉；叶柄长 1~2.5cm，幼态叶的叶柄常盾状着生。花 4~8 朵组成腋生聚伞花序，总花梗压扁；花蕾长 1.4~2cm；萼管半球形或倒圆锥形，长 7~9mm；帽状体约与萼管等长，顶端具喙；雄蕊多数，长 1~1.2cm，花药纵裂。蒴果卵状壶形，长 1~1.5cm，上半部略收缩，果瓣 3~4，深藏于萼管内。花期 4~9 月。

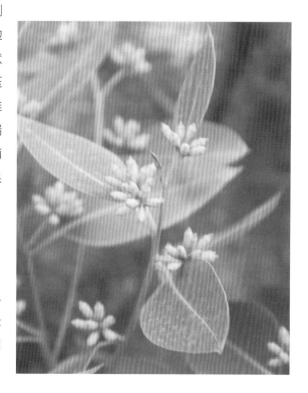

【生境】栽培。

【分布】华南地区有栽培。原产澳大利亚。

【采集加工】全年可采摘，晒干。

【药材性状】本品小枝浅红色，长短不一。叶互生，卵状披针形或卵形，革质，通常长 7~12cm，宽 2.5~4cm，顶端渐尖，基部浑圆且稍不对称，全缘，上面有光泽，下面近灰色，两面无毛，有透明腺点；侧脉极多，细而明显，沿叶缘连成边脉；叶柄长 0.6~1.2cm。揉之有香气，味辛、微苦。以叶片大、香气浓者为佳。

【性味归经】味微辛、苦，性平。归肺、大肠经。

【功能主治】疏风解热，抑菌消炎，防腐止痒。预防流行性感冒、流行性脑脊髓膜炎；治上呼吸道感染，咽喉炎，支气管炎，肺炎，急、慢性肾盂肾炎，肠炎，痢疾，丝虫病。外用治烧、烫伤，蜂窝织炎，乳腺炎，疖肿，丹毒，水田皮炎，皮肤湿疹，脚癣，皮肤消毒。

【用法用量】9~15g，水煎服。内服不宜过量。外用适量，煎水外洗。

【附方】① 治感冒：鲜大叶桉叶 2000g，桑叶 1500g，煎 2 次，过滤，浓缩成流浸膏状，加入野菊花粉末 500g，搅匀，干燥，磨粉，加白糖适量装袋，每袋 10g。每次 1~2 袋，每日 1~2 次，开水冲服。

② 治丝虫病：新鲜连枝大叶桉叶 30g，切细，加水 3 倍，小火煎 3h，去渣，再浓缩至 60~100ml，于晚上 8 时 30 分 ~10 时 1 次服用，儿童酌减。

③ 治疖肿、皮肤溃疡：取大叶桉叶 1 份，加水 3 份，煎至剩下 1/6 溶液时过滤，再浓缩至滴水成珠为度，以 3∶1 比例加凡士林调匀，外敷患处。

④ 治脓疱疮、湿疹：大叶桉叶、苦楝树皮各适量。煎水外洗，每日 2 次。

⑤ 用于皮肤病消毒：20% 大叶桉叶煎剂溶液。用于针灸及皮下、肌内注射和静脉注射前皮肤消毒。

⑥ 防治水田皮炎：鲜大叶桉叶、鲜乌桕叶各 5000g。捣烂，加水到 50kg，煎 5h，去渣浓缩成流浸膏 4kg，加防腐剂备用。预防：隔 1~2 日搽皮肤 1 次。治疗：视病情而定，每日搽患部数次。

⑦ 治真菌病：a. 肠道真菌病：大叶桉叶、乌桕叶、鸭脚木叶、三桠苦叶各 15~30g，水煎服，每日 2 次。7 天为一个疗程。b. 阴道真菌病：取上述四味药各等量，加水适量煎成流浸膏。用药前先洗净患部，将药膏直接涂布阴道内，每日 1 次，7 天为一个疗程。

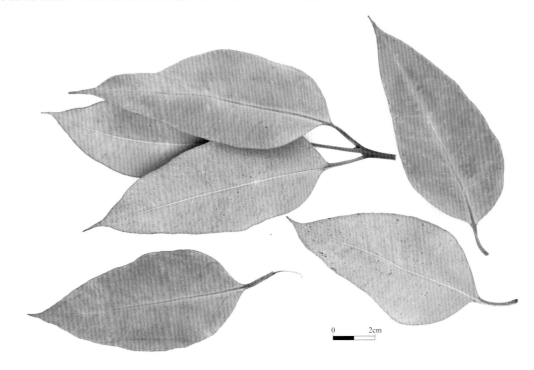

0   2cm

4.58.5 丁香

CARYOPHYLLI FLOS

【别名】丁子香

【基原】来源于桃金娘科 Myrtaceae 番樱桃属 *Eugenia* 丁香 *Eugenia caryophyllata* Thunb. [*Syzygium aromaticum*（L.）Merr. et Perry] 的花蕾入药。

【形态特征】常绿乔木，高达 10m。树皮黄褐色。单叶，叶对生；叶柄明显；叶片长方卵形或长方倒卵形，长 5~10cm，宽 2.5~4cm，顶端渐尖或急尖，基部狭窄常下展成柄，全缘，革质，密布油腺。花芳香，成顶生聚伞圆锥花序，花直径约 6mm；花萼肥厚，筒状，绿色后转紫色，长管状，顶端 4 裂，裂片三角形；花冠白色，稍带淡紫，短管状，4 裂，花芳香，雄蕊多数，花药纵裂；子房下位，与萼管合生，花柱粗厚，柱头不明显。浆果红棕色，长方椭圆形，稍有光泽，长 1~1.5cm，直径 5~8mm，顶端宿存萼片；种子长方形，卵状椭圆形。花期 3~6 月；果期 6~9 月。

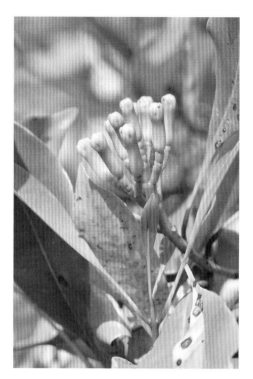

【生境】栽培。

【分布】华南地区有栽培。原产马达加斯加、斯里兰卡、印度尼西亚。

【采集加工】当花蕾由绿色转红时采摘，晒干。

【药材性状】本品呈研棒状，长 1~2cm。花冠圆球形，直径 3~5mm，花瓣 4 片，覆瓦状抱合，棕褐色或褐黄色，花瓣内为雄蕊和花柱，搓碎后可见众多黄色细粒状的花药；萼筒圆柱状，略扁，有的稍弯曲，长 7~14mm，直径 3~6mm，红棕色或棕褐色，上部有 4 枚三角形的萼片，十字状分开。质坚实，富油性。气芳香浓烈，味辛辣、有麻舌感。

【性味归经】味辛，性温。归脾、胃、肺、肾经。

【功能主治】暖胃降逆，补肾壮阳。治脾胃虚寒，呃逆，呕吐，心腹冷痛，痢疾，疝癖，疝气。

【用法用量】1.5~3g，水煎服。

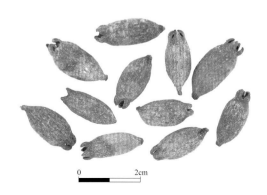

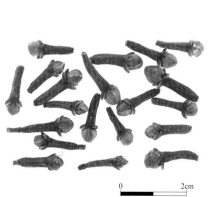

4.58.6　白千层

MELALEUCAE LEUCADENDRIS FOLIUM

【别名】千层皮、千层纸、玉树

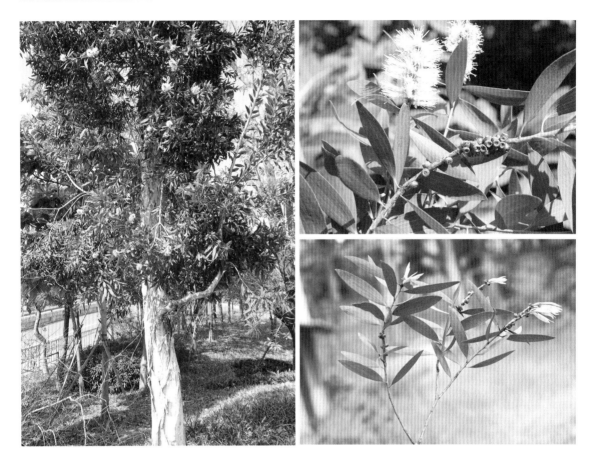

　　【基原】来源于桃金娘科 Myrtaceae 白千层属 *Melaleuca* 白千层 *Melaleuca leucadendron* L. 的树皮、叶入药。

　　【形态特征】乔木，高达 18m；树皮灰白色，厚而松软，呈薄层状剥落；嫩枝灰白色。叶互生，叶片革质，披针形或狭长圆形，长 4~10cm，宽 1~2cm，两端尖，基出脉 3~5（7）条，多油腺点，香气浓郁；叶柄极短。花白色，密集于枝顶成穗状花序，长达 15cm，花序轴常有短毛；萼管卵形，长 3mm，有毛或无毛，萼齿 5 枚，圆形，长约 1mm；花瓣 5 片，卵形，长 2~3mm，宽 3mm；雄蕊约长 1cm，常 5~8 枚成束；花柱线形，比雄蕊略长。蒴果近球形，直径 5~7mm。花期每年多次。

　　【生境】栽培。

　　【分布】华南地区有栽培。原产澳大利亚。

　　【采集加工】夏、秋季采收，树皮、叶晒干。

　　【性味归经】味辛，性凉。归肝、胃、心经。

　　【功能主治】祛风解表，散瘀。治感冒发热，风湿骨痛，肠炎腹泻。外用治过敏性皮炎，湿疹。

　　【用法用量】9~15g，水煎服。外用，煎水洗患处。

4.58.7 番石榴

PSIDII GUAJAVI FRUCTUS

【别名】鸡矢果

【基原】来源于桃金娘科 Myrtaceae 番石榴属 *Psidium* 番石榴 *Psidium guajava* L. 的叶和果实入药。

【形态特征】乔木，高达 13m；树皮平滑，灰色，片状剥落；嫩枝有棱，被毛。叶革质，长圆形至椭圆形，长 6~12cm，宽 3.5~6cm，顶端急尖或钝，基部近于圆形，叶面稍粗糙，背面有毛，侧脉 12~15 对，常下陷，网脉明显；叶柄长 5mm。花单生或 2~3 朵排成聚伞花序；萼管钟形，长 5mm，有毛，萼帽近圆形，长 7~8mm，不规则裂开；花瓣长 1~1.4cm，白色；雄蕊长 6~9mm；子房下位，与萼合生，花柱与雄蕊等长。浆果球形、卵圆形或梨形，长 3~8cm，顶端有宿存萼片，果肉白色及黄色，胎座肥大，肉质，淡红色；种子多数。

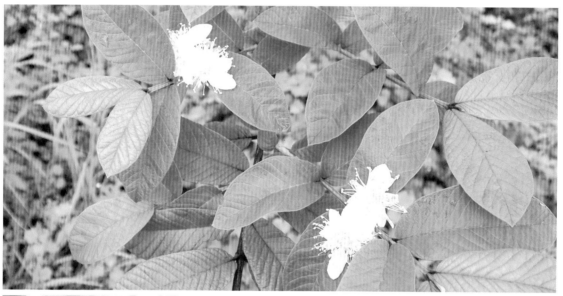

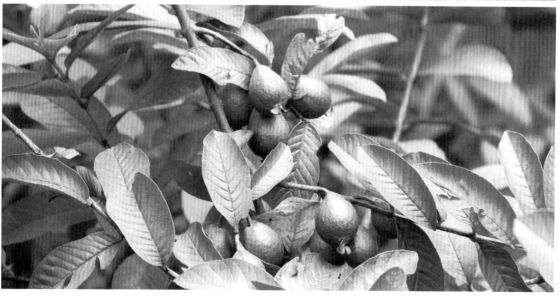

【生境】栽培或逸为野生；生于旷野和村庄附近。

【分布】广东、海南、台湾、福建、广西、云南、贵州、四川有栽培。原产南美洲，现广布于全球热带地区。

【采集加工】夏、秋采收，将叶、果晒干。

【性味归经】味甘、涩，性平。归大肠经。

【功能主治】收敛止泻，消炎止血。叶、果：治急、慢性肠胃炎，痢疾，小儿消化不良。鲜叶：外用治跌打扭伤，外伤出血，臁疮久不愈合。

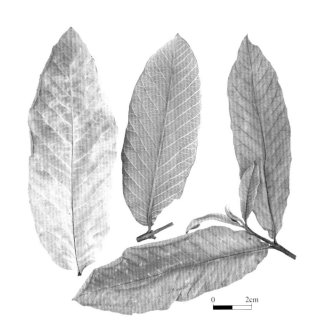

【用法用量】25~50g，水煎服。外用适量，鲜叶捣烂敷患处。

【附方】① 治急性胃肠炎、腹泻：番石榴叶30g，大米1把。将番石榴叶切碎和大米一起炒黄后，加水煎服，每日2次。

② 治小儿消化不良：番石榴叶、大田基黄（红根草）各30g，红茶9~12g，炒米粉15~30g。加水1000ml，煎至500ml，加白糖、食盐各适量。每日量：1~6个月250ml；1岁以上500ml；6个月至1岁者酌情加量。均分数次服。症重者按中西医结合方法治疗。酌情禁食6~12h。

③ 治细菌性痢疾、肠炎：番石榴叶、辣蓼、刺针草、凤尾草各30g，甘草3g。加水1000ml，煎至500ml，每服50ml，每日2次。

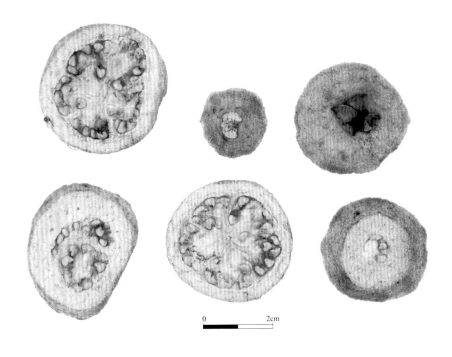

4.58.8 桃金娘

RHODOMYRTI TOMENTOSAE RADIX

【别名】岗稔

【基原】来源于桃金娘科 Myrtaceae 桃金娘属 *Rhodomyrtus* 桃金娘 *Rhodomyrtus tomentosa* (Ait.) Hassk. 的根、叶、花和果实入药。

【形态特征】灌木，高 1~2m；嫩枝有灰白色柔毛。叶对生，革质，叶椭圆形或倒卵形，长 3~8cm，宽 1~4cm，顶端圆或钝，常微凹入，有时稍尖，基部阔楔形，叶面初时有毛，以后变无毛，发亮，背面有灰色茸毛，离基三出脉，直达顶端且相结合，边脉离边缘 3~4mm，中脉有侧脉 4~6 对，网脉明显；叶柄长 4~7mm。花有长梗，常单生，紫红色，直径 2~4cm；萼管倒卵形，长 6mm，有灰茸毛，萼裂片 5，近圆形，长 4~5mm，宿存；花瓣 5 片，倒卵形，长 1.3~2cm；雄蕊红色，长 7~8mm；子房下位，3 室，花柱长 1cm。浆果卵状壶形，长 1.5~2cm，宽 1~1.5cm，熟时紫黑色；种子每室 2 列。花期 4~5 月；果期 8~10 月。

【生境】生于山地、丘陵、山岗、山坡的灌丛中。

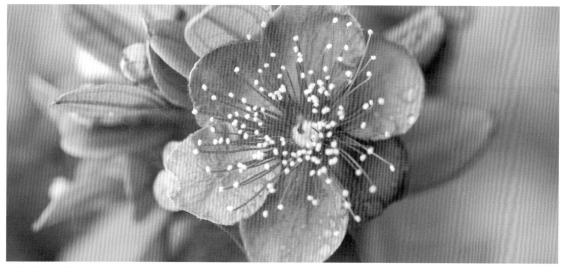

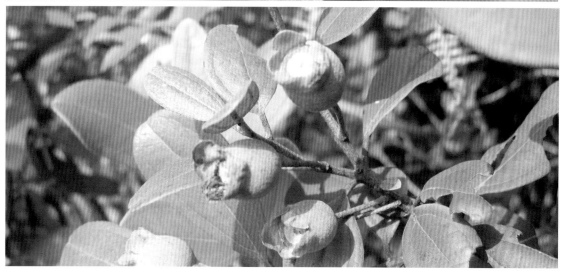

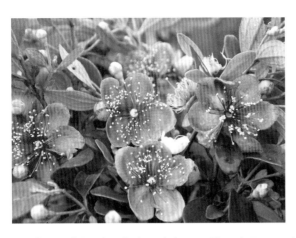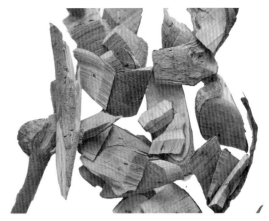

【分布】福建、台湾、广东、香港、广西、云南、贵州、湖南等地。

【采集加工】根、叶夏、秋采收，花夏初采收，果秋季采收，晒干。

【性味归经】味甘、涩，性平。归肝、脾经。

【功能主治】果：补血，滋养，安胎。叶：收敛止泻，止血。花：收敛止血。根：祛风活络，收敛止泻。根：治急、慢性胃肠炎，胃痛，消化不良，肝炎，痢疾，风湿性关节炎，腰肌劳损，功能性子宫出血，脱肛。外用治烧、烫伤。叶：治急性胃肠炎，消化不良，痢疾。外用治外伤出血。果：治贫血，病后体虚，神经衰弱，耳鸣，遗精。花：治咯血，鼻衄。

【用法用量】15~30g；外用鲜品捣烂敷患处或干品研粉调敷患处。

【附方】① 治急慢性肝炎：复方岗稔片，每服 2 片，每日 3 次。

② 治肠炎、痢疾：桃金娘根 1500g，算盘子根、车前草、大田基黄、仙鹤草各 500g。加水 10kg，煎熬浓缩至 2.5kg。每服 15ml，每日 3 次。

③ 治小儿消化不良：桃金娘根、南天竹根各 3~6g。水煎服，每日 1 剂。

④ 治功能性子宫出血：桃金娘根、地菍根各 60g，五月艾叶 15~30g。将上药炒至焦黄，加清水 3 碗，白醋半碗（溃疡患者不加醋），浓煎至 1 碗，分 2 次服。

⑤ 治烧伤：桃金娘根适量，洗净，切片，晒干，炒至半黑，研成细粉，高压消毒后，油调敷患处。

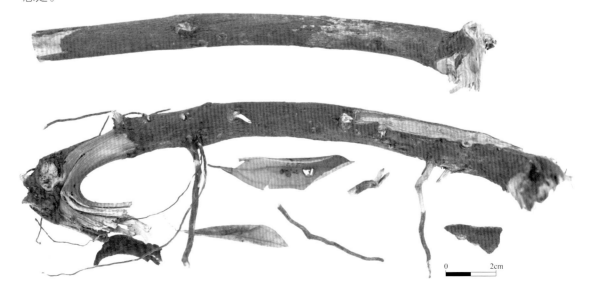

4.58.9　赤楠蒲桃

SYZYGII BUXIFOLII RADIX ET FOLIUM

【别名】赤楠

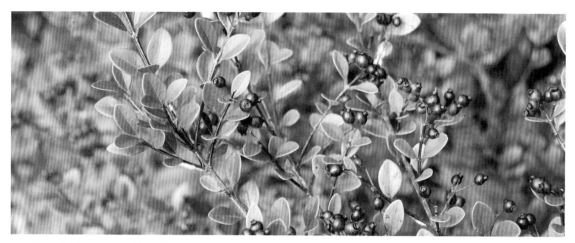

【基原】来源于桃金娘科 Myrtaceae 蒲桃属 Syzygium 赤楠蒲桃 Syzygium buxifolium Hook. et Arn. 的根、根皮和叶入药。

【形态特征】灌木或小乔木，高达 4m；嫩枝有棱，干后黑褐色。叶片革质，阔椭圆形至椭圆形，有时阔倒卵形，长 1.5~3cm，宽 1~2cm，顶端圆或钝，有时有钝尖头，基部阔楔形或钝，叶面干后暗褐色，无光泽，背面稍浅色，有腺点，侧脉多而密，脉间相隔 1~1.5mm，斜行向上，离边缘 1~1.5mm 处结合成边脉，在上面不明显，在下面稍凸起；叶柄长 2mm。聚伞花序顶生，长约 1cm，有花数朵；花梗长 1~2mm；花蕾长 3mm；萼管倒圆锥形，长约 2mm，萼齿浅波状；花瓣 4，分离，长 2mm；雄蕊长 2.5mm；花柱与雄蕊等长。果实球形，直径 5~7mm。花期 6~8 月。

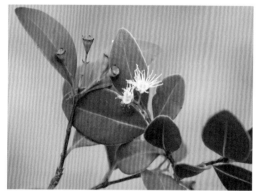

【生境】生于丘陵灌丛中。

【分布】安徽、浙江、台湾、福建、江西、湖南、广东、广西、贵州等地。越南、日本也有分布。

【采集加工】秋季采收，根、根皮、叶晒干。

【性味归经】味甘、微苦、辛，性平。归肾、脾、肝经。

【功能主治】清热解毒，利尿平喘。根、根皮：治水肿，哮喘。外用治烧、烫伤。叶：治痈疽，疔疮，漆疮，烧、烫伤。

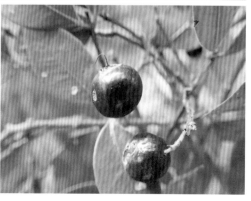

【用法用量】根、根皮 15~30g，水煎服。外用研末，调茶油涂患处。鲜叶外用适量，捣烂敷患处（痈疽）、或水煎洗患处（漆疮），或用干叶研粉，调茶油涂患处。

4.58.10 轮叶蒲桃

SYZYGII GRIJSII RADIX

【别名】三叶赤楠

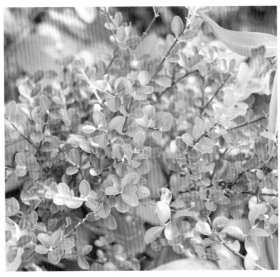
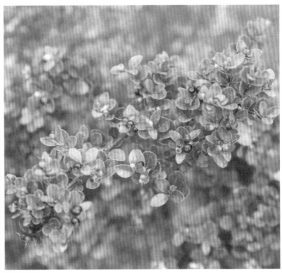

【基原】来源于桃金娘科 Myrtaceae 蒲桃属 Syzygium 轮叶蒲桃 Syzygium grijsii（Hance）Merr. et Perry 的根入药。

【形态特征】灌木，高约 1.5m；嫩枝纤细，有 4 棱，干后黑褐色。叶片革质，细小，常 3 叶轮生，狭窄长圆形或狭披针形，长 1.5~2cm，宽 5~7mm，顶端钝或略尖，基部楔形，上面干后暗褐色，无光泽，下面稍浅色，多腺点，侧脉密，以 50°开角斜行，彼此相隔 1~1.5mm，在下面比上面明显，边脉极接近边缘；叶柄长 1~2mm。聚伞花序顶生，长 1~1.5cm，少花；花梗长 3~4mm，花白色；萼管长 2mm，萼齿极短；花瓣 4，分离，近圆形，长约 2mm；雄蕊长约 5mm；花柱与雄蕊同长。果实球形，直径 4~5mm。花期 5~6 月。

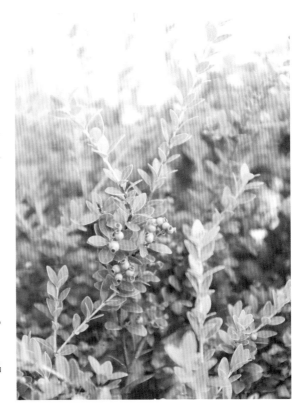

【生境】生于灌丛中。

【分布】浙江、福建、江西、湖南、广西、广东。

【采集加工】全年可采挖根，晒干备用。

【性味归经】味辛，性微温。

【功能主治】祛风散寒，活血破瘀，止痛。治跌打肿痛，风寒感冒，风湿头痛。

【用法用量】15~30g，水煎服。外用鲜品捣烂敷患处。

4.58.11 蒲桃

SYZYGII JAMBONIS CAULIS ET FRUCTUS

【别名】水蒲桃

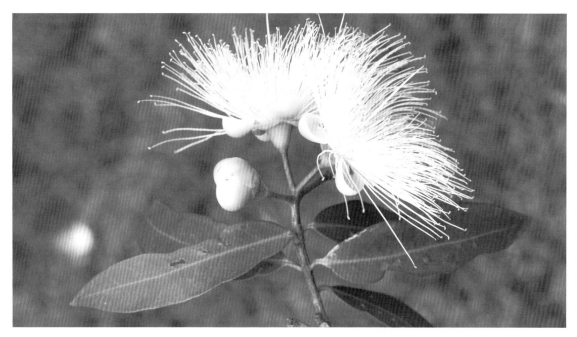

【基原】来源于桃金娘科 Myrtaceae 蒲桃属 *Syzygium* 蒲桃 *Syzygium jambos*（L.）Alston 的茎、根皮、果实入药。

【形态特征】乔木，高 10m，主干短，广分枝；小枝圆形。叶片革质，披针形或长圆形，长 12~25cm，宽 3~4.5cm，顶端长渐尖，基部阔楔形，叶面多透明细小腺点，侧脉 12~16 对，以 45°开角斜向上，靠近边缘 2mm 处相结合成边脉，侧脉间相隔 7~10mm，在背面明显突起，网脉 明显；叶柄长 6~8mm。聚伞花序顶生，有花数朵，总梗长 1~1.5cm；花梗长 1~2cm，花白色，直径 3~4cm；萼管倒圆锥形，长 8~10mm，萼齿 4 枚，半圆形，长 6mm，宽 8~9mm；花瓣分离，阔卵形，长约 14mm；雄蕊长 2~2.8cm，花药长 1.5mm；花柱与雄蕊等长。果实球形，果皮肉质，直径 3~5cm，成熟时黄色，有油腺点；种子 1~2 颗，多胚。花期 3~4 月；果期 5~7 月。

【生境】生于山溪两侧及村边路旁。

【分布】福建、台湾、广东、海南、香港、广西、云南等地。

【采集加工】夏季采收，将茎、根皮、果实晒干。

【性味归经】味甘、涩，性平。归肺、脾、胃、大肠经。

【功能主治】凉血，收敛。治痢疾，腹泻。

【用法用量】15~30g，水煎服。刀伤出血；鲜根皮捣烂外敷，或用根皮研粉撒敷。

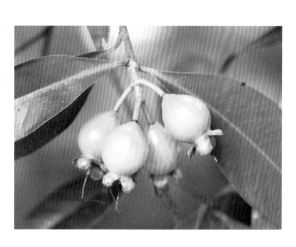

4.59　野牡丹科

4.59.1　柏拉木

BLASTI COCHINCHINENSIS RADIX

【别名】野锦香

【基原】来源于野牡丹科 Melastomataceae 柏拉木属 *Blastus* 柏拉木 *Blastus cochinchinensis* Lour. 的根入药。

【形态特征】灌木，高 0.6~3m。叶纸质或近坚纸质，披针形、狭椭圆形至椭圆状披针形，长 6~12cm，宽 2~4cm，顶端渐尖，基部楔形，3~5 基出脉；叶面被疏小腺点，以后脱落，基出脉下凹，侧脉微凸，背面密被小腺点，基出脉、侧脉明显，隆起，细脉网状，明显；边全缘或具极不明显的小浅波状齿；叶柄长 1~2cm，被小腺点。伞状聚伞花序腋生，总梗长约 2mm，密被小腺点；花梗长约 3mm，密被小腺点；花萼钟状漏斗形，长约 4mm，密被小腺点，钝四棱形，裂片 4（5），广卵形，长约 1mm，具小尖头；花瓣 4（5），白色至粉红色，卵形，顶端渐尖或近急尖，长约 4mm，于右上角突出一小片；雄蕊 4（5），等长，花丝长约 4mm，花药长约 4mm，粉红色，呈屈膝状，药隔微膨大；子房坛形，下位，4 室，顶端具 4 个小突起，被疏小腺点。蒴果椭圆形，4 裂，为宿存萼所包；宿存萼与果等长，檐部平截。花期 6~8 月；果期 10~12 月。

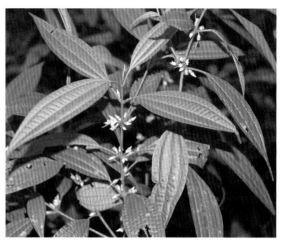

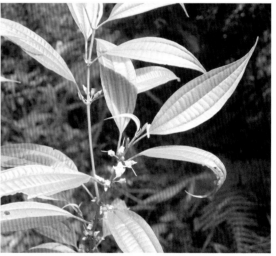

【生境】生于海拔 200~1300m 的开阔林内。

【分布】福建、台湾、广东、广西、海南、云南。印度、越南也有分布。

【采集加工】夏、秋采收，将根晒干。

【性味归经】味涩、微酸，性平。归肝、肾、大肠经。

【功能主治】消肿解毒，收敛止血。治产后流血不止，月经过多，肠炎腹泻。

【用法用量】15~30g，水煎服。治跌打损伤、外伤出血、疮疡溃烂，鲜叶捣烂外敷，或用叶研粉撒敷。

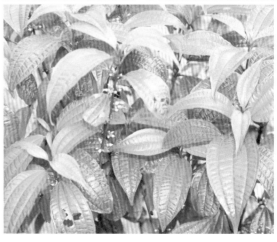

4.59.2　异药花

FORDIOPHYTI FABERI FOLIUM

【别名】酸猴儿、臭骨草、伏毛肥肉草、峨眉异药花

【基原】来源于野牡丹科 Melastomataceae 异药花属 Fordiophyton 异药花 Fordiophyton faberi Stapf 的叶入药。

【形态特征】草本。高 30~80cm；茎四棱形，有槽，无毛，不分枝。叶片膜质，通常在一个节上的叶大小差别较大，广披针形至卵形，长 5~14.5cm，宽 2~5cm，顶端渐尖，基部浅心形，边缘具不甚明显的细锯齿，5 基出脉；叶柄长 1.5~4.3cm。不明显的聚伞花序或伞形花序，顶生，总梗长 1~3cm，无毛，基部有 1 对生叶，常早落；伞梗基部具 1 圈覆瓦状排列的苞片；花萼长漏斗形，具四棱，长 1.4~1.5cm，被腺毛及白色小腺点，具 8 脉，其中 4 脉明显，裂片长三角形或卵状三角形，顶端钝，长约 4.5mm，被疏腺毛及白色小腺点，具腺毛状缘毛；花瓣红色或紫红色，长圆形，顶端偏斜，具腺毛状小尖头，长约 1.1cm；雄蕊长者花丝长约 1.1cm，花药线形，长约 1.5cm，弯曲；短者花丝长约 7mm，花药长圆形，长约 3mm，基部不呈羊角状；子房顶端具膜质冠，冠檐具缘毛。蒴果倒圆锥形，顶孔 4 裂，最大处直径约 5mm。花期 8~9 月；果期约 6 月。

【生境】生于海拔 600~1100m 的林下或岩石上潮湿的地方。

【分布】四川、云南、贵州、湖南、广东。

【采集加工】夏、秋季采收，叶晒干。

【性味归经】味辛、苦，性凉。

【功能主治】补虚，祛风除湿，清肺解毒。治老人体虚，小儿衰弱，风湿痹痛，肺热咳嗽，漆疮。

【用法用量】5~15g，水煎服。外用鲜品捣烂敷患处。

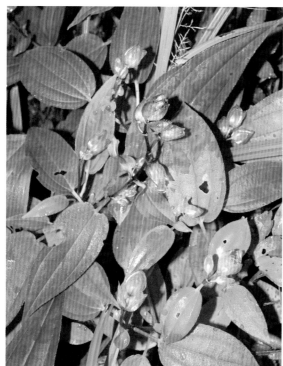
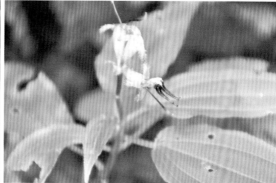
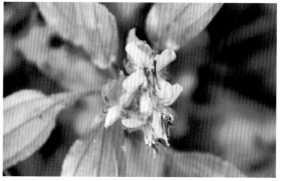

4.59.3　肥肉草

FORDIOPHYTI FORDII HERBA

【别名】酸酒子、酸杆、福笛木、羊刀尖、棱茎木

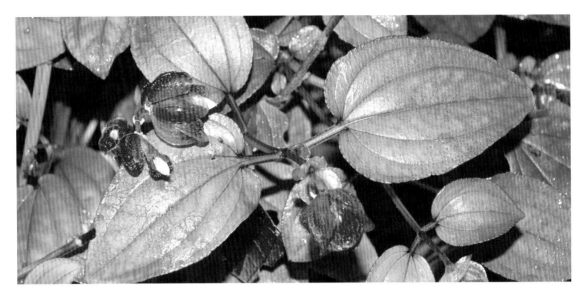

【基原】来源于野牡丹科 Melastomataceae 异药花属 *Fordiophyton* 肥肉草 *Fordiophyton fordii*（Oliv.）Krass. 的全草入药。

【形态特征】草本，高 30~80cm；茎四棱形，常具槽，棱上常具狭翅，无毛。叶片膜质，常同一节上的 1 对叶不等大，阔披针形至卵形或椭圆形，长 6~10cm，宽 3~5cm，顶端渐尖，基部浅心形至圆形，边缘具细锯齿，齿尖具刺毛，基出脉 5~7 条，叶面无毛或有时于基出脉行间具极疏的细糙伏毛，背面无毛，密布白色小腺点；叶柄长 2~6cm。圆锥花序，顶生，长 12~20cm，总梗长 6~15cm，无毛，四棱形，总苞片扁圆形或阔卵形，膜质，长 1~1.8cm，宽 1.2~2cm，无毛，具白色小腺点，早落；花梗长 5~15mm，四棱形，密被腺毛；花萼长约 1.3cm，具四棱，裂片长圆形，顶端圆形，长约 5mm，具腺毛状缘毛，具白色小腺点；花瓣白色带红、淡红色、红色或紫红色，倒卵状长圆形，顶端圆形，具 1 腺毛尖头，长约 12mm，宽约 5mm，无毛；雄蕊长者长约 24mm，花药线形，基部钝，无瘤，长约 14mm；子房顶端具膜质冠，冠檐具缘毛。蒴果倒圆锥形，具四棱，最大处直径 4~5mm。

【生境】生于海拔 540~1700m 的山谷疏密林下阴湿的地方。

【分布】浙江、海南、广东、江西、福建、广西、湖南、贵州。

【采集加工】夏、秋采收，将全草晒干。

【性味归经】味甘、苦，性凉。归胃、大肠经。

【功能主治】清热利湿，凉血消肿。治痢疾，腹泻，吐血，痔血。

【用法用量】6~15g，水煎服。

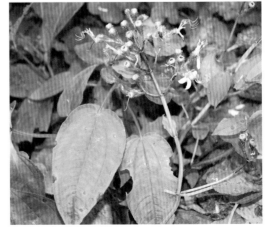

4.59.4 多花野牡丹

MELASTOMATIS AFFINIS RADIX ET FOLIUM

【基原】来源于野牡丹科 Melastomataceae 野牡丹属 Melastoma 多花野牡丹 Melastoma affine D. Don 的根和叶入药。

【形态特征】灌木，高约 1m；茎钝四棱形，密被紧贴的鳞片状糙伏毛。叶坚纸质，披针形、卵状披针形或近椭圆形，顶端渐尖，基部圆形或近楔形，长 5.4~13cm，宽 1.6~4.4cm，全缘，5 基

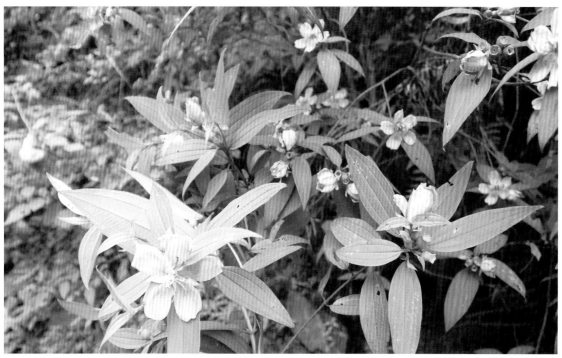

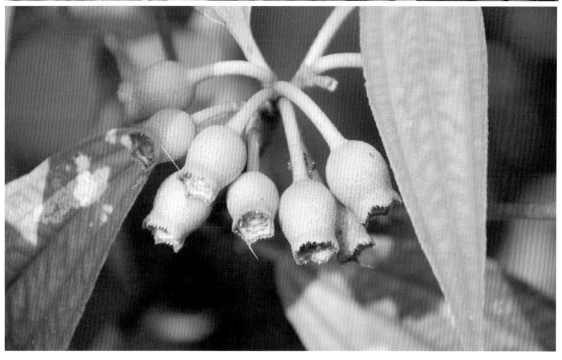

出脉，叶面密被糙伏毛，基出脉下凹，背面被糙伏毛及密短柔毛，基出脉隆起，侧脉微隆起，脉上糙伏毛较密；叶柄长5~10mm。伞房花序生于分枝顶端，近头状，有花10朵以上，基部具叶状总苞2枚；花梗长3~10mm，密被糙伏毛；花萼长约1.6cm，密被鳞片状糙伏毛，裂片阔披针形，与萼管等长或略长，顶端渐尖，具细尖头，里面上部、外面及边缘均被鳞片状糙伏毛及短柔毛；花瓣粉红色至红色，稀紫红色，倒卵形，长约2cm，顶端圆形，仅上部具缘毛；雄蕊长者药隔基部伸长，末端2深裂，弯曲，短者药隔不伸长，药室基部各具1小瘤；子房半下位，密被糙伏毛，顶端具1圈密刚毛。蒴果坛状球形，顶端平截，与宿存萼贴生；宿存萼密被鳞片状糙伏毛。花期2~5月；果期8~12月，稀1月。

【生境】生于山坡、丘陵和旷野间。

【分布】四川、云南、广东、香港、海南、广西、福建、台湾等地。

【采集加工】夏、秋采收，将根、叶晒干。

【性味归经】味苦、涩，性凉。归脾、胃、大肠经。

【功能主治】清热利湿，化瘀止血。治消化不良，肠炎，痢疾，肝炎，衄血。外用治跌打损伤，刀伤出血。

【用法用量】15~30g，水煎服。外用适量鲜品捣烂敷或干叶研粉撒患处。

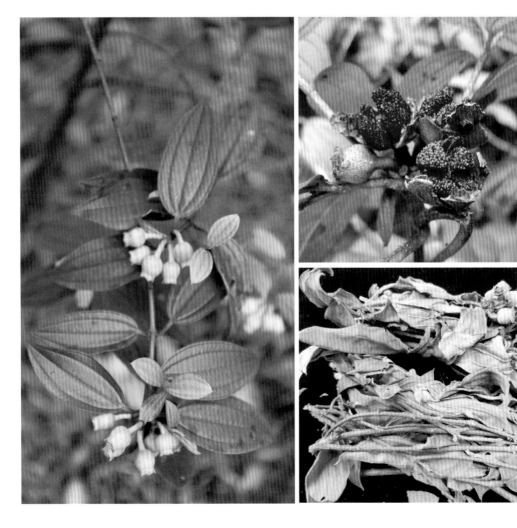

4.59.5 野牡丹

MELASTOMATIS CANDIDI RADIX ET FOLIUM

【别名】罐罐草

【基原】来源于野牡丹科 Melastomataceae 野牡丹属 *Melastoma* 野牡丹 *Melastoma candidum* D.Don 的根和叶入药。

【形态特征】灌木。茎高 0.5~1.5m，多分枝；茎、枝密被紧贴、边缘流苏状的鳞片状糙伏毛。叶厚纸质，卵形或宽卵形，长 4~10cm，宽 2~6cm，全缘，两面被糙伏毛及短柔毛；基出脉 5~7 条；叶柄长 5~15mm，密被鳞片状糙伏毛。伞房状聚伞花序顶生，有花 3~5 朵，基部具总苞片 2 枚；花梗长 3~20mm，密被鳞片状糙伏毛；花萼筒长约 2.2cm，密被鳞片状糙伏毛及柔毛，萼裂片卵形；花瓣倒卵形，密被缘毛；长雄蕊的药隔基部伸长，弯曲，末端 2 深裂，短雄蕊的药隔不延伸，花药基部具 1 对小瘤。蒴果卵球形，藏于杯状的花萼筒中，萼筒外密被鳞片状糙伏毛。花期 5~7 月；果期 10~12 月。

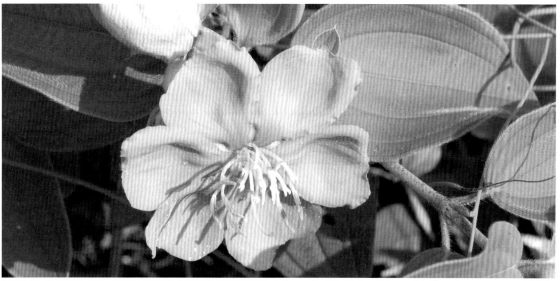

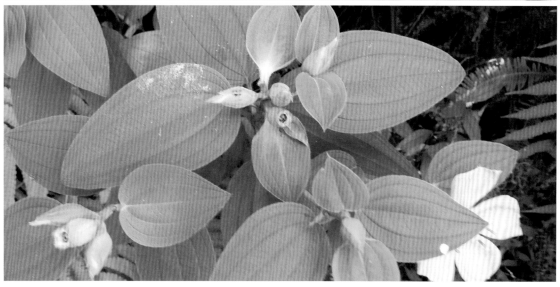

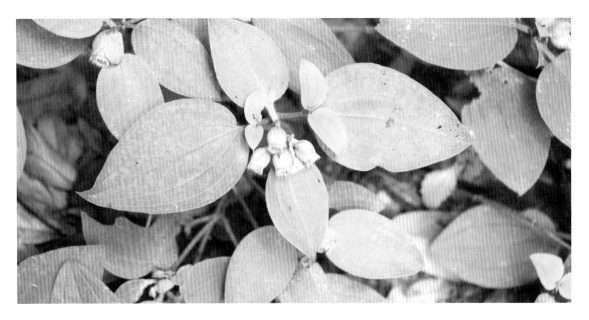

【生境】本种为酸性土的指示植物，旷野间最常见。

【分布】广东、海南、福建、台湾、广西、云南等地。越南、日本也有分布。

【采集加工】夏、秋季采收，根、叶晒干备用。

【性味归经】味甘、酸、涩，性平。归脾、胃、肺、肝经。

【功能主治】清热利湿，消肿止痛，散瘀止血。根：治消化不良，肠炎，痢疾，肝炎，衄血，便血，血栓闭塞性脉管炎。叶：外用治跌打损伤，外伤出血。

【用法用量】根 30~60g，水煎服；叶外用适量鲜品捣烂或干品研粉敷患处。

【附方】① 治细菌性痢疾：野牡丹、火炭母各 60g，水煎，分 3 次服，每日 1 剂。亦可用同样剂量保留灌肠。

② 治呕吐泄泻、大热大渴：野牡丹、火炭母各 60g，水煎，分 3 次服。

③ 治泌尿系感染：野牡丹 15g，金樱子根 30g，菝葜 15g，海金沙 9g，积雪草 9g，均用鲜品，水煎服。

④ 治痈肿：鲜野牡丹叶 30~60g，大青叶 10~15g，水煎服，渣捣烂敷患处。

⑤ 治湿疹、皮肤溃疡、脓疱疮：野牡丹适量，苦参、桑白皮各 10~20g，煎水洗患处。

⑥ 治血栓闭塞性脉管炎：野牡丹根 30~60g，算盘子根 60g，土当归、赤芍各 12g，水煎服。另取上药煎水洗患处。

⑦ 治膝盖肿痛：野牡丹 24g，忍冬藤 9g，水煎服，每日 2 次。

⑧ 治跌打损伤：野牡丹 30g，金樱子根 15g，和猪肉加红酒炖服。

⑨ 治乳汁不通：野牡丹 30g，瘦猪肉 120g，酌加酒水炖服。

⑩ 治木薯中毒：野牡丹叶 60g，水煎服。

4.59.6 地菍

MELASTOMATIS DODECANDRIS RADIX

【别名】铺地菍、地茄子

【基原】来源于野牡丹科 Melastomataceae 野牡丹属 *Melastoma* 地菍 *Melastoma dodecandrum* Lour. 的全草或根入药。

【形态特征】匍匐草本，长 10~30cm。叶坚纸质，卵形或椭圆形，顶端急尖，基部阔楔形，长 1~4cm，宽 0.8~2（3）cm，全缘或具密浅细锯齿，3~5 基出脉，叶面常仅边缘被糙伏毛，有时基出脉行间被 1~2 行疏糙伏毛，背面仅沿基部脉上被极疏糙伏毛，侧脉互相平行；叶柄长 2~6mm，有时长达 15mm，被糙伏毛。聚伞花序，顶生，有花（1）3 朵，基部有叶状总苞 2 枚；花梗长 2~10mm，被糙伏毛，上部具苞片 2 枚；苞片卵形，长 2~3mm，宽约 1.5mm，具缘毛，背面被

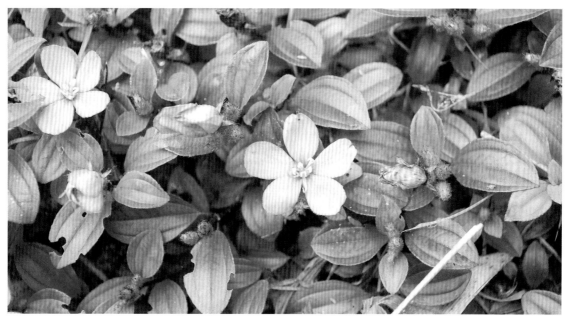

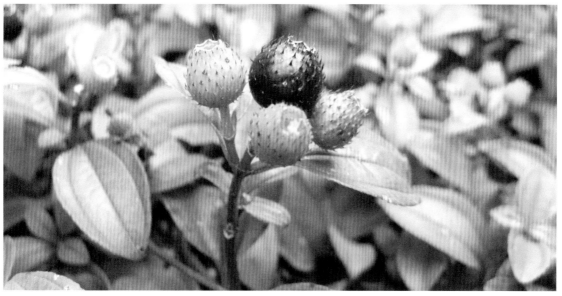

糙伏毛；花萼管长约 5mm，被糙伏毛，毛基部膨大呈圆锥状；花瓣淡紫红色至紫红色，菱状倒卵形，上部略偏斜，长 1.2~2cm，宽 1~1.5cm，顶端有 1 束刺毛，被疏缘毛；雄蕊长者药隔基部延伸，弯曲，末端具 2 小瘤，花丝较伸延的药隔略短，短者药隔不伸延，药隔基部具 2 小瘤；子房下位，顶端具刺毛。果坛状球形，平截，近顶端略缢缩，肉质，不开裂，长 7~9mm，直径约 7mm；宿存萼被疏糙伏毛。花期 5~7 月；果期 7~9 月。

【生境】常生于酸性土壤上。

【分布】长江以南各地。越南亦产。

【采集加工】秋季挖取根或全草，洗净晒干。

【性味归经】味甘、涩，性平。归心、肝、脾、肺经。

【功能主治】清热解毒，祛风利湿，补血止血。预防流行性脑脊髓膜炎，治肠炎，痢疾，肺脓疡，盆腔炎，子宫出血，贫血，白带，腰腿痛，风湿骨痛，外伤出血，蛇咬伤。

【用法用量】30~60g，水煎服。

【附方】① 预防流行性脑脊髓膜炎：50% 鲜地菍煎剂喷喉，每次 2ml，滴鼻每侧每次 0.5ml。

② 治急性肠炎：地菍全草 1000g，算盘子根、叶 1000g，黄荆子 500g，紫珠 750g，加水适量，煎成 1000ml。每服 20~30ml，每日 3~4 次。

③ 治痢疾：地菍根 60g。水煎服，冰糖为引，每日 1 剂。若久痢不愈，加凤尾草 30g，鹅不食草 6g，同煎。

④ 治风湿性关节炎：地菍根 30~60g，牛膝 9g。水酒煎服。

⑤ 治白带：地菍 30g，三白草根 15g，白术、槿花各 9g，猪瘦肉 60g。水炖，服汤食肉，每日 1 剂。

⑥ 治小血管外伤出血：地菍全草 3.5kg，加水 10kg，熬至药液 2.5kg，滤出后加防腐剂，每服 20~40ml（温开水冲服，忌热！），每日 3 次。

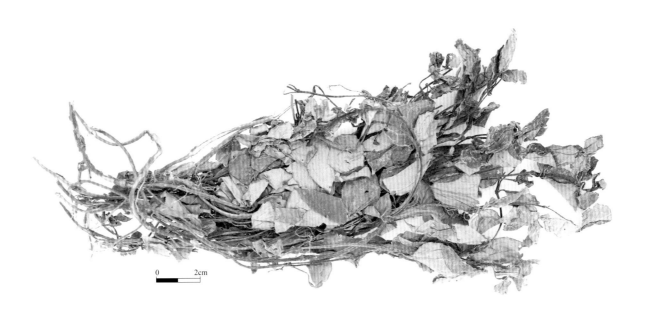

0   2cm

4.59.7 细叶野牡丹

MELASTOMATIS INTERMEDII HERBA

【别名】铺地莲

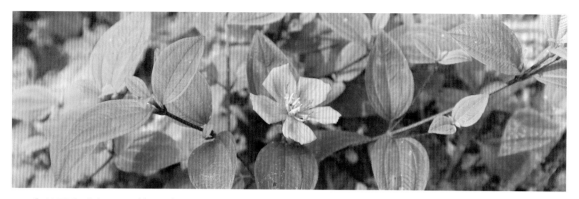

【基原】来源于野牡丹科 Melastomataceae 野牡丹属 *Melastoma* 细叶野牡丹 *Melastoma intermedium* Dunn 全株入药。

【形态特征】小灌木，高 30~60cm。叶坚纸质或略厚，椭圆形或长圆状椭圆形，顶端急尖或钝，基部阔楔形或近圆形，长 2~4cm，宽 8~20mm，全缘，具糙伏毛状缘毛，（3）5 基出脉，叶面密被糙伏毛，基出脉下凹，背面沿脉上被糙伏毛，侧脉互相平行；叶柄长 3~6mm，被糙伏毛。伞房花序，顶生，有花（1）3~5 朵，基部有叶状总苞 2 枚，常较叶小；花梗长 3~5mm，密被糙伏毛，苞片 2 枚，披针形，长 5~10mm，宽 2~4mm，被糙伏毛；花萼管长约 7mm，直径约 5mm，密被略扁的糙伏毛，毛有时具极少分枝，裂片披针形，长约 7mm，外面被糙伏毛，具缘毛，裂片间具 1 小裂片，棒状，较裂片短；花瓣玫瑰红色至紫色，菱状倒卵形，长 2~2.5cm，宽约 1.5cm，顶端微凹，具 1 束刺毛；雄蕊长者药隔基部伸长，弯曲，末端具 2 小瘤，花药基部具 2 小瘤；子房半下位，顶端被刚毛。果坛状球形，平截，顶端略缢缩成颈，肉质，不开裂，长约 8mm，直径约 1cm；宿存萼密被糙伏毛。花期 7~9 月；果期 10~12 月。

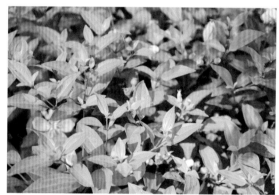

【生境】生于旷野湿地上。

【分布】广东、香港、海南、广西、福建、贵州等地。

【采集加工】夏、秋采收，将全草晒干。

【性味归经】味苦，性凉。

【功能主治】消肿解毒。治痢疾，口疮，疖肿，毒蛇咬伤。

【用法用量】外用鲜品捣烂敷患处或煎水洗患处。

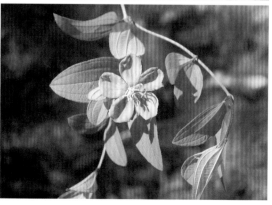

4.59.8 展毛野牡丹

MELASTOMATIS NORMALIS HERBA

【别名】肖野牡丹、白爆牙郎

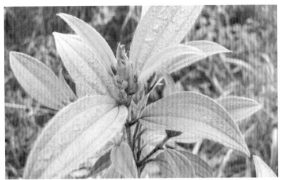
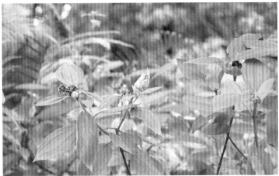

【基原】来源于野牡丹科 Melastomataceae 野牡丹属 *Melastoma* 展毛野牡丹 *Melastoma normale* D. Don 的全株入药。

【形态特征】灌木，高 0.5~3m，茎钝四棱形或近圆柱形，密被平展的长粗毛及短柔毛。叶坚纸质，卵形至椭圆形或椭圆状披针形，顶端渐尖，基部圆形或近心形，长 4~10.5cm，宽 1.4~3.5（5）cm，全缘，5 基出脉，叶面密被糙伏毛，基出脉下凹，侧脉不明显，背面密被糙伏毛及密短柔毛，基出脉隆起；叶柄长 5~10mm，密被糙伏毛。伞房花序生于分枝顶端，具花 3~7（10）朵，基部具叶状总苞片 2 枚；花梗长 2~5mm，密被糙伏毛，毛扁平，边缘流苏状，有时分枝，裂片披针形，稀卵状披针形，与萼管等长或较萼管略长，顶端渐尖，里面上部、外面及边缘具鳞片状糙伏毛及短柔毛，裂片间具 1 小裂片；花瓣紫红色，倒卵形，长约 2.7cm，顶端圆形，仅具缘毛；雄

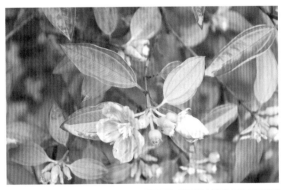

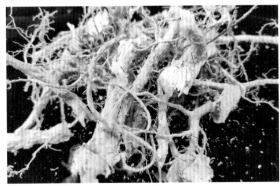

蕊长者药隔基部伸长，末端 2 裂，常弯曲，短者药隔不伸长，花药基部两侧各具 1 小瘤，子房半下位，密被糙伏毛，顶端具 1 圈密刚毛。蒴果坛状球形，顶端平截，宿存萼与果贴生，长 6~8mm，直径 5~7mm，密被鳞片状糙伏毛。

【生境】生于低海拔的开阔的灌草丛中或疏林下。

【分布】四川、西藏、台湾、福建及以南各地。

【采集加工】夏、秋采收，全株晒干。

【性味归经】味甘、酸、涩，性微温。

【功能主治】解毒收敛，消肿，消积滞，止血，止痛。治痢疾，外伤出血，消化不良，肠炎腹泻，便血，月经过多，白带，牙痛，疮疡溃烂。

【用法用量】15~30g，水煎服。

4.59.9 毛菍

MELASTOMATIS SANGUINEI RADIX

【别名】红爆牙郎、红毛菍

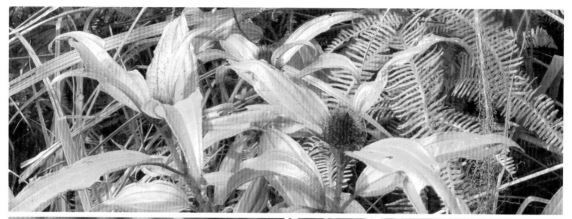

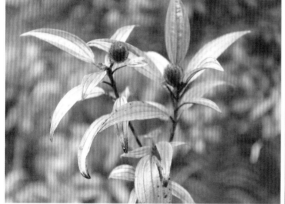
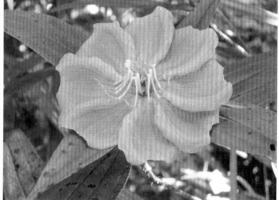

【基原】来源于野牡丹科Melastomataceae野牡丹属*Melastoma*毛菍*Melastoma sanguineum* Sims 的根、叶入药。

【形态特征】灌木。高1.5~3m，茎、枝、叶柄、花梗及花萼被平展的糙伏毛。叶片厚纸质，卵状披针形至披针形，长8~15cm，宽2.5~5cm，全缘，两面被隐藏于表皮下的糙伏毛，顶端渐尖，基部圆形或近楔形，基出脉5条，在背面隆起；叶柄长1.5~2.5cm。伞房花序顶生，有花3~5朵或单花，花梗长约5mm；花萼筒长1~2cm，萼裂片三角形、三角状披针形或菱状长圆形；花瓣粉紫红色，阔倒卵形，长3~5cm；长雄蕊药隔基部伸长，末端2裂，短雄蕊药隔不伸长，基部具2小瘤，子房半下位，密被糙伏毛。蒴果近球形，藏于杯状花萼筒中；宿存萼密被红色糙伏毛；种子镶于肉质胎座内。花期几全年。

【生境】生于丘陵、山坡、荒野间。

【分布】我国南部各地。

【采集加工】夏、秋季采收，根、叶晒干备用。

【性味归经】味涩，性平。

【功能主治】收敛止血，止痢。治腹泻，月经过多，便血，外用治创伤出血。

【用法用量】9~30g，水煎服。外用适量，干叶研粉撒患处。

4.59.10 金锦香

OSBECKIAE CHINENSIS HERBA

【别名】仰天钟、金香炉

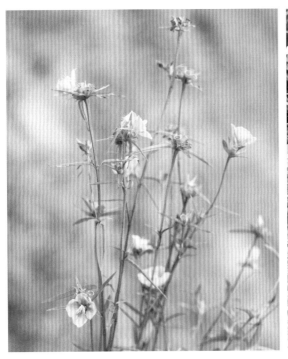 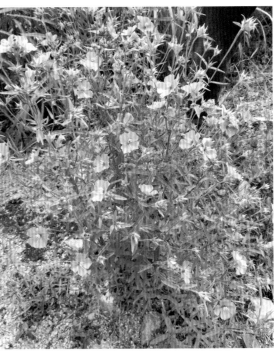

【基原】来源于野牡丹科 Melastomataceae 金锦香属 *Osbeckia* 金锦香 *Osbeckia chinensis* L. 的全草入药。

【形态特征】直立草本或半灌木。高 20~60cm，茎四棱形，被紧贴的糙伏毛。叶对生，线形或线状披针形，极稀卵状披针形，顶端急尖，基部钝或几近圆形，长 2~6cm，宽 3~8（15）mm，

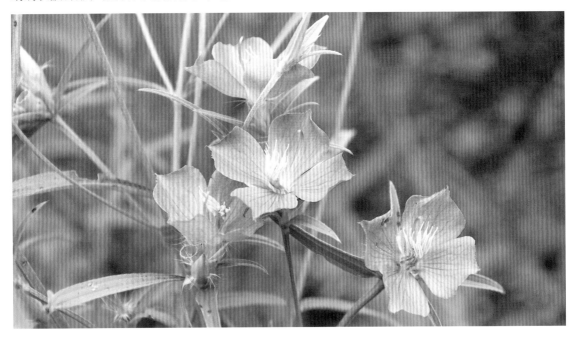

全缘，两面被糙伏毛，基出脉 3~5 条，于背面隆起；叶柄短或几无，被糙伏毛。头状花序顶生，有花 2~10 朵，基部具叶状总苞 2~6 枚，苞片卵形或卵状披针形，被毛或背面无毛；花萼无毛或具 1~5 枚刺毛凸起，裂片 4 枚，具缘毛，各裂片基部间外缘具 1 刺毛凸起；花瓣 4 枚，淡紫红色或粉红色，倒卵形，长约 1cm，具缘毛；雄蕊 8 枚，常偏向 1 侧，花药顶端有长喙；子房近球形，顶端有刚毛 16 条，4 室。蒴果紫红色，卵状球形，4 纵裂，宿存萼坛状；种子细小，马蹄形弯曲。花期 7~9 月；果期 9~11 月。

【生境】生于空旷的山坡上。

【分布】长江以南各地。

【采集加工】夏、秋季采收，将全草切段晒干备用。

【性味归经】味淡，性平。归肺、肝、脾经。

【功能主治】清热利湿，消肿解毒，止咳化痰。治急性细菌性痢疾，阿米巴痢疾，阿米巴肝脓疡，肠炎，感冒咳嗽，咽喉肿痛，小儿支气管哮喘，肺结核咯血，阑尾炎，毒蛇咬伤，疔疮疖肿。

【用法用量】15~60g，水煎服。外用适量，鲜全草捣烂敷患处。

【附方】① 治痢疾、肠炎：金锦香根 60g，水煎服。

② 治阿米巴痢疾：金锦香 30~60g，水煎，早晚空腹各服 1 次。服药期间忌食豆腐、鸡蛋等食物。

③ 治小儿支气管哮喘：金锦香 30g，猪瘦肉 120g，水炖服，连服 6 剂。

④ 治阿米巴肝脓疡：金锦香 30g，生白术 15g，红枣 5 枚。水煎 2 次，早晚分服，每日 1 剂。

⑤ 治风寒咳嗽：金锦香 15g，水煎服。

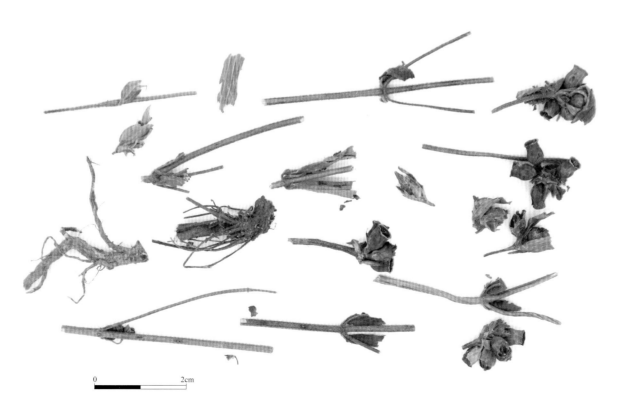

4.59.11 朝天罐

OSBECKIAE OPIPARAE HERBA

【别名】罐子草、线鸡腿、大金钟

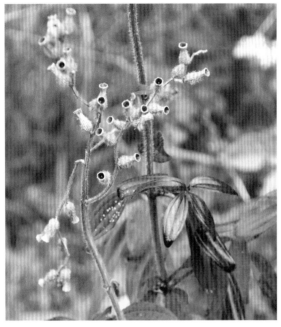
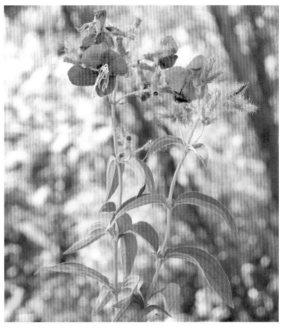

【基原】来源于野牡丹科 Melastomataceae 金锦香属 Osbeckia 朝天罐 Osbeckia opipara C. Y. Wu et C. Chen 的全草入药。

【形态特征】半灌木，高达 1.2m；茎四棱形或稀六棱形，被平贴的糙伏毛或上升的糙伏毛。叶对生或有时 3 枚轮生，叶坚纸质，卵形至卵状披针形，顶端渐尖，基部钝或圆形，长 5.5~11.5cm，宽 2.3~3cm，全缘，具缘毛，两面除被糙伏毛外，尚密被微柔毛及透明腺点，5 基出脉；叶柄长 0.5~1cm，密被平贴糙伏毛。聚伞花序组成圆锥花序，顶生，长 7~22cm；花萼长约 2.3cm，外面除被多轮的刺毛状有柄星状毛外，尚密被微柔毛，裂片 4 枚，长三角形或卵状三角形，长约 1.1cm；花瓣深红色至紫色，卵形，长约 2cm；雄蕊 8 枚，花药具长喙，药隔基部微膨大，末端具刺毛；子房顶端具 1 圈短刚毛，上半部被疏微柔毛。蒴果长卵形，为宿存萼所包，宿存萼长坛状，中部略上缢缩，长 1.4（2）cm，被刺毛状有柄星状毛。花果期 7~9 月。

【生境】生于空旷的山坡上。

【分布】长江以南各地。

【采集加工】夏、秋采收，将全草晒干。

【性味归经】味涩，性温。归肾、肺经。

【功能主治】清热，收敛止血，止咳，抗癌。治菌痢，肠炎，虚咳，咯血，小便失禁，白带过多，肺结核咯血，鼻咽癌，乳腺癌，慢性气管炎。

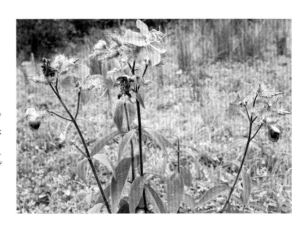

【用法用量】15~30g，水煎服。

4.59.12 蜂斗草

SONERILAE CANTONENSIS HERBA

【别名】桑勒草

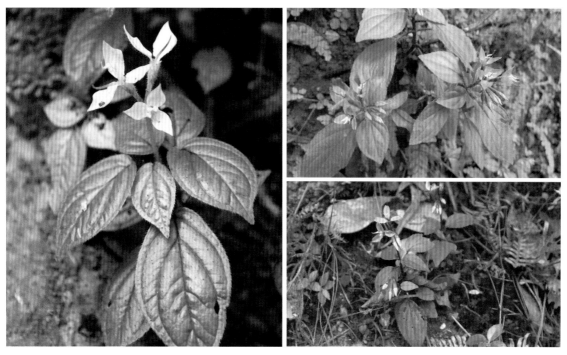

【基原】来源于野牡丹科 Melastomataceae 蜂斗草属 Sonerila 蜂斗草 Sonerila cantonensis Stapf 的全草入药。

【形态特征】草本，高 15~50cm；茎钝四棱形。叶片纸质或近膜质，卵形或椭圆状卵形，长 3~6cm，宽 1.3~3cm，顶端短渐尖或急尖，基部楔形或钝，有时微偏斜，边缘具细锯齿，齿尖具刺毛，叶面无毛或被星散的紧贴短刺毛，中脉微凹，背面有时紫红色，仅脉上被粗毛，叶脉隆起，侧脉通常两对，其中 1 对基出；叶柄长 5~18mm，密被长粗毛及柔毛。蝎尾状聚伞花序或二歧聚伞花序，顶生，有花 3~7 朵；总梗长 1.5~3cm，被微柔毛及疏腺毛；苞片极小，早落；花梗长 1~3mm，略三棱形；花萼钟状管形，长约 7mm，被微柔毛及疏腺毛，略具三棱，具 6 脉，裂片短，阔三角形，长不到 1mm，顶端急尖；花瓣粉红色或浅玫瑰红色，长圆形，长约 7mm，顶端急尖，外面中脉具星散的腺毛；雄蕊 3 枚，等长，常偏向 1 侧，花丝长约 7mm，花药长约 8mm；子房瓶形，顶端具膜质冠，具 3 个缺刻。蒴果倒圆锥形，略具三棱，长 5~7mm，直径 4~5mm，3 纵裂，与宿存萼贴生；宿存萼无毛，具 6 脉。

【生境】生于山谷潮湿处。

【分布】福建、广东、广西、云南等地。

【采集加工】全草鲜用。

【性味归经】味酸，性凉。

【功能主治】通经活络。治跌打肿痛，目生翳膜。

【用法用量】外用鲜品捣烂敷患处。

4.60 使君子科

4.60.1 华风车子

COMBRETI ALFREDII RADIX ET FOLIUM

【别名】水番桃、清凉树

【基原】来源于使君子科 Combretaceae 风车子属 Combretum 华风车子 Combretum alfredii Hance 的根、叶入药。

【形态特征】攀援灌木。叶对生或近对生，叶长椭圆形至阔披针形，长 12~16cm，宽 4.8~7.3cm，顶端渐尖，基部楔尖，全缘，两面无毛而稍粗糙，侧脉 6~10 对，脉腋内有丛生的粗毛，小脉显著，横生，平行；叶柄长 1~1.5cm。穗状花序腋生和顶生或组成圆锥花序，总轴被棕黄色的茸毛和令黄色与橙色的鳞片；花长约 9mm；萼钟状，外面有黄色而有光泽的鳞片和被粗毛，长约 3.5mm，约为子房的 2 倍，萼齿 4 或 5，三角形，直立，渐尖，长 1.5mm，内面具一柠檬黄色而有光泽的大粗毛环；花瓣长约 2mm，黄白色，长倒卵形，基部渐狭成柄，顶端钝圆或稍短尖；雄蕊 8 枚，花丝长，伸出萼外甚长，生于萼管的基部，高出萼齿 4.5mm；子房圆柱状，长约 1.5mm，基部略狭而平截，稍 4 棱形，有鳞片。果椭圆形，有 4 翅，轮廓圆形、近圆形或梨形，长 1.7~2.5cm，被黄色或橙黄色鳞片，翅纸质，等大，成熟时红色或紫红色；果柄长 2~4mm。花期 5~8 月；果期 9 月开始。

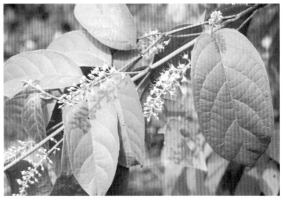
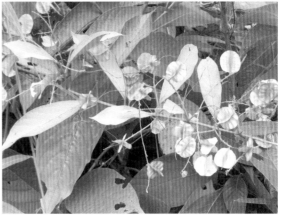
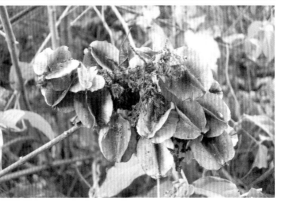

【生境】生于山地、山谷的疏林、林缘或路旁。

【分布】广西、广东、江西、湖南等地。

【采集加工】夏、秋采收，将根、叶晒干。

【性味归经】味甘、淡、微苦，性平。归胃、小肠经。

【功能主治】根：清热利胆。叶：驱虫。根：治黄疸性肝炎。叶：治蛔虫病，鞭虫病。外用鲜叶治烧、烫伤。

【用法用量】根 15~30g，水煎服。干叶 9~18g，或用鲜叶 30g，水煎服。日分 2 次空腹服。外用鲜叶捣烂，调淘米水外敷。

4.60.2　使君子

QUISQUALIS FRUCTUS

【别名】留球子

　　【基原】来源于使君子科 Combretaceae 使君子属 *Quisqualis* 使君子 *Quisqualis indica* L. 的成熟果实入药。

　　【形态特征】攀援灌木，高 2~8m；小枝被棕黄色短柔毛。叶对生或近对生，叶膜质，卵形或椭圆形，长 5~11cm，宽 2.5~5.5cm，顶端短渐尖，基部钝圆，表面无毛，背面有时疏被棕色柔毛，侧脉 7~8 对；叶柄长 5~8mm，无关节，幼时密生锈色柔毛。顶生穗状花序，组成伞房花序式；苞片卵形至线状披针形，被毛；萼管长 5~9cm，被黄色柔毛，顶端具广展、外弯、小型的萼齿 5 枚；花瓣 5 片，长 1.8~2.4cm，宽 4~10mm，顶端钝圆，初为白色，后转淡红色；雄蕊 10 枚，不突出冠外，外轮着生于花冠基部，内轮着生于萼管中部，花药长约 1.5mm；子房下位，胚珠 3 颗。果卵形，短尖，长 2.7~4cm，径 1.2~2.3cm，无毛，具明显的锐棱角 5 条，成熟时外果皮脆薄，呈青黑色或栗色；种子 1 颗，白色，长 2.5cm，径约 1cm，圆柱状纺锤形。花期初夏；果期秋末。

　　【生境】多生于丘陵、平地、山坡、路旁等向阳处的灌木丛中。

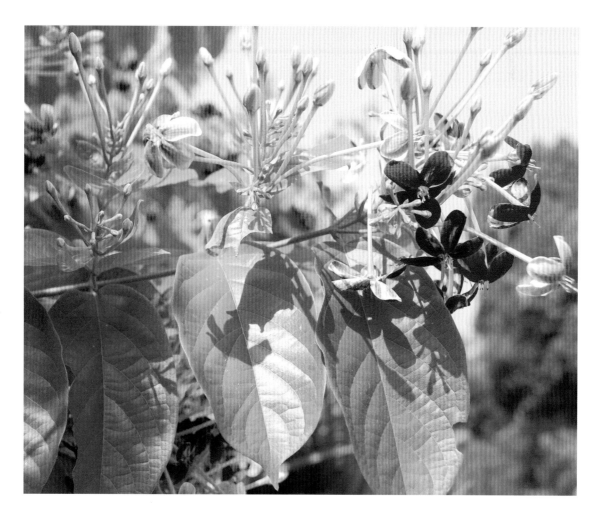

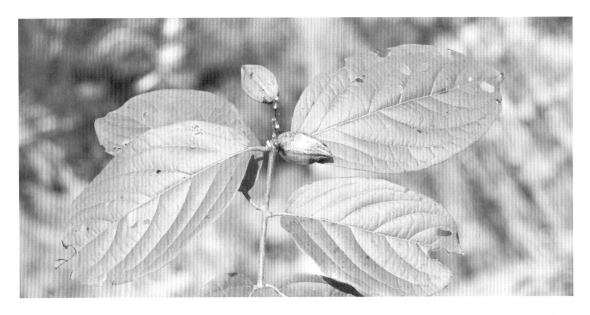

【分布】湖南、江西、福建、台湾、广东、广西、云南、四川等地。印度、缅甸、菲律宾也有分布。

【采集加工】秋季果实成熟，果皮由绿色转为棕黄色时，摘下果实晒干，即为使君子；除去果壳后即为使君子仁。

【药材性状】本品呈卵圆形或椭圆形，轮廓近橄榄状，具5条纵棱，偶有4棱或6~9棱，长2.5~4cm，直径约2cm。表面紫黑色至黑褐色，间有红棕色（广东连州等地产的），光滑。顶端渐尖，下端稍钝圆。质坚硬，横切面呈五角星形，中央为圆形空洞，内有种子1枚。种子长圆形或长椭圆形至纺锤形，长2cm，直径约1cm，有多数纵皱纹，灰黑色或棕褐色，种皮薄而脆，易剥离，露出两片白色或黄绿色、富油质的子叶。气微香，味微甜。以个大、颗粒饱满、种仁色为黄白色者为佳。

【性味归经】味甘，性温；有小毒。归脾、胃经。

【功能主治】驱虫消积。治小儿疳积，蛔虫、蛲虫病，虫积腹痛。

【用法用量】9~12g，水煎服，或取使君子仁清炒，儿童每岁1粒，成人10~15粒，空腹1次嚼服。

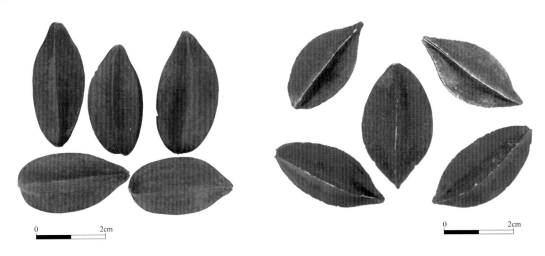

4.60.3 榄仁树

TERMINALIAE CATAPPAE CORTEX ET FOLIUM

【别名】假枇杷

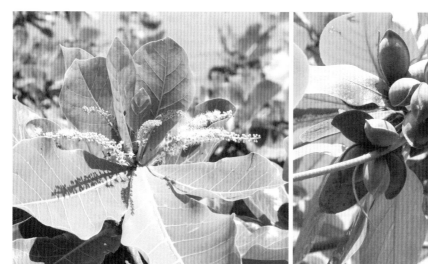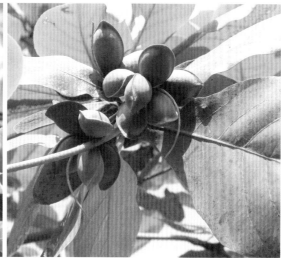

【基原】来源于使君子科 Combretaceae 诃子属 *Terminalia* 榄仁树 *Terminalia catappa* L. 的树皮和叶入药。

【形态特征】大乔木，高达 15m。叶大，互生，常密集于枝顶，叶片倒卵形，长 12~22cm，宽 8~15cm，顶端钝圆或短尖，中部以下渐狭，基部截形或狭心形，两面无毛或幼时背面疏被软毛，全缘，稀微波状，主脉粗壮，叶面下陷而成一浅槽，背面凸起，且于基部近叶柄处被茸毛，侧脉 10~12 对，网脉稠密；叶柄短而粗壮，长 10~15mm，被毛。穗状花序长而纤细，腋生，长 15~20cm，雄花生于上部，两性花生于下部；苞片小，早落；花多数，绿色或白色，长约 10mm；花瓣缺；萼筒杯状，长 8mm，外面无毛，内面被白色柔毛，萼齿 5 枚，三角形，与萼筒几等长；雄蕊 10 枚，长约 2.5mm，伸出萼外；花盘由 5 个腺体组成，被白色粗毛；子房圆锥形，幼时被毛，成熟时近无毛；花柱单一，粗壮；胚珠 2 颗，倒悬于室顶。果椭圆形，常稍压扁，具 2 棱，棱上具翅状的狭边，长 3~4.5cm，宽 2.5~3.1cm，厚约 2cm，两端稍渐尖，果皮木质，坚硬，无毛。花期 3~6 月；果期 7~9 月。

【生境】栽培。

【分布】华南地区有引种栽培。原产马来西亚。

【采集加工】夏、秋采收，树皮、叶晒干。

【性味归经】味微涩，性平。

【功能主治】收敛，化痰止咳。治腹泻下痢，感冒咳嗽，支气管炎。

【用法用量】10~15g，水煎服。

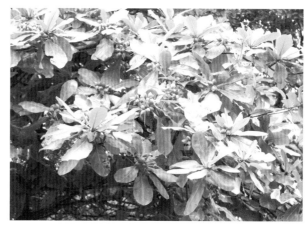

4.60.4 诃子

CHEBULAE FRUCTUS

【别名】诃黎勒

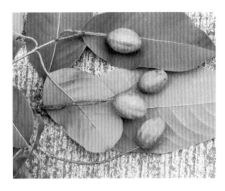

【基原】来源于使君子科 Combretaceae 诃子属 Terminalia 诃子 Terminalia chebula Retz. 的成熟果实入药。

【形态特征】乔木，高达 30m，胸径可达 1m。叶互生或近对生，叶片卵形或椭圆形至长椭圆形，长 7~14cm，宽 4.5~8.5cm，顶端短尖，基部钝圆或楔形，偏斜，边全缘或微波状，两面无毛，密被细瘤点，侧脉 6~10 对；叶柄粗壮，长 1.8~2.3cm，稀达 3cm，距顶端 1~5mm 处有 2（4）腺体。穗状花序腋生或顶生，有时又组成圆锥花序，长 5.5~10cm；花多数，两性，长约 8mm；花萼杯状，淡绿而带黄色，干时变淡黄色，长约 3.5mm，5 齿裂，长约 1mm，三角形，顶端短尖，外面无毛，内面被黄棕色的柔毛；雄蕊 10 枚，高出花萼之上；花药小，椭圆形；子房圆柱形，长约 1mm，被毛，干时变黑褐色；花柱长而粗，锥尖；胚珠 2 颗，长椭圆形。核果坚硬，卵形或椭圆形，长 2.4~4.5cm，直径 1.9~2.3cm，粗糙，青色，无毛，成熟时变黑褐色，通常有 5 条钝棱。花期 5 月；果期 7~9 月。

【生境】栽培。

【分布】华南地区有栽培。原产越南、老挝、柬埔寨、泰国、缅甸、马来西亚、尼泊尔、印度。

【采集加工】秋末冬初果实成熟时采摘，日晒夜露，直至足干。晒时不要翻动，否则变黑、起泡（影响药材外观）。

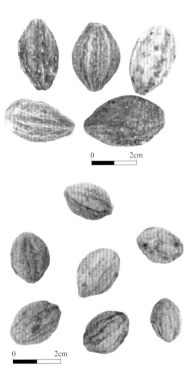

【药材性状】本品长圆形或卵圆形，长 2~4cm，直径 2~2.5cm。表面青棕色或棕黄色，微有光泽，常有纵棱 5 条，很少 6 条，具不规则皱缩。顶端钝圆，基部有圆形疤痕。质坚硬。外果皮与中果皮粘连，果肉厚 2~4mm，浅黄绿色或黄棕色；核坚硬，难砸破。砸开后，内含纺锤形种子 1 枚，种皮薄，黄棕色，子叶 2，白色，相互重叠卷旋。气微，味酸涩后甜。

【性味归经】味苦、酸、涩，性平。归肺、大肠经。

【功能主治】涩肠止泻，敛肺化痰，下气利咽。用于哮喘，肺虚喘咳，咽痛音哑，久泻久痢，便血脱肛。治疗慢性肠炎，慢性气管炎，慢性喉头炎，胃、十二指肠溃疡，痔疮出血。

【用法用量】6~9g，水煎服。

【附方】① 治慢性支气管炎：诃子、甘草各 1.5g，百合 15g，百部 12g。取甘草 1.5g、诃子 0.75g、百合 7.5g，研成细粉，再取百部 12g、百合 7.5g、诃子 0.75g 煎煮浓缩成膏，与药粉混合制成丸剂。每次 4.5g，每日 3 次，饭后服。

② 治胃、十二指肠溃疡：诃子 3.6g，白及 0.6g，甘草 0.6g，延胡索 1.2g，莨菪子（天仙子）0.09g，共研细粉，炼蜜为丸（以上为一丸量）。每次 1 丸，每日 3~4 次。

4.61　红树科

4.61.1　锯叶竹节树

FOLIUM CARALLIAE LONGIPIS

【别名】旁杞木

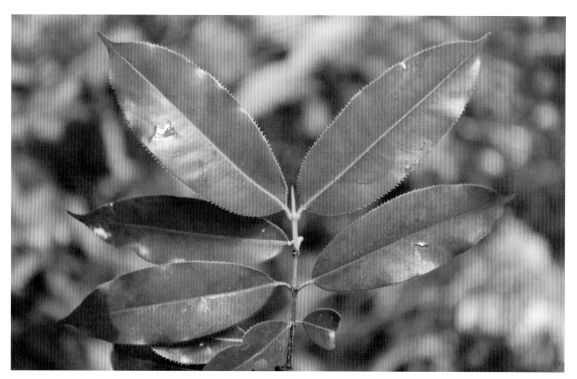

【基原】来源于红树科 Rhizophoraceae 竹节树属 Carallia 锯叶竹节树 Carallia longipes Chun ex W. C. Ko 的叶入药。

【形态特征】灌木或小乔木；小枝和枝干燥时紫褐色，有明显的纺锤形的木栓质皮孔。叶纸质，长圆形，稀倒披针形，长 5~13cm，宽 2.5~5.5cm，顶端渐尖或尾状，基部阔楔形，边缘有篦状小齿；叶柄长 5~6mm。花序具短总花梗，二歧分枝，长 1.5~2cm，或稍长；花具短梗，2~3 朵生于分枝的顶部；小苞片微小，膜质；花萼近圆形，直径 4~6mm，6~7 深裂，裂片长三角形；花瓣白色，盛开时长、宽各 1.8~2mm，顶端 2 裂，边缘皱褶和不规则分裂，花瓣柄长 1.8~1mm。果实球形，直径 6~7mm，成熟时红色，有宿存的红色花萼裂片；种子长圆形或近肾形。花、果期春、夏两季。

【生境】生于山地杂木林内或灌丛中。

【分布】广东、广西、云南。

【采集加工】全年可采，晒干备用。

【性味归经】味苦，性微寒。归肝、肾经。

【功能主治】活血通经，接筋骨。治风湿，跌打，外伤出血。

【用法用量】10~15g，水煎服。外用鲜品捣烂敷患处。

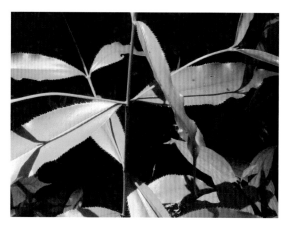

4.61.2 角果木

CERIOPIS TAGAL HERBA

【别名】剪子树、海枷仔、海淀子

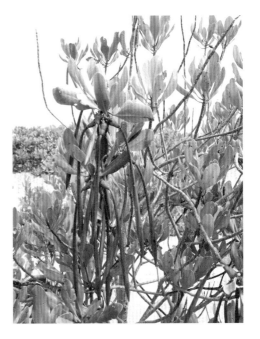

【基原】来源于红树科 Rhizophoraceae 角果木属 *Ceriops* 角果木 *Ceriops tagal*（Perr.）C. B. Rob. 的全株入药。

【形态特征】灌木或乔木，高 2~5m；树干常弯曲；树皮灰褐色，几平滑，有细小的裂纹；枝有明显的叶痕。叶倒卵形至倒卵状长圆形，长 4~7cm，宽 2~3（4）cm，顶端圆形或微凹，基部楔形，边缘骨质，干燥后反卷，中脉在两面凸起，侧脉不明显；叶柄略粗壮，长 1~3cm；托叶披针形，长 1~1.5cm。聚伞花序腋生，具总花梗，长 2~2.5cm，分枝，有花 2~4（10）朵；花小，盛开时长 5~7mm；花萼裂片小，革质，花时直，果时外反或扩展；花瓣白色，短于萼，顶端有 3 或 2 枚微小的棒状附属体；雄蕊长短相间，短于花萼裂片。果实圆锥状卵形，长 1~1.5cm，基部直径 0.7~1cm；胚轴长 15~30cm，中部以上略粗大。花期秋冬季；果期冬季。

【生境】生于海边泥滩林中。

【分布】广东、海南、台湾、浙江有栽培。非洲东海岸和其他亚洲热带泥滩也有分布。

【采集加工】夏、秋季采收，全株晒干。

【性味归经】味苦、涩，性寒。归肝、心经。

【功能主治】消肿解毒，收敛止血。治痈疽疮疡、丹毒、恶疱、无名肿毒、虫蛇咬伤等症。

【用法用量】3~10g，水煎服。外用鲜品捣烂敷患处。

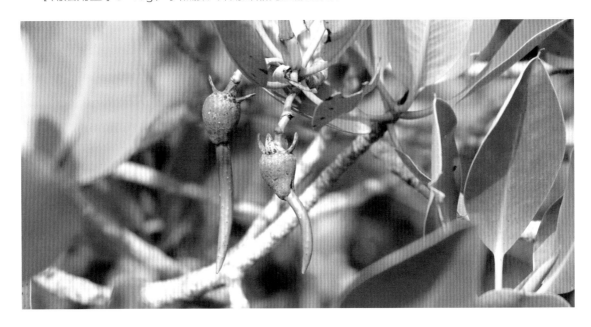

4.61.3 秋茄树

CORTEX KANDELIAE CANDEL

【别名】水笔仔、茄行树、红浪

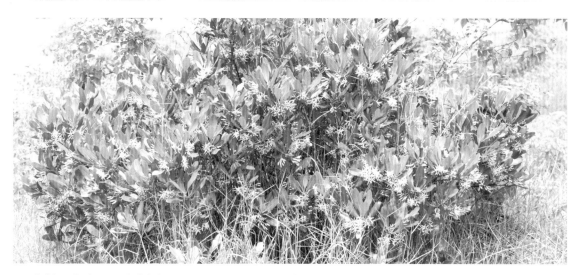

【基原】来源于红树科 Rhizophoraceae 秋茄树属 *Kandelia* 秋茄树 *Kandelia candel*（L.）Druce 的树皮入药。

【形态特征】灌木或小乔木，高 2~3m；树皮平滑，红褐色；枝粗壮，有膨大的节。叶椭圆形、长圆状椭圆形或近倒卵形，长 5~9cm，宽 2.5~4cm，顶端钝形或浑圆，基部阔楔形，全缘，叶脉不明显；叶柄粗壮，长 1~1.5cm；托叶早落，长 1.5~2cm。二歧聚伞花序，有花 4（9）朵；总花梗长短不一，1~3 个着生上部叶腋，长 2~4cm；花具短梗，盛开时长 1~2cm，直径 2~2.5cm；花萼裂片革质，长 1~1.5cm，宽 1.5~2mm，短尖，花后外反；花瓣白色，膜质，短于花萼裂片；雄蕊无定数，长短不一，长 6~12mm；花柱丝状，与雄蕊等长。果实圆锥形，长 1.5~2cm，基部直径 8~10mm；胚轴细长，长 12~20cm。花果期几全年。

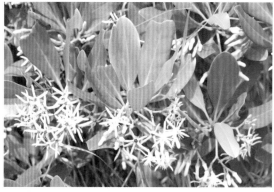

【生境】生于海滩的红树林中。

【分布】广东、广西、福建、台湾。印度、缅甸、泰国、越南、马来西亚、日本琉球群岛也有分布。

【采集加工】全年可采收树皮鲜用。

【性味归经】味苦、涩、性平。归肝、胃经。

【功能主治】止血敛伤。治刀伤等外伤性出血或水火烫伤等。

【用法用量】外用鲜品捣烂敷患处。

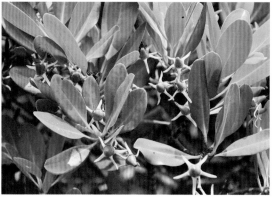

4.61.4 红茄苳

RHIZOPHORAE MUCRONATAE RADIX ET CORTEX

【别名】茄藤

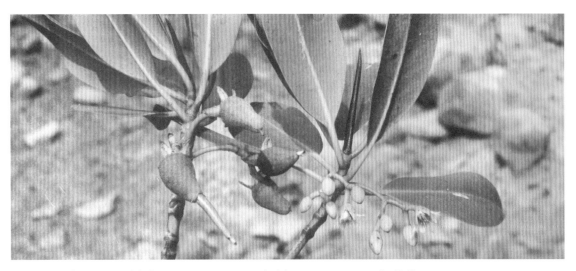

【基原】来源于红树科 Rhizophoraceae 红树属 *Rhizophora* 红茄苳 *Rhizophora mucronata* Poir. 的树皮和根入药。

【形态特征】乔木；树皮褐色，有纵裂皮孔；支柱根下垂入地。叶阔椭圆形至长圆形，长 10~16cm，宽 5~10cm，顶端钝尖或短尖，基部楔形，中脉和叶柄均绿色；叶柄粗壮，长 2.5~5cm；托叶长 5.5~8.5cm。总花梗从当年生的叶腋长出，约与叶柄等长，有花 2 至多朵；

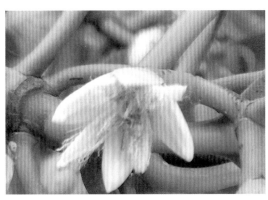

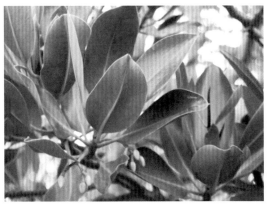

花具短梗，基部有合生的小苞片；花萼裂片卵形，长 12~15mm，宽 5~7mm，淡黄色；花瓣比花萼短，边缘被白色长毛；雄蕊 8，4 枚瓣上着生，4 枚萼上着生；子房上部圆锥形，突出花盘外，长 2.5~3mm，花柱不明显，长 0.5~1.5mm，顶端浅 2 裂。成熟的果实长卵形，顶端收窄，基部粗糙，暗褐绿色，长 5~7cm，直径 2.5~3.5cm；胚轴圆柱形，粗糙，长 36~64cm，直径 1.8cm。

【生境】生于海湾两岸盐滩或潮水到达的沼泽地。

【分布】台湾、广东。非洲东海岸、印度、马来西亚、菲律宾、澳大利亚北部也有分布。

【采集加工】夏、秋季采收，树皮和根晒干。

【性味归经】味酸、涩，性寒。归肺、大肠经。

【功能主治】解毒利咽，清热利湿，凉血止血。治咽喉肿痛，泄泻，痢疾，尿血，外伤出血。

【用法用量】6~15g，水煎服。

4.62 金丝桃科

4.62.1 黄牛木

CRATOXYLI COCHINCHINENSIS FRUTEX

【别名】黄牛茶、黄芽茶

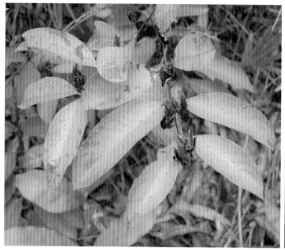
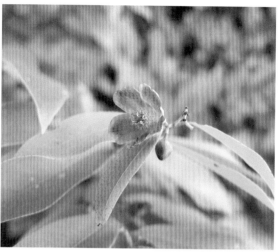

【基原】来源于金丝桃科 Hypericaceae 黄牛木属 *Cratoxylum* 黄牛木 *Cratoxylum cochinchinense*（Lour.）Blume [*C. ligustrinum* Blume] 的全株入药。

【形态特征】灌木或乔木，树干下部有簇生的长枝刺。叶椭圆形至长椭圆形或披针形，长 3~10.5cm，宽 1~4cm，顶端骤然锐尖或渐尖，基部钝形至楔形，坚纸质，两面无毛，上面绿色，下面粉绿色，有透明腺点及黑点，中脉在上面凹陷，侧脉每边 8~12 条，两面凸起，斜展；叶柄长 2~3mm，无毛。聚伞花序腋生或腋外生及顶生，有花 2~3 朵，具梗；花直径 1~1.5cm；花梗长 2~3mm；萼片椭圆形，长 5~7mm，宽 2~5mm，顶端圆形，全面有黑色纵腺条，果时增大；花瓣粉红、深红至红黄色，倒卵形，长 5~10mm，宽 2.5~5mm，顶端圆形，基部楔形，脉间有黑腺纹，无鳞片；雄蕊 3 束，长 4~8mm，柄宽扁至细长。下位肉质腺体长圆形至倒卵形，盔状，长达 3mm，宽 1~1.5mm，顶端增厚反曲；子房圆锥形，长 3mm，无毛，3 室。蒴果椭圆形，长 8~12mm，宽 4~5mm，棕色，无毛，被宿存的花萼包被达 2/3 以上。

【生境】常生于低海拔山地、丘陵的疏林或灌丛中。

【分布】香港、广东、海南、广西、云南。缅甸、泰国、越南、马来西亚、印度尼西亚、菲律宾等地。

【采集加工】夏、秋采收，将全株切片晒干。

【性味归经】味甘、微苦，性凉。归肺、胃、大肠经。

【功能主治】解暑清热，利湿消滞。治感冒，中暑发热，急性胃肠炎，黄疸。

【用法用量】9~15g，水煎服。也可作清凉饮料用。

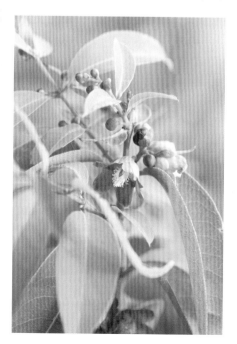

4.62.2　黄海棠

HYPERICI ASCYRI HERBA

【别名】湖南连翘

　　【基原】来源于金丝桃科 Hypericaceae 金丝桃属 *Hypericum* 黄海棠 *Hypericum ascyron* L.
全草入药。

　　【形态特征】多年生草本，高 0.5~1.3m。叶无柄，坚纸质，披针形，长 4~10cm，宽
1~2.7cm，顶端渐尖、锐尖或钝形，基部楔形或心形而抱茎，全缘，上面绿色，下面通常淡绿色
且散布淡色腺点，中脉、侧脉及近边缘脉下面明显，脉网较密。花序具 1~35 花，顶生，近伞房状
至狭圆锥状，后者包括多数分枝。花直径 3~8cm，平展或外反；花蕾卵球形，顶端圆形或钝形；
花梗长 0.5~3cm。萼片卵形或披针形至椭圆形或长圆形，长 5~15mm，宽 1.5~7mm，顶端锐尖

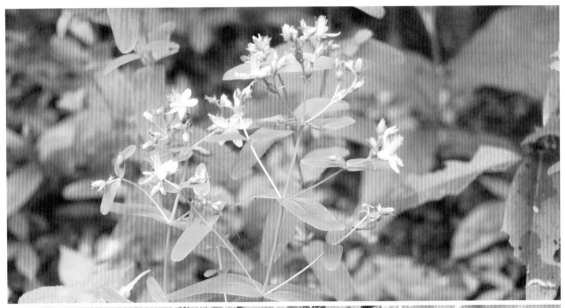

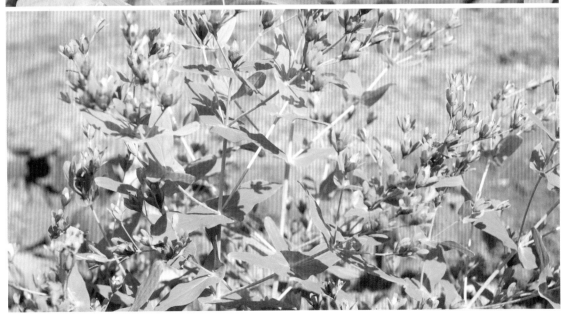

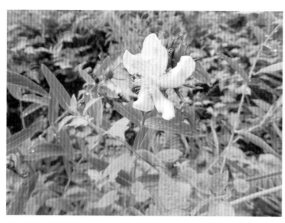
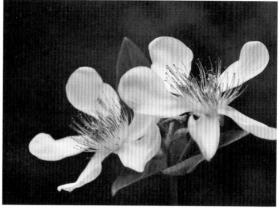

至钝形，全缘，结果时直立；花瓣金黄色，倒披针形，长 1.5~4cm，宽 0.5~2cm，十分弯曲，具腺斑或无腺斑，宿存；雄蕊极多数，5 束，每束有雄蕊约 30 枚，花药金黄色，具松脂状腺点；子房宽卵形至狭卵状三角形，长 4~7mm，5 室；花柱 5 枚。蒴果为或宽或狭的卵形或卵状三角形，长 0.9~2.2cm，宽 0.5~1.2cm，棕褐色，成熟后顶端 5 裂。花期 7~8 月；果期 8~9 月。

【生境】生于低海拔的山地、疏林、灌丛或草地。

【分布】北到黑龙江、南至广东北部、东至台湾、西至四川均有。俄罗斯、朝鲜、日本、加拿大、美国等地。

【采集加工】夏、秋采收，将全草晒干。

【性味归经】味苦，性寒。

【功能主治】凉血止血，活血调经，清热解毒。治血热所致吐血，咯血，尿血，便血，崩漏，跌打损伤，外伤出血，月经不调，痛经，乳汁不下，风热感冒，疟疾，肝炎，痢疾，腹泻，毒蛇咬伤，烫伤，湿疹，黄水疮。

【用法用量】5~10g，水煎服。外用适量鲜品捣烂敷患处。

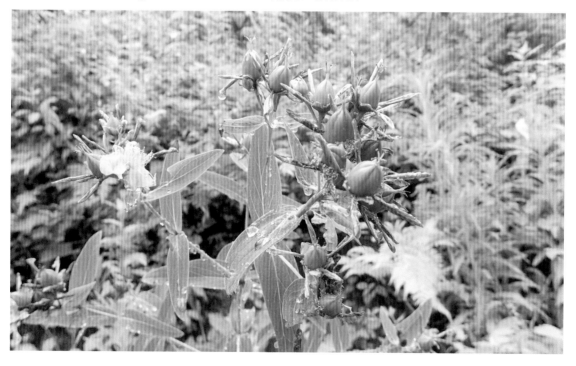

4.62.3 赶山鞭

HYPERICI ATTENUATI HERBA

【别名】野金丝桃

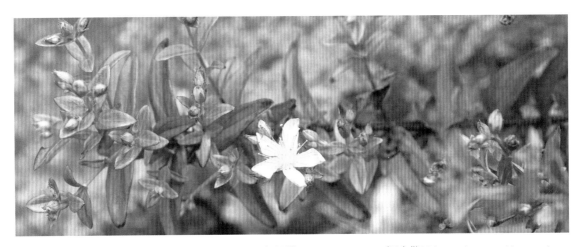

【基原】来源于金丝桃科 Hypericaceae 金丝桃属 *Hypericum* 赶山鞭 *Hypericum attenuatum* Choisy 的全草入药。

【形态特征】多年生草本，高达 70cm。茎数个丛生，直立，圆柱形，常有 2 条纵线棱，且全面散生黑色腺点。叶卵状长圆形、卵状披针形至长圆状倒卵形，长 1.5~3cm，宽 0.5~1.2cm，顶端圆钝或渐尖，基部渐狭或微心形，略抱茎，全缘，两面通常光滑，下面散生黑腺点，侧脉 2 对，与中脉在上面凹陷；近无柄。花序顶生，伞房状或圆锥花序；苞片长圆形，长约 0.5cm；花直径 1.3~1.5cm，平展；花蕾卵形；花梗长 3~4mm；萼片卵状披针形，长约 5mm，宽 2mm，顶端锐尖，表面及边缘散生黑腺点；花瓣淡黄色，长圆状倒卵形，长 1cm，宽约 0.4cm，顶端钝形，表面及边缘有稀疏的黑腺点，宿存；雄蕊 3 束，每束有雄蕊约 30 枚，花药具黑腺点；子房卵形，长约 3.5mm，3 室；花柱 3 枚，自基部离生，与子房等长或稍长于子房。蒴果卵形或长圆状卵形，长 0.6~10mm，宽约 4mm，具长短不等的条状腺斑。花期 7~8 月；果期 8~9 月。

【生境】生于山坡草地上。

【分布】香港、广东、广西、福建、江西、江苏、浙江、湖南、内蒙古、陕西、四川、新疆等地。越南、日本、朝鲜、蒙古、俄罗斯也有分布。

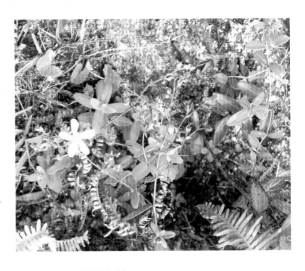

【采集加工】夏、秋采收，将全草晒干。

【性味归经】味苦，性平。归心经。

【功能主治】止血，镇痛，通乳。治咯血，吐血，子宫出血，风湿关节痛，神经痛，跌打损伤，乳汁缺乏，乳腺炎。外用治创伤出血，痈疖肿毒。

【用法用量】9~15g，水煎服。外用适量鲜草捣烂或干粉撒敷患处。

4.62.4 金丝桃

HYPERICI CHINENSIS RADIX

【别名】金丝海棠、五心花

【基原】来源于金丝桃科 Hypericaceae 金丝桃属 *Hypericum* 金丝桃 *Hypericum chinense* L. 的根入药。

【形态特征】灌木，高 0.5~1.3m。叶对生，倒披针形、椭圆形至长圆形，长 2~11.2cm，宽 1~4.1cm，顶端锐尖至圆形，具小尖突，基部楔形至圆形或上部者有时截形至心形，叶面绿色，背面淡绿，主侧脉 4~6 对，叶无柄或具短柄。花序具 1~15（30）花，疏松的近伞房状；花蕾卵形，顶端近锐尖至钝形；萼片宽或狭椭圆形或长圆形至披针形，顶端锐尖至圆形，边缘全缘；花瓣黄色，开张，三角状倒卵形，长 2~3.4cm，宽 1~2cm，边缘全缘，无腺体，有侧生的小尖突；雄蕊 5 束，每束有雄蕊 25~35 枚，最长者长 1.8~3.2cm，与花瓣几等长，花药黄至暗橙色；子房卵形或卵状圆锥形，长 2.5~5mm，宽 2.5~3mm；花柱长 1.2~2cm，合生几达顶端然后向外弯或极偶有合生至全长之半；柱头小。蒴果宽卵形或稀为卵状圆锥形，长 6~10mm，宽 4~7mm；种子深红褐色，圆柱形，长约 2mm，有狭的龙骨状突起，有浅的线状网纹至线状蜂窝纹。花期 5~8 月；果期 8~9 月。

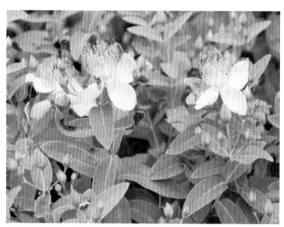

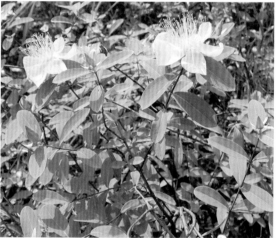

【生境】生于低海拔至中海拔的山坡或旷地。

【分布】山东、安徽、江苏、浙江、福建、台湾、江西、湖南、广东、广西、四川、香港等地。现亚洲、欧洲一些地区有栽植。

【采集加工】夏、秋采收，将根晒干。

【性味归经】味苦，性凉。归心、肝经。

【功能主治】清热解毒，祛风消肿。治急性咽喉炎，眼结膜炎，肝炎，蛇咬伤。

【用法用量】3~9g，水煎服。

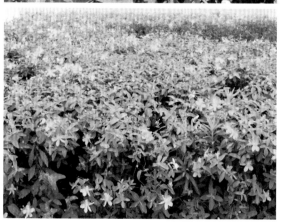

4.62.5　小连翘

HYPERICI ERECTI HERBA

【别名】千金子、旱莓草、小金雀、排草、排香草

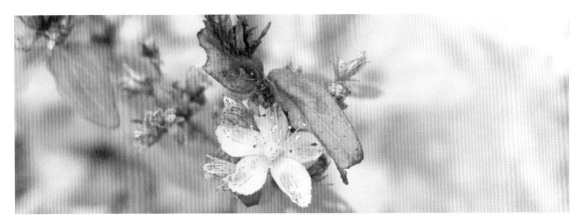

　　【基原】来源于金丝桃科 Hypericaceae 金丝桃属 *Hypericum* 小连翘 *Hypericum erectum* Thunb. ex Murray 的全草入药。

　　【形态特征】多年生草本，高 0.3~0.7m。叶无柄，叶片长椭圆形至长卵形，长 1.5~5cm，宽 0.8~1.3cm，顶端钝，基部心形抱茎，边缘全缘，内卷，坚纸质，叶面绿色，背面淡绿色，近边缘密生腺点，全面有或多或少的小黑腺点，侧脉每边约 5 条，斜上升，与中脉在上面凹陷，下面凸起，脉网较密，下面多少明显。花序顶生，多花，伞房状聚伞花序，常具腋生花枝；苞片和小苞片与叶同形，长达 0.5cm。花直径 1.5cm，近平展；花梗长 1.5~3mm。萼片卵状披针形，长约 2.5mm，宽不及 1mm，顶端锐尖，全缘，边缘及全面具黑腺点。花瓣黄色，倒卵状长圆形，长约 7mm，宽 2.5mm，上半部有黑色点线。雄蕊 3 束，宿存，每束有雄蕊 8~10 枚，花药具黑色腺点；子房卵珠形，长约 3mm，宽 1mm；花柱 3 枚，自基部离生，与子房等长。蒴果卵珠形，长约 10mm，宽 4mm，具纵向条纹。花期 7~8 月；果期 8~9 月。

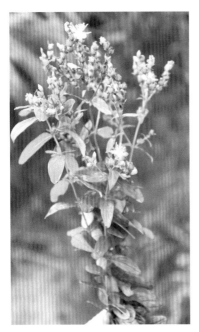

　　【生境】生于山谷、山坡草丛中。

　　【分布】江苏、安徽、浙江、福建、台湾、湖北、湖南、广东。朝鲜和日本也有分布。

　　【采集加工】夏、秋季采收，将全草晒干。

　　【性味归经】味苦，性凉。归肝、胃经。

　　【功能主治】解毒消肿，散瘀止血。治吐血，衄血，无名肿毒，毒蛇咬伤，跌打肿痛。

　　【用法用量】10~15g，水煎服。

　　【附方】① 治吐血、衄血、经前腹痛：小连翘 12g，水煎服。

　　② 治跌打损伤肿痛：小连翘 12g，加适量酒、水煎服。

　　③ 治疮毒：鲜小连翘 60g，鲜犁头草 30g，酒糟适量，捣烂敷患处。

　　④ 治外伤出血：鲜小连翘适量，捣烂敷患处。

4.62.6 田基黄

HYPERICI JAPONICI HERBA

【别名】地耳草、小田基黄、雀舌草

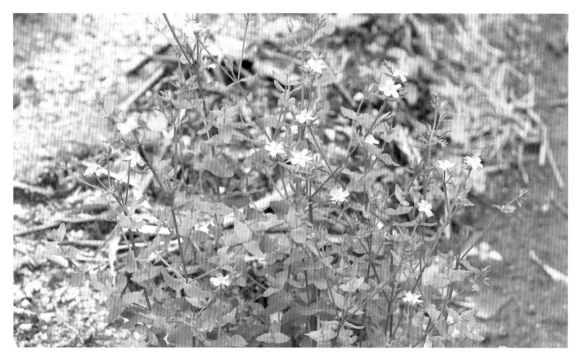

【基原】来源于金丝桃科 Hypericaceae 金丝桃属 *Hypericum* 田基黄 *Hypericum japonicum* Thunb. ex Murray 全草入药。

【形态特征】多年生草本，高 2~45cm。叶无柄，卵形或卵状三角形至长圆形或椭圆形，长 0.2~1.8cm，宽 0.1~1cm，顶端近锐尖至圆形，基部心形抱茎至截形，边缘全缘，坚纸质，叶面绿色，背面淡绿但有时带苍白色，侧脉 1~2 对，但无明显脉网，无边缘生的腺点，全面散布透明腺点。花序具 1~30 花，两歧状或多少呈单歧状；苞片及小苞片线形、披针形至叶状，微小至与叶等长；花直径 4~8mm，多少平展；花蕾圆柱状椭圆形，顶端多少钝形；花梗长 2~5mm；萼片狭长圆形或披针形至椭圆形，长 2~5.5mm，宽 0.5~2mm，顶端锐尖至钝形，全缘，无边缘生的腺点，全面散生有透明腺点或腺条纹，果时直伸；花瓣白色、淡黄至橙黄色，椭圆形或长圆形，长 2~5mm，宽 0.8~1.8mm，顶端钝形，无腺点，宿存；雄蕊 5~30 枚，不成束，长约 2mm，宿存，花药黄色，具松脂状腺体。花期 3~8 月；果期 6~10 月。

【生境】生于田野、沟边等较潮湿之处。

【分布】长江流域及其以南各地。

【采集加工】夏、秋采收，将全草晒干。

【性味归经】味甘、微苦，性凉。归肝、脾经。

【功能主治】清热利湿，解毒消肿，散瘀止痛。治肝炎，早期肝硬化，阑尾炎，眼结膜炎，扁桃体炎。外用治痈疖肿毒，带状疱疹，毒蛇咬伤，跌打损伤。

【用法用量】鲜用 30~60g，干用 15~30g，水煎服。外用适量鲜品捣烂敷患处。

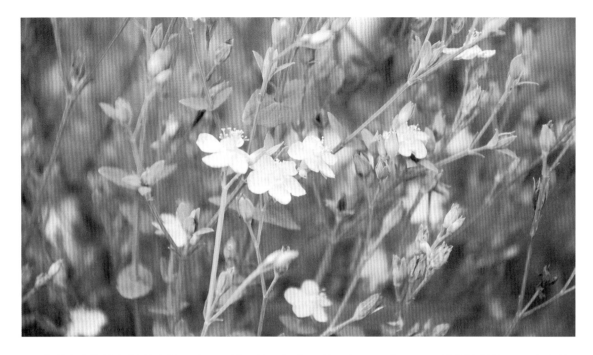

【附方】① 治急性黄疸性肝炎：a.舒肝片，每次 4 片，每天 3 次。b.田基黄注射液，肌内注射，每日 1~2 次，每次 2ml（每 2ml 相当于原生药 2g 或 4g）。

② 治急性单纯性阑尾炎：田基黄、半边莲各 15g，泽兰、青木香各 9g，蒲公英 30g。水煎服。

③ 治急性结膜炎：田基黄 30~60g，煎水熏洗患眼，每日 3 次。

④ 治痈疖、伤口感染：鲜田基黄 1500g，加水 10kg，煎煮去渣，浓缩至 3kg，过滤，加入防腐剂高压消毒后备用。早期脓肿、痈、疖，可用天仙子适量捣烂调药液使成膏状敷于患处，每日换药 1 次；脓肿，切开排脓后，用药液浸纱布条填塞引流；伤口感染，用药液浸纱布湿敷创面，每日换药 1 次。

⑤ 预防感冒：田基黄 15g，水煎 2 次，混匀，早晚分 2 次服，连服 6 天。

⑥ 治毒蛇咬伤：鲜田基黄 60g，捣烂取汁加醋 9g，温开水调服；或水煎加酒少许温服。其渣加水、酒少许再捣烂外敷伤口周围。

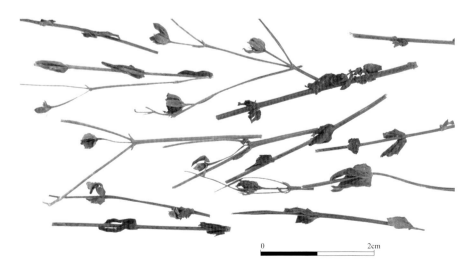

0   2cm

4.62.7 金丝梅

HYPERICI PATULI FRUTEX

【别名】芒种花、剪耳花

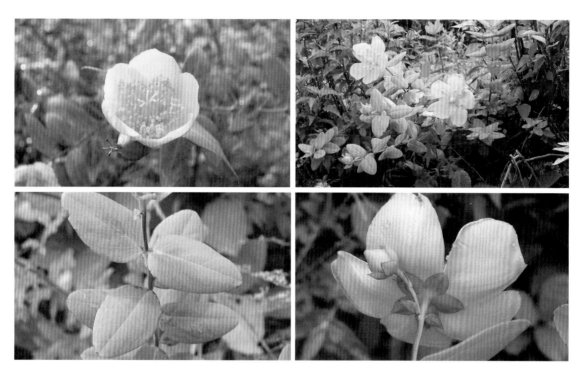

【基原】来源于金丝桃科 Hypericaceae 金丝桃属 *Hypericum* 金丝梅 *Hypericum patulum* Thunb. ex Murray 的全株入药。

【形态特征】丛生灌木，高达 2m。叶片披针形或长圆状卵形，长 1.5~6cm，宽 0.5~3cm，顶端钝形至圆形，常具小尖突，基部狭或宽楔形至短渐狭，叶面绿色，背面较为苍白色；主侧脉 3 对；叶片腺体短线形和点状；叶柄长 0.5~2mm。伞房花序具 1~15 花；花直径 2.5~4cm；花蕾宽卵圆形，顶端钝形；萼片离生，在花蕾及果时直立，宽卵形、宽椭圆形、近圆形、长圆状椭圆形或倒卵状匙形，长 5~10mm，宽 3.5~7mm，顶端钝形至圆形或微凹而常带有小尖突，边缘有细的啮蚀状小齿至具小缘毛，常带淡红色；花瓣金黄色，无红晕，多少内弯，长圆状倒卵形至宽倒卵形，长 1.2~1.8cm，宽 1~1.4cm，边缘全缘或略具啮蚀状小齿，有 1 行近边缘生的腺点，有侧生的小尖突；雄蕊 5 束，每束有雄蕊 50~70 枚，最长者长 7~12mm，花药亮黄色；子房呈宽卵球形，长 5~6mm，直径 3.5~4mm。蒴果宽卵圆形，长 0.9~1.1cm，宽 0.8~1cm。花期 6~7 月；果期 8~10 月。

【生境】生于山坡、山谷林下或灌丛中。

【分布】陕西、四川、云南、广西、广东、湖南、湖北、安徽、江苏、浙江、福建等地。

【采集加工】夏、秋季采收，将全草晒干。

【性味归经】味微苦，性寒。归肝、肾、膀胱经。

【功能主治】清热解毒，凉血止血，杀虫，止痒。治上呼吸道感染，肝炎，痢疾，肾炎。叶外用治皮肤瘙痒、黄水疮。

【用法用量】9~15g，水煎服；叶外用适量，煎水洗或干粉撒患处。

4.62.8 贯叶连翘

HYPERICI PERFORATI HERBA

【别名】千层楼、小对叶草、小过路黄、赶山鞭

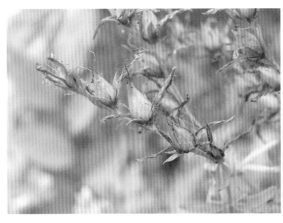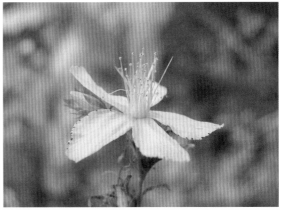

【基原】来源于金丝桃科 Hypericaceae 金丝桃属 *Hypericum* 贯叶连翘 *Hypericum perforatum* L. 的全株入药。

【形态特征】多年生草本，高 20~60cm，全体无毛。叶无柄，椭圆形至线形，长 1~2cm，宽 0.3~0.7cm，顶端钝形，基部近心形而抱茎，边缘全缘，背卷，坚纸质，叶面绿色，背面白绿色，全面散布淡色或黑色腺点，侧脉每边约 2 条，自中脉基部 1/3 以下生出，斜升，至叶缘连结，与中脉两面明显。花序为 5~7 花两歧状的聚伞花序，多个再组成顶生圆锥花序；苞片及小苞片线形，长达 4mm；萼片长圆形或披针形，长 3~4mm，宽 1~1.2mm，顶端渐尖至锐尖，边缘有黑色腺点，全面有 2 行腺条和腺斑，果时直立，略增大，长达 4.5mm；花瓣黄色，长圆形或长圆状椭圆形，两侧不相等，长约 1.2mm，宽 0.5mm，边缘及上部常有黑色腺点；雄蕊多数，3 束，每束有雄蕊约 15 枚，花丝长短不一，长达 8mm，花药黄色，具黑腺点；子房卵球形，长 3mm。蒴果长圆状卵球形，长约 5mm，直径约 3mm，具背生腺条及侧生黄褐色囊状腺体。花期 7~8 月；果期 9~10 月。

【生境】生于海拔 500~2100m 的山谷、山坡杂草间。

【分布】四川、陕西、河北、山东、江西、江苏、湖南、广东等地。南欧、非洲西北部、亚洲余部也有分布。

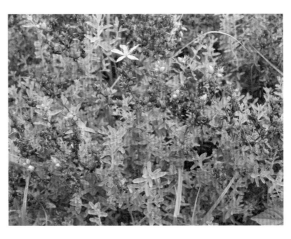

【采集加工】夏、秋季采收，将全草晒干。

【性味归经】味苦、辛，性平。归肝经。

【功能主治】清热解毒，调经止血。治吐血，咯血，月经不调。外用治创伤出血，痈疖肿毒，烧、烫伤。

【用法用量】9~15g，水煎服。外用适量鲜品捣烂或干品研末敷患处。

4.62.9 元宝草

HYPERICI SAMPSONII HERBA
【别名】合掌草、小连翘

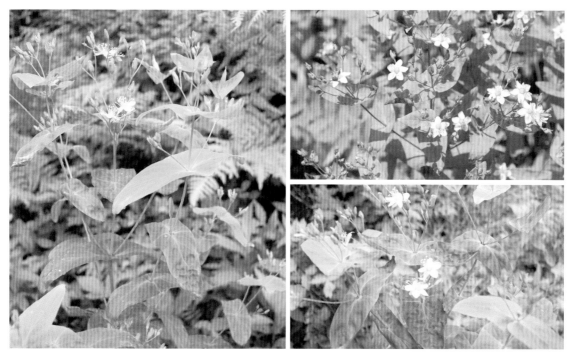

【基原】来源于金丝桃科 Hypericaceae 金丝桃属 *Hypericum* 元宝草 *Hypericum sampsonii* Hance 全株入药。

【形态特征】多年生草本，高达80cm。叶对生，无柄，其基部完全合生为一体而茎贯穿其中心，披针形至长圆形或倒披针形，长2.5~7cm，宽1~3.5cm，顶端钝形或圆形，基部较宽，全缘，坚纸质，叶面绿色，背面淡绿色，边缘密生有黑色腺点，全面散生腺点，中脉直贯叶端，侧脉每边约4条。花序顶生，多花，伞房状；花直径6~12mm，近扁平，基部为杯状；萼片长圆形、长圆状匙形或长圆状线形，长3~7mm，宽1~3mm，顶端圆形，全缘，边缘疏生黑腺点，全面散布淡色稀为黑色腺点及腺斑；花瓣淡黄色，椭圆状长圆形，长4~8mm，宽1.5~4mm，宿存，边缘有无柄或近无柄的黑腺体，全面散布淡色或稀为黑色腺点和腺条纹；雄蕊3束，宿存，每束具雄蕊10~14枚，花药淡黄色，具黑腺点；子房卵形至狭圆锥形，长约3mm，3室。蒴果阔卵形至或宽或狭的卵珠状圆锥形，长6~9mm，宽4~5mm，散布有卵珠状黄褐色囊状腺体。

【生境】生于山坡或路边阴湿处。

【分布】长江流域以南各地。日本、越南（北部）、缅甸（东部）、印度（东北部）也有分布。

【采集加工】夏、秋两季采挖，除去泥沙，全株晒干。

【性味归经】味辛、苦，性寒。归肝、脾经。

【功能主治】通经活络，清热解毒，止血凉血。治小儿高热，痢疾，肠炎，吐血，衄血，月经不调，白带。外用治外伤出血，跌打损伤，乳腺炎，烧、烫伤，毒蛇咬伤。

【用法用量】9~15g，水煎服。外用适量鲜品捣烂或干品研末敷患处。

4.63 藤黄科

4.63.1 多花山竹子

GARCINIAE MULTIFLORAE CORTEX ET FRUCTUS

【别名】山竹子

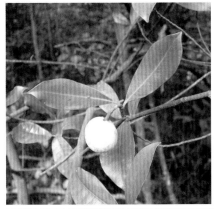

【基原】来源于藤黄科 Guttiferae 藤黄属 *Garcinia* 多花山竹子 *Garcinia multiflora* Champ. ex Benth. 的树皮、果实入药。

【形态特征】乔木。叶革质，卵形，长圆状卵形或长圆状倒卵形，长 7~16cm，宽 3~6cm，顶端急尖、渐尖或钝，基部楔形或宽楔形，边缘微反卷，干时背面苍绿色或褐色，中脉在上面下陷，侧脉纤细，10~15 对，至近边缘处网结；叶柄长 0.6~1.2cm。花杂性，同株；雄花序成聚伞状圆锥花序式，长 5~7cm，有时单生，总梗和花梗具关节，雄花直径 2~3cm，花梗长 0.8~1.5cm；萼片 2 大 2 小，花瓣橙黄色，倒卵形，长为萼片的 1.5 倍，花丝合生成 4 束，高出于退化雌蕊，束柄长 2~3mm，每束约有花药 50 枚，聚合成头状，有时部分花药成分枝状，花药 2 室；退化雌蕊柱状，具明显的盾状柱头，4 裂；雌花序有雌花 1~5 朵，退化雄蕊束短，束柄长约 1.5mm，短于雌蕊；子房长圆形，上半部略宽，2 室，无花柱，柱头大而厚，盾形。果卵圆形至倒卵圆形，长 3~5cm，直径 2.5~3cm，成熟时黄色，盾状柱头宿存。花期 6~8 月；果期 11~12 月。

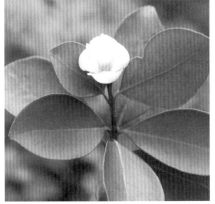

【生境】多生于山地疏林或密林中。

【分布】广西、云南、江西、海南、广东、湖南、福建、台湾等地。

【采集加工】秋冬采收，将树皮、果晒干。

【性味归经】味苦、涩，性凉，有小毒。归脾、胃经。

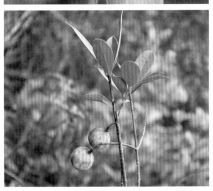

【功能主治】消炎止痛，收敛生肌。治肠炎，小儿消化不良，胃、十二指肠溃疡，溃疡病轻度出血，口腔炎，牙周炎。外用治烧、烫伤，下肢溃疡，湿疹。

【用法用量】树皮干粉 1.5~3g，水冲服。外用适量，研末调敷患处。

【附方】① 治胃肠炎：山竹树皮 6g，古山龙 18g，黄荆叶 3g，水煮 2 次，浓缩至 30ml，分 2 次服。

② 治烧伤：山竹树皮粉，加花生油（熬沸）适量，调成糊状，涂于伤面，每天 1~2 次。

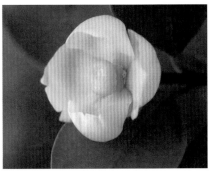

③ 治麻风足底溃疡：山竹树皮粉，撒在经外科处理后的溃面上，用纱布包扎，每天换药 1 次。

4.63.2　岭南山竹子

GARCINIAE OBLONGIFOLIAE CORTEX

【别名】黄牙果、岭南倒捻子

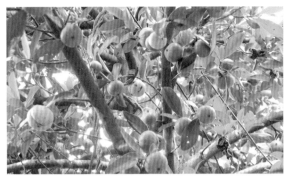
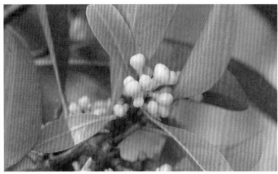

【基原】来源于藤黄科 Guttiferae 藤黄属 Garcinia 岭南山竹子 Garcinia oblongifolia Champ. ex Benth. 的树皮入药。

【形态特征】乔木，高 5~15m，胸径可达 30cm；树皮深灰色。老枝通常具断环纹。叶片近革质，长圆形，倒卵状长圆形至倒披针形，长 5~10cm，宽 2~3.5cm，顶端急尖或钝，基部楔形，干时边缘反卷，中脉在上面微隆起，侧脉 10~18 对；叶柄长约 1cm。花小，直径约 3mm，单性，异株，单生或成伞形状聚伞花序，花梗长 3~7mm；雄花萼片等大，近圆形，长 3~5mm；花瓣橙黄色或淡黄色，倒卵状长圆形，长 7~9mm；雄蕊多数，合生成 1 束，花药聚生成头状，无退化雌蕊；雌花的萼片、花瓣与雄花相似；退化雄蕊合生成 4 束，短于雌蕊；子房卵球形，8~10 室，无花柱，柱头盾形，隆起，辐射状分裂，上面具乳头状瘤突。浆果卵球形或圆球形，长 2~4cm，直径 2~3.5cm，基部萼片宿存，顶端承以隆起的柱头。花期 4~5 月；果期 10~12 月。

【生境】多生于山地、山脚密林或丘陵、平地的疏林中。

【分布】香港、广东、广西、海南。越南也有分布。

【采集加工】夏、秋采收，树皮晒干。

【性味归经】味苦、涩，性凉，有小毒。归肾经。

【功能主治】消炎止痛，收敛生肌。治肠炎，小儿消化不良，胃、十二指肠溃疡，溃疡病轻度出血，口腔炎，牙周炎。外用治烧、烫伤，下肢溃疡，湿疹。

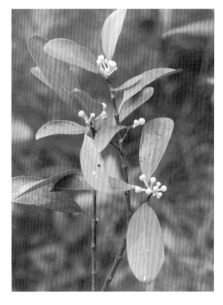

【用法用量】树皮干粉 1.5~3g，水冲服。外用适量，研末调敷患处。

【附方】① 治胃肠炎：岭南山竹子树皮 6g，古山龙 18g，黄荆叶 3g，水煮 2 次，浓缩至 30ml，分 2 次服。

② 治烧伤：岭南山竹子树皮粉，加花生油（熬沸）适量，调成糊状，涂于伤面，每天 1~2 次。

③ 治麻风足底溃疡：岭南山竹子树皮粉，撒在经外科处理后的溃面上，用纱布包扎，每天换药 1 次。

参考文献

[1] 中华人民共和国药典：一部 [S]. 北京：中国医药科技出版社，2020.

[2] 中国药用植物：1～30 册 [M]. 北京：化学工业出版社，2015-2020.

[3] 谢宗万，等. 全国中草药汇编：上册 [M]. 北京：人民卫生出版社，1975.

[4] 谢宗万，等. 全国中草药汇编：下册 [M]. 北京：人民卫生出版社，1975.

[5]《广东中药志》编辑委员会. 广东中药志：第一卷 [M]. 广州：广东科技出版社，1994.

[6]《广东中药志》编辑委员会. 广东中药志：第二卷 [M]. 广州：广东科技出版社，1994.

[7] 叶华谷，等. 华南药用植物 [M]. 武汉：华中科技大学出版社，2013.

[8] 湖南中医药研究所. 湖南药物志：第一辑 [M]. 长沙：湖南人民出版社，1962.

[9] 湖南中医药研究所. 湖南药物志：第二辑 [M]. 长沙：湖南人民出版社，1962.

[10] 湖南中医药研究所. 湖南药物志：第三辑 [M]. 长沙：湖南人民出版社，1962.

[11] 吴征镒，等. 云南中药资源名录 [M]. 北京：科学出版社，1993.

[12] 中国药材公司. 中国中药资源志要 [M]. 北京：科学出版社，1994.

[13] 方鼎，等. 广西药用植物名录 [M]. 南宁：广西人民出版社，1986.

[14] 国家中医药管理局中华本草编委会. 中华本草：蒙药卷 [M]. 上海：上海科学技术出版社，2005.

[15] 国家中医药管理局中华本草编委会. 中华本草：维吾尔药卷 [M]. 上海：上海科学技术出版社，2005.

[16] 易思荣，等. 重庆市药用植物名录 [M]. 重庆：重庆出版社，2009.

[17] 中国药材公司. 中国中药资源 [M]. 北京：科学出版社，1995.

[18] 中国药材公司. 中国中药资源志要 [M]. 北京：科学出版社，1994.

[19] 梁国鲁，易思荣. 金佛山野生药用植物资源 [M]. 北京：中国科学技术出版社，2013.

[20] 陈绍成，谭君，戴传云. 长江三峡天然药用植物志 [M]. 重庆：重庆大学出版社，2016.

[21] 万德光，彭成，赵军宇. 四川道地中药材志 [M]. 成都：四川科技出版社，2005.

[22] 李永和，等. 新疆药用植物野外识别手册 [M]. 乌鲁木齐：新疆人民出版社，2014.

[23] 朱有昌. 东北药用植物 [M]. 哈尔滨：黑龙江科学技术出版社，1989.

[24] 中国科学院中国植物志编辑委员会. 中国植物志 1-80（126 册）卷 [M]. 北京：科学出版社，1959-2004.

中文名索引

拉丁名索引